高职高专护理类教材

*C*ritical Nursing

急危重症护理

陈晓炜 等 主编

河南大学出版社
HENAN UNIVERSITY PRESS
·郑州·

图书在版编目(CIP)数据

急危重症护理/陈晓炜等主编. -- 郑州：河南大学出版社，2023.10
ISBN 978-7-5649-5678-3

Ⅰ.①急… Ⅱ.①陈… Ⅲ.①急性病－护理－高等职业教育－教材②险症－护理－高等职业教育－教材 Ⅳ.①R472.2

中国国家版本馆CIP数据核字(2023)第221046号

JI WEI ZHONG ZHENG HULI
急危重症护理

责任编辑　聂会佳
责任校对　林方丽
封面设计　郭　灿

出　　版	河南大学出版社		
	地址：郑州市郑东新区商务外环中华大厦2401号		
	邮编：450046		
	电话：0371-86059701(营销部)		
	网址：hupress.henu.edu.cn		
排　　版	河南树青文化传播有限公司		
印　　刷	广东虎彩云印刷有限公司		
版　　次	2023年10月第1版	印　次	2023年10月第1次印刷
开　　本	787 mm×1092 mm　1/16	印　张	25
字　　数	546千字	定　价	72.00元

(本书如有印装质量问题,请与河南大学出版社营销部联系调换)

编委会

主　编

陈晓炜　香港大学深圳医院
陆　璇　连云港市第一人民医院
蒙斯雅　华中科技大学协和深圳医院
徐琼英　深圳市龙岗中心医院（深圳市第九人民医院）
林艺珍　广东医科大学附属医院

副主编

许　芳　安徽省第二人民医院
汪　晶　新疆医科大学第一附属医院
盛　园　孝感市中心医院（武汉科技大学附属孝感医院）
韩　俊　湖北医药学院附属襄阳市第一人民医院
赵　星　巴彦淖尔市医院
陈蓝蓝　新疆医科大学第三临床医学院（附属肿瘤医院）

前 言

急危重症护理是一门重要的临床护理学科。急危重症护理是护理专业学生常见疾病护理方向的一门必修专业课，包括院前急救、重症监护、常见急危重症的病情评估、救治原则和护理以及常用的急救技术。

作为一名医学工作者不仅需要熟悉各种疾病或症状发生发展的病理生理学基础，还需要掌握并熟练运用多学科的医学与护理知识，既需要护理专业知识的"广度"和"深度"，又需要急救护理技能的"精"和"尖"，从而能在紧急情况下，准确判断、快速反应，对患者实施及时有效的救治与护理。本版教材突出急危重症护理特有的逻辑性思维方式和实际临床护理工作的可操作性。

通过本课程的学习，学生应掌握急救护理的基本理论、基本知识与护理基本操作；初步学会对各科危急重症患者的应急处理和配合抢救；按操作规程，正确实施急救护理技术；在面对急危重症患者时，能及时无误地做出判断和救护；对常用急救技术和国内外新进展等知识有所了解和提高。

编 者

目 录

学习单元一　急危重症护理学概述 ······················ 1

学习任务一　急危重症护理学的概念和范畴 ················ 1
　　一、急危重症护理学的基本概念 ···················· 1
　　二、急危重症护理学范畴 ······················ 2
学习任务二　急危重症护理学的发展简史 ················ 4
　　一、国际急危重症护理学的起源与发展 ·················· 4
　　二、我国急危重症护理学的建立与发展 ·················· 6
学习任务三　急危重症护士培训及其资质认证 ·············· 7
　　一、国内外急危重症护士培训 ····················· 7
　　二、国内外急危重症护士资质认证 ···················· 9

学习单元二　急救医疗服务体系 ······················ 13

学习任务一　急救医疗服务体系的组成与管理 ·············· 13
　　一、急救医疗服务体系的组成 ····················· 14
　　二、院前急救 ··························· 17
　　三、医院急诊科救治 ························ 20
　　四、重症监护 ··························· 21
学习任务二　急诊科的设置与管理 ··················· 22
　　一、急诊科的布局与设置 ······················ 22
　　二、急诊科的管理 ························· 25
学习任务三　ICU的设置与管理 ···················· 27
　　一、ICU的分类 ·························· 28

二、ICU 的设置 …………………………………………………………………………… 28
三、ICU 病室治疗环境的管理 …………………………………………………………… 32

学习单元三 灾难护理 …………………………………………………………………… 37

学习任务一 概述 …………………………………………………………………… 38
一、灾难的定义 …………………………………………………………………………… 38
二、灾难的分类 …………………………………………………………………………… 38

学习任务二 灾难医疗救援准备 ………………………………………………… 39
一、灾难医学救援应对能力建设 ………………………………………………………… 40
二、医学救援队伍建设 …………………………………………………………………… 41
三、在灾难救援中的作用 ………………………………………………………………… 42

学习任务三 灾难应对反应 ……………………………………………………… 44
一、检伤分类的目的 ……………………………………………………………………… 44
二、检伤分类的原则 ……………………………………………………………………… 45
三、检伤分类的种类 ……………………………………………………………………… 45
四、常用检伤分类方法 …………………………………………………………………… 45

学习任务四 灾难心理干预 ……………………………………………………… 47
一、灾难后心理应激性损伤 ……………………………………………………………… 47
二、灾难伤员的心理干预 ………………………………………………………………… 49
三、救援人员的心理干预 ………………………………………………………………… 51

学习单元四 急诊 …………………………………………………………………………… 56

学习任务一 概述 …………………………………………………………………… 56
一、急诊分诊 ……………………………………………………………………………… 57
二、急诊分诊作用及措施 ………………………………………………………………… 60
三、急诊分诊处的设置 …………………………………………………………………… 62

学习任务二 急诊分诊程序 ……………………………………………………… 66
一、急诊常用分诊方法 …………………………………………………………………… 67
二、病情严重程度分类系统 ……………………………………………………………… 68
三、分诊程序 ……………………………………………………………………………… 70

目 录

学习任务三　急诊护理评估 …………………………………………………………… **73**
　　一、初步评估 …………………………………………………………………………… 74
　　二、进一步评估 ………………………………………………………………………… 76

学习单元五　心搏骤停与心肺脑复苏 ……………………………………… **80**

学习任务一　心搏骤停 …………………………………………………………………… **80**
　　一、概述 ………………………………………………………………………………… 81
　　二、心搏骤停常见的原因 ……………………………………………………………… 83
　　三、心搏骤停的临床表现及判断 ……………………………………………………… 84

学习任务二　心肺脑复苏 ………………………………………………………………… **85**
　　一、基础生命支持 ……………………………………………………………………… 86
　　二、进一步生命支持 …………………………………………………………………… 90
　　三、持续生命支持 ……………………………………………………………………… 97

学习单元六　严重创伤 ……………………………………………………… **104**

学习任务一　概述 ………………………………………………………………………… **105**
　　一、创伤的分类 ………………………………………………………………………… 105
　　二、创伤后的病理生理反应 …………………………………………………………… 107
　　三、创伤评分系统 ……………………………………………………………………… 108
　　四、创伤后的病理生理变化 …………………………………………………………… 111
　　五、创伤气道的评估与建立 …………………………………………………………… 112

学习任务二　多发性创伤 ………………………………………………………………… **114**
　　一、概述 ………………………………………………………………………………… 115
　　二、病因与发病机制 …………………………………………………………………… 116
　　三、病情评估 …………………………………………………………………………… 117
　　四、急救和护理 ………………………………………………………………………… 120

学习任务三　创伤心理反应和干预 ……………………………………………………… **123**
　　一、严重创伤患者心理反应的影响因素 ……………………………………………… 123
　　二、常见心理反应及心理问题 ………………………………………………………… 124

学习单元七　常见各系统急症 131

学习任务一　呼吸系统急症 131
一、呼吸困难 132
二、急性呼吸衰竭 134
三、成人呼吸窘迫综合征 144
四、支气管哮喘 148
五、咯血 155
六、肺栓塞 162
七、自发性气胸 165

学习任务二　循环系统急症 169
一、急性胸痛 169
二、急性心力衰竭 176

学习任务三　消化系统急症 180
一、急性腹痛 180
二、急性消化道出血 185

学习任务四　代谢系统急症 190
一、高血糖症 190
二、低血糖症 194

学习任务五　神经系统急症 197
一、癫痫 197
二、脑卒中 199

学习单元八　常见抢救药物 206

学习任务一　心脏复苏药 206
一、肾上腺素 207
二、阿托品 209
三、胺碘酮 212
四、利多卡因 213

学习任务二　抗心律失调药 215
一、腺苷 215

二、维拉帕米 ··216
　　三、普罗帕酮 ··217
　　四、西地兰 ··218
学习任务三　兴奋呼吸药 ··219
　　一、尼可刹米 ··219
　　二、洛贝林 ··220
　　三、多沙普仑 ··220
学习任务四　血管活性药 ··221
　　一、多巴胺 ··221
　　二、间羟胺 ··222
　　三、多巴酚丁胺 ··223
　　四、硝普钠 ··224
　　五、硝酸甘油 ··225
学习任务五　镇痛药 ··226
　　一、吗啡 ··226
　　二、哌替啶 ··227
学习任务六　利尿药和脱水药 ··228
　　一、呋塞米 ··229
　　二、甘露醇 ··230
　　三、甘油果糖 ··231

学习单元九　危重症护理 ··235

学习任务一　多器官功能障碍症 ··235
　　一、全身性炎症反应综合征 ··236
　　二、脓毒症和脓毒症性休克 ··239
　　三、多器官功能障碍综合征 ··244
学习任务二　危重患者的感染控制 ··247
　　一、概述 ··248
　　二、医院获得性肺炎 ··249
　　三、导尿管相关性尿路感染 ··251
　　四、血管内导管相关性感染 ··253

学习任务三　危重患者的营养支持 ……………………………………………………256
　　一、概述 …………………………………………………………………………256
　　二、肠外营养支持与护理 …………………………………………………………258
　　三、肠内营养的途径 ………………………………………………………………260
　　四、肠内营养的输注方式 …………………………………………………………261
　　五、肠内营养的并发症与护理 ……………………………………………………261

学习单元十　常用救护技术 ……………………………………………265

学习任务一　常用急救技术 …………………………………………………………265
　　一、人工气道的建立 ………………………………………………………………266
　　二、鼻咽通气管置入术 ……………………………………………………………267
　　三、喉罩置入术 ……………………………………………………………………268
　　四、环甲膜穿刺术 …………………………………………………………………270
　　五、气管内插管术 …………………………………………………………………271
　　六、气管切开术 ……………………………………………………………………273
　　七、气道异物清除术 ………………………………………………………………276
　　八、球囊-面罩通气术 ……………………………………………………………277
　　九、除颤 ……………………………………………………………………………279
　　十、动脉穿刺置管术 ………………………………………………………………281
　　十一、外伤止血、包扎、固定、搬运术 …………………………………………282

学习任务二　机械通气 ………………………………………………………………300
　　一、概述 …………………………………………………………………………300
　　二、机械通气的临床运用 …………………………………………………………301

学习任务三　急危重症连续血液净化治疗的应用和护理 …………………………310
　　一、概述 …………………………………………………………………………310
　　二、连续性血液净化技术的应用 …………………………………………………314

学习单元十一　急性中毒 ………………………………………………323

学习任务一　概述 ……………………………………………………………………323
　　一、病因与中毒机制 ………………………………………………………………324

二、病情评估与判断 325
　　三、救治与护理 329

学习任务二　有机磷中毒 334
　　一、毒物分类 334
　　二、病因及中毒机制 335
　　三、病情评估与判断 336
　　四、救治与护理 337

学习任务三　百草枯中毒 341
　　一、病因与中毒机制 341
　　二、病情评估与判断 341
　　三、救治与护理 343

学习任务四　一氧化碳中毒 344
　　一、病因与中毒机制 344
　　二、病情评估与判断 345
　　三、救治与护理 346

学习任务五　急性酒精中毒 348
　　一、病因与中毒机制 348
　　二、病情评估与判断 349
　　三、救治与护理 349

学习任务六　急性镇静催眠药中毒 350
　　一、病因与中毒机制 350
　　二、病情评估与判断 351
　　三、救治与护理 352

学习单元十二　环境及理化因素损伤 357

学习任务一　中暑 357
　　一、病因与发病机制 358
　　二、病情评估与判断 359
　　三、救治与护理 360

学习任务二　淹溺 363
　　一、病因与发病机制 363

  二、病情评估与判断 …………………………………………………… 365
  三、救治与护理 ……………………………………………………… 365
学习任务三 电击伤 …………………………………………………… 369
  一、病因与发病机制 ………………………………………………… 369
  二、病情评估与判断 ………………………………………………… 370
  三、救治与护理 ……………………………………………………… 371

考评自测答案 …………………………………………………………… **377**

  学习单元一 急危重症护理学概述 …………………………………… 377
  学习单元二 急救医疗服务体系 ………………………………………… 377
  学习单元三 灾难护理 …………………………………………………… 378
  学习单元四 急诊 ………………………………………………………… 378
  学习单元五 心搏骤停与心肺脑复苏 …………………………………… 379
  学习单元六 严重创伤 …………………………………………………… 379
  学习单元七 常见各系统急症 …………………………………………… 380
  学习单元八 常用抢救药物 ……………………………………………… 380
  学习单元九 危重症护理 ………………………………………………… 381
  学习单元十 常用救护技术 ……………………………………………… 381
  学习单元十一 急性中毒 ………………………………………………… 382
  学习单元十二 环境及理化因素损伤 …………………………………… 382

参考文献 …………………………………………………………………… **384**

学习单元一　急危重症护理学概述

急危重症护理学（Emergency and Critical Care Nursing）是以挽救患者生命、提高其抢救成功率、促进患者康复、减少伤残率、提高生命质量为目的，以现代医学科学、护理学专业理论为基础，研究急危重症患者抢救、护理和科学管理的一门综合性应用学科。

【导入案例】

上午8时30分，有人打电话给"120"急救中心，报告市区内发生一起严重的车祸事故，死亡1人，受伤2人，其中一人头部流血，神志不清，另一人左上肢能看见露出的骨头，并在流血。

思考与讨论：

作为一名院外急救护士，你该怎么办？

学习任务一　急危重症护理学的概念和范畴

【任务目标】

（1）掌握急危重症护理学、急诊医疗服务体系的概念。

（2）熟悉急危重症护理学的范畴。

一、急危重症护理学的基本概念

（一）急危重症的概念

急危重症为医学术语，通常表示患者所得疾病为某种紧急、濒危的病症，应当尽早进行医学处理，否则可能对患者身体产生重度伤害或导致死亡。一般医院都会为此类患者设有专门的急救室或重症观察治疗室，也称"特护室"，配备较好的医疗设备和医护人员，对重症患者进行专门的护理和治疗。

（二）急重症护理学概念

急重症护理学是以挽救患者生命、提高抢救成功率、促进患者康复、减少伤残率、提高生命质量为目的，以现代医学科学、护理学专业理论为基础，研究急重症患者抢救、护理和科学管理的一门综合性应用学科，它具有多学科交叉、相互渗透和综合性强的特点，涵盖了临床各科常见的急重症的救护理论及常用急救、监测技术，急重症护理学作为护理学的重要组成部分，近年来得到了飞速发展：并独立出来，是当代护理学的一门重要新兴学科。

二、急危重症护理学范畴

1. 院外急救的概念

在医院之外的环境中对各种危及生命的急症、创伤、中毒、灾难事故等伤病员进行现场救护、转运及途中监护的统称，即在患者发病或受伤开始到医院就医之前这一阶段的救护。广义：指伤病员在发病或受伤时，由医护人员或目击者对其进行必要的急救，以维持基本生命体征或减轻痛苦的医疗活动和行为的总称。

2. 重要性

据有关资料统计，因多发伤而死亡的患者，50%死于创伤现场，30%死于创伤早期，20%死于创伤后期的并发症，这足以说明现场有效急救和创伤早期妥善处理的重要意义。实际上，现场救护的第一个救护者应该是：伤病者和第一目击者，伤病者在可能的情况下首先要自救，或者第一目击者、现场人员应该立即参与救护，并及时向急救部门呼救，这样就会为拯救生命减少伤残赢得最宝贵的时间，为了实现非医务人员和专业医务人员的救护相结合，应大力开展急救知识和初步急救技能训练的普及工作。

随着科学的发展，用于医疗方面的器械也日新月异，很自然吸引较多的医务工作人员偏重设置现代化的高精尖监护、治疗器械；而忽视或轻视应该从急性患者发病之初或意外创伤的受伤者在现场就可以得到妥善、快速、有效的处理，并安全地运送到医院急诊室，进行高一级的诊断和处理。

3. 院外急救的特点

（1）突发性。院外急救是护理学领域中的一门新兴的边缘学科，这使院外急救逾越了传统的分科范围。院外急救活动涉及社会各个方面，院外急救跨出了纯粹的医学领域，这就是其社会性强的表现。随机性强则主要表现在患者何时呼救，重大事故或灾害何时发生往往是个未知数。

（2）紧迫性。有呼救则必须立即出车，一到现场必须迅速抢救。不管是危重患者还是急诊患者，几乎都是急病或慢性病急性发作，必须充分体现"时间就是生命"，紧急处理，不容迟缓。

（3）灵活性。院外急救流动性很大，平时救护车一般在本区域活动，而急救地点可以分散在区域内每个角落。患者的流向一般也不固定，它可以是区域内每个综合性医院（有固定接受医院的地区除外）。

（4）艰难性。现场急救的环境大多较差，有时事故现场的险情未排除，可能造成人员再损伤；运送途中，救护车震动和马达声常使听诊难以进行，触诊和问诊也受影响。院外急救因无充足的时间和良好的条件作鉴别诊断，故要明确治疗非常困难，只能以对症治疗为主。如随车人员到现场前要经过途中颠簸，到现场时要随身携带急救箱；若现场在高楼且无电梯时就得辛苦爬梯；到现场后随车人员不能休息，需立即对患者进行抢救，医务人员既当医生又当护士；抢救后又要边治疗边搬运伤病员。上述每一个环节都要消耗一定体力。

（5）病种多样复杂。呼救的患者涉及各科，而且是未经筛选的急症和危重症患者。

4. 院外急救任务与原则

（1）平时对呼救患者的院外急救。这是主要和经常性的任务。呼救患者一般分两种：一类为短时间内有生命危险的患者，称为危重患者或急救患者，如心肌梗死、窒息、休克等。此类患者占呼救患者的10%～15%。对此类患者必须进行现场抢救，目的在于挽救患者生命或维持其生命体征。另一类为病情危急但短时间内尚无生命危险的患者，如骨折、急腹症、重症哮喘的患者，成为急诊患者。此类患者占呼救患者的85%～90%，现场处理的目的在于稳定病情、减轻患者在运送过程中的痛苦和避免并发症的发生。

（2）灾害或战争时对伤者的院外急救。对伤者除应做到平时急救要求外，还要注意在现场与其他救灾专业队伍的密切配合以及自身安全。若遇特大灾害或因战争有大批伤员时应结合实际情况执行有关抢救预案。

（3）特殊任务时救护值班。指当地的大型集会、重要会议、国际比赛、外国元首来访等救护值班。执行此项任务要求加强责任心，严防擅离职守。若意外遇有伤病员，可按上述两条处理。

知识拓展

生命之星：是紧急医疗救护服务系统（EMS的国际标志）。

蓝色：寓意宁静、祥和。橄榄枝代表生命、顽强永恒。交叉的六条臂象征的六大功能：发现、报告、反应、现场抢救、途中监护和院内救治。蛇杖：代表救死扶伤的爱心、能力，医生职业的平实与神圣在古希腊神话版本中则是为了纪念阿斯克勒庇奥斯这位伟大的神医而以青铜铸造一条蛇镶在一根柱子上。

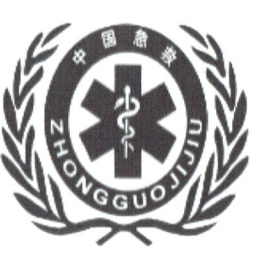

（蒙斯雅）

学习任务二　急危重症护理学的发展简史

【任务目标】

（1）了解国际急危重症护理学的起源与发展。

（2）了解国内急危重症护理学的起源与发展。

急危重症护理学是与急诊医学及危重症医学同步建立和成长起来的，在我国它经历了急诊护理学、急救护理学、急危重症护理学等名称上的不断演变，涵义也得到了极大拓展，目前主要研究包括急诊和危重症护理领域的理论、知识及技术，已成为护理学科的一个重要专业。

一、国际急危重症护理学的起源与发展

现代急危重症护理学可追溯到19世纪弗罗伦斯·南丁格尔年代的急救护理实践。1854—1856年的克里米亚战争期间，前线的英国伤病员死亡率高达42%以上，南丁格尔率领38名护士前往战地救护，使死亡率下降到2%，这充分说明了护理工作在抢救危重伤病员中的重要作用。在救护伤病员的过程中，南丁格尔还首次阐述了在医院手术室旁设立术后患者恢复病房的优点。

此后随着急诊和危重症医学实践日益受到重视，急救护理得到了进一步发展，并出现

了危重症护理的雏形。1923年，美国约翰霍普金斯医院建立了神经外科术后病房。1927年，第一个早产婴儿监护中心在芝加哥建立。第二次世界大战期间，还建立了休克病房，以救护在战争中受伤或接受了手术治疗的伤员。二战以后护士短缺，迫使人们将术后患者集中在术后恢复病房救治，明显的救治效果使得到1960年几乎每所美国医院都建立了术后恢复病房。

危重症护理真正得到发展始于20世纪50年代初期。当时北欧发生了脊髓灰质炎大流行，许多患者因呼吸肌麻痹不能自主呼吸，而将其集中辅以"铁肺"治疗，配合相应的特殊护理技术，效果良好，堪称是世界上最早的用于监护呼吸衰竭患者的"监护病房"。此后，各大医院开始建立类似的监护单元。美国巴尔的摩德莫医院麻醉科医生Peter Safar也建立了一个专业性的监护单位，并正式命名为重症监护病房（Intensive Care Unit，ICU）。到60年代末，大部分美国医院至少有一个ICU。

此时，随着电子仪器设备的发展，急救护理也进入了与抢救设备配合的新阶段。心电示波、电除颤器、人工呼吸机、血液透析机的应用，使急救护理学的理论与技术得到相应发展。70年代中期，在国际红十字会参与下，在西德召开了医疗会议，提出了急救事业国际化、国际互助和标准化的方针，要求急救车装备必要的仪器、国际上统一紧急呼救电话号码及交流急救经验等。

可以说，急危重症护理起源于19世纪中期，但作为一门独立的学科，急危重症护理学是随着急诊医学和危重症医学的建立，于近40年才真正发展起来的。1970年美国危重症医学会组建；1972年美国医学会正式承认急诊医学为一门独立的学科；1979年国际上正式承认急诊医学为医学科学中的第23个专业学科；1983年危重症医学成为美国医学界一门最新的学科。到20世纪90年代，急救医疗服务体系得到了迅速发展，研究拓展至院前急救、院内急诊、危重症救治、灾害医学等多项内容。这些都预示着急诊医学和危重症医学作为边缘或跨学科专业的强大生命力。与之相呼应，急危重症护理学也表现出较好的发展势头，美国急诊护士、危重病护士学会相继成立，在培训急诊护士（emergency nurse）和危重症护士（critical care nurse）方面起着重要的作用，目前这些护士活跃在医院内外，包括急诊科、各类重症监护病房、心导管室、术后恢复室，甚至是社区、门诊手术中心等岗位。

> **拓展阅读**
>
> 能为拯救他人的生命而奉献自己的力量是一件多么庄严和崇高的事。
>
> ——Peter Safar（心肺复苏泰斗，创始人）

二、我国急危重症护理学的建立与发展

我国急危重症护理实践早期，并没有专门的急诊、急救和危重症护理学概念，急诊只是医院的一个部门。直到1980—1983年卫生部先后颁发了"加强城市急救工作""城市医院急诊室建立"的文件后，北京、上海等地才相继成立了急诊室、急诊科和急救中心，促进了急诊医学与急诊护理学的发展，开始了我国急危重症护理学的初级阶段。同期，我国危重症护理也只是将危重患者集中在靠近护士站的病房或急救室，以便于护士密切观察与护理；将外科手术后患者先送到术后复苏室，清醒后再转入病房。直到20世纪80年代，各地才相继成立专科或综合监护病房。北京协和医院在1982年设立了第一张ICU病床，1984年正式成立了作为独立专科的综合性ICU。

1989年，卫生部将医院建立急诊科和ICU作为医院等级评定的条件之一，明确了急诊和危重症医学在医院建设中不可或缺的地位，我国急危重症护理学随之进入了快速发展的阶段。目前，各级医院已普遍设立了急诊科或急救科，坚持"以患者为中心"，开通"绿色生命通道"，以急救中心及急救站为主体的院前急救网络也已成立，试图以较短的反应时间，提供优质院前急救服务。全国各城市普遍设立了"120"急救专线电话，部分地区开始试行医疗急救电话"120"、公安报警电话"110"、火警电话"119"以及交通事故报警电话"122"等系统的联动机制，一些发达城市还积极探索海、陆、空立体救援新模式，全国整体急救医疗网络在不断完善中。此外，危重患者救护水平得到较大发展，ICU的规模、精密的监护治疗仪器的配置质量、医护人员的专业救护水平及临床实践能力，成为一个国家、一所医院急救医疗水平的主要标准。2003年，传染性非典型肺炎流行后，国家又投入巨资建立和健全突发公共卫生事件紧急医疗救治体系，急诊医学与急危重症护理学在应对大型灾害中的地位得到进一步提升。

与国外相比，我国急危重症医学及护理学成为独立学科较晚，但在院前急救、院内急诊、危重症救治乃至灾害救援等方面发挥着越来越重要的作用。1983年，急诊医学被卫生部和教育部正式承认为独立学科。1985年，国家学位评定委员会正式批准设置急诊医学研

究生点。此后中华医学会急诊医学、重症医学及灾害医学分会相继成立，中华护理学会也分别成立了门急诊护理和危重症护理专业委员会。1988年，第二军医大学开设了国内第一门《急救护理学》课程。此后，国家教育部将《急救护理学》确定为护理学科的必修课程，中华护理学会及护理教育中心设立了多个培训基地并多次举办了急危重症护理学习班，培训了大量急危重症护理人员，特别是急危重症护理理论不单纯局限于人的生理要求，而是着眼于人的整体生理、心理、病理、社会、精神要求，将现代急危重症护理观、急危重症护理技术由医院内延伸到现场、扩展到社会，更是一大进步。

> **拓展阅读**
>
> 　　个体的生命在大自然的灾难面前不堪一击，但当人类作为一个社会群体并充分应用现代化科技而存在，就会变得强大。
>
> 　　　　　　　　　　　　　　——李宗浩（中国灾害防御协会救援医学会会长）

（蒙斯雅）

学习任务三　急危重症护士培训及其资质认证

【任务目标】

（1）了解国内外急危重症护士培训发展及过程。

（2）了解国内外急危重症护士审查的形式和流程。

　　学科是基础，人才是关键。急危重症护理学要深入发展，就要做好人才培训及其资质认证工作，这也是发展急危重症护理事业的一个重要方面。

一、国内外急危重症护士培训

（一）国外急危重症护士培训

　　发达国家十分重视对急诊护士和危重症护士的培训工作，认为急危重症护理人员除了需要正规教育外，还要经过若干年实践磨炼和一定时间的继续教育，才能逐渐成熟并充当技术骨干力量。为此，美国急诊护士和危重症护士学会开设了大量的急诊及危重症护理继续教育项目，可供在职护士选择。急危重症专科护士的培训始于20世纪30—40年代，美国在20世纪30—40年代已经有部分医院对护士进行短期研究生培训，使之成为某一领域的专家。1958年美国有了第一位硕士学位的精神病学临床护理专家，至60年代，对护理专家的要求是"不但具有专业技能，还需懂得行为科学"，而且已扩展到临床的许多专业，目前，美国的为具有硕士或博士学位且在某专科领域有较高护理水平的专科护士培训工作开始后，部分医院通过对护士进行短期培训，使之成为急危重症护理领域的专家。此外，许多大学还专门开设了急危重症专科护士研究生项目。加拿大、英国等国家在20世纪60年代也开始实施专科护士培养制度，兼有专科证书课程和研究生学位课程两种形式。日本急救医学会护理分会则在1981年制定了急救护理专家的教育课程和实践技能标准，急救护理专家的教育主要在日本护理学会的研修学校中实施。

各国培训内容也不尽相同。例如，美国急诊专科护士证书课程一般包括急诊突发事件的评估及确定优先事项、对医疗和心理紧急情况的快速反应及救生干预、创伤护理核心课程、高级心脏生命支持术、儿科急诊护理课程、急诊护理程序等。日本急救护理专家教育主要是进行能力培养，包括抢救技术能力、准确地进行病情分类、调整治疗的顺序、把握患者及家属需求并给予援助。教育课程包括理论和专业技术课程，专业技术课程有抢救、分诊和应急沟通技能。

（二）我国急危重症护士培训

我国急危重症护士培训工作起步较晚，但近年来逐步受到重视。目前急救护理学已是各高校护理专业必修科目，适合于在职护士的各类继续教育项目，也较为丰富。随着我国护理学科的飞速发展，专科护士培训又成为一种更高层次的培训形式。《中国护理事业发展纲要（2005—2010）》中明确指出：要在2005—2010年，分步骤在急诊急救、重症监护等重点临床领域开展急诊和危重症专科护士的培训。在此思想指引下，我国安徽、江苏、上海、北京等许多地区尝试开展了急诊和危重症专科护士培训工作。

我国急危重症护士资质尚无正式的认定标准，但一般认为应具备：护理大专以上学历，有护士执照并连续注册5年以上，在专科临床工作和临床教学5年以上，大学英语4级以上，并在专业统计源期刊发表一定数量的文章，技术职称为中级以上，同时接受半年以上的课程培训。2006年安徽省立医院建立了第一个急诊急救专科护士培训基地。

国内对急危重症专科护士的培训主要以在职教育为主，安排急诊和危重症抢救临床经验较为丰富的教师授课，培训内容包括理论教学与临床实践。理论教学内容涉及急诊和急救、危重症监护的所有内容、学科发展与专科护士发展趋势、循证护理、护理科研、护理教育以及突发事件的应对等。专科理论包括重症监护、急救创伤、各种危象、昏迷、中毒等急救最新进展。采取理论讲座、病例分析、操作示范、临床实践等多种形式授课。

> **知识拓展**
>
> **上海外滩踩踏事件**
>
> 2014年12月31日23时35分，正值跨年夜活动，因很多游客市民聚集在上海外滩迎接新年，上海市黄浦区外滩陈毅广场东南角通往黄浦江观景平台的人行通道阶梯处底部有人失衡跌倒，继而引发多人摔倒、叠压，致使拥挤踩踏事件发生，造成36人死亡，49人受伤。
>
> 2015年1月21日，上海市公布12·31外滩拥挤踩踏事件调查报告，认定这是一起对群众性活动预防准备不足、现场管理不力、应对处置不当而引发的拥挤踩踏并造成重大伤亡和严重后果的公共安全责任事件。黄浦区政府和相关部门对这起事件负有不可推卸的责任。调查报告建议，对包括黄浦区委周伟、黄浦区区长彭崧在内的11名党政干部进行处分。
>
> 2015年1月21日，上海市公布上海外滩踩踏事件遇难者家属将获80万抚慰金。

二、国内外急危重症护士资质认证

（一）国外急危重症护士资质认证

很多发达国家对急诊和危重症护士已实行资质认证（certification）制度，要求注册护士在经过专门培训获得证书后方可成为专科护士。如在美国，成为急诊护士的条件包括：①具有护理学士学位。②取得注册护士资格。③有急诊护理工作经历。④参加急诊护士学会举办的急救护理核心课程学习并通过急诊护士资格认证考试。日本在1995年正式开始进行急诊护理专家的资质认证。英国、瑞典、奥地利、丹麦等国家对急救和危重症护士的资质认证也有各自的要求，待遇也优于普通护士。

为了保证护理工作质量，这些国家还对证书的有效期做了具体规定。如美国急诊和危重症护士执照有效期通常为5年，在此期间必须要争取继续教育学分来保持执照的有效性，否则执照会被取消或被迫重新参加资格考试。日本护理学会及临床护理专家、专科护士鉴定部门规定：临床护理专家、专科护士每5年必须重新进行1次资格审查。审查条件包括：实践（工作）时间、科研成绩、专科新知识学习情况。这种非终身制的资格审查机制导致了高级护理人员的危机感，促进其自身知识的进一步更新完善，推动临床急危重症护理工作向更高方向发展。

（二）我国急危重症护士资质认证

我国的急危重症专科护士资质认证尚处在尝试阶段，没有统一的资格认定标准。2006年在上海市护理学会牵头下，上海市开始进行急诊及危重症适任护士认证工作，对全上海各级医院在急诊科或ICU工作2年以上的注册护士，分期分批进行包括最新专科理论学习、医院实训基地临床实践在内的培训，考核合格发放适任证书。安徽省立医院也在2006年建立了第一个急诊急救专科护士培训基地。现在北京等地已相继开展急诊急救专科护士培训工作，急救专科护士数量不断增加。

【实践评析】

实践内容：

当你在野外见有人突然晕倒在地，作为第一目击者，请问：

（1）你将按什么步骤进行现场急救护理？

（2）应从哪几方面对患者进行现场快速评估？

评析：

（1）现场急救护理程序包括：现场评估与呼救、现场救护和转运与途中监护。

（2）危重病情的现场快速评估应从意识、气道、呼吸、循环等几方面进行。①意识：呼唤患者，轻拍面颊，推动肩部看其有无反应；对婴儿拍打足跟或掐捏其上臂观察其有无出现哭泣等反应。②气道：观察气道是否畅通，有无梗阻现象。③呼吸：通过一看、二听、三感觉方法来判断患者自主呼吸是否存在。④循环：触摸脉搏，了解患者脉率及脉律，了解动脉搏动是否存在，有无心律失常，以及动脉搏动力度来了解是否可能出现休克，也可通过触摸患者肢体皮肤，了解皮肤温度、有无发热、有无湿冷，了解末梢循环来判断血液循环情况。

实践模拟：

如果你是一名他的同伴，抢救成功后，你还应进一步采取什么措施？

（蒙斯雅）

【考评自测】

一、名词解释

（1）急危重症护理学

（2）急诊医疗体系

（3）急危重症护士资格认证

二、选择题

（1）现代急危重症护理学最早可追溯到（　　）。

　　A. 第一个早产婴儿监护中心的建立

　　B. 第二次世界大战期间

　　C. 克里米亚战争期间

　　D. 北欧脊髓灰质炎大流行期间

　　E. 美国约翰霍普金斯医院神经外科术后病房的建立

（2）20世纪50年代初期北欧脊髓灰质炎大流行期间，（　　）仪器首次被用于患者救治。

　　A. 人工呼吸机　　B. 血液透析机

　　C. 心电监护仪　　D. 除颤仪

　　E. 输液泵

（3）美国医学会于（　　）正式承认急诊医学为一门独立的学科。

　　A. 1970年　B. 1971年　C. 1972年　D. 1973年

　　E. 1974年

（4）1979年，国际上正式承认急诊医学为医学科学中的第（　　）个专业学科。

　　A. 20　B. 21　C. 22　D. 23

　　E. 24

（5）1983年，（　　）学科成为美国医学界一门最新的学科。

　　A. 急诊医学　　B. 院前急救医学

　　C. 灾害医学　　D. 危重症医学

　　E. 急救医学

（6）在我国，急诊医学（　　）被卫生部和教育部正式承认为独立学科。

　　A. 1982年　B. 1983年　C. 1984年　D. 1985年

　　E. 1986年

（7）国家学位评定委员会（　　）正式批准设置急诊医学研究生点。

  A. 1982年　B. 1983年　C. 1984年　D. 1985年

  E. 1986年

（8）我国第一张ICU病床建立于（　　）。

  A. 上海中山医院　　　B. 北京协和医院

  C. 广州珠江医院　　　D. 北京304医院

  E. 四川华西医院

（9）美国的急诊和危重症护士执照有效期通常为（　　）。

  A. 1年　B. 3年　C. 5年　D. 10年

  E. 终身

（10）上海市急诊适任护士认证工作始于（　　）。

  A. 2002年　B. 2003年　C. 2004年　D. 2005年

  E. 2006年

学习单元二 急救医疗服务体系

急危重症护理学（Emergency and Critical Care Nursing）是以挽救患者生命、提高其抢救成功率、促进患者康复、减少伤残率、提高生命质量为目的，以现代医学科学、护理学专业理论为基础，研究急危重症患者抢救、护理和科学管理的一门综合性应用学科。

【导入案例】

某城市城郊接合部的某社区卫生服务中心，常年急诊夜班都能接诊大量的酒精、食物中毒的患者和打架斗殴所致的外伤患者。

思考与讨论：
（1）如何针对该区域的患者类型做好本中心的急诊药品、设备的应急准备工作？
（2）该中心的急诊管理措施应在哪些方面予以加强？

学习任务一 急救医疗服务体系的组成与管理

【任务目标】
（1）掌握急救医疗服务体系的概念及原则。
（2）掌握院前急救的原则、转运及途中监护的注意事项。
（3）熟悉院前急救的任务、特点。
（4）理解急诊科的运转模式。

一、急救医疗服务体系的组成

（一）急救医疗服务体系的概念和组成

急救医疗服务体系（Emergency Medical Service System）是集院前急救、院内急诊科诊治、重症监护病房，（ICU）救治和各专科的"生命绿色通道"为一体的急救网络，是由院前急救、院内急诊科诊治、重症监护病房（ICU）救护和各专科救护四部分组成的为急危重症患者实施救护服务的急救网络。它既适应平时的急诊医疗工作，又适应战争或突发事故的急救。一个有效的急救医疗服务体系应包括完善的通讯指挥系统、现场救护、有监测和急救装置的运输工具以及高水平的医院急诊服务和强化治疗。

急救医疗服务体系在概念上强调急诊的即刻性、连续性、层次性和系统性，主要是应对地震、水灾、火灾、重大交通事故、楼房倒塌、爆炸等事故造成的群体伤员的紧急医疗救治。

EMSS（Emergency Medical Service System）的各组成部分既有独立的工作职责和任务，又相互密切联系，是一个有严密组织和统一指挥机构的急救网络。院内救治需要快速有效的院前急救作为前提和保障，但若没有院内救治，院前急救的成效则难以巩固。因此，院前急救与院内救治相互促进并相互制约。急救医疗服务体系能够把先进的急诊医疗服务快速、准确地送到患者身边，送到急救现场，经过现场急救，维护患者的基础生命，并将患者安全转送到医院进行进一步救治。国内外医疗实践证明：建立和完善急救医疗服务体系，发展医疗救护网络是现代社会和医学发展的客观需要，必将造福于人类的健康。

（二）主要目标

急救医疗服务体系组成的主要目标：建立一个组织结构严密、行动迅速，并能实施有效救治的医疗组织来提供快速的、合理的、及时的处理，将患者安全地转送到医院，使其在医院内进一步得到更有效的救治。

（三）发展简史

近30年来，EMS体系在国外迅速地发展，法国最早组建EMS，美国、日本、德国等许多国家都先后完善了EMS体系。

1781年法国拿破仑建立了巴黎消防会，1883年巴黎设立了两匹马拉的急救车"医院"，1968年麻省理工学院提议建立"急症医疗系"，1970年日本规定急救车标准，1972

年,美国国会举行了建立急救医学体系听证会,1973年美国总统颁布了急诊医疗体系(EMS)法案,1980年德国运用直升机运送伤病员,称"空中救护",50年代初期危重患者集中放在靠近护士站的抢救室。70年代心脏手术后监护病房的建立,80年代卫生部颁发加强城市急救工作的指示,成立了"急救医学专科学会",90年代民航机构与急救中心相结合。

50年代中期,我国大中城市开始建立了急救站,1980年10月30日,卫生部颁发了"加强城市急救工作"的指示。1982年卫生部医政司召集北京、武汉、天津、广州、哈尔滨等大城市的代表参加,建立了"城市医疗工作咨询会",提出了建立"城市的急救工作学术讨论会",并修订了上述方案。1983年卫生部颁发了"城市医院建立急诊科室的方案"。文中规定急诊科室的任务、方向和规章制度。对全国医院建立健全急救工作有很大推动作用。健全了急救科室,配备了人员、仪器,有的还设立了监护室。

1985年国务院学委评定委员会批准设立"急诊医学研究生院",设在北京协和医院,1986年在上海召开了第一次急救医学学术讨论会,当年中华医学会正式成立了"急救医学专科学",1988年9月、1990年11月相继在重庆和杭州市分别举行第一、二次全国急诊医学学术会。

我国在急救方面做了大量工作,抢救了不少伤、病员的宝贵生命,但我国的急救专业底子薄、力量弱,尚需向更高层次发展,如四化问题、呼救系统的建立、空中急救、航空运送等,须适应客观需要,赶上先进国家的水平。

我国自20世纪60年代初引进和自己改装的急救车,可容1~2名患者、3~4名医护人员。70年代北京市约有700辆急救车,分散各单位,利用率低,急救车到不了垂危病伤员身边是普遍现象。因此,1978年北京市公安局、卫生局联合通知《关于救护车的使用规定》:

(1)救护车应在1978年2月前到市急救站登记。

(2)必须有标志灯、救护旗、警报器。

(3)只能用于急救、转运伤患者,不得他用。

(4)违者吊销执照,司机和单位负责人应受适当处分。

我国卫生部颁发了《中华人民共和国救护车标准》责成西北医疗设备厂负责组织生产、改装的工作,对车型、大小、方便、稳当等都作了具体规定,使我国的救护车大大向现代化迈进了一步。

密切观察与护理。70年代大医院建立了心脏监护病房(CCU),将心脏手术后患者先送到监护室进行监护,然后再转回病房。1980年10月卫生部颁布了《关于加强城市急救工作的意见》文件;1983年又出台了《医院急诊室(科)建设方案(试行)》,明确规定了急诊科（室）的工作任务，急诊医疗的发展方向、组织与管理，并要求建立、健全急诊医疗护理的规章制度；1986年11月通过了《中华人民共和国急救医疗法》；同年12月，中华医学会正式批准成立了"中华医学会急诊医学分会"，标志着急诊医学作为一门独立学科在我国正式确立，开创了我国急诊医学事业发展的新阶段。同年，卫生部与邮电部联合将中国的急救特服电话号码设为"120"，由此推动了急救护理工作健康蓬勃地发展。中华护理学会、各省市护理学会及护理教育中心举办了多次急救护理学习班，为急救护理工作及急救护理队伍培养了一大批专业人才。同时，国家教育部将急救护理学确立为护理学科的必修课程，高等医学院校本、专科护理教育都开设了急救护理学课程，研究生培养也设置了急救护理学的研究方向，为我国的急救护理专业培养了专业型人才。目前，我国急救医疗服务体系（EMSS）基本健全，急救网络逐步形成，全民急救意识普遍提高，社区服务和家庭服务的出现，使急救护理学的内容和范畴不断扩展，急救护理学在EMSS中已显现出举足轻重的地位和作用。

（四）急救医疗服务体系的管理

在城市各级医疗卫生行政部门和所在单位直接统一领导下，各级急救医疗机构负责本地区急救工作的领导、指挥和协调。各级急救医疗机构在接到急救医疗指挥系统的指令后要迅速赶往现场实施抢救，并根据情况对伤病员进行分类处理。各级政府和急救医疗指挥部在特急情况下，有权调用本地区各部门和个体运输工具，执行临时性急救运送任务。急危重症患者能否得到及时有效的救护，不仅取决于专业的救护技术还取决于能否在较短的时间内获得救治，而急救医疗服务体系的管理正是使患者在最短时间内得到救治的保证，最能体现出"时间就是生命"的真谛。急救医疗服务体系管理的内容如下。

（1）急救设备的管理。确保急救网络的覆盖面，合理进行医疗机构布局，建立先进的通信网络，保证信息畅通。改变只有救护车做运输工具的状况，配置快捷功能齐全的转运工具。急救医疗机构应配备专用的通信、运输工具和先进的急救设备，保证医护人员能在现场进行救护并在运送途中及时与医院急诊科取得联系，使急诊科根据患者的具体情况做好急救准备。改善落后的通信运输及急救设备，将现代计算机信息技术、数字通信技术、有线和无线通信技术有机地结合在一起，形成一个立体的、全方位的急救网络，可有效地利用有限的人力资源提高抢救效率。

（2）急救人员的管理。医院急诊科应有专门的医护人员编制，挑选专业技术过硬的医护人员制订专门的急救培训目标、培训计划，定期组织考核、演练，确保急救任务来临时有较强的应急处理能力。

（3）急救制度的管理。推行急救工作标准化管理，制定急救预案，建立急救标准化流程，使患者得到及时正确的救治，将耽搁和延误减少到最低。

（4）急救培训的管理。在社会上应大力宣传急救知识和技能，使更多的"第一目击者"在紧急情况下发挥作用在突发意外事件时使大众能在院前急救人员赶来之前进行自救互救，争取抢救的最佳时机。

二、院前急救

（一）院前急救的含义

院前急救是指急危重症患者进入医院之前的医疗救护，在医院之外的环境中患者出现危及生命的急症、创伤中毒或者是灾难事故时，救护人员利用携带的医疗器械设备和医疗物品进行现场救护，达到保全生命缓解疼痛及防止病情恶化的目的，在日常生活和工作中往往会有突发性疾病、意外伤害事故或突发事件的发生，均需要紧急救治，所以院前急救是急救的第一步也是最重要的救治过程，在现场及时、有效地开展救治可达到挽救生命减轻死亡和伤残的目的，参与院前急救的人员可以是现场伤员身边的人或是平时参加救护培训获取相关培训证书的急救员。狭义的院前急救是指由通信、运输和医疗基本要素构成的专业急救机构在伤员到达医院前实施的现场救治和途中监护的医疗活动。

（二）院前急救的任务

1. 对呼救伤病员的院前急救

对呼救伤病员的院前急救是最主要和经常性的任务，一般分为两种类型：第一类为短时间内有生命危险的危重症病员，如窒息大出血、休克、猝死心肌梗死等此类伤员必须进行现场急救，至生命体征平稳后方可在严密监护下转往医院救治。另一类是病情紧急但短时间内无生命危险的伤病员，如骨折哮喘等急救时采取初步的现场急救，病情稳定、痛苦减轻、避免并发症发生后再转往医院进行治疗。

2. 灾害时对伤员的急救

灾害包括自然灾害和人为灾害。对遇难者的急救除应做到平时急救的要求外，还需要与现场的其他救灾系统如消防公安、交通等部门密切配合，并注意救护者的自身安全。当有大批伤员时，需加强伤员的分类和现场救护，合理分流和运送，对不能转运的危重伤病员，可在就地搭建的手术棚中抢救，术后再安全转运。

（三）院前急救的原则

院前急救总的任务是采取及时有效的急救措施和技术，最大限度地减少伤病员的疾苦，降低致残率，减少死亡率，为医院抢救打好基础。经过院前急救，能存活的伤病员优先抢救，这是总的原则。为了更好地完成这一光荣艰巨的任务，还必须遵守以下6条原则。

1. 立即使伤病员脱离险区

院前急救应首要立即使伤病员脱离险区，实现急救。

2. 先复苏后固定的原则

遇到有心搏骤停又有骨折者，应首先用口对口呼吸和胸外心脏按压等技术使心肺脑复苏，直到心跳呼吸恢复后再进行固定。

3. 先止血后包扎的原则

遇到大出血又有创口者，首先立即用指压止血带或药物等方法止血，接着再消毒创口进行包扎。

4. 先重伤后轻伤的原则

遇到垂危的和较轻的伤病员时，应优先抢救危重者，后抢救较轻的伤病员。

5. 先救命后治病的原则

经过院前急救能存活的伤病员应优先救治，以救命为本，生命支持和对症治疗为主。院前急救因抢救的时间有限，环境不稳定，无更多的辅助设备和良好的技术条件作鉴别诊断，故在现场很难明确诊断，只能以对症治疗为主。当救护人员到达现场后，在短短的几分钟时间内要作出大致的诊断并迅速而果断地处理威胁伤病员生命的伤情或症状，挽救伤病员的生命或减轻其剧烈痛苦。

6. 急救与呼救同时进行

在遇到成批伤病员时，又有多人在现场的情况下，分工合作，以尽快地争取到急救外援院前急救的工作程序。

（四）护理评估

1. 评估生命体征

（1）判断意识：观察患者意识状态、瞳孔大小、对光反应、是否散大固定。

（2）观察有无呼吸以及呼吸节律、频率、深浅度，是否有特殊气味，检查呼吸道是否通畅。

（3）触摸桡动脉及全身大动脉搏动是否存在，听诊心音，判断是否有心律失常，测量血压，了解全身循环情况。

（4）测量体温，可用体温计测量或直接用手触摸，了解患者体表温度。

2. 全身检查

（1）头颈部：仔细触摸头颈部，判断是否有颅骨骨折、颈椎骨折、皮肤裂伤。检查耳、鼻、眼、口腔是否有出血或其他液体流出，是否有异物。观察面部、口唇、耳垂皮肤颜色是否发绀。检查颈部抵抗力增强或下降，棘突有无压痛。

（2）胸腹背部：观察胸腹背部是否有损伤或骨折，胸廓是否对称，听诊肺部呼吸音，考虑有无出血、气胸存在。外伤患者注意有无内脏损伤，必要时行胸部穿刺或腹部穿刺。观察疼痛的性质，有无放射性疼痛，有无腹肌紧张等急腹症症状，检查脊柱是否有骨折，应避免盲目搬动患者，以免造成继发损伤。检查骨盆、尿道及外阴部有无损伤。

（3）四肢：观察四肢皮肤颜色、温度、末梢循环情况，看有无出血点。检查有无畸形、疼痛、肿胀、关节活动情况。检查四肢肌张力情况，看是否存在偏瘫或四肢瘫。

（4）其他：女性患者应注意有无阴道流血。

（五）初步病情判断

根据国家卫生部第39号令规定，在现场医疗救护中，尤其是重大灾难救护时，应依据伤员的伤病情况，按轻度中度重度、死亡分类，分别以"绿色、黄色、红色、黑色"的伤员卡做出标志，置于伤员的左胸部或其他明显部位，便于医护人员辨认并采取相应措施。

（1）危重伤是指危及患者生命，需要立即急救，并需要专人护送、严密观察，迅速送往医院救治的伤情。伤情范围包括各种原因引起的窒息、昏迷、休克、大出血、溺水、电击、中毒以及头、颈、胸、腹的严重损伤等可能危及生命的情况。

（2）中、重度伤是指暂不危及生命，可在现场处理后由专人观察，并运送到医院进一步救治的伤情。伤情范围包括头部、胸部、颈部、腹部损伤及两处以上肢体骨折、肢体断离、大出血、骨盆骨折、大面积烧伤、软组织伤等。

（3）轻伤是指伤情较轻，能行走或仅有1处软组织挫伤的伤情，如皮肤割裂伤、擦伤、小面积烧伤、关节脱位或肢体骨折者。

（4）死亡是指呼吸心跳停止，各种反射均消失，瞳孔散大者。

（六）初步救护措施

做出初步判断后，护理人员应遵医嘱，配合医师对患者实施救护措施，包括协助患者取合适的体位、快速建立静脉通道、实施基础生命支持（BLS）和进步生命支持（ALS）技术，如人工呼吸、胸外心脏按压、心脏电除颤、心电监护、气管内插管、止血、固定等措施。

（1）协助患者取合适的体位。对意识丧失者，应将头偏向一侧，防止舌后坠或呕吐物等阻塞呼吸道引起窒息。对需行心肺复苏术者，在其身体下垫上硬板，并开放呼吸道，应取去枕平卧位，头向后仰，上提下颌，以利人工呼吸。对一般患者，根据病情取舒适体位，如屈膝侧卧位、半卧位等。

（2）保持呼吸道通畅，维持呼吸功能。注意清除患者口腔、咽喉和气管内的异物及痰液等。昏迷者要防止舌后坠，用口咽管通气或用舌钳牵出固定。缺氧者给予有效的氧气吸入。对呼吸停止者，迅速开放呼吸道，进行人工呼吸，如气管内插管、应用简易人工呼吸器、环甲膜穿刺等。开放性气胸者，应立即封闭创口。张力性气胸的患者，立即穿刺排气。对胸腔内积血、积液者，进行胸腔闭式引流。

（3）维持循环功能。包括高血压急症、心力衰竭、冠心病、急性心肌梗死的处理和各种休克的处理，严重心律失常的药物治疗，心电监测、心脏电除颤和心脏起搏及胸外心脏按压术等。

三、医院急诊科救治

（一）定义

医院急诊科（hospital emergency department）是EMSS体系中最重要的中间环节，是院前急救医疗的继续，又是医院内急救的第一线，24小时不间断地对来自院前的各类伤病员按照病情轻重缓急实施急诊或急救。急诊科（室）是抢救急、危、重症患者的场所，也是医院工作的缩影，直接反映了医院的医疗水平，加强急诊科管理是提高救护质量的关键。在临床实践中应根据现代急诊急救护理的特点和规律，建立合理的管理模式、可行的制度，用先进的管理理论和现代的管理技术及方法指导实践，以达到高效率、高质量的救护目标。

（二）运行模式

1. 独立自主型

急诊科医护人员完全固定，全部医生为急诊专科医生，负责诊治全部急诊患者。

2. 半独立型

急诊科有部分固定医护人员，急诊专科医生主要负责危重患者的抢救，其他医生定期轮换，主要负责急诊患者的接诊救治。

3. 轮转型

急诊科无固定医生，各种急诊患者均由各科派出在急诊室轮转的医生接诊再交由各专科病房医生诊治。

四、重症监护

（一）定义

重症监护病房又称加强监护病房（Intensive Care Unit，ICU），是指受过专门培训的医护人员应用现代医学理论，利用现代化高科技的医疗设备，对危重患者进行集中监测，强化治疗的一种特殊场所。

（二）任务

为危及生命的急性重症患者提供高级监测治疗技术和高质量的医疗服务，对危急重症患者进行生理功能的监测、生命支持，防治并发症，以促进和加快患者的康复。

（三）运行模式

1. 专科ICU

各专科将本专业的危重患者进行集中管理和加强监测治疗。对患者的原发病、专科处理病情变化及监护等，从理论到实践均有较高的水平。

2. 综合ICU

跨科室的全院性ICU，以处理多学科危重患者为主要工作特点与优势，克服了专科分割的缺陷，体现了现代医学的整体序贯性理论观点。

3. 部分综合ICU

部分综合ICU介于专科ICU与综合ICU之间，主要收治各专科或手术后危重患者，这些患者除了专科特点外，还有某些外科手术后的共同性，常来自多个邻近专科，如外科ICU、麻醉科ICU。

知识拓展

英美模式和德法模式

英美模式是以现场对症处理为主，主要由EMT（急诊医疗技术员）或Paramedics（辅助医务人员）履行现场急救任务，然后将患者运到医院急诊科，由急诊医师提供进一步的医疗急救。这种急救模式的国家和地区包括澳大利亚、加拿大、中国香港、韩国、英国、美国。它最大优点是人力资源成本较低，因为医师的使用成本很高，而院前急救服务大多免费或保险支付。

> 德法模式是以执业的急救医生为主，在患者到达医院前抢时间进行高质量的医疗救助，强调救护措施尽早及高质量和现场医疗急救的重要性。履行现场急救医疗服务的通常为资深急诊医师（和护士）。这种急救模式的国家包括中国大陆、意大利、奥地利、比利时、芬兰、法国、德国、拉脱维亚、挪威、波兰、葡萄牙、俄罗斯、斯洛文尼亚、瑞典和瑞士。此模式最大的优点是急救效果更好、服务更专业、更符合生命科学原则。在人力资源成本（尤其是医师的使用成本）方面，中国大陆比上述欧洲国家要低得多，因而更显优势和发展潜力。

（蒙斯雅）

学习任务二　急诊科的设置与管理

【任务目标】

（1）掌握急诊科的主要工作制度，急救绿色通道的相关制度以及急诊患者资料收集的方法，分诊技巧，各种急诊患者的处理。

（2）熟悉急诊科的任务、急诊工作质量要求以及急诊患者的心理特点、护理要点。

（3）了解急诊科的设置及布局。

急诊科是医院急危重症患者诊疗的首诊场所，也是社会医疗服务体系的重要组成部分。医院的急诊科实行24小时开放，承担来院急诊患者的紧急诊疗服务，为患者及时获得后续的专科诊疗服务提供支持和保障。2009年5月25日卫生部医政司为指导和加强医疗机构急诊科的规范化建设和管理，促进急救医学的发展，下发了《急诊科建设与管理指南（试行）》（以下简称《指南》）明确了急诊科的设施、管理、工作任务、护士职责。急危重症护理学是与急诊医学及危重症医学同步建立和成长起来的，在我国它经历了急诊护理学、急救护理学、急危重症护理学等名称上的不断演变，涵义也得到了极大拓展，目前主要研究包括急诊和危重症护理领域的理论、知识及技术，已成为护理学科的一个重要专业。

一、急诊科的布局与设置

急诊科（室）设在医院内便于患者迅速到达的区域，一般位于医院的一侧或前部，应该是一个独立或相对独立的急诊急救区域，要求候诊区宽敞明亮，通风良好，有明显的路标和醒目的标志，建筑格局和设施应当符合医院感染管理的要求。夜间有指路灯标，交通便利，方便患者就诊。设有救护车通道，专用停靠处设有无障碍通道，方便平车轮椅出入，有独立的进出口，门厅宽敞，便于患者家属工作人员等出入，有条件的可分设急诊患者和救护车出入通道。急诊科要求设施齐全，设备完好，布局合理，有畅通无阻的急救绿色通道，急诊抢救环境宽阔明亮并相对封闭，便于抢救；就诊流程便捷通畅，急诊科（室）面积应与全院总床位数及急诊就诊总人数成合理比例。

急诊科设置分医疗区和支持区：医疗区包括预检分诊室、诊察室、抢救室、治疗室、观察室、处置室，综合医院应当设置急诊手术室、急诊监护室、洗胃室等。支持区包括急诊挂号处、急诊收费处、急诊化验室。急诊药房等医疗区和支持区应当布局合理，标志明确，最大限度地满足急诊患者的抢救和治疗以及检查的需要，急诊科儿科急诊应当根据儿童的特点，提供适合患儿的就诊环境。

（一）布局与基础设施

1. 急诊科应独立设置

医院急诊科应独立或相对独立设置，一般位于医院的一侧或前部，要设置白天和夜间都能看得见的醒目标志，夜间有指路灯，最好采用灯箱，从远处就能看见，为方便找寻，在通往抢救室的方向上，可采用一定的指示方式，如沿墙或地面涂上色标、悬挂醒目指示牌，建立快捷通道等，在急诊大厅应有急诊科各个层面的平面图，同时一些重要部门，如放射科手术室住院部等应设立明显指示标志。

2. 急诊科各功能部门的布局设置

急诊科各功能部门的布局应以减少交叉穿行、减少医院内感染和节省时间为原则，选择最佳方案，预检分诊台、候诊室、各科诊室、抢救室、清创手术室、检验室、X线检查室、心电图室、药房以及挂号收费室等以一楼平面展开为宜；在规模较大的急诊科，可将输液室、观察室、隔离室、急诊病房、KU手术室以及其他功能检查部门设置在最邻近的楼层，与预检分诊台抢救室同层，应设有宽敞的急诊大厅方便家属等候。

（1）预检分诊处：应设在入口最醒目的位置，且光线充足，便于检查患者，有保护患者隐私的设施，有足够的使用面积，救护车到达时护士能一目了然，就诊记录最好实行计算机信息化管理，预检处应备有电话、对讲机、信号灯呼叫器、血压计、听诊器、手电筒、体温计、压舌板、就诊登记本和候诊椅等常备物品。另外，为方便患者还应放置平车、轮椅、饮水桶及公用电话等，预检员一般由经验丰富的护士（师）担任，要做到快速疏导患者进入抢救室或专科诊室。

（2）急诊抢救室：抢救室是急诊科设置中最重要的部门，是危重症患者的抢救场所，室内应备齐各种抢救设备,能够适应紧急手术,抢救室的空间要足够大,便于工作人员及时实施各种抢救技术以及抢救仪器的摆放和使用;有足够的照明设施,照明设备应采用旋转式无影灯,可调方向高度和亮度;有足够的电源,避免抢救设备电源的反复拔插,避免电线交错及多次连接;多功能抢救床旁设有中心吸氧装置、负压吸引系统、心电监护仪和轨道式输液架;抢救室备齐全套气管插管和气管切开用物、呼吸机、心电图机、除颤器、输液泵、血压计及听诊器等;备齐常用液体及常用抢救药物。

(3) 诊疗室:一般综合性医院急诊科应设立内科、外科、儿科、妇产科、骨科等分科急诊诊室。

(4) 清创手术室:手术室应紧邻外科诊察室,以便快速处置外伤患者,减少伤残率,但多数医院的急诊科只设置了清创室,仅少数医院的急诊科设置了条件较好的手术室,使急危重症外伤患者能就地进行紧急外科手术,室内应完善洗手设施,设置2~3张手术床,配备相应的手术包、手术器械及必要的麻醉消毒、抢救设备,同时须有良好的照明设施。

(5) 急诊观察室:急诊观察室主要为短时间内不能明确诊断病情危重的患者,或抢救处置后,需要候床进一步住院治疗的患者而设置,观察室患者原则上在72小时内离院转院或收住入院,观察室床位应根据各医院的急诊量和抢救人数合理设置,按病房化配备各种设施。

(6) 急诊监护室:主要对严重创伤、中毒、各种休克、心力衰竭急性加重、急性呼吸衰竭和抢救后复苏的患者进行监护和强化治疗,室内配备监护仪、除颤仪和心脏起搏器、呼吸机、心电图机、供氧装置和负压吸引装置等,随时监测患者的生命体征变化。

(7) 治疗室:包括准备室注射处置室及急诊输液室,位置应邻近各科诊察室,治疗室内应有无菌物品柜配液台、治疗桌、注射盘及消毒用品,室内还应有空气消毒设备。

(8) 洗胃室:有条件的医院应设洗胃室,用于中毒患者洗胃急救,室内备有洗胃机2台,以备洗胃机发生故障时能替换使用。

(9) 隔离室:有条件的医院应设立隔离室,对疑似传染病的患者,护士应及时通知专科医师到隔离室内诊治,应有专用厕所供患者使用,患者的排泄物要及时处置,凡拟诊为传染病的患者,应及时转送入传染科或传染病院诊治。

(10) 急诊病房:近年来规模较大的医院在急诊科内设置有急诊科病房,弥补了医院某些专科设置的缺失,方便了突发性季节性疾病的收治,促进了患者分流,急诊病房设施配备按住院病房的标准,急诊病房住院的患者疾病谱广泛,涉及多专科,在患者的安排上应尽量将不同系统疾病的患者分别安置,防止院内交叉感染。

(二) 急救绿色通道

急救绿色通道即急救绿色生命安全通道,是指对危急重患者一律实行优先抢救、优先检查和优先住院的原则，医疗相关手续按情补办，为充分体现急救工作的安全畅通、规范高效，国内许多综合性医院相继建立了急救绿色通道。

（1）急救绿色通道的收纳范围。原则上所有生命体征不稳定和可能危及生命的各类急危重症患者均应纳入急救绿色通道，如急性心肌梗死、脑血管意外、各种车祸、严重的急腹症、宫外孕、小儿高热惊厥等。各家医院具体把哪些患者纳入急救绿色通道，这与医院的医疗人力资源、医疗技术水平、医疗设备、急救制度、患者结构等因素有关。

（2）急救绿色通道的硬件要求如下。

①有效的呼叫系统：根据地区不同状况，选用对讲机、移动电话、可视电话等通信设备，设立急救绿色通道专线24小时接收院内外的急救信息。

②简捷的流程图：在急救大厅设立简明的急救绿色通道流程图，方便患者及家属快速进入急救绿色生命通道。

③醒目的标志牌：急救绿色通道的各个环节，包括预检台、抢救通道、抢救室、急诊手术室、急诊药房、急诊化验室、急诊影像中心、急诊留观室和急诊输液室等均有醒目的标志，一般用绿色或红色的标牌和箭头。

④齐全的医疗设备：一般应备有可移动的推车或床、输液泵、心电图机、多参数监护仪、负压吸引设备、气管插管包、除颤器、心脏起搏泵、简易人工呼吸囊、面罩呼吸机等。

（三）其他辅助设施

其他辅助设施与布局部门包括：急诊挂号处、收费处、药房、X线检查室、B超室、CT室、心电图室和化验室等，它们均集中在急诊区域，方便急诊患者救治，应配备良好、正常运作。

二、急诊科的管理

（一）急诊科护理工作的任务

（1）担任急诊护理工作。接诊病情紧急的急性患者，做好预检分诊工作，并及时诊治和处置。

（2）担任急救护理工作。负责对急诊和院外转送到急诊科的危及生命的患者及时组织抢救，制定各种急诊抢救的实施方案。对成批伤员做好上传下达工作，立即组织人力物力进行及时有效的抢救，对急诊留观的重症患者应配合医生及时救治。

（3）担任灾害救护工作。制定各种突发事件和重大灾害的应急预案，当突发事件或自然灾害发生时，医护人员应第一时间有组织地前往第一现场进行有序的指挥组织协调，积极进行抢救工作。

（4）担任急诊护理人员的培训、教学工作。建立健全各级各岗位急诊护理人员的岗位职责、规章制度和技术操作规范，总结常见急、危重症的抢救流程，制定处置预案，不断提高急诊护理人员的抢救水平，加速急诊护理人才的成长。

（5）担任急诊护理科研工作。积极收集急诊危重患者病情发生发展过程的第一手资料，认真总结护理方面的工作经验，从而可总结诊治、护理等方面的规律，做好护理科研工作，提高急诊护理质量。

（二）急诊科工作制度

为规范急诊科的设置和医疗工作，加强管理，提高急诊医疗水平，保证医疗质量和医疗安全，根据《执业医师法》《医疗机构管理条例》等有关法律法规制定急诊工作制度，包括急诊科工作制度、首诊负责制度、预检分诊制度、急诊抢救制度、急诊留观制度、急诊值班制度、疑难与死亡病例讨论制度、消毒隔离制度、医疗设备仪器管理制度、出诊抢救制度、重大突发事件呈报制度等。下面只介绍几个最主要的工作制度。

（1）由科主任和护士长负责急诊科的日常工作，各科参加急诊工作的医务人员应服从医务科和急诊科的领导和指挥。

（2）医务人员必须坚守工作岗位，不得脱岗离岗、迟到早退，遇特殊情况医院传呼时，休假的医务人员也应及时到位，参加抢救工作。

（3）认真填写急诊日志和门诊病历，对抢救及留观患者应严密观察病情，记录要及时详细，处置要正确，危重患者应就地抢救待病情稳定后方可搬动。

（4）严格执行急诊首诊负责制、值班及交接班制度、会诊制度、疑难危重及死亡病例讨论制度、留观病历书写制度、急诊科患者入院护送制度和各种危重患者抢救流程等相关制度，确保绿色通道畅通。

（5）抢救器械药品齐全完备，随时处于应急状态并做到定人保管、定位放置、定量储存。值班人员必须熟悉各种器械仪器的性能及使用方法。一切抢救物品不得外借。

（6）保持急诊手术室清洁，严格执行无菌技术。急诊手术室所有敷料针筒及器械均应灭菌消毒。随时处于应急状态。

（7）加强观察患者的管理。观察患者留观时间一般不超过3天，留观中发现可疑传染病，必须做好床边隔离并严格执行疫情报告制度。对疑难病员应及时请上级医师会诊或多科会诊。

（8）急诊检验、影像等检查要做到迅速、及时、准确。

（9）工作中做到礼貌待人、态度和蔼、耐心解答、简化流程尽心尽责地为群众服务。保持环境清洁、室内安静、秩序良好。做好健康教育、计划生育、科普知识的宣传工作。

（10）加强安全管理，遇重大问题：如重大伤亡事件、集体中毒、甲类传染病重大事故纠纷等及时向有关领导、部门报告。

> **知识拓展**
>
> **急诊室人员工作制度**
>
> 急诊室应选派有一定临床经验和技术水平的医师、护士担任急诊室工作，轮换不应过勤。实习医师和实习护士不得单独值急诊班。进修医师由科主任批准方可参加值班。对急诊病员应以高度的责任心和同情心，及时、严肃、敏捷地进行救治，严密观察病情变化，做好各项记录。疑难、危重病员应立即请上级医师诊视或紧急会诊。对危重不宜搬动的病员，应在急诊室就地组织抢救，待病情稳定后再护送病房。

（蒙斯雅）

学习任务三　ICU的设置与管理

【任务目标】

（1）正确解释ICU的区域布局。

（2）正确说明ICU的病室设置。

（3）正确理解ICU的仪器设置。

危重症医学是主要研究危重症患者器官功能障碍或衰竭的发病机制、诊断监测和治疗问题的一门学科。重症监护病房（ICU）是以现代化的医疗手段对各科急重症患者集中、严密地对呼吸、循环、代谢以及其他功能进行监护与集中管理，以期收到疗效的诊疗体系。

设置ICU的主要目的在于节省资源，能够最大限度地发挥现有人、财、物的作用，且符合医学专业分工发展方向，极大推动包括ICU在内的各专科的整体治疗护理水平。ICU的设置根据各医院情况的不同可以有多种形式，总的原则是交通便利，靠近电梯并有宽敞的通道，以方便患者的转运；靠近相关科室、如输血科、检验科、手术室等，以便于紧急手术、输血和化验等。周围的环境要相对安静以保证患者的治疗和休息；外界环境要清洁，以减少对ICU的可能性污染；空间要足够大，以方便治疗和减少患者间的相互干扰；

有良好的通风和消毒条件，以保证ICU的通风与消毒。

一、ICU的分类

ICU的组织形式需根据医院的规模、条件、特点和需求而定，目前医院ICU大致分为三种形式。

（一）综合ICU

负责收治医院各个科室的危重患者，进行一个阶段性的监护治疗，待病情平稳后再转回原科室。综合ICU属于医院的一个独立科室，这种形式的特点是节省人力物力，集中受过ICU专业训练的医护人员，同时需要与专科医生合作，有利于整体上对患者进行救护。

（二）专科ICU

根据各专科医疗护理特点而设立的ICU。如冠心病重症监护病房（CCU）、儿科重症监护病房（PCU）、新生儿重症监护病房（NCU）、呼吸重症监护病房（RCU）等，这种形式的特点是使危重症的监测、治疗与护理向专业化深入发展，针对性强，更有利于专科理论与实践的研究，危重症的治愈率明显提高。

（三）系统ICU

介于综合ICU和专科ICU之间。以大型综合医院的临床科室为基础组成的CU，如外科系统ICU、内科系统ICU，还有急诊科ICU等。

二、ICU的设置

（一）设置的基本要求

重症医学科属于临床独立学科，由医院职能部门直接领导，ICU是重症医学科的临床基地，必须配备足够数量受过专门训练、掌握重症医学基础知识和基本操作技术，具备独立工作能力的专职医护人员，且必须配置必要的监护和治疗设备，接收医院各科的重症患者。ICU是以收治各类危重症患者并对其实施系统、整体、有效的加强性医疗护理为主要任务的科室。因此，在设置ICU的位置时有两个因素要考虑：一是要接近患者的来源。据统计，ICU所收治的患者主要来自于急诊室、手术室、术后恢复室或医院内其他科室。二是ICU以危重患者居多，故应靠近能提供经常性服务的部门，如检验科、放射科、血库及手术室等，以便于抢救患者。一个医院如有多个ICU，还应考虑将其比较集中地设置，以便于互相支援与交流。

（二）ICU病房建设标准

1. 床位设置

ICU的病床数量应根据医院等级和实际收治患者的需要而定，一般以该服务病床数或医院病床总数的2%~8%为宜，可根据实际需要适当增加，从医疗运作角度考虑，每个管理单元以8~12张床位为宜，床位使用率以65%~75%为宜。

影响ICU患者数量及来源的因素还很多，如季节、环境、其他医院接收患者的能力、人们对健康需求的变化态度等。因此，对可能受到这些因素影响的医院，如居民密集区、旅游区、重点医院、具有不断发展新技术潜力的医院，都应充分考虑可能发生的情况，床位编设要留有余地，以应付紧急情况。应确保房间面积较大，护士监测站在病房中间。同时应有1个或2个单间，其面积稍大，约16 m²以便于观察。

2. 床单位布局

ICU每张床的占地面积比普通病室的要大，一般宜在15 m²左右。相邻床位可根据需要使用玻璃间隔，以便于临床观察和不影响操作为原则。一般情况下，不一定要将床位间隔开。中心监护站原则上应该设置在所有病床的中央地区，以能够直接观察到所有患者为佳，围绕中心站周围，病床以扇形排列为好，中心站内放置监护和记录仪、电子计算机及其他设备，也可以存放病历夹、医嘱本、治疗本、病情报告本及各种记录表格，是各种监测记录的场所。ICU内每张床均配备了相对较为复杂的仪器和设备，因此必须合理布局，以便抢救、治疗及病员活动。

一张床位所占面积不能小于7 m²，且不宜顶墙放置，床头处应留有至少60 cm的空隙给医护人员对患者实施各项操作和检查。各种仪器也应按系统或功能参数分类排列，放置妥当，以便迅速了解各种信息。监视屏上的显示也要做合理安排。通常，显示屏左列显示患者的功能参数，右列则显示治疗参数；如在同一屏幕上显示不同器官的功能参数，则可采用上下垂直排列的方式，总之，以有利于迅速了解病情和治疗效果为基本原则。

3. 照明装置

每床均应有可移动的、有一定强度的照明装置。宜选择经过颜色校正、能正确辨认皮肤颜色的灯光，一般色温在6000~7000时比较接近自然光，能够正确辨别危重患者的皮肤色泽、口唇和四肢末梢的颜色。夜间用的照明灯光线应能够调节。其设定应与患者、医生、护士所需的适宜照明强度相适应。晚间可配有较暗的壁灯，一般常见治疗用灯在60~

80 W，特殊检查、治疗用灯可达 100 W。床位上方吊灯尽量减少，以免使患者感到耀眼，但急救时要有足够的亮度。每张病床可配有床头灯。

4. 病床装置

病床应是多功能的。配有脚轮及制动装置，以便患者的转运及治疗；可调节高度及倾斜度，以适应不同患者的需要；其两侧装有可调节的档杆，既可防止坠床，又便于操作。床头及床脚应可以摇高摇低，并能拆装。同时配备带波纹的垫褥以防褥疮的发生。较高级的监护床还应有测量体重的装置、体位调整装置、加温装置、应急电源系统（供患者在运送途中保持各种治疗监测仪器的正常运作）、X 线片卡槽等。

5. 设备塔

设备塔即完整的床位供应系统。设备塔上有各种气体的插口如氧气、负压吸引气、压缩空气等管道装置，并有多个足够使用的多插头电源；同时均应有一个独立的电源保险系统，以防一个床位的电源短路造成整个病区的意外电源故障。在 ICU 患者的监护治疗中，用电作为驱动的仪器设备越来越多，加上各种侵入性导管的使用，使 ICU 患者比正常人更易受到电击。而心血管疾病、水电解质失衡等均使患者对电的易感性增加，因而必须有妥善的地线和良好绝缘的电器设备，才能提供最大的安全性并在患者身上使用。

6. 其他

天轨。每张床的顶端应设有可以自由移动的天轨以方便治疗、充分利用室内空间、保持室内整洁。天轨可以设计成直轨、半环形和环形，其原则是必须置于监护床的两侧，以保证在输液或输血时，滴下的液体不至于落在监护床或患者的身上，同时也有利于医护人员的操作。

ICU 的整体布局应该使放置病床的医疗区域、医疗辅助用房区域、污物处理区域和医务人员生活辅助用房区域等有相对的独立性，以减少彼此之间的互相干扰，并有利于感染的控制，要有合理的包括人员流动和物流在内的医疗流向，最好通过不同的进出通道实现，以最大限度地减少各种干扰和交叉感染。

空气净化应具备良好的通风采光条件，有条件者最好装配气流方向从上到下的空气净化系统，能独立控制室内的温度和湿度，医疗区域内的温度应维持在（24±1.5）℃。

（三）ICU 必配设备

（1）设备带和电源。每床配备完善的功能设备带或功能架，提供电、氧气压缩空气和负压吸引等功能支持，每张监护病床装配电源插座 12 个以上，氧气接口 2 个以上，压缩空气接口 2 个和负压吸引接口 2 个以上，医疗用电和生活照明用电线路分开，每个床位的电源应该是独立的反馈电路供应，KU 最好有备用的不间断电力系统（US 和漏电保护装置）；

最好每个电路插座都在主面板上有独立的电路短路器。

（2）除普通病室日常所需医疗器械之外，ICU至少需要下列设备：中心监护仪、床边监护仪、呼吸器、麻醉机、心电图机、除颤机、输液泵、起搏器、气管插管及切开所需急救器材。有条件者应配备血液气体分析仪、血液生化分析仪、血及尿常规分析仪、电子计算机、脑电图机、B型超声波、床边X线机、动脉内气囊反搏器等中高档设备。重点仪器选择如下。

床边监护仪。床旁监护仪是ICU内的重点仪器之一。一般需具备以下功能：心可持续显示心电图、心率、呼吸、体温的数字及图像，以监测基础生命体征；至少可同时描记两条压力线，即心腔内压力线和动脉内压力线，同时显示压力数值；可调节的监测值报警范围及声光报警装置。遇异常时可自动或手控启动中心记录仪系统进行描记；24小时内所有监测项目的储存回忆系统。

配套使用的小型便携式监护信号发射机，在一定距离内可使床边监护仪收到信号，便于转运患者。

中心监护仪除具有床边监护仪的1~4项功能外，还可同时显示48张床位患者的心电图、心率、呼吸及体温的图像或数字，并有配套使用的床边监护仪、异常数值报警记录仪及可选择监护图像资料的打印机。

麻醉机。可用于ICU内某些手术的麻醉，如气管切开、特大伤口换药、心内按压、置入气囊漂浮导管等，具有急救、分析呼吸功能指标等功能。其操作简单，易于掌握，见效迅速，是ICU必备的设备。

除颤器。除颤器是ICU必备的仪器，由于重症患者病情变化快，多合并水、电解质及酸碱平衡紊乱，易发生严重心律失常，因此常需使用除颤器。除颤器平时必须经常保养、充电，定时检查以保证其处于备用状态。除颤器应放在固定地点和显眼位置，以方便紧急取用。

临时心脏起搏器。是ICU必备的生命支持仪器。心脏起搏器有多种型号，但均具有3种基本功能，即感知功能、控制心脏搏动频率功能以及改变电脉冲强度的功能。比较高级的还可进行程序性起搏，即有心房与心室两组电极，模拟正常心脏的房室传导顺序，从而获得与正常心搏相仿的心脏排血量。还有部分起搏器有超速起搏功能，主要用于某些心律失常如室上性心动过速、快速房颤、室性心动过速等。通过起搏器发放数倍于正常心脏频率的快速电脉冲刺激，使心脏快速搏动至心肌几乎处于完全收缩状态，然后突然停止刺激以使心肝恢复正常频率，类似于小功率电击除颤的效果。为确保治疗，起搏器应经常检查，定时更换电池，以避免治疗时意外情况的发生。

血液气体及电解质测定分析仪。危重患者尤其是需用机械通气的患者，其血液气体的分析测定是以小时甚至以分钟为单位的,这使ICU病室内的检查显得繁多,专职实验室人员多不可顾及,因此,ICU病室最好配备专门仪器。血气分析仪一般多放置在ICU病室内,以操作简便、结果迅速、能很快重复使用为佳。

微量输液泵是ICU必备的治疗工具之一。输液泵可分为两种:一种是微量滴注泵,一种是微量推注泵。一般都具有输注总量设定、当前输注速率、已输注液体量显示、管路梗阻及气泡报警、液体输空报警等功能,且一般应有自备蓄电池,以保证交流电电源断电时可以维持正常输注30分钟~3小时不等。一般情况下,常规较大量的液体输注可采用输液泵,每小时输注的液体量可为数毫升或数百毫升。而在应用血管活性药等单位时间的给药剂量需要十分准确的药物时,可采用微量推注泵,以便于及时调整。

全导联心电图机。虽然ICU有中心及床边监护仪,但一台全导联的心电图机仍是必不可少的,可方便全面了解患者心律失常的性质及治疗效果。呼吸器有定压、定容、定时或几种转换形式兼有的多功能呼吸器,临床多推崇定容型呼吸器。其选择分为两类:一为只做单纯通气支持的简易呼吸器,其功能较少,操作简单,应用迅速,适用于多种患者;二为可做肺疾患治疗用的多功能呼吸,其呼吸型式齐全,有呼吸系统肺容量及压力等监控显示,可作为临床通气状态及肺功能分析的主要依据。每床配备床旁监护系统,进行心电血压、脉搏血氧饱和度、有创压力监测等基本生命体征监护,为便于安全转运患者,每个单元至少配备便携式监护仪1台。

呼吸机。三级医院的ICU应该每床配备1台呼吸机,二级医院可根据实际需要配备适当数量的呼吸机,每床配备简易呼吸器(复苏呼吸气囊),为便于安全转运患者,每个单元至少应有便携式呼吸机1台,输液泵、注射泵和微量注射泵每床均应配备,其中微量注射泵每床2套以上,另配备一定数量的肠内营养输注泵。

(3)其他设备。心电图机血气分析仪、除颤仪、血液净化仪、连续性血流动力学与氧代谢监测设备、心肺复苏抢救装备车(车上备有喉镜、气管导管、各种接头、急救药物以及其他抢救用具等)、体外起搏器、纤维支气管镜、电子升降温设备等,医院或KU必须有足够的设备,随时为ICU提供床旁B超X线、生化和细菌学等检查。

三、ICU病室治疗环境的管理

病室环境对增进医疗效果,帮助患者适应角色具有不可忽视的作用。其管理的重点如下。

(1)整洁病室。整洁主要指病室的空间环境及各类陈设的规格统一布局整齐;各种设备和用物设置合理,清洁卫生。达到避免污垢积存,防止细菌扩散,给患者以清新舒适、美感的环境。保持环境整洁的措施：①物有定位，用后归位，养成随时随地注意清理环境、保持整洁的习惯；②病室内墙壁定期除尘，地面及所有物品用湿式清扫法；③及时清除治疗护理后的废弃物及患者的排泄物；④非患者必需的生活用品及非医疗护理必需用物不得带入病室。

（2）安静。清静的环境能减轻患者的烦躁不安，使之身心闲适地充分休息和睡眠，同时也是患者（尤其是重症患者）康复、医护人员能够专注有序地投入工作的重要保证。①根据国际噪声标准规定，白天病区的噪声不超过3 MB；②控制噪声，医护人员应做到走路轻、说话轻、操作轻、关门轻；③易发出响声的椅脚应钉橡胶垫，推车的轮轴、门窗交合缝应定期滴注润滑油；④积极开展保持环境安静的教育和管理活动。

（3）舒适的环境。主要指患者能置身于恬静、温湿度适宜、空气清新、阳光充足、用物清洁、生活方便的环境中，才能安宁惬意，心情舒畅。

①温度湿度：病室温度过高神经系统易受抑制，影响人体散热；室温过低，使机体肌肉紧张，冷气袭人导致患者在接受诊疗护理时受寒。病室适宜的温度一般冬季为18～22℃，夏季19～24℃，相对湿度以50%～60%为宜。湿度过高，有利于细菌繁殖，且机体散热慢，患者感到湿闷不适；湿度过低，则空气干燥，人体水分蒸发快，热能散发易致呼吸道黏膜干燥，口干咽痛影响气管切开或呼吸道感染者康复。因此，应根据季节和条件因地制宜地采用开窗通风、地面洒水、空气调节器调节等措施，调节室内温湿度，使患者感到心情愉悦，安泰处之。通风：病室空气流通可以调节室内温湿度，增加空气中的含氧量，降低二氧化碳浓度和微生物的密度，使患者感到舒适宜人，避免产生烦闷、倦怠、头晕、食欲不振等症状，有利于病体康复。合理的做法是根据气候变化情况定时开窗通风，冬季一般每次通风9分钟左右，病室应为无烟区，及时清除污物及不良气味。

②阳光病室：阳光充足，不仅能保护患者的视力，增加活力，且可利用阳光中的紫外线，发挥其杀菌作用，净化室内空气；适当的"阳光浴"还可以增进患者的体质，尤其是冬季的阳光，使患者感觉温暖舒适，激发情趣。但必须注意，阳光不宜直射眼，以免引起目眩；中午宜用窗帘，遮挡阳光，避免影响患者午休；室内的人工光源，既要保证夜间的工作生活照明，又不可影响患者睡眠。

（4）美观。

①环境美：温冷色，能给人以沉静、富有生气的感受。神志清醒者可在其目光所及处摆放喜欢的卡通玩具、宠物或至亲者的照片等，以激发患者对生活的爱及信心，调动一切有利因素，增强机体免疫力，战胜疾病。

②生活美：主要指患者休养生活涉及的各个侧面，如护理工具、餐具等生活用品美观适用，护士的心灵、语言、行为美，患者、医护人员的服美，医疗护理技术操作艺术设计

美等。

> **知识拓展**
>
> **病房设备**
>
> ICU设有中心监护站，直接观察所有监护的病床。每床位的占地面积为15～18 m^2，床位间用玻璃或布帘相隔。ICU的设备必须配有床边监护仪、中心监护仪、多功能呼吸治疗机、麻醉机、心电图机、除颤仪、起搏器、输液泵、微量注射器、处于备用状态的吸氧装置、气管插管及气管切开所需急救器材。在条件较好的医院，还配有血气分析仪、微型电子计算机、脑电图机、B超机、床旁X线机、血液透析器、动脉内气囊反搏器、血尿常规分析仪、血液生化分析仪等。
>
> 此外，重症医学及急诊学中还有小儿重症监护病房（PICU）、新生儿重症监护病房（NICU）、内科重症监护病房（MICU）、心血管重症监护病房（CCU）、心脏外科重症监护病房（CICU）、急诊重症监护病房（EICU）和神经外科重症监护病房（NSICU）。

【实践评析】

实践内容：

某日，一辆载有35人的客车与一大货车在京珠高速上相撞，致使客车落入桥下河中，路人即刻拨打了110报警，同时拨打120急救电话，请求救助。

（1）作为急救中心护士，在接到此求助电话后如何通过急救网络在最短的时间内完成对患者的救护？

（2）急救医疗网络是什么样的组织？

评析：

急救中心是急救网络的枢纽，是实施急救的专业组织，承担所有急救任务的协调、现场救护和途中护送以及医院急诊抢救工作的全过程。通过急救网络，在最短时间内，派出专业救护员对被救者实施现场救护，维持生命体征稳定病情，转往就近医院急救中心进一步进行急救，使求助者的生命得以挽救。急救医疗服务体系的有效运行，是保障伤者在最短时间内获得救治的保证。

实践模拟：

如果你是一名他的同伴，抢救成功后，你还应进一步采取什么措施？

（徐琼英）

【考点自测】

一、名词解释

（1）急救医疗服务体系
（2）院前急救
（3）医院急诊科

二、选择题

（1）急危重症护理起源于（　　）。
　　A．19世纪初期　B．19世纪中期
　　C．19世纪晚期　D．20世纪初期
　　E．20世纪中期

（2）急救医疗服务体系得到迅速发展的年代是（　　）。
　　A．19世纪30年代　B．19世纪90年代
　　C．20世纪30年代　D．20世纪90年代
　　E．21世纪初

（3）以下关于急救医疗服务体系组成描述正确的是（　　）。
　　A．由院前急救和院内急诊科组成的完整的现代化医疗机构
　　B．由急救中心站和各医院急诊科组成的现代化医疗机构
　　C．由院前急救中心站、院内急诊科、重症或专科监护病室有机地联系在一起的完整的现代化医疗机构
　　D．由第一目击者、院内急诊科及ICU等有机地联系在一起的现代化医疗机构
　　E．由医院急诊科、ICU等组成的现代化医疗机构

（4）关于院前急救的重要意义错误的是（　　）。
　　A．提高疾病的治愈率　B．维持患者生命
　　C．防止再损伤　　　　D．减轻患者痛苦
　　E．减少致残率

（5）遇到专科以外的诊治、救护等时需要请其他专科医生协同处理的ICU运转模式是（　　）。
　　A．专科ICU　　　B．综合ICU
　　C．部分综合ICU　D．EICU
　　E．以上都是

（6）一个有效的院前急救组织必须具备的标准不包括（　　）。

    A．用最短的反应时间快速到达患者身边，根据具体病情转送到合适医院

    B．给患者最大可能的院前医疗救护

    C．平时能满足该地区院前医疗救护，灾害事件发生时应急能力强

    D．开展高水平的院前急救教学科研

    E．合理配备和有效使用急救资源，获取最佳的社会、经济效益

（7）下列不属于院前急救的转运模式是（　　）。

    A．独立型　　B．指挥型　　C．轮转型　　D．院前型

    E．依托型

（8）急救医疗服务体系不包括（　　）。

    A．医院前的救护　　B．到达急诊室后的处理

    C．转运途中的监护　　D．普通病房的护理

    E．重症监护病房的加强护理

（9）以下（　　）国家最早组建EMSS。

    A．美国　B．德国　C．法国　D．日本

    E．中国

（10）一综合医院急诊科接到卫生主管部门通知，某工地有20名工人因午饭后集体出现腹痛、呕吐、腹泻，须启动突发公共卫生事件应急预案，该项任务属于医院急诊科的（　　）项主要任务。

    A．急救、急诊医疗　　B．普及急救知识

    C．科研　　　　　　　D．教学培训

    E．接受上级领导指派的临时救治任务

学习单元三 灾难护理

随着全球自然灾害频发、恐怖主义活动在世界各处时有发生，以及战争仍然局部存在，特别是：911恐怖袭击、SARS疫情暴发、印尼海啸、汶川地震、福岛核事故等一系列灾难事件频频出现，给人类健康造成巨大的威胁和损害，由此以研究和实施灾难应急救援最大限度地减少和挽救人的生命安全为基本目的的灾难护理学应运而生，且在关注中不断发展。

【导入案例】

2008年3月15日，中午11时多，在郑州开往深圳号1539次列车上，一名河南籍男性乘客突然感觉不适，随即出现胸闷憋气症状，列车广播"有乘客扁桃体发炎"，问乘客们有没有带相关的药品。13时36分，这名中年男子突然从5号车厢到7号车厢，他表情痛苦，面色苍白，嘴里不停地重复"我喘不上气，我很难受"，车上的乘客形容，那名男子的嗓子明显喘不过气来，像哮喘发作一样，在他身旁，跟随着一名乘务员不停地安慰他，但对他的痛苦，每个人都手足无措。这时列车内广播再次响起，找寻乘客中的医务工作者前来帮助这名男子，进行紧急救治。他用最后的力气说"我不想死"。两名还未毕业的女见习医生从其他车厢赶到，在给这名患者诊治后，她们也无法清楚确定他的病情，但提供了几个急救药品的名称。而列车上拿过来的急救药箱内却没有这些急救药品，广播室向乘客们征集这几种药，最终也没有乘客送来，而此时该男子的病情有增无减，开始急速地喘息，后来痛苦难忍的时候，开始用头撞击车厢。大家都想帮忙，但都帮不上，眼睁睁地看着他的气息不断微弱下来，挣扎的力度也逐渐减轻。

思考与讨论：

(1) 公众的急救知识，民众的自救知识在此案例中有什么缺乏？

(2) 危急重症时医疗设施的重要性？

(3) 突发危急重症增加，意外伤害事件增加的时候，人们将如何应对？

学习任务一　概述

【任务目标】
（1）掌握灾害护理学的概念。
（2）了解灾害护理的分类和主要任务。

一、灾难的定义

虽然不同学科中灾难（disasters）的定义有所不同，但几乎都涉及两个要素：灾难为自然或人为的破坏性事件，大多数具有突发性的特点，其规模和强度超出受灾地区的自救或承受能力。世界卫生组织（WHO）将灾难定义为：任何能引起设施破坏、经济严重受损、人员伤亡、健康状况及卫生服务条件恶化的事件，如其规模已超出事件发生社区的承受能力而不得不向社区外部寻求专门援助时就可称其为灾难。而联合国"国际减灾十年"专家组对灾难所下的定义则更为简洁，即："灾难是一种超出受影响社区现有资源承受能力的人类生态环境的破坏。"因此，可以得知，灾难是相对的，即不同地区因承灾能力不同，相同的破坏性事件对某些地区可以构成灾难，但对另外一些地区则可不构成灾难。在一些书籍中，灾难也称为灾害，两者的概念相似，通常可认为等同但是稍有区别，一般认为，灾害的发生原因主要是自然因素，而灾难的社会性突出；另外，灾害比灾难危害程度较低，受灾范围较小，若其继续扩张和发展，则可演变成灾难，因此，灾难常常意味着具有严重后果，如造成大量的人员伤亡、经济巨大的损失或严重的环境污染等，并且还具备过程性的特征，如日本福岛海啸的危害持续相当长的时间，故其称为灾难。所以，灾难应可包含灾害，突出表现为社会性、危害性、持续性等特性。与此同时，因灾难具有较强的情感熏染，容易造成公众的不安，还有一些与灾难相似的名词来代替灾难，如在法律法规等政府公文中常用"突发公共事件"来代表与灾难相似的事件，突发公共事件的定义是指突然发生、造成或可能造成重大人员伤亡、财产损失、生态环境破坏和严重社会危害，危及公共安全的紧急事件，可分为自然灾害、事故灾难、公共卫生事件和社会安全事件。

二、灾难的分类

按发生原因可分为：①自然灾难（natural disaster），指由自然因素引起的，如地震（earthquake）、火山爆发（volcanic eruptions）、洪水（flooding）、干旱（drought）、台风

(typhoon)、雪崩（avalanche）等；②非自然灾难指由非自然因素或人为因素引起的，如战争（war）、核事故（nuclear accidents）、道路交通事故（traffic accidents）、传染病暴发流行（contagious diseases outbreak）等。

按发生方式可分为：①突发灾难，指发生突然难以预测且可造成巨大危害，如地震、火山爆发等；②渐变灾难（又称潜在性灾难），其发生缓慢但往往影响时间长，面积大，且具有一定的隐蔽性，危害也可以很严重，如2011年3月的日本福岛海啸，造成地震及核电站泄漏，受灾人数超过数十万，且核辐射的危害及影响将持续相当长的时间。

按发生的顺序分为：①原生灾难，即始发或原发灾难，如地震；②次生灾难，即原生灾难所诱发的灾难，如地震后的泥石流；③衍生灾难，即指由原生及次生灾难所衍生出的较为间接的灾难，如核事故发生后对周围环境的长期影响。

按性质可分为：①气象灾难（如水灾、龙卷风）；②海象灾难（如海啸）；③地质灾难（如地震滑坡、泥石流）；④疫病灾难（如H1N1型流感SARS）；⑤环境灾难（如温室效应、臭氧层空洞、空气污染）；⑥交通灾难（如空难、高铁事故）；⑦社会灾难（如战争、恐怖袭击）等。

按发生地点可分为：陆上灾难、海上灾难、空难或城市灾难和非城市灾难等。

> **知识拓展**
>
> 灾难救治是专门研究处理现今社会条件下，医院外环境中发生的各种急危重症、意外灾害事故，可分为预警、防范、检测、诊断、防护、消除污染、现场救治与后送院内进一步救治、康复、心理、基础研究等。

（林艺珍）

学习任务二　灾难医疗救援准备

【任务目标】

（1）了解构建灾害护理教育体系的背景，掌握灾害救助的特点。

（2）了解灾害医学及其灾害医学教育的国内外发展历程。

一、灾难医学救援应对能力建设

(一) 灾难救援医学的发展规划

近年来我国灾难医疗救援队伍的水平和能力有了一定发展,但仍存在着一些问题,如灾难医学救援组织机构不健全,专业人员、技术、物资和设备缺乏,参与救援单位多、协调沟通难,各地区灾难救援水平不平衡,缺乏灾难监测统计系统,以及灾难医学相关立法不健全等。目前国内对灾难计划和灾难准备的发展方向尚未统一认识,一般认为应从以下方面加强灾难救援应对能力的建设。

1. 建立专门的国家及地方灾难医学管理协调网络机构

以该机构为中心,组建救援各部门参与的灾难救援网络,包括国家卫生部门和各省市地区级别的管理部门,负责救灾管理和协调工作及灾难监测和科研工作。建立管理协调网络的同时,也要建立通讯网络,特别是灾难发生时的专用通讯网络,是实施救援指挥、管理和协调的必要手段。

2. 加强专业人员灾难医学相关教育和培训

医务人员的灾难医学专业知识和技能很大程度决定了灾难救援的效果,因此应加强此方面的教育和培训,帮助医务人员了解灾难医学救援网络,理解自己在网络中的地位和职责,以及如何配合相关部门完成灾难救援工作。此外,应形成包括医学基础教育、毕业后教育和继续医学教育在内的灾难医学教育培训体系。

3. 建立完善灾难医学立法

虽然我国已颁布了一些与灾难或突发公共卫生事件应急准备有关的规定,但至今还没有针对灾难医学及灾难救援建立相关法律。立法是实施灾难救援的保障,也是灾难医学管理机构指挥管理和协调救援工作的保障。

4. 加强灾难救援医学的理论和实践研究

灾难医学和灾难护理学近些年才在世界范围内得到认可和发展,亟须加强相关理论研究。如灾难流行病学的研究,工作灾难损伤的基础研究,预防各种灾难、减少伤病员数量、减轻损伤严重程度、加快伤病员后送速度和提高医疗救援能力等方面的技术等。完善灾难医学的理论基础,鼓励国内外学术交流,积极参与国际救援行动,及时总结经验,是保障我国灾难救援医学发展的重要措施。

(二) 医疗单位灾难应急预案的制定

为了进一步加强各级卫生部门对灾难医疗救援的应对能力,国家先后颁布多项规定,如《灾难事故医疗救援工作管理办法》《全国救灾防病预案》《国家突发公共事件医疗卫生救援应急预案》等，对灾害事故的防范和应急处置提出了规范。各级医疗单位的灾难应急预案应包括以下内容。

（1）明确本单位灾难事故应急处置组织机构、指挥体系及其工作职责，明确人员疏散、报警、指挥程序及现场抢救程序等事项，做到分工细致、职责明确。

（2）单位全体工作人员应在发生灾难事故时主动及时到达现场，在现场指挥部统一指挥下投入救灾与抢险救援工作，有组织地开展医疗救援工作。

（3）应将人员的疏散、转移和应急救治作为预案的重点内容，尽最大可能避免和减少人员伤亡。

（4）对在灾难或突发事件中受伤的人员以及转移出的患者进行检伤分类，便于医务人员采取相应的救护措施。

（5）明确规定伤病员转送至其他医疗机构的原则、程度、途中救援措施、交接手续等。

（6）定期对本单位全体人员进行灾难事故应急处置知识、技能培训，并组织灾难事故应急预案模拟演练。

二、医学救援队伍建设

（一）医疗救援队伍的建制

在应对突发灾难时，医疗队的组建可参照我国国际救援队的组建模式。根据救援需要的不同，可分为三种编组模式，分别为5人分队、10人分队和20人以上分队。

（1）5人分队建制，即小规模出队模式。由队长1人、内科医生1人、外科医生2人和护士1人组成。装备包括内科救治箱1个、外科救治箱1个、急救背囊2个、防疫背囊1个、药物储备箱2个和担架2副。其职能任务主要包括现场急救、后送转运、巡诊、卫生防疫和自身保障。

（2）10人分队建制，即中等规模出队模式。由队长1人、内科组3人（医生2人、护士1人）、外科组5人（医生3人、护士2人）和检验防疫组1人（技师1人）组成。装备包括内科救治箱1个、外科救治箱2个、急救背囊4个、防疫背囊2个、药物储备箱4个、担架4副和网架式帐篷1个。增加执行的职能任务为抗休克治疗、紧急救命手术、检水检毒等。

（3）20人以上分队建制，即流动医院模式。

①人员组成：建制结构包括指挥组、现场急救组、检伤分类组、内科救护组、外科救护组、医技组和留观后送组。其中指挥组3人，由1名队长和2名副队长组成，副队长由内、外科组长兼任。现场急救组分2个小组；内科救护组分2个小组；外科救护组分2个小组。以上各组在需要时合并。

②职能任务。A. 场急救组：抢救危重伤员。B. 检伤分类组：对伤病员进行伤病情评估和分类。C. 内科救护组：主要进行抗休克治疗和内科疾病的诊治。D. 外科救护组：开展紧急救命手术，如腹腔内大出血、张力性气胸、气管切开、大血管结扎、外伤清创缝合、骨折固定等。E. 医技组：开展检验、超声、X线检查、药品供应、卫生防疫等。F. 留观后送组：对经抢救病情平稳的伤病员留观病组织转送至确定性医疗单位。

（二）灾难救援护士的教育和培训

（1）重视在职护士的灾难护理继续教育。目前在工作岗位的多数护士在院校学习期间未接受过系统的灾难救援相关知识和技能的培训，因此有必要对在职护士开展各种形式的灾难护理知识与技能培训，可采用面授或在线学习等教学方式。通过在职的继续教育，传授与灾难医疗救援有关的护理学知识和技能，提升普通护士灾难应急救援的能力，当灾难发生时，可以更好地实施灾难护理。

（2）开展灾难护理学的基础教育。可在护理本科教育层次增设《灾难护理学》或相关课程，或者强化不同课程中与灾难护理有关的相关内容教学，使护理本科学生在毕业时已具备灾难护理的基本理论、知识和技能，为其进入临床工作岗位后进一步强化灾难护理的能力提供扎实的理论基础。

（3）强化灾难医疗救援模拟演练。可学习国外的先进方法，结合各地实际情况制定灾难医疗救援应急预案，按照预案每年进行规范的模拟演练。在演练中检验预案，发现并解决问题。护士通过参与模拟演练，可熟悉灾难医疗救援时各种工作流程，明确灾难发生时的工作内容，强化灾难护理技术和快速反应能力，从而提高对灾难事件的应急救护能力。也可以通过计算机模拟系统或桌上演练等方法代替场景模拟演练，研究发现此类模拟演练亦可提高参与者的实际操作能力。

三、在灾难救援中的作用

《护士条例》规定，护士有义务参与公共卫生和疾病预防控制工作。发生自然灾害、公共卫生事件等严重威胁公众健康的突发事件，护士应服从安排，参加医疗救护。护士在灾难救援的不同阶段起着不同的作用，护士应根据灾难救援工作的不同阶段参与制定灾难医疗救援计划。国外学者将灾难的医疗救援分为三个阶段，即准备/预备期（preparedness/readiness）、反应/实施期（response/implementation）和恢复/重建/评价期（recovery/reconstruction/evaluation）。护士在各期有不同的优先活动见表3-1。

表3-1 护士在不同灾难救援阶段的优先活动

第一期：准备/预备期	第二期：反应/实施期	第三期：恢复/重建/评价期
（1）三级应急准备训练 ①个人准备训练：身体适应性训练，情感预期和熟悉灾难反应，军事技能训练，家庭支持和准备。 ②临床技能训练：创伤训练，分类和疏散；工作程序；临床评估，设备使用。 ③单位/团队训练：操作能力，任务知识，领导和管理能力，单位整合和认同。 （2）制定灾难应急反应计划。	（1）机构内人员的通讯联系 （2）建立伤员接收点并分类 （3）分配担架员 （4）安排伤员分流 （5）建立分类区域，将不同伤员安置在不同地点，方便医疗机构的处理 （6）灾难安全保障，防止无关人员进入处置区域 （7）合理分配工作人员的职责	（1）护理安置区的伤病员直到转移至外部的医疗机构 （2）恢复和补充医疗用具 （3）重建/修复医疗设施和设备 （4）评价和修改灾难应急计划 （5）严重事故的人员报告 （6）识别和奖励积极反应行为 （7）矫正消极反应行为

1. 灾难前的作用

第一个阶段，护士的角色着重于预防、保护和准备。在这个阶段，应对护士加强训练，评估灾难救援资源，制定和训练灾难应急反应计划。护士的应急准备训练分为三个层次：第一个层次是个人的准备，包括身体、情感、军事技能、家庭支持等准备；第二个层次是临床技能训练，主要包括创伤救护的技能、伤员分类和现场疏散，灾难中的工作程度以及对伤员的评估、个人防护设备的使用等；第三个层次是团队训练，包括操作能力、相关知识、领导和管理能力以及单位整合和认同的共同训练。在这个阶段的另一重要任务就是制定灾难应急准备计划。

2. 灾难中的作用

第二个阶段，即灾难救援的实施阶段，护士的主要角色包括与其他灾难救援人员的通讯联系，建立伤员接收点（安置点）并进行伤员分类，对其他人员（如担架员、志愿者）的工作进行安排，安排伤员分流或转诊，救援区域的安全保障以及合理分配工作人员的职责等。

3. 灾难后的作用

第三个阶段，灾后恢复/重建/评价期。护士要对安置区内的伤员进行护理，并进行合理的转诊。进行灾难设施的重建工作，恢复医院设施和修复损坏的设备。特别重要的是对现有的灾难应急反应计划进行评估，发现其不足，并提出修改意见。对于灾难救援中的积极行为和消极行为进行识别，奖励积极行为，矫正消极行为，撰写严重事故报告等。

（林艺珍）

学习任务三　灾难应对反应

【任务目标】

（1）了解伤病员的检伤分类。

（2）了解救援人员的心理干预。

一般的灾难或突发性事件可分为超急期、进展期和稳定期。超急期是初发阶段，所有人员都可能面临危险，受到伤害，此时医疗救援人员的职责是在确保自身安全同时启动预案随时备援。进展期时，现场相对安全，伤员大量出现。医疗救援人员的责任是在现场建立医疗救援区，对陆续出现的伤员进行检伤分类和急救处置。到了稳定期，现场基本安定，医疗救援人员的责任是对大批伤员进行快捷、有效的现场救治并合理分流。灾难现场医疗救援的程序包括搜救、评估和检伤分流、现场救治、转运及灾难恢复过程中的防疫、治病。下面重点介绍伤病员的检伤分类、现场救护和转送护理。

与平时护理工作不同，灾难医疗救援的目的是在短时间内尽可能多地抢救伤病员，因此灾难护理的原则应以全面救护与重点救护相结合为原则。灾难发生时，当地的医疗卫生资源往往处于不足状况，高效率、高质量的灾难救援必须依靠及时有效的检伤分类，将伤员分为不同优先等级，以便合理高效地应用医疗救援资源。对伤员进行检伤分类（triage）是护士的重要职责之一。

一、检伤分类的目的

检伤分类可分为急救伤病员分类（ED triage）、ICU伤员分类、突发事故伤员分类（multi-casulty triage）、战场伤员分类（battlefield triage）、大规模伤员分类（mass casualty triage）等。其中最后一种适用于灾难救援时伤员的分类，其目的是在资源有限的情况下让尽可能多的伤员获得最佳的治疗效果。这种分类方法仅在救援人员、仪器设备、药品等可利用资源有限时采用，是战时和各种灾难发生时救治批量伤员时应遵循的重要原则。此时检伤的目的是分配急救优先权和确定需转送的伤员，它是分类救治的基础。

二、检伤分类的原则

（1）优先救治病情危重但有存活希望的伤病员。
（2）分类时不要在单个伤病员身上停留时间过长。
（3）分类时只做简单可稳定伤情但不过多消耗人力的急救处理。
（4）对没有存活希望的伤病员放弃救治。
（5）有明显感染征象的伤病员要及时隔离。
（6）在转运过程中对伤病员动态评估和再次分类。

需要注意的是，以上原则仅用于灾难或突发事件现场医疗救援资源不足，无法满足每个伤病员的救治需求时，为最大限度地提高伤病员存活率的情况。

三、检伤分类的种类

1. 收容分类

收容分类是接收伤病员的第一步，目的是将需要挽救的伤病员快速识别出来，同时帮助伤病员脱离危险环境，安排到相应的区域或科室接受进一步检查和治疗。

2. 救治分类

救治分类是决定救治实施顺序的分类，主要是将轻、中、重度伤病员分开，以便确定救治优先权。应首先评估伤病员的伤情严重程度，确定相应的救护措施，还需结合伤病员数量和可利用的救治资源确定救治顺序。

3. 后送分类

后送分类是确定伤病员尽快转运到确定性医疗机构顺序的分类。应根据伤病员的伤情紧迫性和耐受性、需采取的救护措施、可选择的后送工具等因素，决定伤病员的后送顺序、后送工具及目的地。

四、常用检伤分类方法

1. 初级分类（primary triage）

（1）START（Simple Triage And Rapid Treatment）：即简单分类、快速救治。由美国学者提出，作为院前识别伤病员轻重缓急的工具，特别适用于灾难现场分类，是灾难现场常用的分类方法。该方法根据对伤病员的通气、循环和意识状态进行快速判断，将伤病员分为四个组，分别为红、黄、绿和黑标识。红色组即立即处理组，必须在1小时内接受治疗；黄色组为延迟处理组，应在2小时内转运到医院；绿色组为轻伤组，能自行走；黑色组为死亡组，应由合格医疗人员宣布。START的具体评估流程见图3-1。在分类过程中，医务人员仅为伤病员提供必需的急救措施，如开放气道、止血等，强调在每位伤病员身上评估和处置的时间不超过30秒。

（2）JumpSTART：是对START修正后用于灾难现场受伤儿童（1～8岁）检伤分类的方法。分组方法和分类依据与START相似，但基于儿童的特殊生理特点，研究者对分类依据做了调整，包括：①对能行走的轻伤组伤员，强调再次分类。②对开通气道后仍无呼吸的患儿，要检查脉搏，如可触及脉搏，则立即给予5次人工呼吸，并分到红色组；对于无自主呼吸者则分入黑色组。③对有呼吸的患儿，如呼吸频率＜15次/分或＞45次/分，分入红色组。④使用AVPU量表来评估患儿的意识状态，即警觉（Alert）、语言（Verbal）、疼痛（Pain）和无反应（Unresponsive），根据患儿对A、V和P的反应或无反应来指导分组。

（3）Triage Sieve：将伤病员分为优先级1（immediate）、优先级2（urgent）、优先级3（delayed）和无优先级（deceased）四组。分类依据为自行走、气道开放、呼吸频率和脉搏，但其生理参数临界值与START不同，入呼吸频率＜10次/分或＞30次/分为异常，脉率＞120次/分为"优先级1"。

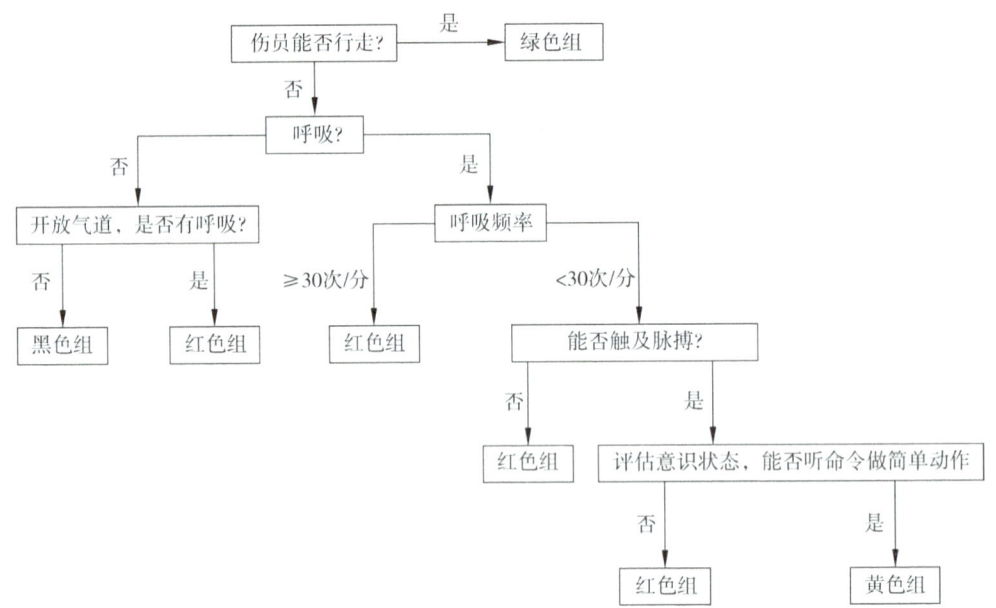

图3-1 START分类流程

> **知识拓展**
>
> **世界急救日**
>
> 2000年，国际红十字会将每年9月的第二个星期六定为"世界急救日"，旨在呼吁世界各国重视应急救护知识的普及与推广，让更多民众掌握急救技能，减少急症、事故、灾难等突发事件造成的人员伤亡。

（林艺珍）

学习任务四　灾难心理干预

【任务目标】
（1）了解灾难后心理应激性损伤常见的类型。
（2）掌握灾难伤员心理干预的方法。

一、灾难后心理应激性损伤

突如其来的天灾人祸，不仅给人类带来物质上的损失、躯体上的创伤，也会给人的精神和心理带来重大影响，形成心理应激性障碍。应激相关障碍（stress-related disorder）是一组主要由心理、社会（环境）因素引起异常心理反应而导致的精神障碍，也称为反应性精神障碍。灾后最常见的类型为急性应激障碍（Acute Stress Disorder，ASD）和创伤后应激障碍（Post-Traumatic Stress Disorder，PTSD）。

（一）急性应激障碍

急性应激障碍又名急性应激反应或急性心因性反应，是一种创伤性事件的强烈刺激引发的一过性精神障碍。本病可发生于任何年龄，在灾难幸存者中发生率可达50%。多数患者在遭受刺激后数分钟或数小时出现精神症状。历时短暂，可在数小时、几天或1周内恢复，预后良好。如处理不当，可有20%~30%的人转为创伤后应激障碍，长期痛苦，难以矫治。

病因和发病机制突如其来并且超乎寻常的威胁性生活事件和灾难是发病的直接原因。个体易感性和应对能力在其发生和表现的严重程度方面也有一定作用。

临床表现和诊断依据《中国精神障碍诊断分类标准第3版》（CCMD-3），急性应激障碍的诊断标准是以急剧、严重的精神打击作为直接原因。在受刺激后立刻（1小时之内）发病。表现有强烈恐惧体验的精神运动性兴奋，行为有一定的盲目性；或者为精神运动性抑制，甚至木僵。如果应激源被消除，症状往往历时短暂，预后良好，缓解完全。诊断标准如下。

症状标准：以异乎寻常的和严重的精神刺激为原因，并至少有下列一项，即：①有强烈恐惧体验的精神运动性兴奋，行为有一定盲目性。②有情感迟钝的精神运动性抑制（如反应性木僵），可有轻度意识模糊。

严重标准：社会功能严重受损。

病程标准：在受到刺激后若干分钟至若干小时发病，病程短暂，一般持续数小时至一周，通常在一个月内缓解。

排除标准：须排除癔症、器质性精神障碍、非成瘾物质所致精神障碍及抑郁症。

（二）创伤后应激障碍

概念 创伤后应激障碍，又称为延迟性心因性反应，是一种由异乎寻常的威胁性或灾难性心理创伤，导致延迟出现和长期持续的精神障碍。因其病程较长、社会功能明显受损而受到关注。

病因和发病机制 经历创伤性应激事件是PTSD最直接的原因，但不是所有经历创伤性应激事件的人都会发生PTSD，目前认为其发生与个体的一些心理社会易感因素有关。研究发现PTSD的发生与体内神经内分泌异常有关。

临床表现和诊断 根据CCMD-3标准，PTSD的主要诊断标准如下。

症状标准：遭受对每个人来说都是异乎寻常的创伤性事件或处境（如天灾人祸）后出现。

病理性重现：反复出现创伤性体验，并至少有下列1项。①不由自主地回想受打击的经历。②反复出现有创伤性内容的噩梦。③反复发生错觉、幻觉。④反复发生触景生情的精神痛苦，如目睹死者遗物、旧地重游，或周年日等情况下会感到异常痛苦和产生明显的生理反应，如心悸、出汗、面色苍白等。

持续的警觉性增高：至少有下列1项。①入睡困难或睡眠不深。②易激惹。③集中注意困难。④过分地担惊受怕。

对与刺激相似或有关情境的回避：至少有下列2项。①极力不想有关创伤经历的人与事。②避免参加能引起痛苦回忆的活动，或避免到引起痛苦回忆的地方。③不愿与人交往，对亲人变得冷淡。④兴趣爱好范围变窄，但对与创伤经历无关的某些活动仍有兴趣。⑤选择性遗忘。⑥对未来失去希望和信心。

严重标准：社会功能受损。

病程标准：精神障碍延迟发生（即在遭受创伤后数日至数月后，罕见延迟半年以上才发生），符合症状标准至少已3个月。

排除标准：排除情感性精神障碍、其他应激障碍、神经症、躯体形式障碍等。

二、灾难伤员的心理干预

（一）灾难救援中的心理评估

1. 心理评估的目的

（1）筛查：通过心理评估从受灾人群中筛选出需要进行心理干预的高危人群。

（2）判定：对于重点人群的个体通过详细的心理评估，确定其心理问题及严重程度，以便制订有针对性的干预措施。

（3）追踪：干预过程中在不同时间点上进行阶段性评估，以了解前期干预的效果，并为下一阶段干预措施的制订调整提供依据。

2. 心理评估的原则

（1）尊重：即尊重评估对象，应征得评估对象的自愿和知情同意，对评估对象无条件地接纳、关注和爱护。

（2）保密：恪守职业道德，向评估对象承诺保密，不向无关人员透露。

（3）针对性：目的要明确，事先明确评估问题。

（4）综合性：综合运用访谈、观察和心理测验等评估方法，从多渠道收集信息，进行综合分析，从而做出可靠的诊断。

（5）与干预相结合：保证在能持续进行心理干预的前提下进行心理评估。

3. 心理评估的实施

根据灾难救援进程和幸存者应激反应特点，心理评估和干预的实施可分急性期和恢复期（远期）两个阶段。

（1）急性期评估：是指灾难后约1个月。这个时期是幸存者完成生命救助，生活安全得到基本保证，但心理处于混乱、孤立绝望、产生各种应激反应的时期。急性期心理评估的主要内容是：①针对幸存者当前需求和担忧收集信息，识别风险因素。②筛查识别高危人群，作为心理干预的重点人群。

（2）恢复期评估：通常着眼于灾难后3个月、6个月、1年和2年。这个时期的心理评估主要是在了解受灾人群整体心理健康状况的基础上，对PTSD、适应障碍、抑郁、焦虑、恐惧等心理障碍进行评估诊断,并在不同时间点上进行阶段性随访评估,检验心理干预的效果,调整心理干预措施。

(二)灾难救援中伤员的心理干预

灾难后心理干预应以不干扰为满足基本需要而进行的活动为前提,主要包括一般心理干预和对ASD和PTSD患者的干预。

一般干预目的是帮助身处灾难性事件中的各类人员,特别是灾难幸存者,减轻因灾难所造成的痛苦,增强其适应性和应对技能,一般包括以下内容。

(1)接触与介入:通过首次接触建立咨询关系。

(2)确保安全感:确保干预场所的安全性。

(3)稳定情绪:安抚和引导情绪崩溃的幸存者,帮助求助对象理解自己的反应,指导一些基本应对技巧。

(4)收集信息:目的是识别求助对象的需求与担忧,制订针对性的干预措施。

需要收集的信息主要包括灾难经历的性质和严重程度,家庭成员或朋友的死亡情况,原有的身心疾病及救治情况,社会支持系统,有无负面情绪和物质及药物滥用情况等。

(5)实际帮助:从最紧迫的需求着手为求助对象提供帮助,首先满足对物质和身体的需求。

(6)联系社会支持系统:帮助求助对象尽可能利用即时可用的社会支持资源。

(7)提供必要信息:包括目前灾难的性质与现状,救助行动的情况,可以获得的服务,灾后常见的应激反应,自助和照顾家人的应对方法等。急性应激障碍(ADS)的干预应遵循以下原则。①正常化原则:强调在应激干预活动中的任何想法和情感都是正常的,尽管它们可能是痛苦的。②协同化原则:强调干预者和当事人双方的积极参与和协同。③个性化原则:强调心理干预应个性化。

常用的干预方法如下。

认知干预:其原理是危机植根于对事件和围绕事件境遇的错误思维,而不是事件本身或与事件和境遇有关的事实。当改变了个体的思维方式,尤其是改变其认知中的非理性和自我否定,就可能改变个体对自己生活中危机的控制。

社会支持:包括物质上和心理上的支持,来自家庭、社区、干预者的自助群体等。其中家庭支持效果最为明显。干预者应正确评估当事人的家庭支持能力,并帮助其强化这些能力,以减少个体缺乏理性的恐惧。

药物治疗:对急性期有明显紧张、焦虑、恐惧、抑郁反应和失眠、心悸、出汗等躯体症状的患者,适当使用药物可缓解症状,有助于心理干预的开展和起效。但注意药物使用剂量要小，疗程要短。

创伤后应激障碍（PTSD）的干预原则是以帮助患者提高应对技巧和能力，发现和认识其应对资源，尽快摆脱应激状态，恢复心理和生理健康，避免不恰当的应对造成更大损害为主。其干预焦点是帮助危机中的个体认识和矫正因创伤性事件引发的暂时认知、情绪和行为扭曲。干预重点是预防疾病和缓解症状，以心理环境干预为主，药物治疗为辅。常用的心理干预技术有认知技术、创伤稳定技术、认知暴露技术、应激接种训练、自我对话训练等。通常由专业心理咨询师实施。

三、救援人员的心理干预

在灾难救援工作中，救援人员要接触和处理大量的死伤者，容易出现短期和长期的精神紧张和心理应激。据报道，为地震灾民提供医疗和救助服务的救援人员中，9%的人会出现与其受助者同样严重的症状。救援人员本身的心理应激给救援行动及其效率带来一定的影响，因此对救援人员的心理疏导显得尤为重要。

（一）救援人员的应激源

（1）个体因素。救援环境与个体因素存在着复杂的交互作用，个体因素在灾难后应激反应中起着重要的调节作用。起正向调节作用的变量有对变化的容忍、坚持、坚强个性、积极归因等；起负向调节作用的变量有低自尊、自我中心注意、A型人格等。

（2）工作与组织因素。是引起工作应激的主要因素，又称为组织应激，可分为两类，一类同工作任务有关，如任务的简单或复杂、多样与单调及工作环境的物理条件等；另一类同角色特点有关，如角色冲突、角色模糊等。研究发现，救援者角色认知对工作应激有显著影响。

（3）社会因素。包括双重职业、技术变化、社会角色的变化、工作家庭冲突等。许多灾难救援人员会担心自己的亲朋是否在灾难中受伤，而参与地震救援行动意味着他们和家人、朋友的分隔，这种情况往往会令他们感到内疚。

（二）救援人员的应激反应及心理问题

1. 常见应激反应

面对突如其来的灾难，救援人员出现应激反应是正常的，常见的反应有生理上的反应：如食欲下降、入睡困难、容易疲倦、脱水、噩梦、体重减轻等，有时伴有心悸、呼吸急促、窒息感、手足发凉、发抖或麻木等。女性可有月经紊乱。

(1) 认知上的反应：表现有感觉迟钝或过敏，大脑反应迟钝，注意力难以集中，记忆力变差，操作失误增多，否认、自责、罪恶感、自怜、不幸感、无能为力感等。

(2) 情绪上的反应：常有害怕、恐惧、紧张感、抑郁、悲观、麻木、焦虑等。

(3) 行为上的反应：表现有活动量改变、退缩、逃避、退行，对人冷漠，重复性动作增多，注意力不集中，过度依赖他人等，个别人有不自主地哭泣、骂人、喜欢独处，甚至自杀行为。

(4) 社会功能减退：表现为有意回避，不愿进行社会交往，不愿谈及剧烈场景，不想回想往事，工作效率下降等。严重者出现精神障碍。

2. 常见心理问题

如可出现急性应激障碍、创伤后应激障碍等。

（三）救援人员的应对与调控

救援人员在面对压力时应对的方式不同，产生的效果也不同。应对方式分为积极应对方式和消极应对方式，前者如与人交谈、倾诉内心情绪、尽量看到事物好的一方面，后者如采用吸烟、喝酒、吃东西来缓解压力。在帮助救援人员应对应激时，应帮助其调控应对方式，以有效地应对压力，从而度过心理危机，预防应激相关障碍的发生。调控措施主要有以下几种。

1. 主控信念

帮助救援人员建立一个合理的认知，建立一个正向的暗示，即我所做的工作是一个告慰死者、慰藉生者的工作，这是一个正义和神圣的工作。这样当他们在救援工作中碰到遗体、受伤者等情况时，恐惧和紧张程度就可能会降低。

2. 小组晤谈

晤谈是指对事件或活动的报告或描述，小组晤谈适用于对较多救援人员的调控。可选择天气较好的时间，互相畅谈，交流在救援中对自己影响较大的刺激性事件，包括所见、所闻、所感。每个人都尽量充分地表述出自己内心的感受。在晤谈结束前，由一位专业心理学工作者进行正确的认知植入，帮助参与者形成正确的认知，即他们的害怕恐惧都是大灾后一种正常的反应，不是心理问题，应正视它。

3. 应用社会支持

救援人员要增强自己的社会支持系统，与朋友、家人、同事多沟通，保持人际关系和谐，对缓解应激起到一定作用。必要时可寻求专业的心理援助。

【实践评析】

实践内容：

患者，女性，21岁，发生交通事故后被120急救车送至急诊科，神志清醒，呼吸急促，主诉"方向盘曾经撞击胸部，自觉胸部不适与疼痛"。

（1）对该患者应最先评估的是什么？

（2）在进行评估时，如患者主诉呼吸困难，应该怎么办？

（3）除此以外，患者还主诉头晕、头痛、恶心等症状，在重点评估时，应注重哪一系统检查？

评析：

（1）最先进行呼吸功能的评估。检查患者是否有自主呼吸、呼吸是否正常、胸廓有无起伏、两侧胸廓起伏是否对称。查看呼吸频率、节律和深度以及皮肤颜色、应用辅助呼吸肌、颈静脉充盈、气管位置、软组织和胸骨完整度。听诊呼吸音是否存在或减弱。注意有无张力性气胸、连枷胸合并肺挫伤及开放性气胸所造成的换气功能障碍。还应注意评估脊柱、腹部情况以及有无乳腺整形手术等。

（2）此时出现呼吸困难，应立即将患者送入抢救室。

（3）重点评估时，应注重脑部的评估，检查头、面和颈部是否对称，有无损伤。

实践模拟：

如果你是急诊护士，你将从哪些方面进行评估病情？

（赵　星）

【考点自测】

一、名词解释

（1）灾难

（2）急性应激障碍

（3）创伤后应激障碍

二、选择题

（1）对灾难医疗救援10人分队建制的描述，正确的是（　　）。

　　A. 由队长、内科组、外科组组成

　　B. 由队长、医生、护士和防疫人员组成

　　C. 分成指挥组、现场急救组和检伤分类组

D. 现场急救组分为内科组和外科组

E. 指挥组包括队长和内、外科组长

(2) 以下不是护士在灾难反应期的作用是（　　）。

A. 救援队内的联系通讯　　B. 建立伤员接收点

C. 检伤分类　　　　　　　D. 伤病员安置

E. 制订应急反应计划

(3) 灾难现场伤病员检伤分类的原则，正确的是（　　）。

A. 优先救治病情危重的伤病员

B. 对每个伤病员分类时间不要过长

C. 分类时不需做急救处理

D. 不放弃每一个伤病员

E. 不要浪费时间反复评估和分类

(4) 关于START分类法的陈述，错误的是（　　）。

A. 分类指标为呼吸、循环和意识

B. 分为红、黄、绿、黑色四组

C. 呼吸的判断指标为有无呼吸和呼吸频率

D. 循环的判断指标为毛细血管充盈时间

E. 意识的判断指标为听命令做简单动作

(5) 对JumpSTART分类法的陈述，正确的是（　　）。

A. 分到轻伤组的伤员经处置后可离开

B. 对开放气道后仍无呼吸的患儿分到黑色组

C. 有呼吸且呼吸频率＜30次/分者分到红色组

D. 用AVPU评估为U者，分到红色组

E. 用AVPU评估对A有反应者，分到红色组

(6) 对Triage Sieve分类法的陈述，错误的是（　　）。

A. 分为优先级1、2、3和无优先级

B. 分类依据是行走、气道开放、呼吸频率和毛细血管充盈

C. 呼吸频率的判断标准是＜15次/分或＞45次/分

D. 毛细血管充盈的判断标准是2秒

E. 此法生理参数临界值与START不同

(7) 关于SAVE分类法的陈述，错误的是（　　）。

A. 将伤员分为三类

B. 一类是即使治疗也不大可能存活

C. 二类是有无治疗都会存活

D. 三类是治疗会存活、不治疗就会死亡

E. 单独作为灾难现场分类的方法

(8) 关于Triage Sort分类法的陈述，正确的是（　　）。

A. 是基于修正的创伤评分法的生理评分

B. 分类依据是意识状态、呼吸频率和收缩压

C. 将伤病员分为三级

D. 评分为12分者分到死亡组

E. 常与START联合使用

(9) 关于灾难现场检伤分类标志的描述，错误的是（　　）。

A. 常用红、黄、绿、黑四色标志

B. 红色代表危重伤，应在1小时内转送

C. 黄色代表中重伤，应在6～12小时内转送

D. 绿色代表轻伤，不需要转送

E. 黑色代表致命伤，不需要转送

(10) 以下伤病员可以立即转送的是（　　）。

A. 腹腔内出血未控制　B. 休克患者

C. 大腿骨折未固定　　D. 急性左心衰竭

E. 肠膨出行腹部包扎

学习单元四 急诊

急诊医学科（室）或急诊医学中心是医院中重症患者最集中、病种最多、抢救和管理任务最重的科室，是所有急诊患者入院治疗的必经之路。综合医院急诊设有内、外、妇、儿、五官等专科诊室。因此，急诊科的工作可以说是医院总体工作的缩影，直接反映了医院的急救医疗、护理工作质量和人员素质水平。90年代的急诊科突出了科室的特色和融入了重症监护的优势，因而在现代急救医疗体系中占有重要地位。21世纪现代急诊医学科已发展为集急诊、急救与重症监护三位一体的大型的急救医疗技术中心和急诊医学科学研究中心，可以对急、危、重患者实行一站式无中转急救医疗服务，被喻为现代医学的标志和人类生命健康的守护神。

【导入案例】

某男，建筑工人，高处坠落约1小时，腹部受到撞击。救护车送其到急诊科时已昏迷。头、胸及四肢均无明显伤痕，左上腹部可见皮肤瘀斑，全腹肌紧张。

思考与讨论：

（1）分诊护士应做哪些评估？

（2）评估中发现患者脉搏触摸不清，BP 60/45 mmHg，手脚湿冷。按五级分诊分类，该患者为哪一分诊类别？如何处置？

学习任务一 概述

【任务目标】

（1）掌握急诊分诊的概念。

（2）正确描述急诊分诊的程序。

（3）正确理解急诊分诊的作用。

一、急诊分诊

（一）概念

急诊分诊是根据患者的主诉、主要症状和体征进行初步判断，分清疾病的轻重缓急及隶属专科，以便安排救治程序及指导。专科就诊的技术急诊分诊的工作顺序包括接诊、临床评估、分诊等三个步骤。

急诊分诊是指根据疾病的严重程度、治疗的优先原则和合理利用急诊资源对患者进行分类的一种方法。急诊分诊作为急诊工作的第一关，是急诊医疗工作的重要环节，急诊患者只有经过护士分诊后才能得到专科医生的准确救治，但是急诊患者具有病情紧急、疾病谱广、医疗纠纷多等特点，如果分诊错误，则有可能延误治疗时机，危及患者的生命，直接影响到急诊的医疗、护理质量，对整个急诊工作的运行和发展有重要的影响。但现阶段我国急诊分诊的管理相对滞后，缺乏相应的管理制度与技术标准，不同程度地妨碍了分诊工作质量的提高。如何提高急诊分诊的准确率，如何为急危重症患者赢得宝贵的抢救时间，成为近年来研究的热点。

（二）我国急诊医学的发展

急诊医学是随着现代医学的发展而逐步发展起来的新兴的边缘科学和跨专业学科，已被国际公认为一门独立学科，我国急诊医学发展起步较晚，从20世纪90年代中期开始，虽曾在大中城市建立急救站，但限于当时国家的财力和认识水平，急救站规模小、设备简陋，实际上只能起到对伤病员的转运作用，1993年，卫生部颁发城市医院急诊室（科）建立方案，规定了急诊室（科）的任务，急诊医疗工作的方向、组织和管理，以及急诊工作的规章制度，有效地促进了急诊医学在国内的兴起与发展，全国各大中城市医院纷纷成立急诊科，加强了急诊的领导和管理，并增派高年资医师从事急诊工作，1987年5月经中华医学会批准正式成立了"中华医学会急诊医学分会"，从此，急诊医学在我国被正式承认为一门独立的医学学科，20世纪90年代以来，随着我国经济实力的增强和全社会对急诊医学重要性认识水平的提高，许多医院急诊科的装备得到了更新和充实，工作条件和环境得到了明显改善，与此同时，加强了对急诊医学人才的培养，急诊急救在日常医疗实践中占有极其主要的地位，它不仅涉及医院内急救，还涉及院前急救，如何把急救医疗措施迅速送到事故现场的危重患者身边，经过初步急救处理，再把患者安全地转送到医院内进一步救治，这是国内外关心的问题，许多国家建立了急诊医疗服务体系（EMS）。近年来，我国各大中城市整合医疗资源，运用法律、行政手段纠正医疗急救上的无序状态，普遍建立了以"120"急救指挥中心院前急救站、医院急诊科为体系的医疗急救服务网络。以湖北省为例，大部分地级城市设立了专用急救服务电话"120"，24小时开通，并与110、119全市联动，根据区域划分确定每个区的院前急救站，服从"120"指挥中心的指挥和调度，在各自区域内开展院前医疗急救服务，对重大伤亡事件，建立"急救绿色通道"，EMSS从无到有，正逐步得到加强和完善。

（三）急诊科工作要求与任务

（1）医院急诊室应与院前急救中心（站）建立密切联系。

（2）建立行之有效的呼叫及应召的急救组织系统，以保障在救治疑难危重病例、重大意外伤亡及事故或大规模抢救的情况下，及时调度医务人员，调拨急救物品，组织各科协作，共同完成急救任务。

（3）急诊诊疗工作应规范化、制度化、程序化，井然有序、忙而不乱。

（4）急救患者常涉及交通、治安等法律事宜，应及时与保卫、公安部门取得联系，对无亲属或单位人员护送者，应及时向医院有关部门报告，并尽快设法通知患者单位或亲属。

（5）备齐必要的急救设备及药品，保障抢救中使用顺利。

（四）医院急诊科的任务

1. 急诊科的抢救工作

对危及生命的患者，组织人力物力进行抢救，对不影响生命且病情紧急的患者给予及时诊断和处理。

2. 做好急诊医疗业务的培训工作

提高急诊医疗质量，关键在于培养一支有较高水平的专业知识和丰富临床经验，具有应急能力的医疗技术队伍，急诊科应负责对各类急诊、急救医护人员进行业务培训，并承担高、中等医学院校医学生的急诊医学教学工作，把急诊科办成培养急诊专业人才的基地。

（1）培养急诊临床各科轮转的医师。

（2）培养急诊专业护士，使他们熟练地掌握基本生命支持和进一步生命支持技术，使他们成为急诊医疗工作中的一支强有力的队伍。

（3）培养急诊医学专业医师，主要来源于医院医师，或应届毕业的医师（但要送到有关科室轮训两年）。

3. 开展急救医学的研究工作

要不断总结临床经验，注意动态观察，重视资料的收集和积累。有条件的医院急诊室，可建立急救医学研究室、实验室，从理论上、实践上开展急救医学的研究工作，为发展我国的急救医学事业作出贡献。

（1）开展有关急性病的发病机制、早期诊断技术和早期有效治疗的研究。

（2）重点开展复苏术、休克、急性器官功能衰竭的研究工作，可以与其他有关科室合作研究。

4. 做好特殊情况下的急救工作

综合医院的急诊科除完成平时急救任务外，要为战时、自然灾害事故和临床紧急任务做好急诊抢救准备工作，这就要求在人员、设备、药品、器材等配备上，都能考虑到各种紧急情况的需要。

（五）急诊科室的领导体制和设置

1. 急诊科室的领导体制

（1）急诊科的组织领导有两种形式。一种是把急诊工作作为医院门诊的一部分，在门诊部内设急救室，属于门诊部管理。急诊室的管理由门诊部主任主管，医院成立急诊领导小组，由医务处、门诊部、急诊室护士长、各临床科室主任组成。另一种是与门诊部并列的急诊科或急救中心，急诊科管理体制是院长领导下的科主任负责制，主任通常由具有较高急诊医疗业务能力和一定管理能力的专业人员担任。

（2）急诊的指挥系统为高效率、高质量地完成急诊抢救与常规业务，要建立和健全医院的急诊指挥组织系统，本组织由主管院长、急诊科主任、护士长和各临床科室主管急诊工作的科主任及住院医师组成。

2. 急诊科的设置

目前，我国县以上综合医院绝大多数设有急诊科（室），一些省市级医院扩建为急救中心，急诊科一般设有诊疗室、抢救室、治疗室、手术室、观察室，其他科室（如药房、化验、放射科挂号室、收费处等）由有关科室值班人员配合工作，形成一个独立单元。

（1）急诊室。分设内科、外科、妇产科、儿科、五官科等专科诊室，有条件的医院还可以增设神经内科、神经外科、创伤等急诊室，有各专科急诊医师值班，规模较小的医院，设综合急诊室，不分专科，或以内、外两大科为主设急诊室。

（2）抢救复苏室。抢救复苏室应宽敞、明亮、患者来去方便、可推车接送患者，并设置抢救床 13 张，由专职急诊医师或专科医护人员抢救，抢救成功后进行分科或处理，抢救室的抢救药品器械应齐全，实行定位、定数、定量，做到及时补充，随时可以使用。

二、急诊分诊作用及措施

（一）急诊分诊的作用

有效的分诊制度主要有四个方面的作用：患者登记、治疗、公众关系的建立和统计资料的收集与分析。

1. 患者登记

患者登记主要包括两项内容：医疗方面与挂号。医疗方面的内容是分诊护士对患者所进行的护理评估，收集有关患者及其病情方面的信息，如患者就诊的原因既往史、生命体征情况等，从而确定患者的医疗需求、判断紧急程度，决定患者就诊的先后顺序，保证危重患者优先尽快得到治疗，挂号内容主要涉及的是患者自然情况以及患者支付医疗费用的方式，如是否参加保险、保险的种类等。另外，急诊职员在了解这些信息的同时，将分诊护士所获得的医疗方面的信息及患者自然情况、支付医疗费用方式等信息全部输入计算机内，打印建立病志。如没有计算机系统，可在急诊日志上登记，填写病志。但挂号、了解患者自然情况和支付费用的方式应在分诊护士对患者病情评估之后进行。对那些急重症患者，分诊护士进行简单迅速评估之后应立即将患者送入恰当的治疗区接受紧急救治。急诊职员需到床边或向家属了解有关信息，而不能影响患者就诊速度和紧急救治。

2. 治疗

治疗作用是分诊制度的主要作用之一，即分诊护士对所有来诊患者，根据疾病重危情况进行评估、分类排列就诊顺序，对有生命危险的患者，必要时立即采取初步急救措施，如开放气道、用无菌纱布敷盖伤口止血、伤肢固定等。对行走困难或不能行走患者提供轮椅或担架车，对踝扭伤等患者立即给予局部冷敷，或根据病情，优先安排患者进行简单的化验检查，如血、尿、便常规，X 线检查等，缩短患者就诊的时间，使患者一进入急诊便可得到关心和照顾，从而减轻患者和家属的焦虑与恐惧。各急诊科可根据本医院的规定或分诊预案提供上述服务。

3. 公众关系的建立

分诊护士在患者到达后，不但立即给予患者及家属在医疗与护理方面的专业性关注，还需提供其他方面的非专业性质的服务，如为等待在急诊治疗区外的家属或朋友提供患者接受治疗与护理情况的信息，引导探视家属到患者床边就座，或为医院来访人员指明医院其他部门所处的位置等，另外，在患者等待就诊的时间，通过对患者进行有关的健康教育，降低非紧急患者等待就诊的烦躁心理，分诊护士的所有这些行为举止将使患者及家属对医院的急诊服务情况产生良好的最初印象。因此，分诊制度的另一个作用便是通过有效、高质量的分诊服务，使公众建立并加深对急诊科乃至整个医院的良好印象，增加患者对急诊工作的满意度，提高医院的社会地位，从而提高医院的经济效益。

4. 统计数字的收集与分析

从急诊职员录入到计算机内的信息或从急诊日志中，可收集并统计到急诊科运转情况的信息，如患者就诊总数、男女比例、年龄分布、主要病种、病情严重程度、患者就诊高峰情况、急诊平均停留时间等。比较先进的计算机系统可将患者到急诊就诊的全面情况，如分诊时所获得的评估信息、病情、化验与X线检查结果、用药治疗情况等全面输入联网的计算机内，从中可以得到任何所需的信息数据和资料并进行统计，医护人员可参考患者以前的病情，决定进一步治疗与护理方案。管理人员通过分析所得到的信息，了解急诊科的全面运转情况或将所得到的信息作为制定新的工作标准与政策的依据。

（二）措施

分诊作为急诊工作的第一关，关系到整个急诊科的运行和发展。如何使急诊有限的人力资源、空间资源得到更合理的应用，已经成为社会研究的热门课题，在如何为患者提供最快捷、最有效的服务方面，国内外的许多成熟做法值得学习和借鉴。

1. 建立有效可行的等级分诊体系

采用"判断、分流、抢救或分级、再判断"的循环分诊系统，由权威专家组成研讨小组进行研究，制定每个等级的统一的分诊标准，将一般的急诊患者分为3级，分别采用3种颜色或数字来进行标记，患者分诊后得到不同颜色代表不同等级的就诊卡，每位急诊医务人员都应该熟悉颜色分类的意义，然后在各医院统一实施，这样做的目的是：不论患者来就诊时间的早晚，等级高的患者永远在等级低的患者之前得到诊治。通过建立患者就诊的优先顺序，可以充分利用急诊室的资源，提高工作效率。

2. 分诊系统数字化

应用分诊系统软件，处理患者的登记挂号及记录患者的基本信息，为规划急诊工作、统计工作量以及科研提供数据资料。电子分诊叫号系统和电子智能叫号系统可以有效改变原来的急诊分诊模式，减轻护士工作压力，提高护理工作效率及质量，缩短急诊患者的候诊时间，改善就诊秩序及环境，进而提高了患者的满意度，受到医、护、患三方的欢迎。

3. 设置预检巡视员

预检巡视员要严密观察患者在诊治过程中的病情变化并及时作出病情评估。对于Ⅲ类、Ⅳ类患者，分诊护士应做到间断对患者进行评估，因为患者的病情可能在候诊过程中发生变化，因此多次间断评估对确保分诊的准确率、患者在就诊过程中的安全就变得至关重要。

4. 制定规范、统一的分诊标准

这种做法对急诊科全面的医疗、护理工作具有重大意义。急诊医学如果能把急诊分诊工作作为自己学科内的一个专业来发展，结合具体国情，建立规范、统一的分诊理论体系，制定统一的分诊标准，建立完善的急诊分诊临床路径，使急诊护士的分诊工作能够有章可循，能够准确地掌握具体的量化指标，使分诊的整体水平得以提高，进而保障患者的就医安全。

5. 建立分诊护士资格准入制度

系统学习急诊分诊相关理论知识，掌握分诊技术是分诊护士的首要任务。完善急诊专科护士认证培训，建立分诊护士资格准入制度，是急诊护理工作向专科化发展的必然趋势，通过对护士定期开展业务培训，不断使护士更新知识、开阔视野、拓展思路，提升护士的自我价值，增加患者对护士的信任度和满意度，促进急诊分诊向专业化方向发展。

三、急诊分诊处的设置

（一）急诊科建筑布局要求

急诊科是医院相对独立的医疗单元，是直接面向社会的最重要窗口，其建筑布局应遵循方便患者快捷就诊和有利于预防控制医院感染为原则。急诊科的建筑位置应设在门诊建筑楼的附近，自成一片形成独立小区，与住院部及功能检查科室相邻，交通便利，布局合理，白天有指路标志，夜间有路灯标志，便于患者就诊；设有患者专用的出入口通道，方便分流患者；设有停放急救车的前坪，便于抢救车辆停放；急诊科大门应宽敞，以利担架、推车的进出转运，大厅应有足够的空间，便于停放推车、轮椅等；急诊各工作单元及通道设置应充分考虑人流物流的合理，便于治疗观察患者和人群流动。室内光线明亮、空气流通、符合卫生学要求，急诊儿科、传染科（包括肠道门诊）和发热门诊单独分区设立。

（二）分诊处的位置

分诊处（台或桌）应是患者进入急诊科首先看到的区域，一般设在急诊入口的一个明显的位置。其正前方应能清楚地看见每一位来诊患者，使患者一出现在急诊科大门，其医疗需求立刻获得关注，分诊处还应一侧与挂号室相连，另一侧尽量与治疗区相接，使就诊流程合理化。分诊处要朝向候诊区，使护士能够观察到候诊区等待就诊的患者情况。

分诊处应有足够空间，能够为分诊面谈和身体评估提供隐蔽性，应便于同时容纳几个患者分诊，容易停靠轮椅和担架车，方便护士出入，并需要有好的光线和洗手设施。

（三）急诊科基本设置及要求

急诊科的基本设置包括鉴别分诊处、急诊各科诊疗室、抢救室、洗胃室、观察室、注射室、输液室、急诊手术室、急诊重症监护病房（KU），同时还应独立设置急诊挂号收费室药房等功能用房，此外还应设置护士工作站、医师工作站、保安工作站、料理室、值班室、库房等辅助用房。

1. 鉴别分诊处设置

要求鉴别分诊处应设置在急诊科入口处，其主要工作职能是根据病情初步评估指导患者挂号就诊，快速疏导患者进入抢救室或各科诊室，鉴别分诊护士一般由经验丰富的主管护师担任，大型医院和急诊量大的分诊处应配备2名以上分诊护士，具体负责分诊、收录信息和联络等工作。鉴别分诊处基本设施包括分诊台、电话、呼叫系统、电脑信息系统等，有条件的医院还可配置电视监控系统；常用医用检查设备包括体温计、听诊器血压计、手电筒、压舌板等；常用办公用品包括各种登记本、常用检验单、检查单、处方单、排班表、联络电话本等。

2. 急诊诊室设置要求

根据医院规模大小和业务量设置有所不同，小型医院可只设普通内科、普通外科和五官科，业务量较大、病种较多的医院可设置内科、外科、妇产科、眼科、耳鼻咽喉科、口腔科、皮肤科等诊室。诊室应根据患者就诊人数配备诊查床1~2张。诊查床应配保护患者隐私的隔帘，床边根据需要配备氧气和输液装置。

3. 抢救室的设置要求

抢救室应设置为封闭或半封闭形式。

（1）空间布局：要有足够的空间便于各种抢救治疗，医护工作站与抢救室结构安排要合理，要求医护工作站能观察到抢救室内的情况，抢救间应配有抢救常用的流程图，如心搏骤停的抢救程序、脑出血的抢救程序、脑外伤的抢救程序等，还应制订抢救室工作制度、消毒隔离制度等。

（2）医用物品：应常规配备开胸包、气管切开包、静脉切开包、腰穿包、胸穿包、洗胃包、导尿包、压舌板、开口器、舌钳、牙垫等抢救器械，并备有吸氧管、胃管、各种型号吸痰管、气囊、导尿管、胸腔引流瓶、冰袋、冰帽、加压输血器、外科止血带、气胸抽气机、氧气袋和输液输血等用物。

（3）仪器设备：抢救室内必要的抢救器械包括抢救车、心电图机、洗胃机、心电监护仪、给氧系统、负压吸引装置、简易呼吸气囊、除颤仪、全套气管插管箱或喉镜、呼吸机等。

（4）常用抢救药品：急诊室抢救车应配备各类抢救药品。①心血管系统用药：肾上腺素、异丙肾上腺素、阿托品、利多卡因、甲磺酸酚妥拉明、多巴酚丁胺、多巴胺、去乙酰毛花苷、硝普钠等。②呼吸系统药：氨茶碱、尼可刹米、山梗菜碱等。③镇静、镇痛药：地西泮、苯巴比妥、盐酸哌替啶等。④其他类：呋塞米、氢化可的松、解磷定、贝美格、地塞米松、退热药等。此外还应配有液体平衡液、5%碳酸氢钠注射液、20%甘露醇注射液、血浆代用品、右旋糖酐和各种浓度葡萄糖注射液等。

4. 急诊观察室设置要求

急诊观察室或留观室收治对象为短时间不能明确诊断病情有可能出现危险或抢救处置生命体征平稳后需候床住院的患者，由相对固定的医护人员负责管理，一般设观察床40~60张，主要根据医院实际情况和需要而定，急诊观察室按医院正规病房设置管理，有单独的医师办公室、护士站、治疗室、卫生间、开水房等，急诊观察室内设立正规床位，床号固定，对每一位留观患者均应书写正规病历，建立医嘱本、病情交班本、护理记录单等。

5. 急诊注射室和输液室设置

急诊注射室的工作主要包括急诊肌内注射过敏试验、静脉注射、抽血等临时治疗，一般放置治疗柜、治疗桌，治疗柜内备放各种一次性无菌注射器、常用无菌物品等，治疗桌上摆放碘酊、乙醇等消毒用品，还应备青霉素抢救盒、氧气装置等，并有遮隔保护患者隐私。急诊输液室主要处置生命体征平稳，接受一般治疗，如输完液即可离院的患者，输液室一般设输液躺椅40~50张，数量主要根据医院急诊需要设置，室内安装输液轨道，配备相应的输液用品和必需的抢救药品器材等，为方便管理与节约人力，注射室与输液室一般互为一体。

6. 急诊手术室的设置要求

急诊手术室的设置除规模较医院手术室小外，其他要求应与医院手术室相同，主要接受急诊外科清创和急性小手术，急诊手术室基本设备包括简易手术床、活动手术桌、无影灯、中心供氧装置和吸引装置、手术用清创缝合包、紫外线灯、器械柜、各种消毒容器、手术用物品、常用治疗及消毒用品等。

7. 急诊重症监护病房（KU）的设置要求

急诊重症监护病房实行全封闭式管理，主要收治严重创伤、心肺复苏后、休克、出血、急性多器官功能衰竭等危急重患者，急诊重症监护病房主要由急诊相对固定的医护人员负责管理急诊重症监护病房（KU）的设置。除抢救室设备外，还应重点配置监护系统，包括心电监护仪、呼吸机、血氧饱和度监测仪、心脏指数和血流动力学监测仪、除颤仪、体外起搏器、血液分析仪、电子冰帽或降温毯、颅内压监测仪等。

（四）急诊科病床设置要求

急诊科病床的设置包括抢救床、监护床、观察床、输液床等，每床位空间 10～15 m。

（1）抢救床。配备有床旁抢救设备的抢救床可视情况设 3～6 张，为可摇起、带轮子的推车式，既可固定当床，又可当车推患者检查，床旁设有心电监护仪、壁式氧气、墙壁负压吸引装置，房顶安装轨道式输液架及遮隔布幔，各类急救设备。

（2）监护床。配备有床旁抢救设备的监护床可视情况设 10～15 张，为可摇起、带轮子的推车式，既可固定当床，又可当车推患者检查，床旁设有心电监护仪等。

（3）急诊观察床。一般设置观察床 40～60 张，标准与病房病床相似，主要视各医院实际情况和需要而定。

（五）分诊处的物品设置

分诊处一般应设下列物品。

（1）评估用物：体温计、血压计、听诊器、体重计等。

（2）急救用物：气道管理用品、无菌敷料等。

（3）通讯设备：电话、本部门范围内对讲联络装置或电子显示系统表明治疗区内情况，如不同颜色表示空床、新患者、处置中、检查中、即将离诊等情况。

（4）登记与记录用物：电脑、记录表格（如患者检查表格、健康宣教资料）等。

（5）医疗辅助用品：轮椅、担架车。

（6）其他：急诊科分布图、就诊流程或就诊须知、患者分类系统展示图、报警装置等。

（六）分诊处的人员配置

分诊处主要有两部分人员：一部分是急诊护士、护士助理，负责了解患者的医疗护理方面的信息；另一部分是挂号员或职员，负责询问、登记或录入患者的自然情况信息，如姓名、年龄、性别、住址、联系电话、医疗保险情况等项目。

随着暴力事件的增加，亦可在急诊室入口处设保安或门卫。部分医院还有基础服务人员，协助患者搬运与转运。

为保障患者获得便捷的急救服务，保证急诊科救治连续与畅通，并能与院前急救有效衔接，分诊处的地理位置、物品配备与人员配置对做好分诊工作是非常重要的。

知识拓展

院前医疗急救的"五不准"

（1）未经卫生行政部门批准，任何单位及其内设机构、个人不得使用急救中心（站）的名称开展院前医疗急救工作。

（2）其他单位和个人不得设置"120"呼叫号码或者其他任何形式的院前医疗急救呼叫电话。

（3）急救中心（站）和急救网络医院不得因费用问题拒绝或者延误院前医疗急救服务。

（4）急救中心（站）和急救网络医院不得将救护车用于非院前医疗急救服务。

（5）除急救中心（站）和急救网络医院外，任何单位和个人不得使用救护车开展院前医疗急救工作。

（徐琼英）

学习任务二　急诊分诊程序

【任务目标】

（1）正确理解急诊常用的分诊方法。

（2）掌握急诊分诊常用的分诊方法。

（3）正确解释病情严重程度分类系统。

急诊分诊室是接待急诊来院患者的第一窗口，分诊护士要主动热情接待。分诊护士的责任是根据患者的主诉及主要症状和体征，进行初步考虑分清疾病的轻重缓急及所属科室安排救治程序，分配专科就诊使患者得到迅速有效的诊治，同时通过分诊疏导、管理，使有限的急诊门厅空间得到充分的利用，使诊疗通道畅通无阻，急诊诊疗环境有序，让急诊患者享有充分的安全感，增加对医院的信任度。因此一名合格的分诊护士不仅应拥有多种疾病的医疗护理知识、病情发展的预见能力，还应具有丰富的医学心理学、社会学管理学等综合知识。

一、急诊常用分诊方法

急诊分诊是指根据患者的主诉、主要症状和体征进行初步判断，分清疾病的轻重缓急及隶属专科、及时安排救治程序及指导专科就诊使急诊患者尽快得到诊治，即评估病情、分出疾病的类别（级别）和明确疾病专科。急诊常用分诊方法有交通指挥分诊法（traffic director）、现场检查分诊法（spot-check triage）、综合分诊法（comprehensive triage）。

预检分诊包括院前预检分诊和院内预检分诊。

（一）院前预检分诊

分为单个患者现场预检和灾害性事件发生时的大批伤员现场预检。

1. 单个患者现场预检

需考虑急诊途径、调遣急救员、转送所需的时间、转送地点、现场处理或立即转送这五个方面。

2. 大批伤员现场预检

应启动急救医疗服务体系，即完善的通讯指挥系统、现场救护、有监测和急救装置的运输工具、高水平的医院急诊服务和强化治疗（加强监护病房）。

（二）院内预检分诊（急诊分诊）

1. 意识障碍

意识指大脑的觉醒程度。意识障碍是指维持人脑意识的特定脑部结构受损而导致人对外周环境意识觉醒下降的抑制状态。可以因颅脑损伤、病变引起，也可因全身性疾病引起脑细胞缺血缺氧或中毒，从而引起脑代谢障碍。患者来院就诊均由他人护送，主要表现有：嗜睡、谵妄、昏迷、晕厥、癫痫等。

2. 资料收集

（1）看。患者对周围环境的反应，四肢活动度有无呼吸困难、发绀缺氧状态等。

（2）听。常由他人代诉，应注意听取：意识障碍程度，起病形式，有无受刺激等诱因，同时要听有无呼吸异常、打鼾等。

（3）问。

①询问有无伴随症状，如呕吐、大小便失禁、跌倒、发热、抽搐、偏瘫等。

②询问有无既往病史及日常生活情况、如癫痫、高血压、糖尿病等，了解患者职业、工作、婚恋等情况，有无服安眠药的习惯、特殊环境作业操作等。

③询问发病现场及院前处理，如现场有无高压线断线、煤气泄漏、农药储放或药瓶残

(4) 查。突出重点，查与意识有关的体征：

①生命体征与瞳孔的改变。

②意识障碍严重程度，可根据格拉斯哥昏迷记分评估。

③呼吸、排泄物有无特殊气味。

④检查躯体有无损伤、四肢活动及皮肤黏膜情况。

二、病情严重程度分类系统

不同病情严重程度分类系统（以下亦简称"分类"）名称虽不同，但其分类原则基本相同。应用综合分诊法时，一般病情严重程度分类系统（triage severing systems）可分为三大类别。①三级分类：危急、紧急和非紧急。②四级分类：急、紧急、次紧急和非紧急。③五级分类：危殆、危急、紧急、次紧急和非紧急。

（一）三级分类

1. Ⅰ级——危急（emergent）

是指危及患者生命或肢体的急重症，如不立即抢救与治疗，患者将失去生命、肢体或视力。例如：心搏呼吸骤停、剧烈胸痛疑为急性心肌梗死等，如应用颜色标识为红色。

2. Ⅱ级——紧急（urgent）

患者病情紧急，但可能不严重，如不尽快治疗仍存在生命危险。例如：高热（体温 > 40℃）、腹痛但生命体征平稳等，如应用颜色标识为黄色。

3. Ⅲ级——非紧急（nonurgent）

患者常患有一般急症，需要常规处理，无生命危险可等待就诊。例如：上呼吸道感染，皮疹等，如应用颜色标识为绿色。

（二）四级分类

1. Ⅰ级——急

有生命危险。生命体征不稳定需要立即急救。如心搏呼吸骤停、剧烈胸痛、持续严重心律失常、严重呼吸困难、重度创伤大出血、急性中毒及老年复合伤。

2. Ⅱ级——紧急

有潜在的生命危险，病情有可能急剧变化。如心、脑血管意外、严重骨折、突发剧烈头痛、腹痛持续36小时以上、开发性创伤、儿童高热等。

3. Ⅲ级——次紧急

生命体征尚稳定,急性症状持续不能缓解的患者。如高热、呕吐、轻度外伤、轻度腹痛等。

4. Ⅳ级——非紧急

病情不会转差的非急诊患者。

(三) 五级分类

1. Ⅰ级——危殆 (critical)

生命体征极不稳定,如得不到紧急救治,有生命危险。须立即将患者送到抢救室进行抢救与治疗,例如心搏呼吸骤停、严重创伤/多发伤伴大出血或低血容量性休克等。如应用颜色标识为红色。

2. Ⅱ级——危急 (emergent)

随时可能出现生命危险,生命体征临界正常值,但可能迅速发生变化,需要立即将患者送到抢救区域,在15分钟之内给予紧急处理与严密观察,例如胸痛怀疑急性心肌梗死、外科危重急腹症、严重创伤或骨折、中度呼吸困难、慢性阻塞性肺疾病患者、SpO_2 85%～90%、心律失常(P > 140次/min 或 < 50次/min)、收缩压 > 90 mmHg 伴有代偿症状(心率 > 120次/min,皮肤湿度)等,如应用颜色标识为橙色。

3. Ⅲ级——紧急 (urgent)

病情有潜在加重的危险,但生命体征稳定,必要时需要给予及时诊治。可暂时等候就诊,等待时间不超过30分钟,例如:闭合性骨折、轻度气促、无慢性阻塞性肺疾病患者、SpO_2 90%～95%、高血压(血压 > 220/120 mmHg 伴头晕、头痛)发热伴寒战、急性尿潴留等,如应用颜色标识为黄色。

4. Ⅳ级——次紧急 (Semiurgent)

急性发病但病情、生命体征稳定,预计没有严重并发症,可等待就诊,必要时给予治疗,患者等待时间以不超过2小时为宜。例如轻度呼吸困难(SpO_2正常,呼吸频率 < 20次/min)、无症状的高血压,非严重的骨折脱位、呕吐腹泻(无脱水)、严重扭伤、持续发热(> 5天)等。如应用颜色标识为绿色。

5. Ⅴ级——非紧急 (nonurgent)

轻症,病情、生命体征稳定,预计病情不会加重,可安排患者在急诊候诊区等候,但等候时间以不超过4小时为宜,必要时给予治疗。病情允许亦可介绍患者到普通门诊就诊。例如:失眠便秘、皮疹、尿路感染等。如应用颜色标识为蓝色。

三、分诊程序

急诊分诊程序可分为接诊、护理评估、分诊处理三个步骤。

（一）接诊

1. 保持急诊绿色通道畅通无阻

患者由于某种疾病的急性发作或由于慢性疾病的急剧变化或突然遭受意外创伤、中毒等，身心感受到急性病痛，甚至感到生命受到威胁，处于危急状态而来医院急诊科就诊。医院急诊大厅应安排专职人员迎接救护车、出租车，以帮助接应、搬运患者。目前医疗救护中心已与很多医院建立联系网络，当医疗救护中心铃声响起时，分诊护士应尽快在两次铃声内接听电话，并初步了解患者的有关信息，如患者的情况是急性创伤、中毒、出血还是其他疾病，患者生命体征是否稳定，意识状态如何等。若是意外伤害，还要了解是单发还是群体发生、大约能够到达的时间以便可以做好充分的准备工作。分诊护士接到电话后应在数分钟内立即通知有关医生、急诊护士准备抢救室空间、推车及其他急救医疗器械药品等。

（1）患者到达急诊室后，分诊护士应该快速对其情况进行评估与判断，急危重症患者先入抢救室救治，其他患者护士要认真询问病史，根据病情需要为患者做初步体格检查和化验准确分诊，指导患者就诊。

（2）急救车送来的患者，分诊护士要主动迎接，与急救车人员共同将患者送入抢救室，详细交接患者的病情及用药并记录。

（3）所有急诊患者都要进行急诊信息登记，时间精确具体到分，内容全面。每日小结一次，每个月总结一次工作量。若为患者出具急诊各种证明要记录备案，以备查阅。通知有关辅助人员，疏通急救通道，迎接救护患者。分诊护士听到救护车报警声，应与辅助人员或医生主动在医院急诊门口等候，以分秒必争处理患者。急诊患者来院就诊方式各不相同，除了坐救护车外，乘坐出租车来急诊科的也不少。而居住在医院附近的居民，虽然有时病情很急，但由于患者对疾病的知识缺乏，也可能步行前往医院急诊。因此，护士在接诊时要坚持做到对每一位到急诊科就诊的患者谨慎仔细，认真负责，防止因患者就诊方式的不同而干扰自己的思维和判断。急诊患者到达后，分诊护士应该快速对其情况进行分析评估与判断，急危重患者先安排入抢救室进行急救，其他患者可根据所属科室安排进入相应专科诊室等候诊治。在等待诊疗过程中，分诊护士还可以根据病情需要给予生命体征的测量，选送血尿粪等常规检查，以供给医生作为诊疗依据，并可缩短患者诊疗时间。

2. 急诊患者信息登记

所有的急诊患者都要进行急诊信息登记，其内容包括就诊日期，时间（精确到分）、患者姓名、性别、年龄、家庭地址、初诊/复诊、初步诊断,若是发热患者应记录就诊时测量的体温,患者的转归(急诊留观、入院、转院、急诊手术、死亡)。每日应小结一次就诊人次,每月总结一次工作量。若为患者出具急诊病假单证明的也应该留有存根,以备查阅。

(二)护理评估

分诊护士必须在第一时间内熟练地运用分诊技巧和专业知识,利用5~10 min甚至更短的时间为急诊患者完成资料收集评估工作,经综合思维做出判断,迅速区分病情严重程度及隶属科室,将危重的急诊患者移至抢救室进行急救处理,并决定请哪一科室医生诊治急救,以及请谁来协助处理等。

1. 常用的分诊技巧

(1) Carry weed 的 SOAP 公式。

S(Subjective,主诉):患者或家属提供的最主要资料。O(Objective,观察):看到患者的实际情况。A(Assess,估计):综合上述情况对病情进行分析。P(Plan,计划):组织抢救程序和进行专科分诊。

(2) PQRST法。可用于疼痛分析。

P(Provokes,诱因):疼痛的诱因是什么,怎么可以使之缓解或加重。Q(Quality,性质):疼痛是什么样感觉,患者是否可以描述。R(Radiates,放射):疼痛位于什么地方,是否向其他地方放射。S(Severity,程度):疼痛的程度如何,将无疼痛至不能忍受的疼痛比喻为1~10的数字,询问别人的疼痛相当于哪个数字。T(Time,时间):疼痛的时间有多长,何时开始的,何时终止,持续多长时间。

2. 护理评估中分诊技巧的应用

(1) 收集资料。分诊护士可运用看、听、问、查等方法获得患者可靠的第一手资料。

快速目测是一种简便快捷的观察方法。在最短时间内用眼睛"扫描"一下患者的一般情况,并根据主诉的线索,重点观察1~2个项目,则可对患者病情的严重程度有个初步掌握,紧急情况下可立即处理。快速目测可以从以下几个方面进行观察:①患者的外表。如患者衣冠不整、污迹血迹、破损、头部四肢有创伤,则可能是急性事件。患者可能受到外来作用力的损伤或患者的病情有突发状态,如跌倒、晕厥、意识丧失等过程。②患者的意识。看意识是清醒、模糊还是昏迷,有无大小便失禁状态,若是昏迷则需检查一下瞳孔是否正常,分诊护士必须进一步考虑引起昏迷的原因,并判断严重程度。③患者的皮肤。面色潮红可能有发热或高血压病症;皮肤湿冷面色苍白,患者可能为循环容量不足、毛细血管收缩应急反应所致;口唇、指甲发绀,提示为缺氧状态。④患者的体位。患者若不能自由站立行走坐卧,则提示有急性疼痛,活动障碍如弯腰屈膝按压局部,则局部有疼痛;肢体不能自由活动,则肢体有伤痛;患者不能平卧有气促,则有心肺疾病急性发作的可能。

⑤辅助检查：根据需要选留标本及时送检，安排急需检查项目。送检标本对急诊患者的诊治很重要，有时标本少，收集困难则会延误诊断。所以分诊护士应有预见能力，及时告知患者或家属将必要的标本留下来送检。如食入不明物质中毒患者的呕吐物、胃管内抽吸物，腹痛时怀疑肾绞痛患者的小便，疑似消化道出血患者的排泄物，腹泻患者的大便等。

倾听主诉：一般由急诊患者或家属诉说患者的主观感觉、发病情况。

分诊护士必须将繁杂的主诉症状进行分析，了解患者来院急诊的主要原因。如：患者起床时突然跌倒，神志不清伴呕吐；患者近两天来发高热，有咳嗽咳痰；患者两小时前突然感到阵发性腹痛；患者半小时前有胸痛胸闷等。

（2）引导问诊：分诊护士根据初步了解的信息，进一步对患者、家属提出有目的的提问，以便完善所需的资料。诱导问诊的内容可以有发病的原因，诱发的因素，过去的病史、本次疾病发作时伴随的症状、院前用药及治疗效果。例如，一例急性胸痛患者来院急诊，分诊护士考虑患者是否有心绞痛时，可询问胸痛发作的时间，以往有无冠心病史，有无类似发作史，患者感受疼痛的部位，发作时有无胸闷心悸，发病时是否服过药，用药后疼痛有无改善等问题。若患者胸痛为突然发生，伴有呼吸困难咳嗽，疼痛持续向肩手臂放射，考虑可能发生自发性气胸时，护士可询问患者发病前有无用力提物、剧烈咳嗽，有无慢性支气管炎、肺大疱肺结核病史及既往发作史。

（3）分诊体检：分诊护士对急诊患者做护理体检也是分诊的一个重要的步骤，特别值得一提的是在收集资料过程中，诱导问诊和分诊体检难分先后次序，可边问边检查，也可视病情决定先后次序。但限于时间，分诊体检仅限于与病情有关的部位做重点检查，如监测生命体征，一般高热患者只测量体温，同时伴有休克症状的患者可以监测脉搏血压；危重患者必须测体温、脉搏呼吸血压；昏迷患者应判断昏迷的严重程度，并观察瞳孔、四肢活动状态；腹痛患者可检查腹部体征，有无压痛反跳痛肌紧张。

3. 估计病情

分诊护士根据患者的资料，估计病情的轻重缓急，安排就诊次序，使患者得到及时有效的救治。分诊可根据病情分为Ⅳ级。

Ⅰ级：必须立即紧急抢救。如心搏呼吸骤停、剧烈疼痛、持续严重心律失常、严重呼吸困难、重度创伤大出血急性中毒、严重复合伤等。

Ⅱ级：有潜在性威胁生命的可能。如心、脑血管意外，严重骨折，腹痛持续36小时以上，突发剧烈的头痛，开放性创伤，儿童高热等。

Ⅲ级：急性症状持续不缓解的患者，如高热寒战、呕吐、闭合性骨折等。

Ⅳ级：慢性病症急性发作患者。如哮喘、创面感染、轻度变态反应等。

急诊患者病情变化快，有时只在一瞬间。因此，分诊护士必须时时刻刻警惕，即使患者刚来院时病情并不很严重，也必须尽早安排患者得到有效诊治。

（三）鉴别分诊处理

分诊护士对急诊患者经过资料收集与病情估计的综合分析后可进行鉴别分诊与处理。

（1）将有生命危险的患者即刻安排到抢救室，由抢救室医生护士进行急救处理，并呼叫有关人员协助救治，如麻醉科、眼耳鼻喉科等。

（2）根据患者疾病分类，将有潜在性危险病情征象者告知相关科室的医务人员，进一步严密观察和及时处理以迅速缓解患者症状。

（3）若病情复杂难以立即确定科室的，可根据病情最严重的科室先诊治，并呼叫需要的专科医生会诊。

（4）为需要进一步检查、留院观察、住院、转院的患者进行联系与安排。

知识拓展

注　意

五级分类分诊要求分诊护士具备急诊工作相关的资历、专科知识以及问诊体检、沟通技能。急诊科要定期对分诊护士进行分诊相关规定等方面的培训、评价和考核。同时加强对外宣传分诊制度。

（徐琼英）

学习任务三　急诊护理评估

【任务目标】

（1）正确理解初级护理评估。

（2）正确理解次级护理评估。

急诊科是将各专业的急诊结合在一起的综合性部门，它负责处理内、外、妇、儿、眼、耳鼻喉、神经内科和神经外科的所有急重症。患者就诊的第一道程序是接受急诊护士的分诊。分诊的具体程序是：护理评估、分析与诊断、计划、实施及评价，亦称为SOAPIE方法。

护理评估始于患者一进入急诊室时。最初的分诊评估对随后的医疗、护理质量有明显的影响。因此，分诊的质量，即患者经过护士分诊后能否被分到合适的就诊区域，影响患者在急诊室的就诊过程，最终将影响医疗护理质量。为了确保在治疗区内患者获得高质量的服务，也使那些等待治疗的或刚到急诊科的患者同样受到高度的医疗重视，分诊处的急诊护士需要接待每一位到急诊就诊的患者，在其到达后25 min之内完成简单、系统的护理评估。

护理评估的内容评估分为初步评估与进一步评估两个级别。初步评估的重点是气道通畅情况、呼吸情况和循环情况。进一步评估是比较深入系统性的评估，其深入的程度取决于患者具体病情，主要包括收集患者的主观与客观信息，通常同时进行初步与进一步评估，以节省时间。

一、初步评估

初步评估包括从患者家属、警察消防员或专业救护人员处获得的信息，是为了快速、准确地决策，发现致命性的问题并加以处理，以维持稳定的生命体征为目的进行急救复苏之后进行详细的次级评估以确定救护方案。初级评估在于发现致命性问题并加以处理，具体内容为：①呼吸道及颈椎；②呼吸及换气功能；③循环功能（包括出血情况）；④神志情况。

1. 气道通畅情况

判断患者气道是否通畅，可采用询问患者："你叫什么名字"或"你怎么了"等方法，如患者能用语言回答问题，说明气道通畅。气道可因舌根后坠、喉或支气管痉挛而阻塞，多见于因各种原因引起昏迷的患者。完全性气道阻塞是一种极其紧急而又严重的情况，呼吸气流完全中断，若不及时予以疏通和通气，患者将于数分钟内因窒息而出现呼吸及心跳停止，部分性气道阻塞可因通气功能障碍而导致逐渐加重的缺氧和二氧化碳潴留，危及心、脑等生命脏器功能，同样必须迅速加以纠正。

评估呼吸道是否通畅及清除呼吸道异物。检查可能造成呼吸道阻塞的原因，诸如口鼻、咽喉部异物、呕吐物血块、黏痰、牙齿脱落等，解开伤员的衣领腰带，清除伤员呼吸道异物，对舌后坠造成的阻塞，可立即将舌牵出固定，或用口咽通气管。

保护颈椎。检查患者头颈部是否有外伤，活动是否受限，呼吸有无影响。对于外伤患者打开呼吸道应使用托下颌法，并使用颈托等器具维持颈椎固定。

2. 呼吸情况

如果患者神志不清或已知或怀疑颈椎受伤，必须特别注意患者的呼吸状况，可根据患者的皮肤颜色、胸部有无起伏、鼻部有无气息来判断患者有无呼吸或是否有呼吸困难。呼吸困难将直接影响患者的意识水平。因此，观察和记录患者的呼吸状况是非常重要的。

一旦气道通畅得以建立，就应立即评价患者是否有自主呼吸。观察通气和氧合情况：注意呼吸频率节律、深浅度等变化，视诊胸廓随呼吸运动的起伏情况，两侧起伏是否对称；听诊双侧肺部呼吸音有无减弱，叩诊肺部是否有气体或血液潴留，胸部触诊可以发现连枷胸的节段或肋骨骨折的征象，这些会影响通气量。此外，体检发现捻发音或软组织内有气体可提示气胸，开放性胸部伤口或气管损伤这些都会使通气受限，迅速使通气减弱的损伤包括张力性气胸、连枷胸伴肺挫伤、大量血胸和开放性气胸，所有这些损伤应在初级评估中得到确认。呼吸停止者立即行人工呼吸。

3. 循环情况

可通过触摸患者有无颈动脉或股动脉搏动和四肢末梢温度来判断患者的循环情况。评估的内容应包括：①血液循环和组织灌注量是否充足，有无需要即刻心肺复苏的指征；②有无明显的活动性大出血；③有无休克的早期表现；④有无危及生命的胸痛症状。初步评估是极其简单而迅速的评估，只是迅速地看一眼患者或迅速浏览下简单的院前报告，仅用几秒钟就应能完成，其中出现任何一方面异常均可危及患者生命，必须立即把患者送入抢救室采取急救措施，而更详细的病史资料可以随后再收集。

判断意识状态。当身体循环血量降低时，脑部血流灌注将显著变差而导致意识改变。观察肤色皮肤苍白或花斑，此时失血量可能已达全身血量的30%以上。检查脉搏外周脉搏细弱，快速和降低都是低血容量的表现。这些患者需要建立大口径静脉输液通道，积极复苏。持续的外出血应在初级评估中迅速确认和控制，适宜用直接的压迫，尽可能避免使用止血钳，维持有效灌注。潜在性的内出血可发生在胸腔腹腔、骨折处及有穿刺伤的肌肉组织中。维持合理的血压是衡量组织灌注的标志，切忌纠正休克后再手术，及时手术止血才是最根本的抗休克措施。除骨盆骨折大出血或合并腹内脏器伤应立即处理外，对脊柱四肢骨关节损伤先临时止血固定，待脑胸腹部致命伤经急救处理，病情稳定后再施行确定性手术。

4. 神经系统

评估患者意识水平。患者是否清醒、对声音有无反应，对疼痛刺激有无反应，检查瞳孔大小和反射，观察其瞳孔是否等大等圆，瞳孔对光反射压眶反射角膜反射是否存在。经系统初查绝不意味着对神经系统损伤应进行全面评估，如果时间允许应对患者进行格拉斯哥昏迷指数评分，昏迷程度以昏迷指数表示。睁眼反应、语言反应、运动反应三者分数总和即为昏迷指数，得分值越高提示意识状态越好，14分以上属于正常状态，8分以下为昏迷。昏迷程度越重者的昏迷指数越低，3分多提示脑死亡或预后极差。注意患者的体温监控以及保暖，监测排尿量，适度降温，可降低脑组织氧耗，保护血、脑脊液屏障，减轻脑水肿，抑制内源性毒性产物的释放，减轻脑细胞结构的破坏，促进脑功能修复，是最重要的治疗措施。颅内温度维持在32～34℃，周身体温35～37℃。

二、进一步评估

在初级评估完成，患者生命体征稳定后开始次级评估，次级评估也称为从头到脚的评估，是由上到下、由外到内的评估，目的在于发现患者所有的异常或者外伤，评估时需要去除衣物依次检查以下部位。

（一）头面部

（1）头皮及头部有无出血、血肿、撕裂伤、挫伤、骨折等。

（2）眼睛视力。瞳孔大小、对光反射、有无结膜及眼底出血、穿刺伤、晶状体移位，有无因眼眶骨折造成的眼球活动受限。

（3）鼻耳、口腔有无出血，有无脑脊液、鼻漏、耳漏，有无眼眶周围淤血、耳后乳突区淤血等颅底骨折之征象，牙齿有无松动脱落及咬合不全。

（二）颈椎及颈部

1. 颈椎

检查颈椎及颈部有无伤口。

2. 颈部

通过视诊、触诊、听诊，判断有无颈椎压痛、气管偏移、喉管骨折、皮下气肿等。

（三）胸部及背部

1. 视诊

观察患者有无伤口、有无开放性气胸及大范围连枷胸、呼吸频率及呼吸深度是否异常，如发生肋骨骨折时，胸式呼吸减弱。胸廓不对称可能提示有连枷胸。

2. 触诊

完整触摸整个胸廓，包括锁骨、肋骨及胸骨，锁骨骨折或肋骨软骨分离，胸骨加压可能会疼痛，如有大量胸腔积液、气胸可出现一侧胸廓扩张降低、语音震颤减弱或消失。

3. 叩诊

呼吸音降低、叩诊呈高度鼓音提示张力性气胸的可能，必须立即做胸部减压处理。听诊对于气胸可于前胸部高位听出，而血胸可于后底部听出，心音遥远、脉压减小可能提示心脏压塞，心脏压塞及张力性气胸可出现颈静脉怒张，而低血容量可使颈静脉怒张降低或消失。

【实践评析】

实践内容：

患者王某，男，38岁，就餐后自觉上腹部疼痛来就诊。

请问：

你将作为分诊护士，你应该从哪些方面对患者进行评估分诊？

评析：

（1）资料收集：询问患者的主诉和伴随的相关症状，并了解患者对疾病的感受，心理状态与行为反应及社会情况，了解与现病史有关的既往史、用药史、过敏史等观察患者的主要体征，运用QRSI公式评估患者疼痛的诱因、性质、放射、程度及时间、测量患者的生命体征，检查心电图以排除心脏方面的因素查体；若有必要，进行触诊，明确疼痛的体征。

（2）判断患者病情的轻重，安排到相关专科医生处就诊。

（3）根据医生医嘱，安排患者进行进一步的检查确诊，如腹部X片，血液检查淀粉酶等，确诊后按医嘱对患者进行治疗，并密切观察患者的治疗效果。

（汪 晶）

【考点自测】

一、名词解释

（1）急诊分诊

（2）初级评估

（3）次级评估

二、选择题

（1）患者，男性，56岁，剧烈胸痛半小时，面色苍白，大汗淋漓，有濒死感。患者既往有冠心病史，来时意识模糊，血压80/50 mmHg。若采用五级分类法分诊，此患者属于（　　）。

　　A．Ⅰ级　　B．Ⅱ级　　C．Ⅲ级　　D．Ⅳ级

　　E．Ⅴ级

（2）现在绝大部分国家和地区的综合医疗机构基本采用的分诊方法是（　　）。

　　A．交通指挥分诊法　　B．现场检查分诊法

　　C．快速分诊法　　D．重点专科分诊法

E. 综合分诊法

（3）下列关于分诊程序的陈述，正确的是（　　）。

A. 需要紧急处理的危重患者，分诊护士应及时配合抢救护士酌情予以急救处理

B. 危重患者应先办理就诊手续，之后再由分诊护士送入抢救室进行抢救

C. SAMPE问诊模式用于评估各种不适症状

D. 病情复杂难以确定科别者，可先不予以处理

E. 分诊程序包括：测量生命体征、挂号、分诊分流、分诊护理和分诊记录

（4）一急诊患者主诉胸前区疼痛，分诊护士应用的分诊技巧是（　　）。

A. AP分诊公式　　　B. PQRST分诊公式

C. CRAMS评分法　　D. QRS分诊公式

E. RSTRS评分法

（5）关于观察分诊不正确的是（　　）。

A. 一般分诊时间为3～5 min　　B. 护士应用知识和经验

C. 收集客观资料　　　　　　　D. 按照患者要求分诊

E. 评估、判断、分析患者资料

（6）李某，冠心病史3年，今晨于公交车上突然出现四肢抽搐，两眼上翻，呼吸心跳减弱，司机与乘客立即将其送到急诊室，分诊护士处理正确的是（　　）。

A. 分诊护士立即协助医生进行心肺复苏

B. 分诊护士立即开通绿色通道，医护人员进行抢救

C. 分诊护士立即进行心肺复苏

D. 分诊护士立即协同其他护士进行心肺复苏

E. 分诊护士立即呼叫医生进行抢救

（7）某男，交通事故后送往急诊室，意识丧失，左闭合性下肢骨折，呼吸20次/分，心率62次/分，血压96/62 mmHg。身上无任何证件，护士处理不正确的（　　）。

A. 协助医生处理骨折　　　　B. 处置同时通知保卫部

C. 等待家属办理手续后再处理　D. 先处理后再等家属补办手续

E. 处置同时通知医务部

（8）关于急诊分诊处的地理位置，以下说法不正确的是（　　）。

A. 地理位置分诊处需设置在明显的位置

B. 接近急诊科入口处

C. 使患者一进入急诊科就能看到分诊处

D. 具有明显的标志

E. 不需要直达救护车的通道

（9）常用的分诊问诊模式中，通常用来评估各种不适症状的分诊模式为（　　）。

A. PQRS　　B. OLDART　　C. SOAIPE　　D. CRAMS

E. AMPLE

（10）患者，男性，80岁，病史不详，家人送来时意识不清，呼吸微弱。按五级分诊分类法，该患者的分诊类别为（　　）。

A. Ⅰ级　　B. Ⅱ级　　C. Ⅲ级　　D. Ⅳ级

E. Ⅴ级

学习单元五 心搏骤停与心肺脑复苏

心搏骤停是指心脏突然停止有效泵血,导致全身组织缺血缺氧,心脏性猝死指急性症状发作后1小时内发生的以意识突然丧失为特征的由心脏原因引起的自然死亡。心肺复苏是指呼吸和心搏骤停时,在体外实施的基本急救操作措施恢复自主呼吸和自主循环。保护心脑等重要器官的功能,防止神经系统后遗症、救治突然出现的意外死亡。大部分患者将在4~6 min内发生不可逆脑损害,随后经数分钟进入生物学死亡,抢救时间越早,抢救措施正确有效,各种监护到位,复苏成功率则越高,一般来说,如果能在4 min内实施基础生命支持,8 min内完成进一步生命支持,则可获得最高的成功率。

【导入案例】

李某,男,22岁,引体向上时,突然倒地,伴四肢抽搐,呼之不应,朋友予掐人中,神志无转清。

思考与讨论:

如果你在场,你会如何做?

学习任务一 心搏骤停

【任务目标】

(1) 掌握心搏骤停的诊断依据及心肺脑复苏操作流程。

(2) 熟悉心搏骤停的临床表现。

(3) 了解心搏骤停的原因。

一、概述

（一）概念

心搏骤停是指各种原因引起的心脏射血功能突然终止，引起全身组织器官严重缺血、缺氧的临床急症。应尽早进行高质量的心肺复苏，建立和维持有效的气道呼吸和循环，以提高患者存活的机会，改善复苏后的生存质量。

（二）危险因素

1. 性别年龄

心源性猝死有两个高发年龄段，第一高峰出现在出生后的头6个月，由于"婴儿猝死综合征"造成。第二高峰出现在45岁年龄段，与冠心病高发有关。心源性猝死在儿童1～13岁年龄组占所有猝死的9%，青年14～21岁年龄组占30%，中老年占80%～90%，这可能与冠心病发病率随年龄而增加有关，因为80%以上的心源性猝死者患冠心病。男性心源性猝死较女性发生率高（约4∶1），在45～75岁间男女发生率的差异更大（可达7∶1）。

2. 运动

冠心病患者行中等度的体力活动有助于预防心搏骤停和心源性猝死的发生，而剧烈的运动则有可能触发心源性猝死和急性心肌梗死。成人11%～17%的心搏骤停发生在剧烈运动过程中或运动后即刻，这与发生心室颤动有关。规则的运动可通过降低血小板黏附与聚集，改变自主神经功能特别是增加迷走神经反射而预防心肌缺血诱导的心室颤动和猝死，有助于降低心血管病的发病率与病死率。心脏病患者应避免剧烈运动。

3. 吸烟

每年心源性猝死发生率比不吸烟增加24倍。吸烟增加血小板黏附，降低心室颤动阈值，升高血压，诱发冠状动脉痉挛，使碳氧血红蛋白积累和肌红蛋白利用受损而降低循环携氧能力，导致尼古丁诱导的儿茶酚胺释放，从而促发心源性猝死。

4. 精神因素

生活方式的突然改变、个人与社会因素造成的情绪激动及孤独与生活，负担过重引起的情绪压抑是心源性猝死的触发因素之一。大约40%的心源性猝死由精神因素促发。

5. 其他危险因素

包括高血压、左心室肥厚、心室内传导阻滞、血清胆固醇升高、耐量试验减低和肥胖、左室功能受损、心源性猝死的家庭史等亦是重要的危险因素。

（三）心搏骤停的类型

根据心脏活动情况及心电图表现，心搏骤停可分为三种类型。

1. 心室颤动

心室颤动又称室颤。心室肌发生极不规则的快速而又不协调的颤动心电图，表现为QRS的波群消失，代之以波形、振幅与频率极不规则的颤动波，频率为200~400次/s。若心室颤动波振幅细小（<0.2 mV）预示患者存活机会微小。

2. 心室停搏

心室停搏又称心室静止。心房、心室肌完全失去电活动能力；心电图表现为房室均无激动波可见，呈直线或偶可见P波。

3. 无脉性电活动

无脉性电活动过去称电机械分离，指心肌仍有生物电活动，出现缓慢而无效的收缩；心电图表现为宽而畸形、振幅较低的QRS波群，频率为30次/min，此时心脏已丧失排血功能，心音、脉搏消失。

上述三种类型均可致心脏的有效收缩和泵血功能丧失，使血液循环停止而引起全身组织器官严重缺血缺氧的临床表现。其中以心室颤动最常见，占57%~91%。各种类型之间可以相互转换。

（四）心搏骤停的患者的评估

心搏骤停后患者脑血流急剧减少导致意识突然丧失，临床主要表现为：①意识丧失或伴有短阵抽搐；②心音及颈股动脉等大动脉搏动消失，血压测不出；③呼吸断续，可呈叹息样或停止；④瞳孔散大；⑤面色苍白或明显发绀。

对心搏骤停的判断依据应简单而可靠，主要依据为意识突然丧失伴有大动脉颈、股动脉搏动消失。出现上述两个征象，心搏骤停的诊断即可成立，应立即进行初步急救，不能因寻找其余证据而延误复苏救护时机。

1. 病史

冠心病患者约占75%以上，其他见于重症心肌炎、流出道梗阻型心肌病、主动脉瓣狭窄、二尖瓣脱垂综合征、QT间期延长综合征、感染性心内膜炎、原发或继发性肺动脉高压、急性肺源性心脏病、夹层动脉瘤、心腔内肿瘤、先天性心脏病、窦房或房室传导阻滞、急性心包填塞、心脏破裂等。约5%患者生前无心脏病史。心脏性猝死发生前可无任何先兆，部分患者在猝死前数分钟或数天可有疲劳、心前区疼痛，情绪改变、胸闷气短、心悸等。

2. 体格检查

（1）意识突然丧失或伴短阵抽搐。抽搐常为全身性，持续时间长短不一，可长达数分钟，有时伴眼球偏斜，多发生于心脏停搏后10秒内。

（2）呼吸断续，呈叹息样，以后即停止，多发生在心脏停搏后20～30秒内。

（3）脉搏摸不到，血压测不出。

（4）心音消失。

（5）昏迷，多发生在心脏停搏30秒后。

（6）瞳孔散大，多在心脏停搏后30～60秒出现。

3. 心电图

表现常见下列3种情况：①心室完全丧失电活动，图上表现为直线，为心脏停搏，或仅有心房波，称心室停顿；②心室颤动或扑动；③心电机械分离。

心搏骤停有几个临床特征：①意识丧失，深昏迷，呼之不应。②大动脉搏动摸不到。③奋力呼吸数秒或10数秒，或立即停止呼吸。④瞳孔散大，对光反射消失。但如未扩大，并不能排除心搏已停。例如瞳孔曾动过手术，或为严重的有机磷中毒病例。⑤发绀。上述5点，以①②即可判断心搏骤停，并应立即开始抢救。

二、心搏骤停常见的原因

心搏骤停的原因通常分为两大类：一类为心源性心搏骤停，因心脏本身的病变所致；另一类为非心源性心搏骤停，因其他疾病或因素影响到心脏所致。

1. 心源性原因

（1）冠状动脉粥样硬化性心脏病。急性冠状动脉供血不足或急性心肌梗死常引发室颤或心室停顿，是造成成人心搏骤停的主要病因。由冠心病所致的心搏骤停引起，男女比例为（3～4）∶1，大多数发生在急性症状发作1小时内。

（2）心肌病变。急性病毒性心肌炎及原发性心肌病常并发室性心动过速或严重的房室传导阻滞，导致心搏骤停。

（3）主动脉疾病。主动脉瘤破裂、夹层动脉瘤、主动脉发育异常如马凡氏综合征、主动脉瓣狭窄。

2. 非心源性原因

（1）呼吸停止。如气管异物溺水和窒息等所致的气道阻塞、烧伤或烟雾吸入致气道组织水肿，脑卒中、巴比妥类等药物过量及头部外伤等均可致呼吸停止。此时气体交换中断，心肌和全身器官组织严重缺氧导致心搏骤停。

（2）严重的电解质与酸碱平衡失调。体内严重低钾血症和高钾血症均可致心搏骤停，血钠和血钙过低可加重高血钾的影响，严重高钙血症可致传导阻滞、室性心律失常，甚至发生室颤。严重高镁血症也可引起心搏骤停。酸中毒时细胞内钾外移，减弱心肌收缩力，又使血钾增高，可发生心搏骤停。

（3）药物中毒或过敏。锑剂氯喹，洋地黄类奎尼丁等药物的毒性反应可致严重心律失常而引起心搏骤停。在体内缺钾时，上述药物毒性反应引起心搏骤停，常以室颤多见。静脉内较快注射苯妥英钠氨茶碱、氯化钙、利多卡因等，可导致心搏骤停。青霉素、链霉素某些血清制剂发生严重过敏反应时，也可导致心搏骤停。

（4）电击、雷击或溺水。电击伤因强电流通过心脏而引起心搏骤停，强电流通过头部，可引起生命中枢功能障碍导致呼吸和心搏停止，溺水多因氧气不能进入体内进行正常气体交换而发生窒息。淹溺较常引起室颤。

（5）麻醉和手术意外。如呼吸道管理不当、麻醉剂量过大、硬膜外麻醉药物误入蛛网膜下腔、肌肉松弛剂使用不当、低温麻醉温度过低、心脏手术等也可能引起心搏骤停。

（6）其他。某些诊断性操作如血管造影、心导管检查，某些疾病如急性胰腺炎、脑血管病变等均可致心搏骤停。

三、心搏骤停的临床表现及判断

（一）临床表现

心搏骤停后血流运行立即停止，脑血流急剧减少可引起明显的循环系统和神经系统症状。

（1）心音消失。大动脉搏动消失，脉搏、血压测不到。

（2）意识突然丧失。呼之不应，患者多呈仰卧位或俯卧位，心脏停搏10秒左右，由于急性脑缺氧可引起突然晕厥，随即意识丧失或在短抽搐后出现意识丧失；停搏几秒后陷于昏迷状态。

（3）呼吸停止。心搏骤停时由于脑中尚存有含氧血液，可短暂刺激呼吸中枢而出现呼吸断续，呈叹息样或短促痉挛性呼吸，随后呼吸停止。多发生在心搏骤停后30秒内。

（4）瞳孔散大。瞳孔散大、固定对光反射消失。

（5）深浅反射消失，心搏和呼吸停止后静脉淤滞，皮肤苍白或发绀，全身抽搐，继之尿道和肛门括约肌松弛，大小便失禁，处于临床死亡状态。

（二）判断

心搏骤停时，出现较早且最可靠的临床征象是意识丧失伴大动脉搏动消失。成人通常检查颈动脉搏动亦可触摸股动脉，儿童可检查肱动脉搏动。

> **知识拓展**
>
> *临床死亡的标准*
>
> ①患者对任何刺激无反应。②无自主呼吸。③无循环特征，无脉搏，血压测不出。④心肺复苏30分钟后心脏自主循环仍不恢复，心电图为一直线（三个以上导联）。

（林艺珍）

学习任务二　心肺脑复苏

【任务目标】

（1）掌握基础生命支持的技术。
（2）了解进一步生命支持和延续生命支持的内容、复苏后的监测与护理。
（3）掌握心肺脑复苏的基本流程。

心搏骤停诊断一经确立，应毫不迟疑地立即进行心肺脑复苏，目的在于建立人工的自主有效的循环和呼吸。心肺脑复苏包括基础生命支持、进一步生命支持和延续生命支持三部分。

心肺复苏（Cardio Pulmonary Resuscitation，CPR）是针对心搏、呼吸停止所采取的抢救措施，即应用胸外按压或其他方法形成暂时的人工循环并恢复心脏自主搏动和血液循环，用人工呼吸代替自主呼吸并恢复自主呼吸，达到恢复苏醒和挽救生命的目的。脑复苏是心肺功能恢复后，主要针对保护和恢复中枢神经系统功能的治疗，其目的是在心肺复苏的基础上，加强对脑细胞损伤的防治和促进脑功能的恢复，此过程决定患者的生存质量。

为成功挽救心搏骤停患者的生命，需要诸多环节环环相扣，1992年10月，美国心脏协会正式提出"生存链"（chain of survival）概念。根据国际CPR与ECC指南，成人生存链（adult chain of survival）是指对突然发生心搏骤停的成年患者通过遵循一系列规律有序的步骤所采取的规范有效的救护措施，将这些抢救序列以环链形式连接起来，就构成了一个挽救生命的"生命链"。2010年美国心脏协会新心血管急救成人生存链包括以下5个环节：①立即识别心搏骤停并启动急救反应系统（immediate recognition of cardiac arrest and activation of the emergency response system）；②尽早进行心肺复苏，着重于胸外按压（early CPR with an emphasis on chest compressions）；③快速除颤（rapid defibrillation）；④有效的高级生命支持（effective advanced life support）；⑤综合的心搏骤停后治疗（integrated post-cardiac arrest care）。心血管急救成人生存链见图5-1。生存链中各个环节必须环环相扣，中断任何一个环节，都可能影响患者的预后。

图5-1 心血管急救成人生存链

（摘自《2010美国心脏协会心肺复苏及心血管急救指南》摘要）

一、基础生命支持

基础生命支持（Basic Life Support，BLS）又称初期复苏处理或现场急救，是复苏中抢救生命的重要阶段，如果现场心肺复苏不及时，抢救措施不当甚至失误则将导致整个复苏的失败。BLS包括：呼吸停止的判定，呼吸道通畅（A），人工呼吸（B），胸外心脏按压（C）和转运等环节，即心肺复苏（CPR）的ABC步骤。

（一）心肺复苏的基本程序

心肺复苏的基本程序是C、A、B，分别指胸外按压、开放气道、人工呼吸。首先要判断患者有无反应、呼吸和循环体征，如果发现无任何反应，应首先求助急救医疗服务（Emergency Medical Service，EMS）系统，尽快启动EMS系统。如果有2名急救员，一名立即实施CPR，另一名快速求救。有条件时，可考虑实施D，即除颤。如果旁观者未经过CPR培训，则应进行单纯胸外按压的CPR，直至除颤仪到达且可供使用，或急救人员或其他相关施救者已接管患者。成人BLS流程见图5-2（译自2010 CPR与ECC指南）。

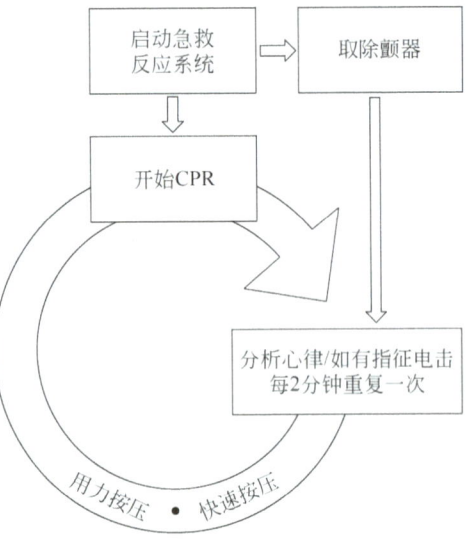

图5-2 成人BLS流程

1. 保持呼吸道通畅

一般采用仰头举颏法（或仰头举颌法）救护者手置于前额，使头部后仰另一手的食指与中指置于下颌附近下颏或下颌角处，抬起下颏（颌）。此法，可使舌根离开咽后壁，气道即可开放。

2. 人工呼吸或气管插管、使用呼吸机

（1）口对口人工呼吸。

①单手抬颏法：开放气道后，一手抬起颏部使下颌前推开口，另一手置于患者前额使患者头后倾，拇指与食指捏闭患者鼻孔或以颊部堵塞患者鼻孔，然后深吸一口气用口部包含患者口部，用力吹入气体，同时观察胸廓起伏情况。

②双手托下颌法：用双手四指分别托起患者左右下颌角并使患者头后仰、下颌前推、开口，用双拇指分别捏闭左右鼻孔，然后深吸一口气，用口部包含患者口部，用力吹入气体。

（2）口对鼻人工呼吸：对于牙关紧闭下颌骨骨折或口腔严重撕裂伤等不适于口对口人工呼吸的患者应采用口对鼻人工呼吸。口对鼻人工通气时，应紧闭患者嘴唇，深吸气后，口含患者鼻孔用力吹入气体，吹入气体量为2倍的患者潮气量或成人可达1000 mL。如果吹入气体量过大流速过快，则可使咽部压大于食管开放压，空气进入胃，引起胃扩张，甚至胃内容物反流误吸。目前认为应减慢吹气频率，吹气时间增到1.5～2 s（以往标准为1.0～1.5 s），使吹入气流压力低，不超过食管开放压，从而降低反流误吸的机会。胸廓起伏运动表示吹气有效，在有简易呼吸器的条件时可用面罩扣紧患者口鼻托起下颌，挤压气囊，吹气入患者肺内，再松开气囊使气体呼出，这样胸廓起伏一次即呼吸一次给患者吸入100%的氧气。如插入气管导管，可接呼吸器，经导管进行间断正压人工呼吸。

（3）口对口鼻人工呼吸法：用于婴幼儿，与上法相似，用口包住婴幼儿口鼻吹气，同时观察胸部有无抬起。

（4）口对气管切开口人工呼吸法：与上两个方法相似但向气管吹气时使患者口鼻关闭，患者呼气时使之开放。

（5）口对辅助器具人工呼吸（使用空气或氧气）。

（6）球囊面罩或球囊插管人工呼吸（使用空气或氧气）。

（7）手控式氧气动力人工呼吸器人工呼吸。

（8）机械人工呼吸器。

注意：在心搏骤停刚发生时，最好不要立即进行气管插管（因要中断按压心脏，延误时间）而应先进行心脏按压及口对口呼吸，口对口呼吸效果不佳或是复苏时间过长以及有胃反流等才是气管插管的适应证。

3. 人工心脏按压

胸外心脏按压可刺激心脏收缩，恢复冠状动脉循环，以复苏心搏，提高血压维持有效血液循环，恢复中枢神经系统及内脏的基本功能，其作用机制：胸廓具有一定弹性，胸骨可因受压而下陷。按压胸骨时，对位于胸骨和脊柱之间的心脏产生直接压力，引起心室内压力的增加和瓣膜的关闭，促使血液流向肺动脉和主动脉；放松时，心室内压降低血流回流，另外，按压胸骨使胸廓缩小，胸内压增高，促使动脉血由胸腔内向周围流动放松时，胸内压力下降，静脉血回流至心脏，如此反复，建立有效的人工循环。

(1) 操作方法。

①与人工呼吸同时进行，使患者仰卧于硬板床或地上，睡在软床上的患者，则用心脏按压板垫于其肩背下，头后仰10°左右，解开上衣。

②操作者紧贴患者身体左侧。为确保按压力垂直作用于患者胸骨，救护者应根据个人身高及患者位置高低，采用脚踏凳式、跪式等不同体位。

③确定按压部位的方法是：救护者靠近患者足侧的手的食指和中指沿着患者肋弓下缘上移至胸骨下切迹，将另一手的食指靠在胸骨下切迹处，中指紧靠食指靠近患者手的掌根，紧靠另一手的中指放在患者胸骨上，该处为胸骨中下1/3交界处，即正确的按压部位。

④操作时，将靠近患者头侧的手平行重叠在已置于患者胸骨按压处的另一手之背上，手指并拢或互相握持，只以掌根部接触患者胸骨，操作者两臂位于患者胸骨正上方，双肘关节伸直，利用上身重量垂直下压。对中等体重的成人下压深度约5 cm，而后迅速放松解除压力，让胸廓自行恢复。如此有节奏地反复进行，按压与放松时间大致相等，频率每分钟80~100次。

有效的按压可扪到大动脉如颈、股动脉的搏动，动脉血压可上升，瞳孔缩小，发绀减轻，皮温回升，有尿液排出，昏迷浅或意识恢复，出现自主呼吸，心电图好转，按压时过轻、过重，下压与放松比例不当，两臂倾斜下压类似揉面状，一轻一重，或拍打式按压等都是不正确的。

(2) 胸外心脏按压并发症。

胸外心脏按压法如操作不正确，效果会大为降低。按压的动作要迅速有力，有一定的冲击力，每次松压时需停顿瞬间，使心室较好充盈，但按压切忌用猛力，以避免造成以下并发症：①肋骨胸骨骨折、肋软骨脱离，造成不稳定胸壁；②肺损伤和出血、气胸、血胸、皮下气肿；③内脏损伤，如肝脾肾或胰损伤后腹膜血肿；④心血管损伤，发生心包填塞、心脏起搏器或人工瓣膜损坏或脱离、心律不齐、心室纤颤；⑤栓塞症（血、脂肪、骨健或气栓子）、胃内容反流，造成吸入或窒息。有以下情况的患者不宜采用胸外心脏按压术，如大失血患者、老年人桶状胸、胸廓畸形、心包填塞征、肝脾过大、妊娠后期、胸部穿通伤等。

在多数情况下，胸外心脏按压为首选措施，但目前通用的胸外心脏按压法所生的血流，远不能满足脑和心肌的需要，因此提出开胸心脏按压的应用指征应予放宽。当胸外按压 5 分钟后仍无反应，或因胸廓畸形、张力气胸纵隔心脏移位、心脏室壁瘤、左房黏液瘤、重度二尖瓣狭窄、心脏撕裂或穿破心包积液时应果断开胸进行胸内心脏直接按压。心脏按压和口对口人工呼吸是心搏骤停抢救中最紧急的措施，两者必须同时进行，人工呼吸和心脏按压的比例为 1:15，如只有一人操作，则做 30 次心脏按压后接着做 2 次人工呼吸。

此外，在人工胸外按压前迅速心前区叩击，可能通过机械电转换产生低能电流，而中止异位心律的往返通路使室性心动过速或心室颤动转为较稳定的节律。但也有可能使室性心动过速转为更严重的心室扑动或颤动，它对心室停顿无效，而且不具有胸外按压推动血流的作用。因此现不作为心脏复苏抢救的常规，而属Ⅱb级心脏复苏措施，即对心搏骤停无脉而一时又无电除颤器可供应立即除颤时可考虑采用，决不要为心前区叩击而推迟电除颤。

（二）心肺复苏效果的判断

（1）瞳孔复苏有效时，可见瞳孔由散大开始回缩。如瞳孔由小变大、固定，则说明复苏无效。

（2）面色及口唇复苏有效时，可见面色由发绀转为红润。如若变为灰白，则说明复苏无效。

（3）颈动脉搏动按压有效时，每一次按压可以摸到一次搏动，如若停止按压，搏动亦消失，应继续进行心脏按压。如若停止按压后，脉搏仍然跳动，则说明患者心跳已恢复。

（4）神志复苏有效，可见患者有眼球活动，睫毛反射与对光反射出现，甚至手脚开始抽动，肌张力增加。

（5）自主呼吸出现。自主呼吸的出现并不意味可以停止人工呼吸，如果自主呼吸微弱，仍应坚持人工辅助呼吸。

（三）注意事项

1. 按压者的更换

有两个复苏者时，每 2 分钟改变一下按压和通气的角色，以避免按压者疲劳和胸部按压质量降低。多个复苏者时，可每 2 分钟改变一下按压者，换人操作时间应在 5 秒钟内完成，以减少胸部按压间断的时间。

2. 预防胃胀气

正常情况下，少量气体进入食管和胃是无害的，但如果进入胃的气体量过大，则可引起胃胀气。胃胀气严重时，一方面使膈肌抬高，肺扩张障碍，肺容量减少，进而影响肺通气量；另一方面，胃胀气引起的胃扩张可导致呕吐、反流和误吸，造成严重后果。防止胃胀气的发生，吹气时间要长，气流速度要慢，从而降低最大吸气压。如果患者已发生胃胀气,施救者可用手轻按上腹部,以利于胃内气体的排出,如有反流或呕吐,要将患者头部偏向一侧防止呕吐物误吸。也可放置鼻胃管,抽出胃内气体。

3. 心肺复苏的终止

(1) 院前心肺复苏的终止:①恢复有效的自主循环。②高级心血管生命支持抢救小组接手。③施救者由于自身精疲力尽不能继续复苏、处在对自身产生危险的环境中或者继续复苏将置其他人员于危险境地时。④发现提示不可逆性死亡的可靠和有效的标准、确认为明显死亡的标准或符合复苏终止的规则。

复苏终止的规则包括:①非院前急救人员或现场施救者见证的心搏骤停。②经过3轮(每轮5个周期)的心肺复苏没有恢复自主循环。③没有除颤指征。

(2) 医院内心肺复苏的终止:院内终止复苏的决定由抢救医生下达,做决定时要考虑诸多因素,如心搏骤停时有无目击者、CPR时间、心搏骤停前状态,以及复苏过程中是否出现过自主循环恢复(return of spontaneous circulation,ROSC)等。

二、进一步生命支持

进一步生命支持主要为在BLS基础上应用辅助设备及特殊技术,建立和维持有效的通气和血液循环识别及治疗心律失常建立有效的静脉通路,改善并保持心肺功能及治疗原发疾病。

高级心血管生命支持(Advanced Cardiovascular Life Support,ACLS)是在基础生命支持的基础上,应用辅助设备及特殊技术,建立和维持更为有效的通气和血液循环,识别及治疗心律失常,建立静脉通路并应用必要的药物治疗,改善并维持心肺功能及治疗原发疾病的一系列救治措施。一般在医疗单位中进行ACLS,如人力足够,往往以复苏团队的形式,同时进行BLS与ACLS,以取得较高的疗效。见图5-3。

ACLS仍强调高质量心肺复苏的重要性,包括:以足够的速度和幅度进行按压,保证每次按压后胸廓回弹,尽可能减少按压中断并避免过度通气,以提高恢复自主循环的可能性。并强调应在心肺复苏的非中断间组织高级生命支持干预措施操作,最好通过心电、血压、脉搏血氧饱和度、二氧化碳波形图等生理参数指导心肺复苏。

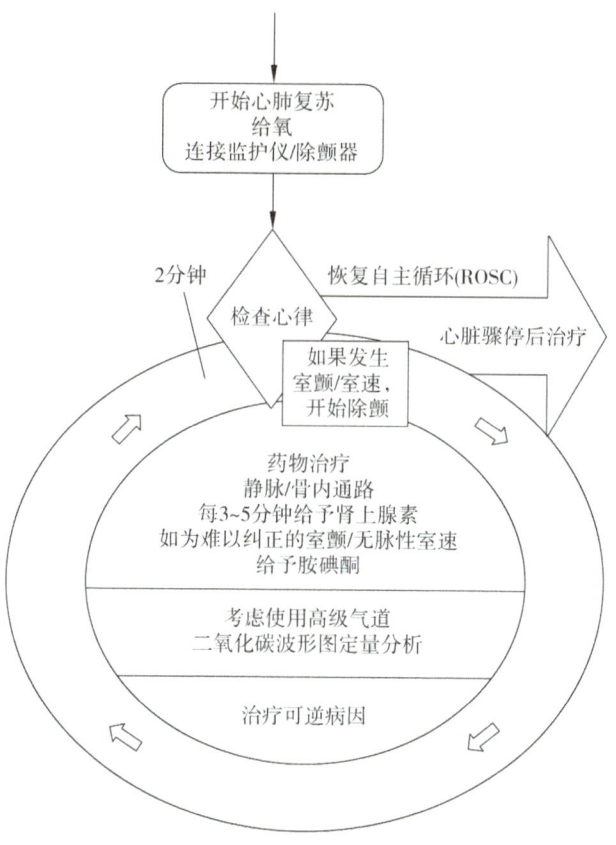

图 5-3 环形成人 ALS 流程

(译自《2010 美国心脏协会心肺复苏及心血管急救指南》)

(一) 控制气道 (Airway, A)

(1) 气管内插管应尽早进行,插入通气管后,可立即连接非同步定容呼吸机或麻醉机,每分钟通气 12～15 次即可。一般通气时暂停胸外按压 1～2 次。

(2) 环甲膜穿刺。遇有插管困难而严重窒息的患者可以 16 号粗针头刺入环甲膜,接上 T 型管输氧,可立即缓解严重缺氧情况,为下一步气管插管或气管造口术赢得时间,为完全复苏奠定基础。

(3) 气管造口术是为了保持较长期的呼吸道通畅,主要用于心肺复苏后仍然长期昏迷的患者。

(4) 心肺复苏药物的应用。使用药物的目的在于提高心脏按压效果,增加心肌与脑的灌注促使心脏尽早复跳;提高室颤阈,为电除颤创造条件;纠正酸中毒和电解质失衡;治疗心律失常。

①给药途径。

- 静脉给药：首选现有的静脉通路，但应尽可能选用颈外静脉或中心静脉。无中心静脉而必须选用外周静脉时应尽量选用肘部静脉而不用肢体远端尤其是下肢静脉。

- 气管内给药：在无静脉通路的情况下，可通过气管内给药。效果与静脉给药几乎相同。可将静脉剂量的1～2倍稀释于10 mL生理盐水中注入气管导管。如果能通过无菌细管将药物直接经气管导管插入深达气管支气管支则药物通过肺泡吸收更快。适于气管内给药的药物包括：肾上腺素、利多卡因、阿托品、安定纳洛酮等不会引起组织损伤的药物，碳酸氢钠、去甲肾上腺素及钙剂可能引起气道黏膜和肺泡损伤，不宜通过气管内给药。

- 心内注射：心内注射需中断胸外心脏按压，并可能引起气胸与顽固性心律失常，损伤冠状动脉与心肌，发生心包压塞，所以目前不主张首先采用，一旦应用，不主张经胸骨旁路，可考虑剑突旁路。后者损伤冠状动脉前降支的机会较少，操作方法为：自剑突左侧，向头侧、向后、向外进针，回抽又回血后即可注入药物，在开胸心脏复苏时，可在直视下用细针头将药物注入左心室腔。心内注射的肾上腺素或抗心律失常药物剂量约为静脉剂量的一半。碳酸氢钠不允许心内注射。

②常用药物。

- 儿茶酚胺类药物：儿茶酚胺类药物可分为纯α-受体兴奋剂（甲氧胺、新福林）、纯β-受体兴奋剂（异丙基肾上腺素多巴酚丁胺）和α、β非选择性兴奋剂（肾上腺素、去甲肾上腺素、多巴胺和间羟胺）三类。受体作用是复苏中所需要的，它可产生外周血管收缩导致主动脉舒张压上升和冠状血流增加，但按传统方法静脉注射去甲肾上腺素将产生严重的血管痉挛，反而加重器官灌注不良，因此目前多数学者已主张将其从"三联针"中撤除。β受体作用在理论上可增加心肌变时性和变力性，增加室颤阈值和振幅，临床上却可使冠脉灌注下降，并加重心肌缺血，因此，异丙基肾上腺素亦已从传统的"三联针"中撤除。近年来临床和实验一致认为盐酸肾上腺素应是心脏复苏的首选药物，因为肾上腺素不仅能兴奋α受体，也能兴奋β受体，其收缩外周血管的作用有利于提高主动脉舒张压，改善冠脉灌注，并能使脑微血管扩张，从而增加脑血流灌注，若在用药同时进行心脏按压升高血压的效果更好。

心肺复苏时推荐肾上腺素的常规剂量为每隔5分钟给予1 mg，静脉注射或经气管导管滴入。近年来，大剂量肾上腺素的应用受到重视，有人主张成人心肺复苏时每隔5分钟，给予2～5 mg肾上腺素可提高复苏成功率。

- 利多卡因：抑制心室异位节律，提高心室颤动阈值，治疗量对心肌收缩力和动脉血压均无明显影响，为室性心动过速的首选药物，对除颤成功后复发心室颤动者亦有效，常规剂量为1 mmol/kg静脉注射，复律后继之以1～4 mg/min静脉滴注，每小时总量可达225 mg。

- 阿托品：减低迷走神经兴奋性，增加窦房结频率改善房室传导，用于心室停搏、三度房室传导阻滞或高度房室传导阻滞，以及严重心动过缓，剂量为0.5~1 mg静脉注射，每5分钟1次，直至心率增加60次/min。

- 溴苄胺：有明显的提高室颤阈值作用，在非同步除颤前，先静注溴苯胺，具有较高的转复率，并防止室颤复发。用法：溴苄胺5~10 mg/kg体重，静注，不必稀释。注入后即进行电击除颤。如不成功可重复。

- 甲氧胺：近年研究证明甲氧胺在心脏复苏中效果良好，因其属单纯兴奋a受体的药物，可明显提高主动脉舒张压，改善冠状动脉灌注，提高复苏成功率，故近年主张首选。

- 5%碳酸氢钠：传统观念认为因心搏骤停后导致代谢性乳酸中毒而使pH值降低，室颤阈值降低影响除颤。故最近10年来的心肺脑复苏的实验研究证明：心搏骤停时的酸中毒，主要是呼吸性酸中毒而非代谢性酸中毒，故反复应用大量的5%碳酸氢钠有严重的潜在性危害，其机理是能抑制心肌收缩力，增加脑血管阻力，大脑阻抑，影响意识恢复，且大剂量应用可致高钠血症，血液黏度升高，血栓形成。1985年由美国心脏病学会、红十字会心脏病学院和国立心肺、血液研究院主持召开的美国全国第三届CRR心脏急救（ECC）会议制定了CPR-ECC的标准和指南规定指出，碳酸氢钠在成人进一步生命支持初期不主张应用。因为它不改善患者后果，只在除颤心脏按压、支持通气和药物治疗后，才考虑应用。用法：一般可静注或快速静滴，首剂为0.5~10 mmol/kg（5%碳酸氢钠100 mL=60 mmol）；以后最好根据血气分析及pH值决定用量，如无条件，可每10分钟重复首次剂量的1/2，连用2~3次，一般总量不超过300 mL，同时保证充分通气，以免加重心脏和大脑功能损害。

- 纳洛酮：可拮抗内啡肽所介导的效应，增加心肌收缩力，升高动脉血压，改善组织血液灌注，有利于骤停后的心脏复苏，纳洛酮可迅速通过血脑屏障，解除中枢抑制，有利于肺功能的恢复，可反复应用。

- 异丙基肾上腺素：每次1 mg静脉注射，若扭转型室性心动过速时将1 mg加入5%葡萄糖液中，以每分钟2 mg的速度静脉滴注。

- 氯化钙：本品可使心肌收缩力加强，使心脏的收缩期延长，并使心肌的激惹性提高，但目前观点认为，当机体缺血、缺氧时Ca^{2+}通道开放，大量心离子流入细胞内，细胞内线粒体与内质网的Ca^{2+}释放，使细胞内Ca^{2+}浓度增加200倍，形成Ca^{2+}"过载"导致蛋白质和脂肪酸破坏，激活蛋白酶和磷酸酶A_2，破坏细胞膜，并释放出有破坏作用的游离酸进入细胞内，使线粒体功能丧失和细胞损伤，导致脑细胞不可逆性损害，心肌纤维受损，致使复苏成功率降低，美国全国第三届心肺复苏心脏急救会议制定的标准指出：在心肺复苏时不宜用钙剂，用了反可增加死亡率。因此除非有高血钾、低血钙或钙通道阻滞中毒存在，一般均不宜用钙剂。

- 呼吸兴奋剂：使用呼吸兴奋剂的目的在于加强或完善自主呼吸功能，常用的有回苏灵、尼可刹米、戊四氮、洛贝林等。在呼吸复苏早期由于脑组织内氧合血液的灌注尚未完全建立，细胞仍处于缺氧状态，此时不宜使用呼吸兴奋剂，用了反可刺激细胞的新陈代谢而加重细胞损害，致其功能恢复困难甚至导致细胞死亡，常在复苏成功20~30分钟后，脑组织才逐渐脱离缺氧状态，60分钟后脑组织有氧代谢恢复，因此呼吸兴奋剂的应用（包括中枢神经兴奋剂）在复苏成功1小时后才考虑应用，最好的适应证有自主呼吸恢复，但有呼吸过浅、过慢、不规则等呼吸功能不全者禁用。

• 其他药：有指征时酌情应用升压药、强心剂、抗酸剂及抗心律失常药。

（5）直流电非同步除颤或无创体外心脏除颤起搏器的应用。在进行徒手心肺复苏术的同时应争取立即安置除颤器或除颤起搏器，接好除颤起搏多功能电板，如示波屏上显示为室颤，则按下降颤键。

电除颤成功率有报告可达70%实施越早成功率越高，但盲目除颤的概念，近几年来已渐淡漠，因患者若为心室停搏或电机械分离所致的心搏骤停，盲目除颤反可损伤心肌不利于心脏复跳，此外，对电击除颤无效的室颤患者，还可试用超速起搏。

注意事项：①除颤前应详细检查器械和设备做好一切抢救准备。②电极板放的位置要准确，并应与患者皮肤密切接触，保证导电良好。③电击时，任何人不得接触患者及病床以免触电。④对于细颤型室颤者，应先进行心脏按压、氧疗及药物等处理后，使之变为粗颤，再进行电击，以提高成功率。⑤电击部位皮肤可有轻度红斑、疼痛，也可出现肌肉痛，3~5天后可自行缓解。⑥开胸除颤时，电极直接放在心脏前后壁。除颤能量一般为：5~10 W。

（二）氧疗和人工通气（Breathing, B）

对心搏骤停患者，心肺复苏时，如果有氧气，可给予高浓度或100%氧。一旦患者出现ROSC，应调节氧流量维持血氧饱和度大于或等于94%，避免体内氧过剩。

心肺复苏过程中，人工通气的目的是维持足够的氧合和充分清除二氧化碳，但不应给予过频过多的通气。其理由是CPR期间，肺血流量大幅度减少，为维持正常的通气血流比例，通气量不宜过大。另外，过频过多的通气将增加胸腔内压力，减少静脉回心血量，降低心排出量。所以，心肺复苏过程中，应避免过频过多的通气，防止过度通气。在已经建立高级气道（如气管插管）的双人CPR中，按压者可持续以每分钟至少100次速率进行胸部按压，通气频率为8~10次/min，即每6~8秒钟通气1次，且不用考虑人工呼吸与胸外按压的同步。

心肺复苏时，可选择如下人工通气方法。

（1）球囊-面罩通气法（bag-mask ventilation）亦常称为简易呼吸器通气法，球囊面罩通气装置是由一个球囊（成人1~2 L）连接到一个面罩组成。在球囊舒张时空气能单向进入球囊内，其侧方有一氧气入口，有氧条件下可自此输氧10~15 L/min。球囊-面罩通气装置是紧急情况下通气的主要工具，球囊-面罩通气法是提供正压通气的最常用方法，挤压成人球囊1/2左右，提供大约600 mL的潮气量，可见胸廓起伏，通气时间应持续1秒以上。此潮气量基本可以保证足够氧合，且可以减少胃胀气的风险。应用球囊-面罩通气法，最好是两名抢救人员在场时应用，其中一人胸部按压，一人挤压球囊。通气者应确保气道开放，面罩紧贴面部不漏气。每30次胸部按压后，给予2次通气。

球囊-面罩通气方法可以产生胃胀气伴并发症，包括反流、吸入性肺炎。胃胀气能使膈肌抬高，限制肺的活动，降低呼吸系统的顺应性。

（2）机械通气（mechanical ventilation）。机械通气可以增加或代替患者自主通气，保证足够供氧，改善气体交换，呼吸参数易于控制，是目前临床上唯一确切的最有效的人工通气方法。

（三）循环支持（Circulation, C）

（1）心电、血压监测。CPR时，应及时连接心电监护仪或除颤仪心电示波装置或心电图机进行持续心电监测，及时发现心律失常，准确辨认心律失常，以采取相应的急救措施，如室颤时，立即给予除颤。检测心律要迅速，如果观察到规律心律，应检查有无脉搏。如对脉搏是否存在有任何怀疑，应立即开始胸部按压。监测中还应注意任何心电图的表现均应与患者的临床实际情况紧密相联系。

（2）建立给药途径。心搏骤停时，在不中断CPR和快速除颤的前提下，应迅速建立静脉或骨内通路。

①静脉通路（Ⅳ）：如无静脉通路，应首选建立外周静脉通路给予药物和液体，常选用肘前静脉（如肘正中静脉或贵要静脉）、颈外静脉，尽量不用手部或下肢静脉。对已建立中心静脉通路者，优选中心静脉给药，因中心静脉给药比外周静脉给药时药峰浓度更高、循环时间更短、起效更快。但如果在CPR期间建立中心静脉通路，不可因置入中心静脉导管而中断CPR。

②骨内通路：如果无法建立静脉通路，可选骨内通路进行液体复苏、给药和采集血液标本。

③气管内给药（ET）：如果无法建立静脉或骨内通路，某些药物可经气管插管注入气管。常用药物有肾上腺素、阿托品、利多卡因、纳洛酮和血管升压素等。其剂量应为静脉给药的2~2.5倍，使用5~10 mL生理盐水或蒸馏水稀释后，将药物直接注入气管。使用蒸馏水稀释肾上腺素和利多卡因可比应用生理盐水稀释更好吸收。但经气管内给予肾上腺素，其较低的浓度可产生短暂性的肾上腺素能效应（血管舒张作用），导致低血压、低冠状动脉灌注压（CPP）和血流，降低ROSC的可能性。因此，尽管可经气管内给予某些药物，应尽量选择静脉或骨内方法给药，以保证确切的给药和药物作用。

（3）常用药物。

①肾上腺素（epinephrine）：是CPR的首选药物，能兴奋α、β-肾上腺素受体。主要是因为兴奋α-肾上腺素受体的作用，收缩外周血管，提高血压，增加冠状动脉和脑等其他重要脏器的灌注压。兴奋β-肾上腺素受体的作用具有争议，因其能增加心肌负荷，降低心内膜下灌注。肾上腺素用法是1 mg静脉或骨内推注，每3~5分钟1次。给药后应再推注20 mL液体，促进药物更快到达中心循环。如果无法经静脉或骨内通路给药，可经气管内给药，剂量为2~2.5 mg。

②血管升压素（vasopressin）：是非肾上腺素能血管收缩药，也能引起冠脉和肾血管收缩，有利于恢复自主循环。CPR时，可使用血管升压素40 U替代第一或第二剂肾上腺素，经静脉或骨内给药。

③胺碘酮（amiodarone）：用于治疗对CPR、除颤和血管升压药物无反应的室颤或无脉性室速，是一种可影响钠、钾和钙通道的合成药物，具有阻滞α、β-肾上腺素受体特性。胺碘酮用法是首次300 mg，缓慢静脉注射。如无效，给予150 mg静脉推注或维持滴注。

④利多卡因（lidocaine）：利多卡因是广为熟知、长期使用无即刻不良反应的抗心律失常替代药物。当不能获得胺碘酮时，可应用利多卡因替代胺碘酮。初始剂量为1~1.5 mg/kg静脉推注，如室颤和无脉性室速持续存在，5~10分钟后，再以0.75 mg/kg剂量给予静脉推注，最大剂量不超过3 mg/kg。

⑤硫酸镁（magnesium sulfate）：能有效终止尖端扭转型室速。如果室颤/无脉性室速心搏骤停与尖端扭转型室速有关，可给予硫酸镁1~2 g稀释到5%葡萄糖溶液10 mL中缓慢（5~20分钟）静脉推注。对尖端扭转型室速应立即进行高能量电击治疗，硫酸镁仅是辅助药物，用于治疗或防止尖端扭转型室速复发时应用，不建议心搏骤停时常规使用。

⑥阿托品（atropine）：是副交感神经拮抗剂，可以解除迷走神经对心脏的抑制，从而提高窦房结的自律性，促进心房和房室结的传导，加快心率。可作为引起临床症状（低血压、缺血引起的胸部不适、意识变化、休克症状）的持续性心动过缓等待起搏时的治疗措施。首次静脉推注0.5 mg，每隔3~5分钟可重复一次，最大总剂量为3 mg。阿托品静脉注射后立即发生药理作用，可引起心动过速、心肌耗氧量增加，对心肌缺血或急性心肌梗死患者可加重缺血或扩大梗死面积，用药时应注意观察。

⑦碳酸氢钠（sodium bicarbonate）：复苏初期（15~20分钟内）不应过分积极补充碳酸氢钠。心搏骤停或复苏时间过长者，或早已存在代谢性酸中毒、高钾血症、三环类抗抑郁药物过量患者可适当补充碳酸氢钠，初始剂量1 mmol/kg体重（如为5%的溶液，1 mL=0.6 mmol），静脉滴注，以后根据血气分析结果调整补给量，防止产生碱中毒。

（4）心搏骤停时复苏。

(四)明确诊断(Differential Diagnose, D)

在救治心搏骤停的过程中,应尽可能迅速明确引起心搏骤停的病因,以便及时对病因采取相应的救治措施。引起心搏骤停的原因可用英文单词的头一个字母归纳为"H"和"T"。H为低氧血症(Hypoxia)、低血容量(Hypovolemia)、氢离子(酸中毒)[Hydrogenion(acidosis)]、低钾血症/高钾血症(Hypo-/Hyperkalemia)和低温(Hypothermia)。T为张力性气胸(Tension pneumothorax)、心包填塞[Tamponade(cardiac)]、毒素(Toxins)、肺动脉血栓形成(Thrombosis, Pulmonary)和冠状动脉血栓形成(Thrombosis, Coronary)。

三、持续生命支持

(一)持续生命支持的重点是脑保护、脑复苏及复苏后疾病的防治

1. 脑复苏

脑组织平均重量仅为体重的2%,但脑总血流量占心排出量的5%,脑的耗氧量相当于静息时全身耗氧量的20%~25%。脑组织对缺氧最敏感,而且越高级的部位,对缺氧的耐受性愈差,脑缺氧10秒就可丧失意识,缺氧15秒可以出现数分钟的昏迷,缺氧3分钟可昏迷4小时以上,完全缺氧8分钟,大脑皮层的损害即不可逆转。因此,心肺复苏术一开始应注意对脑的保护以促使脑复苏。

近几年大量临床实践证实,脑细胞并不是在脑血流灌注停止时即形成不可逆的损害,而是在灌注恢复后相继发生脑充血、脑水肿及持续低灌注状态,使脑细胞的损害逐渐加重,以致死亡。这一过程称之为"再灌流损伤",其程度与心跳停止时间长,脑血流量多少及血糖浓度等因素密切相关。

再灌注造成不可逆损伤的机制有多种,至今为止,一般认为与细胞内钙离子增多、氧自由基和前列腺素的作用关系较密切。

心肺复苏术中各个环节均是脑复苏的基本措施。针对脑复苏的具体措施如下。

(1)低温疗法:为目前治疗心搏骤停后脑缺氧损害的主要措施。低温可降低脑代谢,减轻脑水肿,稳定细胞膜,维持离子内环境稳定,抑制氧自由基的产生与脂质过氧化反应,减少EM的释放,抑制破坏性酶反应等,因此从多方面对脑缺氧起到保护作用。临床上降温的原则为:①及早降温,心跳恢复,能测得血压即开始;②以头部降温为主,患者头部戴冰帽,配合腹股沟、腋窝部放置冰袋,以尽快降低脑温;③足够降温,在第一个24小时内将肛温降至30~32℃,脑温降至约28℃;④复温方法,待四肢协调活动和听觉等大

脑皮层功能开始恢复后才进行复温，以每24小时温度回升1℃为宜，在降温的过程中为避免寒战直至抽搐，可应用冬眠药等。

（2）脱水：心跳复苏时，血压维持在10.6~6.7 kPa（80~50 mmHg）以上时可予脱水，纠正颅内高压、脑水肿连用药3~5天。一般给予20%甘露醇250 mL静脉快速滴注，还可给予速尿20~40 mg静注或地塞米松进行静滴，脑水肿伴肺水肿，给予速尿加用地塞米松。脑水肿伴休克，先提高血压，纠正休克。脑水肿伴颅内出血时物理降温及脑外科治疗。

（3）促使脑功能恢复：给予胞二磷胆碱200~600 mg/d或乙酰谷酰胺100~400 mg/d，分次静滴，还可给予激素等药物以保护脑细胞减少自溶性破坏，减少毛细血管通透性，抑制醛固酮和抗利尿激素的分泌，有利于利尿。

（4）巴比妥酸盐疗法：巴比妥类能增加神经系统对缺氧的耐受力，可以抑制脑灌注复苏后脑氧代谢率的异常增加，具有稳定脑细胞膜的作用，巴比妥还可减轻脑水肿，改善局部血流的分布异常，缩小梗死面积。此外，巴比妥还可防治抽搐发作，强化降温对脑代谢率的抑制能力提高低温疗法的效果，一般强调在心脏复跳后几分钟内开始应用，迟于4小时则疗效显著降低。可选用2%硫喷妥钠5 mg/kg即刻静注，每小时2 mg/kg（维持血浓度2~4 mg）以达到安静脑电图为宜，总量不超过30 mg/kg。或苯妥英钠7 mg/kg静注。必要时重复给药，硫喷妥钠多用于昏迷患者，属于深度麻醉药，应在麻醉医师指导下进行。下列情况暂停给药：①维持正常动脉压所需血管收缩药物剂量过大时；②心电图出现致命性心律失常时；③中心静脉压及肺动脉楔嵌压升至相当高度或出现肺水肿。

（5）高压氧的应用：高压氧可提高脑组织的氧分压，降低氧耗及颅内压，促进脑功能的恢复。尤其对心肺复苏后脑损害严重，脑复苏比较困难，反复抽搐，持续呈昏迷状态且病情逐渐恶化者可行高压氧治疗。

（6）钙通道阻滞剂疗法：钙通道阻滞剂可直接作用在细胞膜上的钙离子通道，抑制钙离子内流、释放。因而解除血管痉挛，抑制血小板凝聚，疏通脑微循环减少钙离子对线粒体核酸异位酶的抑制，使ATP合成与释放增加保护心功能降低心肌耗氧量，减少乳酸生成，使糖利用接近正常。①异搏定：0.075~0.15 mg/kg静注。②尼莫地平每次加20~40 mg，每日3次。③利多氟嗪：每次120 mg，每日6次。④心痛定：每次10~20 mg，每日6次。

（7）肾上腺皮质激素：肾上腺皮质激素在心肺脑复苏过程中具有多方面的良好作用。一般地讲，单独应用激素仅适于轻度脑损害者；多数情况下，常与脱水剂低温疗法同时应用，其用量要大，如地塞米松每次5~10 mg，静脉注射，每4~6小时1次，一般情况下应连用3~5天。

（8）抗自由基药物的应用：该类药物有阻断自由基作用的超氧化歧化酶、过氧化氢酶、谷胱甘肽过氧化物酶和自由基清除剂，如甘露醇、维生素C、维生素E、辅酶Q、地塞米松、丹参莨菪碱等。

2. 维持血压及循环功能

心搏骤停复苏后，循环功能往往不够稳定，常出现低血压或心律失常，低血压如血容量不够，则应补充血容量；心功能不良者应酌情使用强心药物如西地兰；需用升压药物，则以选用间羟胺或多巴胺为好，如发生严重心律失常，应先纠正缺氧、酸中毒及电解质紊乱，然后再根据心律失常的性质进行治疗。

多巴胺20～40 mg加入5%葡萄糖液100 mL，静滴，滴速以维持合适血压及尿量（每分钟在2～10 μg/kg，可增加心排血量；>每分钟10 μg/kg，则使血管收缩；>每分钟20 μg/kg，降低肾及肠系膜血流）。

如升压不满意，可加氢化可的松100～200 mg或地塞米松5～10 mg，补充血容量，纠正酸血症，多数血压能上升，待血压平稳后逐渐减量。

如升压药不断增加，而血压仍不能维持，脉压小，末梢发绀，颈静脉怒张CP升高（或肺毛细血管楔嵌压升高左心房压升高）心衰早期可加用血管扩张药物：①硝酸甘油20 mg加入5%葡萄糖液100 mL，叫静滴，滴速为5～20 μg/min；②硝普钠5 mg加入5%葡萄糖液100 mL，静滴，滴速为5～200 μg/min。用药超过3天，有氰化物中毒的可能；③酚妥拉明2～5 mg加入5%葡萄糖液100 mL，静滴滴速为20～100 μg/min。

3. 维持呼吸功能

患者均应作机械通气，根据监测患者血氧饱和度、动脉血气和呼吸末CO_2等结果，考虑选用间歇正压通气、呼气末正压通气等。机械通气超过48～72小时，可考虑气管切开。机械通气时应避免纯氧吸入。当患者有自主呼吸，而又考虑应继续机械通气或辅助呼吸，且有人机对抗时，可应用适量镇静药或少量肌松药。无论机械通气或自主呼吸，均应维持动脉血二氧化碳分压在3.33～4 kPa（25～30 mmHg）这样可降低颅内压减轻脑水肿，过度通气所致的呼吸性碱中毒可代偿代谢性酸中毒，脑组织中pH升高，有助于脑循环自动调节功能的恢复。维持FiO_2为50%时动脉氧分压不低于13.3 kPa（100 mmHg）。当患者自主呼吸恢复，又符合停机指征时，可选择同步间歇指令通气（SIMV），以逐步停用呼吸机。

4. 维持水、电解质和酸碱平衡

应该根据代谢性指标、水的出入量生化指标以及动脉血气分析结果调节输液的质与量，以维持水电解质和酸碱平衡。已明确高血糖对脑有害，因此输液以平衡液为主，只有当低血糖时才给葡萄糖，对电解质亦根据化验检查结果进行针对性治疗，酸中毒一般为混合型，除应用碱性药物外应妥善管理呼吸。

5. 防治肾功能衰竭

每一位复苏患者应留置导尿管，监测每小时尿量，定时检查血尿素氮和肌酐浓度，血尿电解质浓度，鉴别尿少究竟是因肾前性、肾后性、还是肾性肾功能衰竭所致，并依次给予相应的治疗，更重要的是心搏恢复后，必须及时稳定循环呼吸功能，纠正缺氧和酸中毒，从而预防衰竭的发生。

6. 继发感染的防治

心搏骤停复苏后，容易继发感染，尤其气管切开、气管插管、静脉切开后更应注意防治。

7. 重症监护

加强治疗，多脏器功能支持，全身管理，监护中心静脉压动脉压、留置导尿管、心电图等，保持生命体征稳定保持血清和胶体渗透。

（二）复苏的监测指标

1. 复苏的有效指标

（1）瞳孔由大变小。

（2）患者开始挣扎，出现吞咽动作、咳嗽、自主呼吸恢复等。

（3）心电图出现房性或室性心律。

（4）发绀消退。

2. 可终止复苏的指征

（1）脑死亡：①深度昏迷，对任何刺激无反应；②自主呼吸停止；③脑干反射全部或大部分消失；④脑电图活动消失。

（2）心搏停止：坚持做心脏复苏半小时以上无任何反应。心电图呈一直线。

（3）心跳停止在2分钟以上，而没有进行任何复苏措施治疗者，几乎无一存活。但是在低温环境下（如冰库、雪地冷水中淹溺者）及年轻的创伤患者虽停跳超过12分钟，仍应积极抢救。

知识拓展

国际复苏联合会（International Liaison Committee on Resuscitation，ILCOR）于1992年11月22日成立于英国布莱顿，其具体任务是：①开展心肺脑复苏国际间的学术讨论；②对有争议或证据不足的复苏问题开展科学研究；③传授或培训理论与技能；④收集、系统回顾和分享复苏领域的信息资源；⑤发表反映国际学术共识性的文献。

【实践评析】

实践内容：

患者，男性，78岁，2014年5月25日在家中进餐时突然晕倒，家人立即呼之不应，立即将其送至就近医院急诊科。

请问：

（1）该患者最有可能发生了什么，临床表现有哪些？

（2）如果你在现场，你如何应对？

评析：

（1）心搏骤停。心搏骤停后，血流运行立即停止，由于脑组织对缺氧最敏感，临床上以神经系统和循环系统的症状最为明显，具体表现是：

1）意识突然丧失或伴有短暂抽搐。

2）心音消失，脉搏扪不到，血压测不到。

3）呼吸断续，呈叹息样或短促痉挛性呼吸，后即停止，多发生在心搏骤停后30秒内。

4）面色苍白或发绀。

5）瞳孔散大、固定。

（2）当发现患者意识丧失，首先用手轻推患者肩部，如无反应，立即使患者仰卧，急救者将耳或面颊贴近患者口鼻，听有无呼吸声，并触摸患者的颈动脉有无搏动。确认心跳骤停马上抢救。确保患者呼吸道通畅；解开患者衣领与腰带，急救者位于患者左侧，左手插入患者颈后，右手按压前额，使头后仰，颈项过伸。用纱布去除患者口、鼻腔中异物。口对口人工呼吸：急救者右手捏住患者鼻孔，左手托下颌，并将患者口唇张开，急救者深吸气后紧贴患者口部用力吹气，患者胸廓升起为有效；放松捏住鼻孔的右手，患者胸廓复原，并感到患者口鼻有气呼出为有效。（每分钟均匀重复吹气16次）如无效。胸外按压为现场急救最实用有效的抢救方法：患者仰卧地上或背部垫一块木板。急救者用一手的掌根部按在患者胸骨下段，另一手压在该手上，肘关节伸直，利用体重和肩臂力量垂直向下用力挤压，使胸骨下陷3～4cm，略作停顿后在原位放松，手掌根部不要抬起。按压次数每分钟60～80次；单人急救（按压15次，吹气2次），两人抢救（按压4～5次，吹气1次）。患者要注意保暖与空气流通，等候120急救或送入医院抢救。

实践模拟：

如果你是当时的主治医生，你会从哪些方面进行评估？

（林艺珍）

【考点自测】

一、名词解释

（1）基础生命支持
（2）心搏骤停
（3）心肺复苏

二、选择题

（1）现场心肺复苏包括A、B、C三个步骤，其中A是（　　）。
　　A. 人工循环　　B. 人工呼吸　　C. 开放气道
（2）2010心肺复苏指南中胸外按压的频率为（　　）。
　　A. 至少80~100次/分　　　B. 至少100次/分
　　C. 至少120次/分　　　　　D. 至少60~80次/分
（3）2010心肺复苏指南中单或双人复苏时胸外按压与通气的比率为（　　）。
　　A. 30∶2　　B. 15∶2　　C. 30∶1　　D. 15∶1
（4）对成人进行口对口吹气时，吹气的频率为（　　）。
　　A. 10~12次/分钟　　B. 20~24次/分钟
　　C. 5~6次/分钟　　　D. 12~20次/分钟
（5）心肺复苏指南中胸外按压的部位为（　　）。
　　A. 双乳头之间胸骨正中部　B. 心尖部
　　C. 胸骨中段　　　　　　　D. 胸骨左缘第五肋间
（6）成人心肺复苏时胸外按压的深度为（　　）。
　　A. 至少胸廓前后径的一半　B. 至少3 cm
　　C. 至少5 cm　　　　　　　D. 至少6 cm
（7）在成人心肺复苏中，潮气量大小为（　　）。
　　A. 500~600 mL　B. 600~700 mL　C. 400~500 mL　D. 800~1000 mL
（8）2010年指南在心脏停搏时推荐的每次吹气时间为（　　）。
　　A. 超过1秒　　　　B. 小于1秒
　　C. 与呼气时间等同　D. 快速用力吹气
（9）心搏骤停一旦确诊，应立即（　　）。
　　A. 尝试捶击复律及清理呼吸道　　B. 气管内插管
　　C. 人工呼吸　　　　　　　　　　D. 口对口呼吸

E. 心脏按压

（10）女，36岁，患风心病10年，近来心悸、胸闷痛、气短、下肢浮肿、尿少。数分钟前突然晕倒，意识丧失，皮肤苍白，唇绀，大动脉搏动扪不到，呼吸停止，其原因是（　　）。

A. 脑栓塞　　B. 急性左心衰竭

C. 癫痫大发作　　D. 心脏性猝死

E. 急性右心衰竭

学习单元六 严重创伤

创伤自从人类诞生之日起就开始出现，随着社会的不断进步和医学的迅速发展，不少疾病已得到有效控制，但创伤却日益增多，对人类的生存和健康构成了巨大的威胁。2000年以来全球每年死于创伤的人数高达500万，伤者达5千万。在中国，2002年以来每年创伤死亡人数高达70万，伤者有数百万，创伤死亡已成为我国第5位死因，是35岁以下居民的第一位死因。我国交通等意外事故造成的死亡率远高于西方发达国家，提高院前急救水平和规范院内救治流程是降低创伤死亡率的关键，积极开展创伤救治与预防是急救医学和急救护理学的重要任务。

【导入案例】

李某，男性，30岁。半小时前骑自行车被汽车撞伤后即出现持续性右侧肋部疼痛，并渐向全腹扩散，伴有口渴、头晕、心慌气短，被急送医院。查体：T 36.5℃，P 110次/min，R 22次/min，BP 84/60 mmHg，急性痛苦病容，表情淡漠，面色苍白。右季肋部有撞伤擦痕，腹式呼吸减弱，全腹压痛（以右季肋部为甚）轻度反跳痛及肌紧张，肝脾未触及，肝上界在右锁骨中线第5肋间，移动性浊音（+）肠鸣音减弱。白细胞计数 $96×10^9$/L，Hb 100 g/L。

思考与讨论：

（1）本例伤情如何？

（2）如何诊断和急救？

学习任务一　概述

【任务目标】
（1）正确描述创伤的分类。
（2）正确陈述创伤的评分系统。
（3）正确叙述创伤后的病理变化。

创伤正日益成为危害公众健康的一大公害，创伤是45岁以下人群死亡的第一位原因，也是所有人群死亡的第三位原因。对社会的危害和劳动力的损失远大于任何一类疾病，按潜在工作年龄损失计算，创伤则居第一位。交通伤和坠落伤是和平时期创伤发生和致死的两大常见原因。随着社会的不断进步和医学的迅速发展，不少疾病（如某些传染病）已得到有效控制，但创伤却日渐增多。创伤已经成为发达社会疾病。据世界卫生组织（WHO）统计，世界上每50秒即有1人死于车祸，每2秒即有一人受伤。目前，全世界每年死于创伤的人数百余万，伤约数千万。独立学科"创伤学"应运而生。

创伤广义（损伤）是指机体受到外界某些物理性（如高热、电击等）、化学性（如强酸强碱、农药等）或生物性（如虫、蛇、犬等动物咬伤）致伤因素作用后引起的组织结构与功能的破坏。

狭义创伤指机械致伤因子造成机体的结构完整性破坏。常见的致命创伤如车祸、高空坠落伤等。严重创伤是指危及生命或造成肢体残疾的创伤，或简明创伤分级≥3或多发损伤严重程度评分>16的创伤。

一、创伤的分类

一些灾害性事故的发生往往在短时间内出现大批伤员，由于时间紧迫及各种现场救护条件的限制，往往不能将全部伤员及时处理，而正确的伤情分类有利于及时抢救有生命危险的伤员，并进行有效的院前急救和转运使伤员获得妥善处理。创伤有多种分类方法，较常见的有以下几种。

（一）按致伤因素分类

（1）冷兵器伤。如刺伤、刀割伤等，此类创伤一般损伤比较单纯，伤口比较规则，但刺伤的伤口小而深，常伴有深部组织器官损伤。

（2）火器伤。指枪炮炸弹等火药武器所致的人体组织损伤，此类创伤一般范围比较广泛，污染严重，常常造成伤口感染。

(3）挤压伤。是肌肉丰富的部位遭受重物长时间挤压所造成的严重损伤，表现为解除压迫后，肢体早期进行性肿胀，并出现以肌红蛋白尿代谢性酸中毒和高钾血症为特征的急性肾衰竭和休克，也称为挤压综合征，若抢救不及时可危及生命。

（4）钝挫伤。指钝性暴力造成的组织损伤，其特点是局部肿胀疼痛，皮下淤血比较明显，严重的可伤及肌肉筋膜并造成深部血肿。

（5）冲击伤（爆震伤）。为爆炸后产生的冲击波作用于人体所造成的损伤，特点是体表多较完整，但内脏损伤一般较严重。

（6）玻璃碎片伤。指飞散的玻璃碎片作用于人体所造成的损伤，特点是伤口多，小而分散，范围大，但伤情多较轻。

（二）按有无伤口分类

（1）闭合伤。皮肤保持完整性，表面并无伤口。其伤情并不一定很轻，其难点在于确定有无体腔脏器损伤。如腹部闭合伤，可能引起腹内空腔或实质性脏器伤；闭合性胸部伤，可引起胸内器官损伤，造成肺破裂、血胸、气胸；闭合性颅脑伤，可发生脑挫裂伤，颅内血肿。

（2）开放伤。皮肤完整性遭到破坏，甚至可引起深部器官损伤，有外出血，受伤时细菌侵入，感染机会增多，如刺伤、火器伤等。按有无穿透体腔分为两种。

①非穿透伤。投射物穿入体壁而未穿透体腔的损伤。多较表浅，伤情较轻。但在少数情况下，体腔虽未破坏，体腔内的组织也可因投射物通过体表时能量传向深部内脏的损伤。治疗时应确诊有无内脏损伤，如有应先处理内脏的损伤。

②穿透伤。投射物穿透体腔（颅腔、胸腔、腹腔、盆腔、脊髓腔、关节腔等）而造成的脏器和组织损伤。多为重伤。发生穿透伤时，被穿透的体腔与外界直接相通，细菌易于侵入而发生严重感染。处理方法因致伤部位而异。

（三）按受伤部位分类

根据损伤的解剖部位可分为头部伤、颌面部伤、颈部伤、胸部伤、腹部伤、骨盆部（或泌尿生殖系）伤、上肢伤和下肢伤。

（四）按伤情轻重和需要紧急救治先后分类

（1）重伤严重休克，内脏伤而有生命危险者。

（2）中等伤四肢长骨骨折，广泛软组织伤。

（3）轻伤一般指轻微的撕裂伤和扭伤，不影响生命，不需住院治疗者。

二、创伤后的病理生理反应

创伤后机体可发生全身及局部的病理生理反应，这些反应有利于机体对抗致伤因子的有害作用，维持内环境的稳定和促进机体康复，但反应过于强烈，对机体也会造成有害的影响。

（一）局部反应

创伤后组织修复的病理生理过程大致分为早期炎症反应、肉芽组织增生和瘢痕形成3个阶段。在这3个阶段中主要的是早期的急性炎症反应，表现为红、肿、热、痛，这有利于组织修复，但过强而广泛的炎症反应，则引起局部组织张力过大，导致血液循环障碍，发生组织坏死，造成炎症损害。大量渗液可引起血容量减少，导致休克、器官功能障碍等不良后果。

创伤炎症反应期是指伤后48小时内。在此期间受创组织逐渐发生变性、坏死、溶解以及清除等反应。炎症反应的本质是生长因子调控的结果，当组织受创后出血、凝血等过程可释放多种生长因子，如血小板源性生长因子、成纤维细胞生长因子、转化生长因子等，这些因子结合在特异的细胞表面受体上，使受体分子构形改变，激活细胞质区域的激酶，导致多种效应的蛋白活动，产生分泌介导因子，诱导和调控组织修复的炎症反应。生长因子在炎症反应中的主要作用有：①作为趋化剂，趋化中性粒细胞、巨噬细胞等向创面聚集，聚集的炎症细胞释放多种蛋白溶解酶，溶解消化坏死组织；聚集的白细胞吞噬和清除异物与细胞碎片；渗出的纤维蛋白凝固后形成局部屏障；激活的巨噬细胞等还可释放新的生长因子，进一步调控炎症反应过程。②趋化与直接刺激成纤维细胞和血管内皮细胞分裂、增殖，为后期修复打下基础。

（二）全身反应

1. 应激反应

应激反应是机体创伤后对有害刺激所作的维护机体内环境稳定的综合反应，主要表现为面色苍白、心动过速、出汗等，如出现恐惧、疼痛，则引起神经系统反应，导致神经源性休克的发生。应激反应主要由精神刺激、组织损伤、器官功能障碍、创伤并发症等引起，主要通过下丘脑-垂体-肾上腺轴和交感系统等神经内分泌系统来完成。此外损伤组织生成细胞因子进入血液循环，与特定组织受体作用，引发急性反应。主要表现为开始的局部炎症反应，特点是血管扩张、渗透及血栓形成，并释放溶酶体酶、血管活性肽及前列腺素，以及随后的粒细胞及单核细胞聚集，这些细胞及局部成纤维细胞、内皮细胞均受刺激而释放细胞因子进入血液循环，与靶器官发生特定作用。

2. 神经内分泌反应

当机体受到强烈刺激时，应激反应的主要神经内分泌改变为蓝斑（LC）-交感-肾上腺髓质轴和下丘脑-垂体-肾上腺皮质轴（HPA）的强烈兴奋，多数应激反应为生理生化变化与外部表现皆与这两个系统的强烈兴奋有关。

（1）蓝斑-交感-肾上腺髓质系统。该系统的主要中枢效应与应激时的兴奋、警觉有关，并有紧张、焦虑的情绪反应，该系统的外周效应主要表现为血浆肾上腺素、去甲肾上腺素浓度升高。

（2）下丘脑-垂体-肾上腺皮质激素系统（HPA）。应激时HPA轴兴奋的中枢效应：HPA轴兴奋释放的中枢介质为激素（CRH）和ACTH，CRH刺激ACTH的分泌进而增加糖皮质激素（GC）的分泌，它是HPA轴激活的关键环节。CRH另一重要功能是调控应激时情绪行为反应。

3. 心血管反应

交感-肾上腺髓质系统兴奋会使心率加快、收缩力增强、外周总阻力升高、血液重分布，有利于提高心输出量、提高血压、保证心脑骨骼肌的血液供应，但也使皮肤、内脏产生缺血缺氧。

4. 消化系统

主要为食欲减退，但也有出现进食增加的病例。应激时交感肾上腺髓质系统兴奋，胃肠缺血，是胃肠黏膜糜烂、溃疡、出血的基本原因。

5. 血液系统

急性应激时外周血中白细胞数目增多、核左移，血小板数增多、黏附力增强、部分凝血因子浓度升高等，表现出抗感染能力和凝血能力增强。慢性应激时，患者可出现贫血，血清铁降低，似缺铁性贫血，但与之不同，补铁治疗无效。

6. 泌尿生殖系统

肾血管收缩，肾小球滤过率降低，ADH分泌增加，出现尿少等。应激对生殖功能产生不利影响，如过强应激原作用后妇女出现的月经紊乱、哺乳期妇女的泌乳停止等。

三、创伤评分系统

创伤评分是以记分的形式来估算创伤严重程度，即应用量化和伤病患者生理指标或诊断名称作为参数，经数学计算以显示伤病患者伤情严重程度的诸多方案，总和为创伤评分。根据使用场合不同，可将创伤评分方法分为院前评分、院内评分和重症监护病房评分3类。

(一) 院前评分

院前评分是指从受伤现场到医院确定性诊断前这段时间内,医务人员对患者进行伤情严重度定量判断的方法。院前评分主要用于现场分类和急救。这种评分方法的特点是简便易行,有一定的敏感性,能尽快地将伤病患者分类,保证危重伤病患者的紧急救治。

1. 创伤指数

1971年由Kirkpatrick等提出。选择受伤部位、损伤类型、循环、呼吸、意识五个参数。按照它们的异常程度各评1、3、5或6分,相加求得积分(5~24)即为TI值。TI值5~7分为轻伤;8~17分为中到重度伤;>17分为极重伤,预计约有50%的死亡率。TI的triage标准为>10,现场急救人员可将TI>10的伤员送往创伤中心或大医院。

2. 创伤记分

1981年由Champion等提出,选择的生理参数如下:呼吸频率和幅度、循环包括收缩压和毛细血管再充盈、意识(格拉斯哥昏迷指数,GCS),每项0~5分,5项分值相加为创伤记分。总分为1~16分,分值越低伤情愈重。1~3分者生理紊乱严重,死亡率高达96%;4~13分者生理紊乱显著,失治容易死亡,积极治疗,可能存活,抢救价值很大;4~16分者,生理紊乱小,存活率高达96%。

3. 修正的创伤记分

由于创伤记分灵敏度相对较低,易于遗漏严重患者,特别对颅脑伤患者的严重性估计不足,因此提出了修正的创伤记分,即修正创伤记分。修正创伤记分是在创伤记分基础上,将呼吸幅度、毛细血管充盈两项指标废除。

4. 院前指数

以收缩压、脉搏、呼吸和意识4项指标作为判断。指标为0~5分,满分为20分。PH分值越高说明伤情越重,总分0~3分为轻伤,4~20分为重伤。

5. CRAMS评分法

CRAMS是代表5个参数的英文首字母。C代表循环、R代表呼吸、A代表腹部、M代表运动、S代表语言。其中每项正常评分为2分,轻度异常为1分,严重异常为0分。CRAMS总积分为10分,总分<7分者为重伤,≥7者为轻伤。本评分方法灵敏度及特异度较高。

6. ABCDE评估法

本法常用,其内容主要包括以下几方面。

A (Airway) 检查气道是否通畅、有无异物等。

B (Breathing) 呼吸情况。

C (Circulation) 循环情况以及大出血是否有效控制。

D（Disability）肢体功能障碍、意识障碍状况。

E（Exposure）暴露受伤部位，避免遗漏严重致命伤。

救护人员可根据ABCDE评估法对伤员的伤情作评估，不但节省时间、提高效率，而且还能防止遗漏，但选择何种方法要根据具体情况而定。

（二）院内评分

院内评分是指伤员到达医院后根据损伤的类型及其严重程度对伤情进行定量评估的方法。此评分结果有利于指导治疗，同时也用于判断预后。

（1）简明创伤分级法。AIS编码是以解剖学损伤为基础，用数字表示损伤级别和比较严重程度的方法。在NS辞典中，每一个伤员的伤情都可用一个六位数字表示。左起第1位数表示身体区域；第2位数表示解剖类型；第3、4位数代表受伤器官代码；第5、6位数表示具体损伤类型、性质或程度；第7位数，即小数点后面一位数，表示伤情严重性，共分为六级：1为轻度，2为中度，3为较严重，4为严重，5为危重，6为致死性。

AS编码可以在NS90辞典检索，由于此评分方法对2个或2个以上部位的创伤难以进行评定与比较，因此主要适用于单个损伤部位的评分。

（2）损伤严重度评分。ISS法较AIS法的优势在于它对于多发伤和复伤较适用。在AIS的基础上将3处最为严重创伤的最高AIS编码数的平方值相加并进行比较。此方法能反映伤员伤情，是一个较好的院内评分方案，现已广泛用于创伤的临床和研究工作中。

ISS的评分方法是：对全身6个区域每一处进行分类。确定该区域最严重创伤的AIS值。如某伤员诊断为：①有3~5肋骨骨折；②右气胸；③肝破裂；④骨盆粉碎性骨折；⑤右手挫伤。取胸、腹、四肢3个部位伤，其NS分别为3、4、3，ISS=$3^2+4^2+3^2$=34分。ISS最高分为75分，通常认为ISS＜16分为轻伤，≥16分为重伤，≥25分为严重伤。

（三）ICU评分

急性生理学及既往健康评分是用于ICU病房患者分类的评分系统，目前是改进型，即APACHEⅡ评分法。此评分包括三个部分：12个常规生理生化指标（A）、年龄（B）和慢性健康状态（C）。APACHEⅡ计分是这三部分的总和。APACHEⅡ的分值最大为71分，分值越大，伤情越重。但当APACHEⅡ分值＞20分时，伤者死亡率会超过50%，因此以20分作为区分伤员病情的分界点。

目前还有APACHEⅢ评分法，它是Knaus等在研究了美国40个ICU的17 440例患者的材料后提出的评分方法，APACHEⅢ评分法收集了除血清K^+和HCO_3^-以外的所有APACHEⅡ参数。新增的参数有血清葡萄糖、胆红素、白蛋白、尿素氮和尿排出量。也选用在ICU期间内24小时每个参数的最差值为评分标准，其收集的指标更多，且更为客观，但在数据的收集上较APACHE Ⅱ更为繁琐，因而其临床应用正处于尝试阶段。

关于创伤的及时准确的评分有利于伤员在伤后伤情的判定，便于更好地有针对性地提供救护服务。关于创伤的评分已经形成一个完整的理论体系并在不断地研究和提高。但是，往往在发生伤情时，由于伤员多、伤情重等原因，能更快、更好地做到检伤就可以，并不一定要求详细、认真地进行评分，尤其是在院前。

四、创伤后的病理生理变化

严重创伤可直接造成机体多脏器损害，包括重要脏器结构的破坏、出血、细胞失活等，随后引起局部的炎症反应和细胞增生，包括代谢、全身炎症反应综合征以及组织结构与功能变化。

（一）创伤炎症反应

创伤后组织修复的病理生理过程可分为早期炎症反应、肉芽组织增生和瘢痕形成3个阶段。创伤早期炎症反应期是指伤后即刻至伤后48小时，在此期间，受创组织出现充血、水肿、变性坏死、溶解以及清除等。受创组织变化的特征即炎症反应，临床表现为红、肿、热、痛。创伤炎症反应有利于组织修复，但过强而广泛的炎症反应，则可引起局部血液循环障碍甚至组织坏死造成炎症损害。受创组织的大量渗液可引起血容量减少，导致休克、器官功能障碍等不良后果。

（二）创伤后全身反应

1. 创伤后应激反应

人在面临意外事故、惊险场面，或对环境明显不适应等情况下，往往会出现应激状态。一个人在应激状态下表现如何，主要取决于他的个性特征、知识经验和所受过的锻炼。创伤应激反应是机体创伤后对有害刺激所做出的维护机体内环境稳定的综合反应。这种反应主要通过下丘脑垂体-肾上腺轴和交感神经系统等神经内分泌系统来完成。此外，受创组织生成细胞因子进入血液循环，与靶器官特定受体作用而引发全身反应。应激反应使皮质激素、儿茶酚胺、胰高血糖素、肿瘤坏死因子、白细胞介素-1、白细胞介素-6，以及脂类介质分泌增加，介导创伤代谢反应。恐惧、疼痛引起的神经应激反应可导致神经源性休克的发生。交感神经亢进可表现为面色苍白、心动过速、出汗和血管舒缩反应消失等。

2. 创伤后代谢改变

创伤应激反应引发代谢反应的特征是：①能量消耗增加，代谢率升高。一般能量代谢可增加5%~50%，烧伤患者可达100%或更高。创伤后代谢率最高可达正常的2倍左右。②高血糖伴胰岛素抵抗。由于儿茶酚胺大量分泌，糖原分解加速，机体内储存可利用的糖原在8~16小时内可消耗殆尽，机体通过糖异生供应能量。由于胰岛素抵抗，其利用率相对降低，出现高糖血症。③脂肪分解加速。成为创伤患者的主要能量来源，严重创伤患者每日可动用250~500 g脂肪供能。④蛋白质分解代谢增加，较正常增加40%~50%，每日约需70 g蛋白质，机体内的肌酐尿素、氨生成增加，呈现明显负氮平衡，长时间持续负氮平衡，可引起蛋白质缺乏，免疫与抵抗力下降。

3. 创伤后免疫功能改变

创伤后机体免疫功能紊乱。表现免疫功能抑制或过度的炎症反应损害。免疫功能受抑导致易感染脓毒症，过度的炎症反应则会导致全身炎症反应。

五、创伤气道的评估与建立

创伤气道的评估过程如下。

（一）病史

（1）创伤。创伤的性质：患者来就诊前，创伤本身可能是来自机动车的撞击、受限的和非受限的、正面撞击、意识丧失、创伤范围等。

（2）去医院途中管理患者气道的困难。

（3）恰当的医疗信息。

（二）最初的评估

（1）生命体征评估。生命体征、气道、呼吸、循环和神经系统状态（ABCN）。

（2）气道管理装置。记下已有的所有通气治疗设备的性能（如：口咽部套囊）及其适应证。

（3）静脉注射途径。

（三）查体

（1）应对创伤患者仔细检查有无面部骨折、出血和软组织肿胀，这些给面罩通气和经口气管插管带来了很大挑战。

（2）如果不确定颈椎是否损伤，那么在整个检查过程中须保持颈椎固定。

（3）以下情况很难建立合适的气道开放。

①面部骨折。

②口咽部或咽部有出血、呕吐、分泌物或异物。

③喉、声门或气管解剖结构破坏。

④颈椎损伤：给患者在颈椎固定下行喉镜检查定位是困难的或不可能的（颈托牵引），由于血肿或不稳定颈椎的破坏使解剖位置变形。

（4）除了与创伤有关的因素外，预先判断造成气道管理困难的原因。

①无法张口。

②先前疾病所致的颈椎固定（如：颈椎融合）。

③甲颌距离变短（从甲状腺软骨切迹到下颌的距离）且颈部最大伸展。正常甲颌距离是6 cm（约四横指）。

④下颌后缩（小颌）。

⑤巨舌（巨舌症）。

⑥切牙突出。

⑦颈部肌肉短缩。

⑧肥胖症。

（5）Mallampati分类法用来预测在直接喉镜检查中看到声带的难度。此分类依据的研究发现，当舌根部与张开的121腔不对称变大时，声门观察受到影响。评估时，让患者坐直，头居中，口尽量张开，舌头在不发音的情况下尽可能外伸。此分类法分四级。

①Ⅰ级：可见咽腭弓、软腭和悬雍垂。

②Ⅱ级：可见到咽腭弓、软腭，但悬雍垂被舌根部挡住。

③Ⅲ级：仅可见软腭，预测气管插管较困难。

④Ⅳ级：软腭也不可见，插管很困难。

（6）牙齿参差不齐加大了气道操作过程中牙齿损伤或脱落的危险。若时间允许，在进行通气治疗前找出松动的牙齿，将其保护或拔掉。

（7）评估喉部结构的活动度。气管应在胸骨切迹中线上方处触及。

（8）检查颈部是否有外伤瘢痕，甲状腺是否肿大，有无气管旁肿块。

（9）若清楚查出颈椎骨折，就评估其颈部活动度。患者能使下颌触及胸部，向后伸展颈部，向外侧旋转时不引起疼痛或感觉异常。

（四）实验室评估

一般而言，对多数患者进行通气评估、病史采集和体格检查就足够了。然而，还包括一些有用的辅助检查。

（1）X线（胸部和颈椎系列）或是CT会显示出气管损伤或移位。

（2）动脉血气分析可显示低氧血症（尤其在寒冷或血管收缩时其脉搏血氧定量法是不

可靠的）或高碳酸血症。

创伤气道管理：胃排空延迟或创伤患者未禁食均存在使胃内容物误吸的高风险。因此，有效通气的最终控制要求放置带有套囊的气管内插管。

> **知识拓展**
>
> **院前伤口止血**
>
> 压迫止血是最简单有效实用的方法。受伤后第一时间给患者伤口压迫止血，使出血初步减缓或停止，才有机会等到医护人员到达现场救治。在创伤救治中，抢救人员应用适当的敷料、用直接压迫法止住任何可见的出血。需要注意的是不同部位的出血有不同的压迫方式。另外还需注意，虽然按压阻止了血液从伤口流出，但血液也可能流出血管外，进入体腔或组织间隙，同样会产生失血。要在伤口及损伤血管走行的近远端施以足够大的压力并持续按压才能达到止血目的，挽救患者生命。每一滴血的继续流失都有可能导致患者大失血后心搏呼吸骤停。

（徐琼英）

学习任务二　多发性创伤

【任务目标】

（1）了解复合伤、多处伤、联合伤的概念。

（2）熟悉多发性创伤的特点、转运途中的护理及急诊室救护。

（3）掌握多发性创伤的概念、危及生命的伤情评估及多发伤的现场救护措施。

随着社会的发展，意外伤害和各种车祸的发生率逐年增高，多发性创伤病例显著增多，已成为创伤救治中的重点和难点。多发伤不是各种创伤单独地相加，而是一种对全身影响较大、病理生理变化复杂且危及生命的一种损伤。多发性创伤是指在同一外力作用下，机体有两处或两处以上解剖部位受到创伤，且其中至少有一处是危及生命的严重创伤，或并发创伤性休克。多发性创伤最常见的原因是交通事故伤，其次为坠落伤；最常见的受伤部位为四肢脊柱骨折及颅脑伤，其次为胸部及腹部。与多发性创伤概念相区别的有复合伤、多部位伤、多处伤。复合伤是指由两种以上不同致伤因素作用于机体造成的损伤，解剖部位可以是单一的，也可以是多部位、多脏器的；多部位伤是指在同一解剖部位或脏器有两处以上的损伤；多处伤是指同一致伤因素引起同一解剖部位或脏器有两处以上的损伤；多系统伤指由单一致伤因素所致多个系统损伤，如严重肺损伤合并大血管伤，四肢骨折合并周围神经损伤等；联合伤指同一致伤因素所致的两个相邻部位的连续性损伤，如胸腹联合伤等。

一、概述

（一）定义

多发性创伤，简称多发伤，至今为止尚无明确的定义。目前，国内外普遍采取的定义是：多发伤是指在同一致伤因素作用下，人体同时或相继有2个以上的解剖部位或器官受到创伤，且其中至少有一处是可以危及生命的严重创伤，或并发创伤性休克者。解剖部位根据AIS-90版指的9个部位划分，即头颅和脑、面部、颈部、胸部、腹部和骨盆、脊柱、上肢、下肢、体表和其他。严重度视值而定。ISS≥6者为严重多发伤。

与多发伤相区别的概念有多处伤、复合伤、联合伤。多处伤是指同一解剖部位或脏器有两处以上的损伤。复合伤是指两种以上的致伤因素同时或相继作用于人体所造成的损伤。联合伤是指创伤造成膈肌破裂，既有胸部伤，又有腹部伤，又称胸腹联合伤。

（二）临床特点

（1）死亡率高。多发伤涉及多部位多脏器，由于损伤范围广，每一部位的伤情重，创伤反应强烈持久，生理紊乱严重，甚至很快出现多器官功能不全或衰竭，因此早期死亡率高。有统计资料表明，多发性创伤，有两处伤者，死亡率为49.3%，三处伤的死亡率是60.4%，四处伤的死亡率是68.3%，五处伤的死亡率是71.4%，而伴有颅脑伤的多发伤，无论是几个脏器的损伤，死亡率均可达77.1%左右。死亡分为三个高峰期：第一个高峰期出现在伤后数分钟内，主要为脑、脑干高位颈髓的创伤或心脏大动脉撕裂伤等。第二个高峰期出现在伤后6～8小时，原因为脑内硬脑膜下及硬膜外血肿、血气胸、肝脾破裂、骨盆骨折致大出血，如抢救及时，大部分可免于死亡。第三个死亡高峰出现在伤后数天或数周内，主要原因是创伤后严重感染和器官衰竭。

（2）休克发生率高。由于多发伤损伤范围广，往往失血量大，休克发生率高，以低血容量性休克最常见。国外有报道，每例严重多发伤伤员，无论低血容量体征明显与否，都有休克；每位严重多发伤伤员，无论体征是否明显，都会出现创伤性出血性休克；通常认为休克发生率至少不低于50%且多为中重度休克。而且，多发伤休克有时为低血容量休克与心源性休克同时存在，救治时应注意观察和分析。

（3）低氧血症发生率高。低氧血症根据临床特点可分两型，即显型和隐蔽型，前者缺氧症状体征明显，有呼吸困难，比较容易被发现和重视；后者缺氧症状体征不明显，有时仅表现为烦躁不安，容易漏诊，如给予强止痛剂，伤员很快会发生呼吸停止。

（4）漏诊率高。多发伤的特点之一是创伤部位多，多数情况下是闭合伤与开放伤同时存在，明显外伤与隐蔽性外伤同时存在，多部位多系统的创伤同时存在，加之大多数多发伤伤员不能诉说伤情，有些伤员由于耐受力很强或有意识障碍而不能表述自己感觉，因此容易干扰救护人员的判断，从而发生漏诊，漏诊率可达12%～15%。漏诊部位最多的为骨关节损伤。

（5）并发症发生率高。多发伤不仅原发的各部位损伤严重，而且由于一系列全身性的改变可能会引起多种严重的并发症，包括肾衰竭、呼吸衰竭、心力衰竭，甚至是多脏器衰竭，多器官衰竭一般从一个脏器衰竭开始后累及其他脏器。器官衰竭发生的顺序依次是肺、肝、胃黏膜与肾，衰竭的脏器数目越多，死亡率越高。还可能合并肺炎、脓胸，甚至败血症等严重感染。特别需要注意的是，近年来创伤后感染致死的情况又有所增加，占到全部后期死亡的78%，这可能与监测和治疗中越来越多地使用的各种侵入性导管有关。

（6）伤情处理矛盾多，确定救治顺序困难。由于各部位创伤所累及的脏器或深部组织及其严重程度不同，就出现了一个处理的顺序问题。如腹部创伤大出血合并休克，既要迅速扩容，恢复有效血容量及组织灌流，又要立即手术止血。有时两个部位的创伤都很严重，处理顺序上就可能发生矛盾，如处理不当，可能是应该优先处理的创伤却没有获得优先处理。

二、病因与发病机制

多发伤的病因多种多样，可为钝性损害和锐器伤。因受伤部位多，伤情复杂，其发病机制跨学科涉及多个专业，许多病理生理改变还有待进一步的研究。

（一）剧烈的应激反应

严重多发伤导致机体失血失液引起低血容量性休克。此时交感肾上腺髓质系统兴奋，释放儿茶酚胺类物质如肾上腺素、去甲肾上腺素等，导致外周血管收缩，心率增快，心肌收缩力增强，维持重要脏器如心、肺、脑的血供。同时，肾血流量减少，引起醛固酮分泌增加，减少钠排出，保存液体和补偿部分血容量；低血压、血浆渗透压的改变，使血管升压素分泌增加，以保留水分增加血浆量。

（二）免疫功能抑制，易继发感染

严重多发伤会直接引起机体全身性炎症反应综合征反应。这种原发损伤可称为"第一次打击"，在此期间进行手术干预，即构成"第二次打击"。宿主体内免疫反应出现负反馈现象，体内抗炎反应系统随之增强，称为代偿性抗炎反应综合征（CARS）。有研究表明机体的抗炎机制有利于激活其他主要的免疫抑制细胞，通过免疫抑制作用，可减轻机体免疫反应，防止继发性组织损伤。SRS和CAK相互制衡，可诱导机体进行修复和抵抗感染。如果它们之间失去平衡，那么就会导致全身性炎症反应继续发展或感染。严重多发伤患者还可能会出现免疫麻痹，造成免疫细胞出现整体的凋亡反应。多发伤后可通过污染的伤口、肠道细菌移位和侵入性导管等多个途径使感染率上升。易产生耐药菌和真菌感染。

（三）高代谢状态

多发伤患者早期氧摄取、氧输送都明显增加，表现为高代谢状态，这可能与创伤后交感神经兴奋、儿茶酚胺增加有关。机体内糖原、脂肪蛋白质分解增加，出现血糖增高，明显的负氮平衡。这种反应一般在伤后三天出现，持续4~12天。

（四）易发生多器官功能不全（MODS）

多器官功能不全是指原本正常的器官在多发伤发生后，诊治过程同时或相继发生2个或2个以上器官系统功能不全或衰竭。创伤诱发MODS的机制：①直接损害内皮细胞的结构及功能；②造成缺血和再灌注损伤；③激活炎症细胞和体液因子，引起过度的应激和炎症反应；④削弱或破坏机体的局部屏障和全身防御系统，导致感染或脓毒症。

三、病情评估

多发伤的病情评估始于询问患者或陪护人员简短的病史。收集的信息应包括损伤机制、损伤部位现场失血量、损伤情况或对致伤因素（如武器）的描述。

（一）初期评估

初期评估包括所有生命体征。对严重多发伤的早期检查，主要判断有无致命伤，先要注意伤员的神志、面色、呼吸、血压脉搏、出血等，以迅速确定以下几点。

（1）气道情况。有无气道不畅或阻塞。

（2）呼吸情况。是否有通气不良、有无鼻翼扇动、胸廓运动是否对称、呼吸音是否减弱。特别注意有无张力性气胸或开放性气胸及连枷胸。

（3）循环情况。了解出血量多少，观察血压和脉搏，以判断是否休克。

①有无活动性出血，血容量是否减少。

②毛细血管再充盈时间用于评价组织灌注情况，当用手指压迫伤员拇指甲床时，甲床颜色变白，正常人除去压力后2秒内，甲床恢复到正常的红润，因甲床是末梢，再充盈时

间延长是组织灌注不足的最早指征之一。

③评估血压。急救现场可用手触动脉法。如可触及桡动脉、股动脉或颈内动脉搏动。评估中枢神经系统情况。了解意识状态、瞳孔大小、对光反射、有无偏瘫或截瘫。

(二) 全面评估

在进行紧急处理后，生命体征稳定的情况下，应及时进行全身检查，对伤情做出全面估计。

(1) 颅脑外伤的评估。多发伤时对颅脑损伤评估，最主要是检查意识水平、生命体征、瞳孔及肢体运动情况。意识状态是反映颅脑损伤病情最客观的指标之一，意识障碍的程度和持续时间常代表着脑损伤的严重程度，目前国际上多采用G昏迷评分法。脑水肿或颅内出血引起颅内压升高，可引起脉搏慢、呼吸慢、血压高等反应，临床上将其称为Gushing三联征。颅内压增高时可有头痛、呕吐和视盘水肿等症状和体征。瞳孔的改变包括瞳孔大小及对光反射的变化，是诊断脑损伤后颅内压增高和脑疝形成的简单、迅速而可靠的指标之一。观察肢体运动情况，有利于了解颅脑损伤的发生发展情况。常见的早期征象主要是锥体束征。病情允许时，尽早做X线和CT检查，有助于及时发现损伤。

(2) 胸部外伤的评估。胸部外伤早期诊断主要依靠体格检查、胸部X线摄片和胸腔穿刺。通过视、触、叩、听，评估胸廓外形，了解有无肋骨骨折、气胸、肺不张、急性肺水肿等。胸腔穿刺是技术简单可靠的诊断血气胸的方法。X线检查对胸部肋骨骨折、血气胸、肺萎缩、气管纵隔移位及膈肌破裂等，均有诊断价值。

(3) 腹部外伤的评估。腹部评估的关键是确定有无腹内脏器的损伤。实质脏器或大血管的损伤能引起严重出血及休克，可造成早期死亡；空腔脏器的损伤可因内容物污染腹腔导致腹膜炎，是患者后期多脏器功能不全的原因之一。腹腔穿刺或腹腔灌洗是目前诊断闭合性腹部外伤最实用的方法。诊断腹腔内出血时其精确率可达到95%。直肠指诊可帮助检查直肠内有无出血及直肠损伤，有条件的做B超、CT、腹部X线检查，有助于确诊闭合性腹部外伤。对于诊断有困难的病例，在条件允许的情况下，必要时可考虑行腹腔镜检查，其确诊率更高。腹部外伤评估和判断重点是决定是否需要剖腹探查，而不是决定哪个脏器损伤。

(4) 泌尿系统损伤的评估。血尿是诊断泌尿系统损伤的重要依据，约有80%出现不同程度的肉眼或镜下血尿，但血尿程度有时与泌尿系损伤的严重程度并非一致，如严重肾损伤及肾蒂损伤有时不出现血尿；因此不能完全根据血尿多少来判断肾损伤的严重程度。导尿是简单而实用的诊断方法，如导尿管插入顺利并导出血尿，可以诊断膀胱以上部位的泌尿系有损伤。如插导尿管有困难，可作尿道造影，明确尿道损伤部位。对循环稳定的患者应早期作静脉尿路造影或B超检查，或CT检查，以迅速判明伤情。

（5）骨盆骨折的评估。骨盆骨折主要表现为骨盆变形及骨盆挤压征阳性，确诊主要是靠X线摄片检查，如行CT扫描检查则诊断更为明确。骨盆骨折常伴有腹腔内脏器损伤、膀胱破裂尿道损伤、直肠损伤和阴道损伤等，并且常导致患者失血性休克，评估过程中应加以重视。

（6）四肢损伤的评估。四肢伤是多发伤中最多见的合并伤，占60%~90%。主要有以下几种损伤类型。

①四肢骨折大多有明显临床症状及体征，如伤肢功能障碍、肿胀、压痛、畸形、异常活动和骨摩擦音等。X线检查可以明确诊断。为了减轻患者伤肢的疼痛和预防骨折端周围软组织、血管、神经的再损伤，检查时首先要用夹板对伤肢作临时固定；开放性骨折伤口要先用无菌敷料包扎后再固定。

②血管损伤。检查四肢多发伤时要注意血管损伤，尤其是股骨上骨折、膝关节脱位、胫骨上端严重粉碎性骨折的患者，要常规检查远端动脉搏动和缺血的体征。如末梢动脉搏动减弱或消失，皮肤苍白、温度降低时要引起重视。多普勒血流计能测出动脉血流是否通畅。一旦明确大血管损伤，应急诊做血管重建术，以减少肢体坏死。

③筋膜间隔综合征。由于密闭筋膜间隙内的肌肉出血或肿胀，间隙内压力不断增高，可继发肌肉和神经缺血坏死。此综合征应引起注意。检查诊断时可以参考C=cardial（心脏）、R=respiratory（呼吸）、A=abdomen（腹部）、S=spine（脊柱）、H=head（头颅）、P=pelvis（骨盆）、L=limbs（四肢）、A=arteries（动脉）、N=nerves（神经）方案，即心脏、呼吸、腹部、脊柱、头颅、骨盆等的检查顺序。此外，还应进行各种特殊实验检查和影像诊断，如X线摄片、CT、MRT等。根据以上评估，以确立损伤救治的先后顺序。

（三）确立诊断

凡因同一伤因而致下列伤情两条以上者定为多发伤。颅脑损伤：颅骨骨折，伴有昏迷、半昏迷的颅内血肿，脑挫伤，颌面部骨折。颈部损伤：颈部外伤伴有大血管损伤、血肿、颈椎损伤。胸部损伤：多发性肋骨骨折，血气胸，肺挫伤，纵隔、心、大血管和气管损伤。腹部损伤：腹内出血，内脏伤，腹膜后大血肿。泌尿生殖系统损伤：肾破裂，膀胱破裂，尿道断裂，阴道破裂，子宫破裂。骨盆骨折伴有休克。脊椎骨折伴有神经系统损伤。上肢肩胛骨、长骨干骨折。下肢长骨干骨折。四肢广泛撕脱伤。

四、急救和护理

（一）急救原则和程序

多发伤急救和护理同样也应遵循"先救命，后治伤"的原则。为便于记忆，常归纳为 VIPCO 程序。

VIPCO 程序。

V（Ventilation）：保持呼吸道通畅和充分给氧。开放气道，必要时气管插管，颌面、颈椎或喉部外伤者，早期行环甲膜切开术或气管切开术。及时清除口腔血块、呕吐物、痰及分泌物，充分给氧，根据病情可采用呼吸机辅助呼吸。及时处理胸部外伤导致的开放性气胸、张力性气胸、连枷胸和大量血气胸。

I（Infusion）：输液、输血，扩充血容量及细胞外液。复苏多发伤患者通气后，组织能否得到有效的再灌注，基础是输液。早期及时有效的体液复苏，有助于减慢心率、阻断交感神经的不利作用，维持有效的心脏泵功能。但目前对于严重多发伤患者如何给予适当的液体管理，仍然存在很大的争议。

P（Pulsation）：对心泵功能的监测。通过心电监护、血压监测，及早发现和处理心源性休克。诊断为心源性休克时，应查明其原因；针对病因作胸腔闭式引流、心包穿刺、控制输液量或采用心血管活性药。对心肌挫伤，有人推荐使用多巴胺及多巴酚丁胺。

C（Controlbleeding）：控制出血。对于体表的活动性出血，给予敷料加压包扎是最有效的止血方法之一；对大血管损伤经压迫止血后应迅速手术进行确定性止血（结扎和吻合）一旦经胸腹腔穿刺或腹腔灌洗术明确了胸腹腔内存在活动性出血，应立即手术探查止血。

O（Operation）：急诊手术治疗。严重多发伤手术处理是创伤治疗中的决定性措施，甚至也可视为复苏不可分割的一部分，而且手术控制出血是最有效的复苏措施。时间和伤情不允许做过多的检查，应抢在伤后的黄金时间（伤后1小时内）尽早手术治疗；对于战争或自然灾害（如地震）等导致的成批多发伤，应创造条件在野战医院实施手术。

（二）急救护理措施

对多发性创伤伤员的抢救必须迅速、准确、有效。包括现场急救、转送、急诊室的救治。做到抢救争分夺秒，复苏与手术顺序合理。

1. 现场救护

原则是先抢救生命，后保护功能；先正后轻；先急后缓。

（1）脱离危险环境。抢救人员到达现场后，应使伤员迅速安全地脱离危险环境，排除可能继续造成伤害的原因。如将伤员从倒塌的建筑物或炮火中抢救出来，应转移到通风、安全、保暖、防雨的地方进行急救。但搬运伤员时动作要轻、稳,切记将伤肢从重物下硬拉出来,避免再度损伤或继发性损伤。

(2)解除呼吸道梗阻。呼吸道梗阻或窒息是伤员死亡的主要原因。应立刻采取如下措施:

松开领带、衣扣,置伤员于侧卧位,或将其头转向一侧,以保持呼吸道通畅;迅速清除口、鼻、咽、喉部的异物、血块、呕吐物、痰液及分泌物等;对颅脑损伤而有深昏迷及舌后坠的伤员,可牵出后坠的舌,下颌向前托起;对下颌骨骨折而无颈椎损伤的伤员可将颈项部托起,头后仰,使气道开放;对喉部损伤所致呼吸不畅者,可用大号针头做环甲膜穿刺或环甲膜切开;心搏骤停伤员做心肺复苏的同时应尽快做气管插管,以保证呼吸道通畅及充分供氧,有利于循环复苏。

(3)处理活动性出血。控制明显的外出血。是减少现场死亡的最重要措施。最有效的紧急止血法是于出血处加压,压住出血伤口或肢体近端的主要血管,然后在伤口处用敷料加压包扎,并将伤部抬高,以控制出血。慎用止血带,但对出血不止的四肢大血管破裂,则可用橡皮止血带或充气止血带,须衬以布料。记录上带时间,每30分钟~1小时松解一次。解开止血带时不可突然松开,同时应压住出血伤口以防大出血造成休克。

(4)处理创伤性气胸。对张力性气胸伤员,应尽快于伤侧锁骨中线第2肋间插入带有活瓣的穿刺针排气减压,能迅速改善危象;对于胸部有创口造成的开放性气胸伤员,要尽快使用无菌敷料垫封闭开放伤口;对血气胸要行闭式引流;对胸壁软化伴有反常呼吸者应固定浮动胸壁等。在上述紧急处理过程中应同时进行抗休克综合性治疗。

(5)保存好离断肢体。伤员断离的肢体应用无菌包或干净布包好,外套纫料袋,周围置冰块低温保存,以减慢组织的变性和防止细菌滋生繁殖,冷藏时防止冰水浸入断离创面或血管腔内,切忌将断离肢体浸泡在任何液体中。断肢应随同伤员送往医院,以备再植手术。

(6)伤口处理。伤口内异物不要随意去除;创面中有外露的骨折断端、肌肉、内脏,严禁回纳入伤口;有骨折的伤员要进行临时固定;脑组织脱出时,应先在伤口周围加垫圈保护脑组织,不可加压包扎。

(7)抗休克。现场抗休克的主要措施为迅速临时止血,输液扩容和应用抗休克裤。

(8)现场观察。其目的是了解伤因、暴力情况、受伤的详细时间、受伤的体位、神志、出血量等,以便向接收救治人员提供伤情记录,帮助伤情判断以指导治疗。

2. 转运途中的救护

(1)运送条件。要求力求快速,尽量缩短途中时间物品准备,保证途中抢救工作不中断。

(2)伤员体位。伤员在转送途中的体位,应根据不同的伤情选择,一般创伤伤员取仰卧位；颅脑伤、颌面部伤应侧卧位或头偏向一侧，以防舌后坠或分泌物阻塞呼吸道；胸部伤取半或伤侧向下的低斜坡卧位，以减轻呼吸困难；腹部伤取仰卧位，膝下垫高使腹壁松弛；休克患者取仰卧中凹位。

（3）搬运方法。脊柱骨折的伤员俯卧在担架上进行运送。如仰卧位则应在脊柱骨折部位垫枕头以减少前屈位置，使脊柱呈过度后伸位，3~4人一起搬动，保持头部、躯干成直线位置以防造成继发性脊髓损伤，尤其是颈椎伤可造成突然死亡。

（4）转送过程中应注意担架运送时，伤员头部在后，下肢在前，以便观察伤员面色、表情、呼吸等病情变化；救护车运送，车速不宜太快，以减少颠簸；飞机转运时，体位应横放，以防飞机起落时头部缺血。

（5）观察病情。注意伤员的神志、瞳孔对光反射、生命体征的变化，面色、肢端循环、血压、脉搏，如发现变化应及时处理，并保持输液通畅，留置尿管观察尿量，评估休克状况。

3. 急诊室救护

有些危及生命的多发性创伤，在急诊室完成救命手术或抢救处理。手术应在抢救生命、保存脏器和肢体的基础上尽可能地维持功能。保持呼吸道通畅，视病情给予气管插管、人工呼吸、吸氧。紧急情况可做环甲膜穿刺，气管切开。

（1）抗休克。尽快建立静脉输液通道，最好用多处静脉输液。补充有效循环血量，可加压输入平衡盐、右旋糖酐、血浆、全血等。高张盐液是创伤后现场、途中及急诊室救护中的一种较理想的复苏液体。必要时可用抗休克裤，并留置导尿管观察每小时尿量。

（2）控制出血。可在原包扎的外面再用敷料加压包扎，并抬高出血肢体。对活动性较大的出血应迅速钳夹止血，对内脏大出血应进行手术处理。

（3）胸部创伤的处理。胸部开放性创口，应迅速用各种方法将创口暂时封闭，张力性气胸应尽快穿刺变张力性气胸为开放性气胸，或行胸腔闭式引流，必要时行开胸手术。

（4）颅脑损伤的处理。有颅脑损伤者，应注意防止脑水肿。可用20%甘露醇、50%葡萄糖、地塞米松或甲泼尼松，并局部降温。防止呕吐物吸入，一旦明确颅内血肿，应迅速钻孔减压。

（5）腹部内脏损伤的处理。疑有腹腔内出血时，应立即行腹腔穿刺术、B超检查，并尽快输血，防止休克。做好术前准备，尽早剖腹探查。

知识拓展

多器官功能不全综合征的诊断

利用化验，心电诊断、影像和介入性监测方法，可以较早且较为准确地发现器官功能障碍。例如：血气分析可以显示肺换气功能，尿比重和血肌酐等的测定可以显示肾功能，心电图和中心静脉压、平均动脉压监测、经 Swan-Ganz 导管的监测可以显示心血管功能等。所以，MODS 的诊断需要临床表现和医技检查结果的综合分析。

（徐琼英）

学习任务三　创伤心理反应和干预

【任务目标】
（1）了解严重创伤患者心理反应的影响因素。
（2）了解创伤患者常见的心理反应和心理问题。

随着现代医学的进步，对严重创伤患者的救治水平显著提高，与此同时，患者的心理反应及心理问题愈显突出，特别是平素健康的个体，面对突如其来的死亡威胁和躯体伤残，难以接受，常陷入不良心理反应中不能自拔，部分患者会出现严重的心理问题及适应障碍而影响病情稳定、疾病转归及生活质量，给家庭和社会造成重负。因此，对于严重创伤患者，在做好现场施救、挽救生命、处理其躯体问题的同时，更要关注其心理健康，为其身心康复和回归社会作好准备。

一、严重创伤患者心理反应的影响因素

导致严重创伤患者出现不良心理反应或心理问题的因素很多，概括起来主要包括以下几个方面。

1. 事件的突然性和不可预测性

严重的自然灾害（如地震、洪水、台风等）或战争、暴力、交通事故、飞行事故、劫机事件、各种职业伤害等人为灾难皆具有突发性，不可预测及不可控性。随后的抢救过程、各种监测仪器、各种复杂繁琐的治疗和检查程序以及维持生命的各种管道，都有可能诱发患者恐惧无助，甚至精神障碍。

2. 疼痛

躯体创伤总是和剧烈的疼痛相联系，而严重创伤更甚。当疼痛不能得到及时控制时，还可能诱发疼痛综合征，导致焦虑、压抑、孤独、敌对和失眠等心理反应。而这些反应又会使对疼痛的认知进一步恶化，加重疼痛。疼痛也是加剧患者心理衰退的重要因素之一，患者常因此而感觉无助并处于依赖状态。有些患者会自觉将疼痛与疾病的严重程度联系起

来，进而危及生命。

3. 病室环境

严重创伤患者因救治需要，常需入住ICU病房，有的即使不是规范化的ICU病房，也是专门设置的便于救治患者、放置各种抢救设施的特别病室。此类特殊病室环境，或繁忙嘈杂，或冷清静谧，都可能给患者造成较大的心理压力。繁忙嘈杂的病室环境，如病室内放置的各种急救设备和仪器、医护人员的来回穿梭，其他患者的呻吟不止，不分昼夜的照明等，都可能扰乱患者的昼夜生物节律，导致其焦虑、烦躁、失眠等。此外，监护病房为控制感染、保持安静等而谢绝探视，患者与亲友隔离，缺少外界信息，加之凝重的病室氛围，医护人员忙于各种救护处置而无暇和患者充分交流，会进一步加剧患者的不安全感及孤独的情绪，尤其是接受气管插管、气管切开呼吸机治疗等大脑清醒而不能言语的患者，心理特别紧张恐惧。当患者目睹其他患者死亡，特别是濒死者的挣扎时，其焦虑、紧张心理更甚，有的甚至会出现幻听、幻视和罪恶妄想或陷入精神活动减退的抑制状态，即ICU精神综合征。

4. 其他因素

严重创伤者常丧失自理能力，而不得不依赖他人照顾，常会感到无助及尊严的丧失。担心身体致残、害怕死亡及对相关事件的负罪感，也可使患者产生强烈的心理应激，甚至发生精神失常。中枢神经系统直接受损、潜在的疾病、新陈代谢或电解质的紊乱及药物等因素也可使创伤患者出现心理和行为综合征。若患者是家庭中唯一的经济来源者，经济问题也会成为诱发患者及其家属心理问题的一个危险因素。此外，患者的年龄、性别、个性特征、生活质量及社会支持系统等均可成为影响创伤患者心理反应的危险因素。

二、常见心理反应及心理问题

此类患者的心理反应，主要指意识处于清醒状态的患者的心理反应，须排除意识丧失患者的异常心理反应。

（一）常见心理反应及心理问题

严重多发伤患者突然遭受巨大的生理、心理打击，超过患者心理承受的极限或心理反应过于强烈，容易表现为一系列与应激有关的生理、心理、行为上的变化，主要是指意识清醒患者的心理反应。严重创伤可导致患者出现多种身心反应，且因个体人格特征、创伤严重程度、可利用资源等不同而表现各异。具体归纳如下。

1. 情绪反应

伤员普遍存在焦虑，一些伤员在醒来后首先感到的是恐惧，体验到死亡的患者常表现惊慌和恐惧。孤独、忧郁，紧急入院、陌生环境、缺乏心理准备可导致孤独和无助感，加之担心能否好转、医疗费用等，极易产生忧郁，甚至自杀。有些患者会产生激动、愤怒，甚至情绪失控或情绪休克。还有自卑和自责、疲乏、悲痛、失眠、噩梦等。

（1）焦虑、恐惧。可以肯定地说，焦虑是每个创伤经历者的普遍反映，而严重创伤患者其焦虑可能持续更久。多种因素可导致焦虑，如患者对突发意外创伤无心理准备，创伤部位的剧烈疼痛，因躯体损伤而完全丧失自理能力，连最基本的生存需求也不得不依赖对他们来讲是陌生人的护理人员。恐惧也是此类患者常见心理反应，如一些失忆的创伤患者在醒来后首先感到的是恐惧，部分患者因不了解自己病情而经常体验到对死亡的恐惧，还有面对躯体完整性受损、因担心是否会遗留残疾而产生严重的恐惧。如在询问某严重创伤患者的内心感受时，其描述如下："创伤事件的发生是不可预知的，当时的感觉是惊慌和恐惧，感觉世界好像停滞不前了，一切都不可预知，也不知道接下来会发生什么事。"

（2）孤独、无助。由于创伤患者身心受到巨大打击，急需家人的安慰和陪伴，但这些患者却往往是由现场目击者或救护人员送来，暂时失去与亲人的沟通，加之患者住院后需面对陌生病房环境、医护人员及各种抢救器材，中断其正常的工作、学习及生活规律，均可导致患者产生孤独和无助感，如某患者在到达急诊后说："我感到很孤独，渴望亲人的到来，很想告诉亲人发生的一切。"对于这些病例，当家属或特殊关系的人没到场时，患者会感到强烈的孤独和不安。

（3）愤怒。当患者将其创伤看成是不公正的人祸时，便会产生愤怒情绪，患者可将愤怒的矛头指向自己家属或相关医护人员。对身体失去控制及不得不依赖他人照顾也是导致愤怒的原因。主要表现为与人互动过程中态度蛮横、好争执、攻击性强（伤人、毁物，严重者会出现自伤、自残行为）。当愤怒情绪以敌意和攻击形式出现时，可使治疗变得困难，甚至治疗计划难以实施；另有患者极易激惹，对一般性护理和自我照料等措施漠然视之。

（4）负性心理反应。多发伤可导致患者普遍出现多种身心反应，且因个体人格特征、创伤严重程度、可利用资源等不同而表现各异。

2. 认知反应

有些创伤患者经抢救病情好转后可出现心理否认反应。一些伤者因机体伤残而产生失能评价，部分可表现为拒绝治疗、攻击甚至自杀。身体暴露等措施会使伤员产生羞辱感。并有注意力难以集中、思维混乱、敏感猜疑、定向力和记忆障碍等。

3. 行为反应

创伤急性期易出现社会性退缩或隔离、退行或过分依赖等消极行为，以及坐立不安、举止不协调、口味改变等。

（二）病理性心理问题

（1）急性应激障碍（Acute Stress Disorder，ASD）：是指因极其严重的心理或躯体应激因素而引起的短暂精神障碍。在受刺激后几分钟至几小时发病，主要表现为侵袭、警觉性增高、回避和易激惹等。发生率较高，如果处理不当，可有20%～50%的患者转为创伤后应激障碍。

（2）创伤后应激障碍（Post-Traumatic Stress Disorder，PTSD）：是指由于异乎寻常的威胁性或灾难性心理创伤，导致延迟出现和长期持续的精神障碍。

（三）心理评估

为全面了解创伤伤员的心理状态，必须对伤员的心理状态进行系统的监测与评估，对严重心理应激或较易发生心理危机的个体做出预警，以便采取相应的干预措施。

心理状态评估与监测方法包括临床访谈法、观察法与量表法。对于严重创伤患者，最"符合真实情况"的评估往往是护士与患者相对非正式的交谈，因为交谈本身即可起到心理干预的效果。为增强评估的客观性，对怀疑严重心理问题者，可依据权威的精神疾病诊断标准进行评估，或应用专业的心理评估量表进行评估，如应激事件影响量表、临床PTSD管理量表、简明症状量表、DSM-IV紊乱的临床定式检查量表、创伤后诊断量表、医院焦虑与抑郁量表等。

（四）心理危机干预

创伤心理危机是指严重创伤患者因创伤刺激导致的自伤及自杀行为。护士应有心理危机干预意识，及时识别危机，协助心理医生干预危机，帮助患者度过心理危机。心理危机干预原则有：快速性、就近性、预测性、简易性、有效性、实用性。危机干预可遵循六步法：①明确问题，从患者角度确定心理危机，明确引发危机的焦点问题和诱因。②确保患者安全，尽可能将生理心理危险程度降到最低，作为干预的首要目标，并明确其解决方法。③给予支持，强调与患者的沟通，使其建立信心，接受外来帮助。④提出并验证可变通的应对方式。⑤制订计划，充分考虑患者的自控能力和自主性，制订患者可理解和实行的计划，以克服其情绪失衡状态。⑥获得患者诚心的承诺，以便促使实施为其制订的危机干预方案。

严重创伤后心理反应可分为危重期、急性期和创伤康复期，各期的心理反应具有一定的共性，但因患者的心理反应受多种因素影响，所以，干预也要遵循个体化原则。

（1）危重期。在创伤发生即刻，配合医生对创伤患者进行紧急处理，做好抢救工作是心理护理的关键和基础，以获得患者的信任，减少心理反应与障碍的发生。此外，应注意创造舒适的诊疗环境和良好的人文环境，尊重患者的人格，尽量减少身体暴露，减轻病痛，保证睡眠，给予患者真诚的关心和同情等情感支持，使患者树立战胜疾病的信心。及时与其家人取得联系，加强心理教育及监测，尤其要关注"情绪休克期"患者。

（2）急性期。此期患者大多关注自己的受伤程度、能否治愈及治疗方案和时间，实施治疗措施时，应向患者讲明其目的和意义，消除恐惧感，使患者以良好的心态接受和配合治疗。还要注意提供情感支持，提供信息及心理教育，为创伤患者创造良好的语言环境，充分发挥患者家属、朋友等社会支持作用，促进交流和沟通，以助其身心康复。

（3）康复期。此时除了为其继续提供情感和社会支持外，应将促进患者的心理康复和成长作为主题。当评估发现存在急性应激障碍及创伤后应激障碍时，应寻求心理或精神科医生的诊治。对PTSD患者可应用暴露疗法、认知疗法和小组疗法等特殊的心理治疗方法。

【实践评析】

实践内容：

患者，男性，42岁。因山体塌方致头面部、胸腹多处受伤。神志清，BP 75/46 mmHg，R 38次/min；下颌畸形伴伤口流血，呼吸费力，可见三凹征，面色青紫。颈部压痛明显，左侧胸壁可见反常呼吸运动，左肺呼吸音听不到。心率126次/min，节律齐。腹稍膨隆，腹部肌紧张、压痛明显，移动性浊音阳性。脉搏细速，四肢感觉和活动正常。

请问：

（1）医护人员到达现场后首先要对患者进行哪些伤情评估？

（2）现场如何解除呼吸困难？

（3）完成现场急救后，该如何进行下一步的救治措施？

评析：

（1）首先，对患者进行初级评估，首阶段伤情评估如下。①气道：检查气道同时保护颈椎，置颈托；先测试伤员能否发声及观察有无气道不畅或阻塞，清除气道异物和分泌物，准备经口气管插管，保持呼吸道通畅。②确保有效呼吸：暴露伤者的胸部，检查呼吸情况（观察有无自主呼吸，呼吸速率，有无发绀，有无胸廓移动，使用辅助呼吸机，呼吸音，静脉怒张，气管移位和胸壁的完整性），该患者应准备紧急胸腔穿刺减压和引流。③循环：通过检查和观察大动脉搏动、血压、外出血、皮肤颜色和温度、毛细血管再充盈情况判断患者的循环状态。建立两条有效静脉通路，首选温暖的等渗溶液等抗休克治疗，若情况许可，抽血作常规检查和配血。④能力丧失：主要评估伤者的神经系统情况，如伤者的意识水平，瞳孔大小和对光反应，有无偏瘫或截瘫等。⑤暴露：将伤者完全暴露以便无遗漏地全面查清伤情，特别是主要伤情。

（2）通过（置颈托保护颈椎）清除气道异物、血液和分泌物，必要时经口气管插管，保持呼吸道通畅；行左侧胸腔闭式引流，敷料覆盖左侧反常呼吸运动处，胸带加压包扎等措施现场解除呼吸困难。

（3）因患者为多发伤，创伤性休克，根据患者还存在左侧多发肋骨骨折，连加胸，左侧血气胸；腹部闭合伤，内脏破裂出血可能；颈椎损伤可能。因此，应该对此进行重点评估，在置颈托保护颈椎，限制颈部活动，保持呼吸道通畅，同时，严密监测生命体征，心电监护，密切配合医生进行诊断性操作，尽快行颈椎、胸腹部CT检查，腹穿，抽血化验及备血，明确诊断。主动对伤员进行语言安慰；追问病史，为伤员作详细而全面的体格检查。快速补液、输血等抗休克治疗；及时执行各项医嘱（包括插导尿管、胃管等）。

实践模拟：
如果你是医务人员，你会从哪些方面进行诊治？

（徐琼英）

【考点自测】

一、名词解释

（1）创伤
（2）创伤严重程度评分
（3）多发伤

二、选择题

（1）创伤的死亡3个高峰时间中受院前急救和医院急诊科救治影响较大的是（　　）。
　　A. 第1死亡高峰　　　　　　B. 第3死亡高峰
　　C. 第1死亡高峰和第2死亡高峰　　D. 第2死亡高峰
　　E. 3个死亡高峰均很难改善

（2）属于闭合性创伤的是（　　）。
　　A. 擦伤　　B. 震荡伤　　C. 切割伤　　D. 撕脱伤
　　E. 火器伤

（3）符合危重伤条件的是（　　）。
　　A. 收缩压80 mmHg、P 122次/分和R 36次/分
　　B. 胸部穿透伤、R 28次/分、BP 90/60 mmHg
　　C. 开放性股骨骨折
　　D. 脾破裂

E. 收缩压90 mmHg、P 112次/分和R 28次/分

(4) 修正的创伤计分评分参数包括（　　）。

A. 血压、呼吸频率和意识状态三项

B. 收缩压、脉率、呼吸频率和意识状态四项

C. 收缩压、毛细血管在充盈、呼吸频率、呼吸幅度和意识状态五项

D. 损伤部位和类型、循环、呼吸、意识状态五项

E. 收缩压、呼吸频率和意识状态三项

(5) 有关简明创伤分级法描述错误的是（　　）。

A. AIS是以解剖学为基础的损伤严重度评分法

B. 由诊断编码和损伤评分两部分组成

C. 伤员的伤情记为小数形式"XXXXXX.X"

D. 每一处损伤都应有1个AIS评分

E. 适用于单发损伤和多发伤

(6) 有关创伤评分系统描述正确的是（　　）。

A. 创伤评分系统按病情评估作用，可分为医院前和医院内创伤分类法

B. 新损伤严重度评分是身体任何区域3个最高AIS分值和的平方

C. TRISS评分法是一个预测存活概率的方法

D. APACHE评分系统是目前常用的创伤院前评分方法

E. 严重创伤度评分法是以病理和解剖指标相结合的预后评估法

(7) 有关ISS评分方法的描述，正确的是（　　）。

A. 把人体分为9个区域

B. ISS分值越低，则创伤越严重，死亡率越高

C. 损失最严重的3个区域之最高AIS值之和的平方

D. 损失最严重的4个区域之最高AIS值的平方和

E. 适用于多部位、多发伤和复合伤者的伤情评估

(8) 有关创伤代谢反应的特征不包括（　　）。

A. 能量消耗增加

B. 代谢率升高

C. 糖的利用增加，血糖降低

D. 脂肪分解加速

E. 蛋白质分解代谢增加，呈现明显负氮平衡

(9) 创伤后,机体的病理生理反应错误的是（　　）。

A. 局部发生创伤性炎症反应

B. 不伴有组织结构破坏,仅有邻近细胞坏死

C. 局部表现为红、肿、热、痛

D. 过强而广泛的炎症反应会导致严重的损害

E. 局部反应在伤后3～5日后趋于消退

(10) 有关创伤后的全身病理生理变化描述,正确的是（　　）。

A. 神经内分泌系统变化是最早出现的应激反应

B. 机体处于高分解代谢、低能量消耗状态

C. 创伤后发热体温一般在38.5℃以上

D. 免疫系统功能一般不受影响

E. 创伤诱发MODS的机制是间接损害内皮细胞的结构及功能

学习单元七 常见各系统急症

急诊科患者的病情复杂多样，常为涉及多个器官或系统的急危重症。早期识别与判断，及时采取有效的救治和护理措施对于提高抢救成功率，降低患者的死亡率至关重要。本章将以可能危及生命的疾病症状作为切入点，介绍急诊科常见呼吸系统、循环系统、消化系统、代谢系统和神经系统的急危重症患者的急救与护理。

【导入案例】
患者，男，26岁，1小时搬运重物后突然觉得左侧胸痛，伴随呼吸疼痛，呼吸费力。由120送至急诊。查体：患者意识清楚，说话连续，可平卧，血压90/63 mmHg，心率100次/min，血氧饱和度92%，叩诊左侧胸部呈鼓音，听诊呼吸音减弱。

思考与讨论：
（1）该患者初步诊断是什么？
（2）为明确诊断，进一步检查应首选什么？
（3）在未明确诊断以前，护士应采取什么措施？
（4）X线显示肺压缩面积为30%，应做什么处理？

学习任务一 呼吸系统急症

【任务目标】
（1）熟悉呼吸困难的定义和类型。
（2）掌握引起呼吸困难的主要原因。
（3）掌握呼吸系统急症的种类和治疗方法。

一、呼吸困难

(一) 定义

呼吸困难是指患者主观上感觉"空气不足"或"呼吸费力",客观上表现为呼吸频率、深度、节律的异常,严重时可出现端坐呼吸、发绀、辅助呼吸肌参与呼吸运动。

(二) 病因与发病机制

不同原因引起呼吸困难的发病机制各异,但均可导致肺的通气和(或)换气功能障碍,引起呼吸困难。如肺栓塞、哮喘持续发作、自发性气胸、急性呼吸窘迫综合征、慢性阻塞性肺疾病急性发作等,其他系统疾病亦可累及呼吸功能而引起呼吸困难。

(三) 主要类型

根据主要的发病机理,可将呼吸困难分为下列几种类型。

1. 肺源性呼吸困难

由呼吸器官病变所致,主要表现为下面三种形式。

(1) 吸气性呼吸困难:表现为喘鸣、吸气时胸骨、锁骨上窝及肋间隙凹陷(三凹征)。常见于喉、气管狭窄,如炎症、水肿、异物和肿瘤等。

(2) 呼气性呼吸困难:呼气相延长,伴有哮鸣音,见于支气管哮喘和阻塞性肺病。

(3) 混合性呼吸困难:见于肺炎、肺纤维化、大量胸腔积液、气胸等。

2. 心源性呼吸困难

常见于左心功能不全所致心源性肺水肿,其临床特点如下。

(1) 患者有严重的心脏病史。

(2) 呈混合性呼吸困难,卧位及夜间明显。

(3) 肺底部可出现中、小湿啰音,并随体位而变化。

(4) X线检查:心影有异常改变,肺门及其附近充血或兼有肺水肿征。

心源性呼吸困难是由于各种原因的心脏疾病发生左心功能不全时,患者自觉呼吸时空气不足,呼吸费力的状态。左心功能不全造成的呼吸困难,是由于淤血导致肺循环毛细血管压升高。组织液聚集在肺泡和肺组织间隙中,而形成肺水肿。肺水肿影响肺泡壁毛细血管的气体交换。妨碍肺的扩张和收缩。引起通气和换气的功能异常,致使肺泡内氧分压降低和二氧化碳分压升高,刺激和兴奋呼吸中枢,患者感觉呼吸费力。

（四）临床表现

1. 劳力性呼吸困难

劳力性呼吸困难是最先出现的呼吸困难，在体力活动时发生，呼吸即缓解。系体力活动时，回心血量增加，加重肺淤血的结果。

2. 阵发性夜间呼吸困难

常发生在夜间，患者平卧时淤血加重，于睡眠中突然憋醒，被迫坐起。轻者经数分钟至数十分钟后症状消失，有些患者伴有咳嗽、咳泡沫样痰。有些患者伴支气管痉挛，双肺干啰音，与支气管哮喘类似，又称心源性哮喘。重症者可咳粉红色泡沫痰，发展成急性肺水肿。

3. 端坐呼吸

心功能不全后期，患者休息时亦感呼吸困难。不能平卧，被迫采取坐位或半卧位以减轻呼吸困难，称端坐呼吸。坐位时膈肌下降，回心血量减少。故患者采取的坐位越高，反映患者左心衰竭的程度越严重。

（五）护理措施

1. 调整体位

安置患者坐位或半卧位，尤其对已有心力衰竭的呼吸困难患者夜间睡眠亦应保持半卧位，以减少回心血量，改善呼吸运动。

2. 稳定情绪

了解患者心态，改善呼吸运动。

3. 休息

根据心功能情况，给予必要的生活护理，照顾患者的饮食起居，协助大小便，以减轻心脏负担，使心肌耗氧量减少，呼吸困难减轻。

4. 供给氧气

给予中等流量（2～4 L/min）、中等浓度29%～37%氧气吸入。

5. 静脉输液时严格控制滴速

20～30滴/min，防止急性肺水肿发生。

6. 密切观察病情变化

观察呼吸困难的特点、程度、发生的时间及伴随症状，及时发现心功能变化情况，加强夜间巡视及护理。一旦发生急性肺水肿，应迅速给予两腿下垂坐位，乙醇30%～50%湿化吸氧及其他对症措施。

二、急性呼吸衰竭

当人体的气体交换发生严重障碍不能维持正常的氧合功能,不能排出代谢所产生的二氧化碳时,即为呼吸衰竭。它表现为严重的低氧血症,伴或不伴有高碳酸血症。因此呼吸衰竭是一种功能失常的病理生理学过程,并非是一种独立的疾病。可以引起呼吸衰竭的疾病很多,而呼吸衰竭常能危及患者的生命,从事急诊医学专业的医务人员应当熟悉它的临床表现以便及时诊断,正确救治。由于呼吸衰竭并没有显著特征性的症状或体征,它的诊断很大程度要依靠动脉血液气体分析测定。一般来说,当一成年人,位于海平面,呼吸空气,在静息状态下,若动脉血氧分压(PaO_2)低于 8.0 kPa(60 mmHg),二氧化碳分压($PaCO_2$)正常或低于正常时即为低氧血症型或Ⅰ型呼吸衰竭;若PaO_2小于 8.0 kPa,$PaCO_2$大于或等于 6.67 kPa(50 mmHg)时即为高碳酸血症型或Ⅱ型呼吸衰竭。

呼吸衰竭又因起病的急缓,分为急性或慢性呼吸衰竭。急性呼吸衰竭在数秒或数小时内迅速发生。呼吸功能障碍在数日或更长时间内缓慢发展,机体内相应产生一系列代偿性的代谢改变,如血碳酸氢盐增高等即为慢性呼吸衰竭。本章只介绍急性呼吸衰竭的诊治要点,但也应注意到在实际临床工作中,经常会遇到在慢性呼吸衰竭的基础上,由某些激发因素,又发生急性呼吸衰竭。

(一)急性呼吸衰竭的病理生理学改变

呼吸衰竭的病理生理学基础在于气体交换的障碍,包括四个主要环节。

1. 肺泡通气不足

肺泡通气不足指单位时间内新鲜空气到达肺泡的气量减少。由于每分钟肺泡通气量($\dot{V}A$)的下降,引起$PaCO_2$升高,高碳酸血症。同时,根据肺泡气公式:

$$PAO_2 = (PB - PH_2O) FiO_2 - \frac{PaCO_2}{R}$$

(PAO_2、PB 和 PH_2O 分别表示肺泡气氧分压、大气压和水蒸气压力,FiO_2 代表吸入气氧分数,R 代表呼吸交换比值)。由已测得的 $PaCO_2$ 值,就可推算出理论的肺泡气氧分压值。如 $PaCO_2$ 为 9.33 kPa(70 mmHg),PB 为 101.08 kPa(760 mmHg),37℃时 PH_2O 为 6.25 kPa(47 mmHg),R 一般为 0.8,则 PAO_2 理论值为 7.18 kPa(54 mmHg)。假若 $PaCO_2$ 的升高单纯因 $\dot{V}A$ 下降引起,不存在影响气体交换肺间质病变的因素,也就是说肺泡气与动脉血的氧分压差($P_{A-a}O_2$)在正常范围,一般为 0.4~0.7 kPa(3~5 mmHg),均在 1.33 kPa(10 mmHg)以内。所以当 $PaCO_2$ 为 9.33 kPa(70 mmHg)时,PAO_2 为 7.18 kPa(54 mmHg),动脉血氧分压应当在 6.67 kPa(50 mmHg)左右,也就是高碳酸血症型的呼吸衰竭。

又如当测得的PaO_2的下降明显超过理论上因肺泡通气不足所引起的结果时,譬如上述患者实测得PaO_2为4.0 kPa(30 mmHg),则应考虑存在除肺泡通气不足以外的其他病理生理学变化。在实际临床工作中,单纯因肺泡通气不足引起呼吸衰竭者不多见。

2. 通气/血流灌流($\dot{V}/\dot{Q}$)失调

通气/血流灌流($\dot{V}/\dot{Q}$)失调(图7-1)是引起低氧血症最常见的病理生理学改变,是因肺内通气与血流灌注不均所决定的。经WestJB等人滴注6种不同可溶性气体,然后测定呼出气与血液中的浓度,显示了正常人不同体质、不同年龄$\dot{V}/\dot{Q}$的不同表现,也在某些肺部疾病患者中证实了$\dot{V}/\dot{Q}$失调的存在。

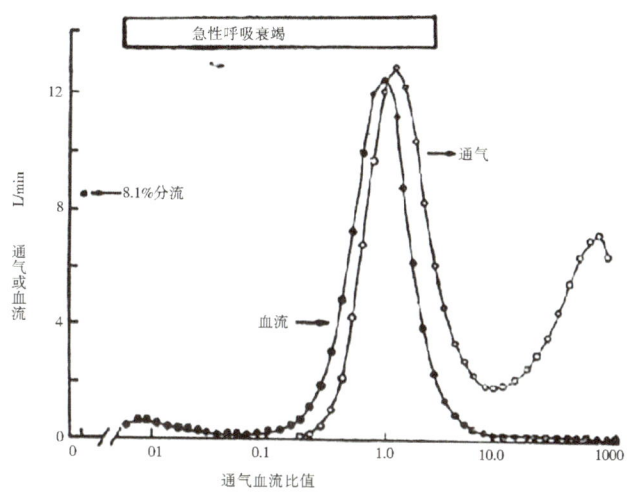

图7-1 通气/血流灌注失调

3. 肺内分流量增加

在某些疾病引起的呼吸衰竭如肺水肿、成人呼吸窘迫综合征(ARDS)中,肺内功能性分流($\dot{Q}_s$)的增加是构成低氧血症的主要因素。

肺血分流率($\dot{Q}_s/\dot{Q}_T$)增加与$\dot{V}/\dot{Q}$失调引起的低氧血症有些不同特点。($\dot{Q}_s/\dot{Q}_T$)增加时PaO_2可明显降低,但不伴有$PaCO_2$的升高,甚至因过度通气反而降低,等到病程晚期二氧化碳蓄积方始出现。另外用提高吸入氧气浓度的办法(氧疗)不能有效地纠正此种低氧血症。

4. 弥散功能障碍

已如前述,由于人体弥散功能的储备巨大,虽是发生呼吸衰竭病生理改变的原因之一,但常需与其他三种主要的病理生理学变化同时发生,参与作用使低氧血症出现。

总之，不同的疾病发生呼吸衰竭的途径不尽相同，经常是一种以上的病理生理学改变的综合作用。

（二）急性呼吸衰竭的病因

可以引起低氧血症和高碳酸血症的疾病很多，多数是呼吸系统的疾患，但也常因肺外其他系统疾病引起。

1. 各种导致气道阻塞的疾病

急性病毒或细菌性感染，或烧伤等物理化学性因子所引起的黏膜充血、水肿，造成上气道（指隆突以上至鼻的呼吸道）急性梗阻。导管阻塞也是一项可以引起急性呼吸衰竭的原因。

2. 引起肺实质浸润的疾患

感染性因子引起的肺炎是此类病中的主要疾患。误吸胃内容物，淹溺或化学毒性物质以及某些药物也可引起严重肺实质炎症而发生急性呼吸衰竭。

3. 肺水肿

①各种严重心脏病、心力衰竭引起的心源性肺水肿。②非心源性肺水肿，有人称之为通透性肺水肿，如急性高山病，复张性肺水肿。成人呼吸窘迫综合征（ARDS）为此种肺水肿的代表。此类疾病可造成严重低氧血症。

4. 肺血管疾患

肺血栓栓塞是可引起急性呼吸衰竭的一种重要病因。

5. 胸壁胸膜疾患

如胸壁外伤、自发性气胸或创伤性气胸、大量胸腔积液等均有可能引起急性呼吸衰竭。

6. 神经肌肉系统疾患

即便司气体交换的肺本身并无病变，因神经或肌肉系统疾病造成肺泡通气不足也可发生呼吸衰竭。如安眠药物或一氧化碳中毒，呼吸中枢抑制，或颅脑损伤、脑炎、脊髓外伤使呼吸肌麻痹或呼吸衰竭。也可因多发性神经炎、脊髓灰白质炎等周围神经性病变，或因多发生肌炎、重症肌无力等肌肉系统疾病，造成肺泡通气不足而呼吸衰竭。

（三）急性呼吸衰竭的临床表现

因低氧血症和高碳酸血症所引起的症状和体征是急性呼吸衰竭时最主要的临床表现。由于造成呼吸衰竭的基础病因不同，各种基础疾病的临床表现自然十分重要，需要注意。

1. 低氧血症

神经与心肌组织对缺氧均十分敏感，低氧血症时常出现中枢神经系统和心血管系统功能异常的临床征象。如判断力障碍、运动功能失常、烦躁不安等中枢神经系统症状。缺氧严重时，可表现为谵妄，癫痫样抽搐，意志丧失以致昏迷、死亡。在心、血管方面常表现为心率增快、血压升高。缺氧严重时则可出现各种类型的心律失常，进而心率变缓，周围循环衰竭，四肢厥冷，甚至心脏停搏。肺泡缺氧时，肺血管收缩，肺动脉压升高，使肺循环阻力增加，右心负荷增加，乃是低氧血症时血流动力学的一项重要变化。缺氧患者的呼吸系统表现也是一项重要的临床征象。患者表现为呼吸困难，呼吸频率可增速，鼻翼煽动，辅助呼吸肌肉运动增强，呼吸节律紊乱，失去正常规则的节律。缺氧严重，中枢神经和心血管系统功能严重障碍时，呼吸可变浅、变慢，以至呼吸停止。当PaO_2低于6.67 kPa（50 mmHg）时，患者口唇黏膜、甲床部位出现发绀。但因患者血红蛋白含量、皮肤色素和心功能状态等因素影响以及受观察者鉴定能力的限制，发绀虽是一项可靠的低氧血症的体征但不够敏感。

2. 高碳酸血症

由于急性呼吸衰竭时，二氧化碳的蓄积不但程度严重而且发生时间短促，因此产生严重的中枢神经系统和心血管功能障碍。临床表现为头痛、反应迟钝、嗜睡，以至神志不清、昏迷。扑翼样震颤也是二氧化碳蓄积的一项体征。二氧化碳蓄积引起的心血管系统的临床表现因血管扩张或收缩程度而异。如多汗，球结膜充血水肿，颈静脉充盈，周围血压下降等。

3. 其他重要脏器的功能障碍

严重的缺氧和二氧化碳蓄积可以影响或加重肝、肾或胃肠功能障碍。临床上将出现黄疸、肝功能异常；尿中可出现蛋白、血细胞或管型，血液中尿素氮、肌酐含量增高；也可能出现呕血、黑便等由应激性溃疡造成的消化道出血等。

实际上，急性呼吸衰竭常与其他重要脏器的功能同时或先后出现，近来仍有多脏器功能衰竭（MOF）的概念出现，并引起临床工作者尤其是从事急救医学工作者的重视。

4. 引起呼吸衰竭基础疾患的临床症状与体征

这些基础疾患的特征常与上述低氧血症和高碳酸血症的临床表现同时并存。如感染时的畏寒、高热，肺炎时的咳嗽、胸痛等。应当及时辨认，以便采取针对性的治疗措施。

5. 水、电解质和酸碱平衡的失调

因严重低氧血症和高碳酸血症几乎均伴随着酸碱状态的失常。如缺氧而通气过度可发生急性呼吸性碱中毒，急性二氧化碳潴留可表现为呼吸性酸中毒。严重缺氧时无氧代谢引起乳酸堆积，肾脏功能障碍使酸性物质不能排出体外，二者均可导致代谢性酸中毒。代谢性和呼吸性酸碱失衡又可同时存在，表现为混合性酸碱失衡。

与酸碱平衡失调的同时，将会发生体液和电解质的代谢障碍。在诊断和处理急性呼吸衰竭时均应予以足够的重视。

（四）急性呼吸衰竭的诊断

一般说来，对存在着可能发生急性呼吸衰竭基础病因的患者，如胸部外伤或手术后、严重肺部感染或重症革兰阴性杆菌败血症患者等，当密切注意其呼吸、循环和中枢神经系统的表现，及时做出呼吸衰竭的诊断是可能的。但对某些急性呼吸衰竭早期的患者或低氧血症、二氧化碳蓄积程度不十分严重时，单依据上述临床表现做出诊断有一定困难。动脉血气分析的结果直接提供动脉血氧和二氧化碳分压水平，可作为诊断呼吸衰竭的直接依据。因此，不能否认血气分析在呼吸衰竭诊断上的重要地位。

应当强调的是不但要诊断呼吸衰竭的存在与否，还需要判断呼吸衰竭的性质，是急性呼吸衰竭还是慢性呼吸衰竭基础上的急性加重，更应当判别产生呼吸衰竭的病理生理学过程，明确为Ⅰ型或Ⅱ型呼吸衰竭，以利采取恰当的抢救措施。

在诊断和紧急处置的过程中，应当尽快鉴定产生呼吸衰竭的基础病因，否则有可能患者经氧疗或机械通气后因得到足够的通气量维持氧和二氧化碳分压在相对正常的水平，若基础病因未被发现与去除，仍不能脱离再次发生呼吸衰竭的威胁。

（五）急性呼吸衰竭的处理

急性呼吸衰竭是需要抢救的急症。对它的处理要求迅速、果断。数小时或更短时间的犹豫、观望或拖延，可以造成脑、肾、心、肝等重要脏器因严重缺氧发生不可逆性的损害。同时，及时、合宜的抢救和处置才有可能为去除或治疗诱发呼吸衰竭的基础病因争取到必要的时间。

1. 保证呼吸道通畅

通畅的呼吸道是进行各种呼吸支持治疗的必要条件。在重症急性呼吸衰竭尤其是意识不清的患者，咽部肌肉失去正常的肌肉张力、软组织松弛、舌根后倒均可阻塞上呼吸道（上气道系指自气管隆突以上的呼吸道包括鼻、咽、喉、正气管）。呼吸道黏膜水肿、充血、痰液壅滞，以及胃内容物误吸或异物吸入都可以成为急性呼衰的原因或使呼衰加重。保证呼吸道的畅通才能保证正常通气，所以保证呼吸道通畅是急性呼吸衰竭处理的第一步。

（1）正确的体位。立即使患者头部取侧卧位，颈部后仰，抬起下颌。此种体位可以解除部分患者上气道的梗阻。

（2）有效的气管内负压吸引。以负压吸引清除堵塞于呼吸道内的分泌物，血液或误吸的呕吐物，淹溺时的淡、海水等，有时即可立即解除梗阻，改善通气。

无论是直接吸引或是经人工气道吸引均需注意操作技术。尽量避免损伤气管黏膜，在气道内一次负压吸引时间不宜超过 10~15 秒，以免引起低氧血症、心律失常或肺不张等因负压吸引造成的并发症。

吸引前短时间给患者吸高浓度氧，吸引管不要太粗，吸引后立即重新通气。操作者的无菌技术，和每次吸引时均换用新灭菌后的吸引管，或者使用一次性吸引管等是防止发生下呼吸道感染的措施。

（3）建立人工气道。当以上两种措施仍不能使呼吸道通畅时，则需建立人工气道。所谓人工气道就是用一导管直接插入气管，于是吸入气就不经鼻咽等上气道直接抵达下气道和肺泡。为了解除上气道的梗阻，保护无正常咽喉反射患者不致误吸，为了充分有效的气管内吸引或为了提供机械通气时必要的通道等目的而建立人工气道。其方法或将鼻咽导管由口放入可使后倒的舌根不再堵塞气道，但因导管远端恰位于咽部可引起咽反射而恶心、呕吐甚至误吸。除意识不清患者一般均不能耐受，因此不宜久用。并且此种鼻咽管不能用以进行机械通气，临床上常用的人工气道为气管插管和气管造口术后置入气管导管两种。

气管插管有经口和经鼻插管两种。前者借喉镜直视下经声门插入气管，容易成功，较为安全。后者分盲插或借喉镜、纤维支气管镜等的帮助，经鼻沿后鼻道插入气管。与经口插管比较需要一定的技巧，但经鼻插管容易固定，负压吸引较为满意，与机械通气等装置衔接比较可靠，给患者带来的不适也较经口者轻，神志清醒患者常也能耐受。唯需注意勿压伤鼻翼组织或堵塞咽鼓管、鼻窦开口等，造成急性中耳炎或鼻窦炎等并发症。

当有经验的耳鼻喉科或外科医师从容不迫操作时，气管造口术引起并发症的发生率可以很低。但实际上由于病情或其他条件的限制，手术死亡率达 0.9%~5.1%。即时并发症有出血、气胸、空气栓塞、皮下及纵隔气肿等。24~48 小时后的后期并发症有感染、出血等。气管狭窄则是晚期并发症。与气管插管相比，经气管造口置入气管导管这种人工气道完全不通过鼻或咽部等上气道，固定最为稳定可靠，患者的耐受最好。因此，估计患者病情短期内不会被纠正，需要人工气道时间较久者可采用此种方法。

近年来已有许多组织相容性较理想的高分子材料制成的导管与插管，为密封气道用的气囊也有低压、大容量的气囊问世，鼻插管可保留的时间也在延长。具体对人工气道方法的选择，各单位常有不同意见，应当根据病情的需要，手术医生和护理条件的可能，以及人工气道的材料性能来考虑。肯定在 3 日（72 小时）以内可以拔管时，应选用鼻或口插管，需要超过 3 周（21 天）时当行气管造口置入气管导管，3~21 间的情况则当酌情灵活掌握。

使用人工气道后，气道的正常防御机制被破坏，细菌可直接进入下呼吸道；声门由于插管或因气流根本不通过声门而影响咳嗽动作的完成，不能正常排痰，必须依赖气管负压吸引来清除气道内的分泌物；由于不能发音，失去语言交通的功能，影响患者的心理精神状态；再加上人工气道本身存在着可能发生的并发症。因此人工气道的建立常是抢救急性呼吸衰竭所不可少的，但必须充分认识其弊端，慎重选择，尽力避免可能的并发症，及时撤管。

（4）气道湿化。无论是经过患者自身气道或通过人工气道进行氧化治疗或机械通气，均必须充分注意到呼吸道黏膜的湿化。因为过分干燥的气体长期吸入将损伤呼吸道上皮细胞和支气管表面的黏液层，使痰液不易排出，细菌容易侵入，容易发生呼吸道或肺部感染。

保证患者足够液体摄入是保持呼吸道湿化最有效的措施。目前已有多种提供气道湿化用的温化器或雾化器装置，可以直接使用或与机械通气机连接应用。

湿化是否充分最好的标志，就是观察痰液是否容易咳出或吸出。应用温化装置后应当记录每日通过湿化器消耗的液体量，以免湿化过量。

2. 氧气治疗

简称氧疗，是纠正低氧血症的一种有效措施。由于氧气也是一种治疗用药，使用时应当选择适宜的给药方法，了解机体对氧的摄取与代谢以及它在体内的分布，注意氧可能产生的毒性作用。

由于高浓度（>21%）氧的吸入可以使肺泡气氧分压提高。若因 PAO_2 降低造成低氧血症或主因 $\dot{V}/\dot{Q}$ 失调引起的 PaO_2 下降，氧疗可以改善。氧疗可以治疗低氧血症，降低呼吸功和减少心血管系统低氧血症。

3. 机械通气

20余年来，随着敏感的传感器和专用的微处理机及微电脑等高技术的推广，机械通气机性能日益完善，再加上学界对呼吸生理学认识的深入和血液气体分析技术的应用，呼吸衰竭的治疗效果显著提高，这也是急诊医学领域取得的一项重要进展。

保证适合患者代谢所需的肺泡通气量和纠正低氧血症及改善氧运送是机械通气机（此名较"人工呼吸器"更恰当，故在本文中均用"机械通气机"一名）的主要用途。

4. 通气机的类型

过去曾被临床应用的负压通气机（铁肺）已很少使用。目前应用最为广泛的通气机属于气道正压通气机类型。习惯上，以吸气相终止的方法来区分比较容易理解，也就是可分为容量转换型、压力转换型、时间转换型和流量转换型等。当一事先预置的吸入潮气量送入机体时，吸气相终止，机器立即转入呼气相，此种通气机即称为容量转换型通气机。若按预置压力转换吸气相，或按预置时间、预置流量转换者即相应称为压力、时间或流量转换型。现在设计师们更将容量、时间、压力等条件按要求结合起来设计出更新类型的通气机。

10余年来，又出现了一种高频通气机，包括高频喷射通气、高频正压通气和高频震动三种，机器设置、通气原理和机体反应都和习惯常用的正压通气不同，尚待进一步观察与研究，方可评价它的实用意义和价值。

5. 通气形式

虽然通气机类型不同，通气形式基本上不外乎以下几种。

（1）控制或控制/辅助通气（CMV、AMV）：通气机控制患者的呼吸频率、潮气量或每分钟通气量，呼吸比也由通气机设定，以上参数不受患者的动力或反应所变动，此即为控制式通气（CMV）。通气频率越慢（如少于12次/min），气道内均压较低，对静脉回流影响也少。潮气量决定着吸入气的肺内分布和肺泡通气量，也就是决定着二氧化碳的排出。医师们通过通气机控制着患者的有效通气量、呼吸时比、呼吸频率，也就是掌握着患者的通气形式。

当患者的自发呼吸，产生一基线以下的吸气压力（触发压力），通气机即按医师设置的要求开始吸气相，一旦患者自发的呼吸频率过低或不能产生足够的吸气负压，机器自动进入控制式通气，此即为控制/辅助式通气（CMV/AMV）。

（2）间歇指令通气（IMV）和同步间歇指令通气（SIMV）：采用此种通气方式时，患者一方面接受通气机按预定时间间隔给予的间歇正压通气，一方面患者自己可以通过通气机管路进行自发呼吸，与通气机气流并不发生阻抗，而所吸入的气体是经通气机提供的经适宜温化、湿化和饱含氧气的气体，此为间歇指令通气（IMV）。通气机按需给以间断通气，为达到此目的，在通气机的管路中需设有持续气流系统。

当患者一方面可以通过通气机自发呼吸，不与通气机的间歇正压通气发生阻抗，而且预置的由通气机提供的正压送气均与患者的自发吸气相同步，即为同步间歇指令通气（SIMV）。这需要在通路中设有按需打开的活瓣，保证按需气流系统才能完成。与持续气流系统相较，患者所需承受或进行的呼吸功较大，以致有的患者在病情的一定时期不能接受SIMV通气方式。

（3）呼气末正压通气（PEEP）和持续气道内正压通气（CPAP）：通气机呼出管路增有设施，使呼气期末保持高于大气压力。当患者自发呼吸，通过装置使呼气末处于正压，此时吸气期气道内也同时为正压，于是整个呼吸周期气道内均为正压通气。

PEEP的通气方式在抢救呼吸衰竭中已为临床广泛接受，尤其是在抢救成人呼吸窘迫综合征患者时，因其确能提高患者已经十分降低的功能残气量，使肺内分流量得以降低，部分患者可以吸入低于60%浓度的氧气就可以提高PaO_2到能维持组织氧合代谢的需要而得以存活。至于呼气末正压以多少为合适，也就是最佳PEEP，就要兼顾动脉血氧分压和PEEP对血流动力学的干扰及气压伤等几个方面来考虑了。

6. 全部呼吸支持（FVS）与部分呼吸支持（PVS）

CMV或AMV等均为由通气机提供了患者通气所需的能量，患者不用再作任何呼吸功。IMV和SIMV最初应用于临床时曾只作为一种撤离通气机的方式，近年来有学者认为只有IMV和SIMV两种通气形式可以由通气机补足患者自己进行通气做功不足时所需的能量，也就是后两种通气形式具有部分通气支持的特点。PVS具有FVS所不具备的优越性，更符合于生理状态。这些新概念的提出值得在日后工作中进一步观察与验证。

绝大部分患者在呼吸衰竭的最初几个小时，全部呼吸支持（FVS）可使病情迅速稳定，提供进行病因、病情诊断的足够时间，和得以确定合适的治疗方案。一旦获得足够生理学数据的佐证，当患者已能耐受部分通气支（PVS）时，则宜尽早有计划、逐步地降低通气机提供正压通气的频率，进入PVS。下一步就是判断撤退通气机的时机。

7. 使用通气机的适应证和撤机

当患者呼吸骤停，或发生急性通气性呼吸衰竭，二氧化碳急骤升高，严重低氧血症，经过一般给氧治疗仍不能纠正等均应视为机械通气的绝对适应证。当各种原因使患者需要依靠通气支持以减轻心、肺功能，纠正已经发生或即将发生的呼吸衰竭，也具有应用通气机的指征。不但要了解诱发呼吸衰竭的原因疾病，同时更需了解该种疾病影响呼吸病理生理的严重程度，才能据之作出是否应当使用通气机的判断。不同的参考书籍列举出许多具体肺功能参数作为应用通气机的指标，诸如肺活量低于15 mL/kg，呼吸频率超过35次/min，最大吸气峰压低于-1.96 kPa（-20 cmH_2O），以及$PaCO_2$、PaO_2、pH等最高或最低限度等等。实际上，这些具体数据均不能作为绝对性依据，必须结合患者的具体病情来考虑，有时甚至不得不考虑到医疗、护理、监护力量等因素才能使通气机的应用合理。

撤机同样应当选择合宜时机。尽早撤机已是公认的原则，但撤机的最佳时机不由医、患者主观意愿决定，应当根据诱发患者发生呼吸衰竭的原因是否得到适当控制、心肺功能和呼吸肌肌力是否恢复到能够支持代谢所需等作出科学客观的判断。一般认为当肺活量恢复到10~15 mL/kg，吸气压达到-1.96 kPa（-20 cmH_2O），在吸入气氧分数（FiO_2）小于0.4时PaO_2能超过8.0 kPa（60 mmHg），$PaCO_2$低于6.67 kPa（50 mmHg）即达到撤机条件。同样，绝对数值仍为参考依据，患者的个体性必须重视，而患者的信心，医护人员的经验，医、患间的密切配合也是很重要的。

撤机可通过上述IMV通气形式合用T形管技术达到，患者通过T形管呼吸，同时逐渐延长停用呼吸机时间，最后完全撤机。撤机过程是一有计划、需密切观察的过程。一旦出现需要重新连机的征象则应及时恢复。一般使用通气机时间越久,撤机中遇到的困难可能会越多。

8. 使用通气机的并发症

通气机均需通过人工气道连接,因此人工气道的并发症亦为使用通气机过程中可能发生的并发症。此外,气压伤和循环系统血流动力学的影响是通气机使用中应注意防止的两项重要并发症。

当气道内压过高时,可引起气胸、纵隔气肿等气压伤。胸腔内压过高,影响回心血量,干扰心室顺应性,使心排血量降低,均可增加已经十分危重的患者的病情。在应用较大潮气量行 CMV 或较高 PEEP 时,必须小心观察与防止并发症的发生。

9. 使用通气机时的床边监测

除必要的血流动力学参数外,通气机是否按计划正常运转,患者气道内压力变化,肺及总顺应性改变,气道阻力等机械力学方面的变化也应作为监测内容。定时血气分析的数据,或通过经皮电极连续监测得到的氧和二氧化碳分压等数据,可作为气体交换的指标,都是不可缺少的监测项目。至关重要的依然是患者血压、脉搏、一般状况、神志状态、呼吸型式等。

总之,机械通气在呼吸衰竭治疗中的应用,提高了呼吸衰竭抢救的成功率。另一方面,也提高了呼吸衰竭危重患者对医护条件的要求。

(四)心血管系统功能的监测与改善

低氧血症和二氧化碳潴留本身会影响心脏功能,常与呼吸衰竭并存的心血管疾患也将增加呼吸衰竭治疗的困难。在治疗急性呼吸衰竭过程中,应当注意观察各项心血管系统功能的指标。如有条件,对危重患者应采用漂浮导管了解心排血量、右心室压力、肺动脉压力、肺毛细血管楔压和肺循环阻力,并可直接测定混合静脉血氧和二氧化碳浓度。

经氧疗或机械通气后,低氧血症仍不能纠正时,可用以上数据分析除呼吸功能障碍以外是否还存在着心功能不全、心排血量不足。混合静脉血氧分压(PVO_2)可提供组织供氧状况,帮助了解氧运送的状况。

如此可以更适宜地调整通气机的各项指标,必要时也当配合给予强心、利尿剂。

(五)肾、脑、肝功能和水电解质、酸碱平衡的维持

脑水肿的预防与治疗,肾血流量的维持以及肝功能和各种电解质、酸碱平衡的维持都是不可忽视的重要环节。

（六）病因治疗

引起急性呼吸衰竭的病因很多，治疗各异。例如重症肺炎时抗生素的应用，哮喘持续状态时支气管解痉剂和肾上腺皮质激素的合理使用，均各具特殊性。需强调指出，必须充分重视治疗和去除诱发急性呼吸衰竭的基础病因。

三、成人呼吸窘迫综合征

成人呼吸窘迫综合征，简称 ARDS，是急性呼吸衰竭的一种，由于它的发病率较高且病死率一直高达 50% 左右而受到人们的重视。从 1967 年 Ashbaugh 等首次提出此名称，20 年来围绕此病征开展了大量的临床和实验室研究，至今仍未能澄清它的发病机制，在急诊医学中亦占有重要位置。

（一）简史

早在 40 年代就有关于"创伤后湿肺"的报道，描述在严重创伤后发生的急性呼吸衰竭；1950 年又有作者以"充血性肺不张"的名称诊断类似病征；60 年代以来，由于创伤和失血性休克等治疗条件的改善，急性呼吸衰竭的重要性渐又突出，"休克肺"的诊治问题再次被重视。至 1967 年 Ashbaugh 等人首次报道平民创伤后的急性呼吸衰竭，提出临床表现与新生儿呼吸窘迫综合征颇多相似之处，当时认为表现活性物质代谢和功能失常是病征的主要病因，提出了成人呼吸窘迫综合征（ARDS）这一名称。经历了 20 年发病机制方面的研究，虽然已知表面活性物质的失常在此病征中的作用与新生儿呼吸窘迫综合征中并不相同，但 ARDS 这一病名已为较多学者所接受，取代了众多各种类似的名称。

ARDS 指的是一组严重的临床综合征，其特征是进行性加重的呼吸困难，一般常用的给氧方法难以纠正的低氧血症，X 线胸片示双肺弥漫性浸润阴影。可引起本病征的病因很多，患病率较高，1976 年美国约有 150 000 名患者，1982 年费城某医学中心本病占该院危重住院患者的 5%，在美国州三个医院的本病征高危因素患者（指休克、败血症、外伤等）993 人中发现 ARDS 88 例。国内虽无准确发病率的调查报告，但有关本病征较大数目的病例报道居多。而病死率虽经 20 年的努力仍高达 50% 左右，故一般均认为它是重危患者致命的重要病因。

（二）ARDS 的病因

多种致病因子或直接作用于肺，或作用于远离肺的组织，造成肺组织的急性损伤引起相同的临床征候。

1. 直接作用于肺的致病原因

直接作用于肺的致病原因如创伤、误吸、毒物吸入、各种病原体引起的严重肺部感染和放射性损伤等。

2. 间接原因

间接原因如败血症、休克、肺外创伤、药物中毒、输血、坏死性胰腺炎、体外循环等。

（三）ARDS 的病理形态学和病理生理学改变

ARDS 的组织形态学改变可分为三期。渗出期（于发病后 24~96 小时）特点是间质和肺泡内水肿、毛细血管充血，间质内红、白细胞浸润。Ⅰ型肺泡上皮细胞呈不同程度退行性变，甚至坏死脱落，裸露出基底膜。于严重上皮细胞损伤处，特别在呼吸性细支气管和肺泡管处可见到透明膜形成。血管内皮细胞变化相对较轻。微血管中常见到由白细胞、血小板、纤维蛋白形成的微血栓。病变严重处呈现出血坏死区。增生期（发病第 3~10 天）Ⅱ型肺泡上皮细胞增生，覆盖肺泡表面，间质因白细胞、成纤维细胞浸润和纤维组织增生而变厚，毛细血管减少，肺泡塌陷。纤维化期（自发病第 7~10 天开始）特点为肺泡间隔和透明膜处纤维组织沉积和纤维化，并渐发展至全肺。

急性期肺组织外观充血、水肿、出血、实变。因此，病理形态学的表现并无特异性，实际上反映了严重广泛的肺组织损伤的共同性变化。

由于本病征最关键性的变化是肺泡上皮和血管内皮细胞受损，使肺泡毛细血管膜通透性增加，蛋白含量高的水肿液渗漏入肺泡间隔和肺泡腔内。于是肺的顺应性下降，肺变硬。同时Ⅱ型肺泡上皮细胞损伤，肺泡表面活性物质生成障碍，使肺泡表面张力降低，肺泡变得不稳定，容易塌陷，产生微小肺不张，肺顺应性进一步下降，以致功能残气量下降，肺弹性回力增加，肺组织更易萎陷。此时，存在大面积的低 $\dot{V}/\dot{Q}$ 区，肺内分流量显著增加，出现严重的低氧血症。如前所述，此种呼吸衰竭与提高吸入气氧浓度的措施不能纠正，严重时，传统的间歇正压通气方式（CMV）也不能改善。

（四）ARDS 的临床表现

1. 起病

一般多在原发致病因子（如休克、创伤等）发生后，经过一短暂的相对稳定期（也被称为潜伏期，24~48 小时）出现下述呼吸困难等症状，但也有起病急骤、迅即出现严重呼吸衰竭者（即暴发型），也有起病较缓慢者。潜伏期发生的原因可能与表面活性物质的代谢或与白细胞的动员有关。

2. 临床特征

患者表现严重的呼吸困难，呼吸频率增速可达30~50次/min。鼻翼翕动，辅助呼吸肌运动增强。口唇、甲床明显发绀。肺部体征常不如症状明显，呼吸音增强，有时可闻及哮鸣音或少量湿性啰音。胸部X线早期只表现纹理增深，常迅速出现一侧弥漫性浸润性阴影。

呼吸功能检查可发现每分钟通气量明显增加，可超过20 L/min。肺静态总顺应性可降至153~408 mL/kPa（15~40 mL/cmH$_2$O）。功能残气量显著下降。

动脉血氧分压降低，吸入气氧浓度大于50%（FiO$_2$>0.5）时，PaO$_2$仍低于8.0 kPa（60 mmHg），PaCO$_2$可正常或降低，至疾病晚期方增高。P$_{A-a}$O$_2$显著增加，当FiO$_2$=1.0时，PaO$_2$低于46.7 kPa（350 mmHg）。计算Q$_S$/Q$_T$常超过30%，或PaO$_2$/PAO$_2$≤0.2。

以漂浮导管进行血流动力学监测时，肺毛细血管楔压（PCWP）≤2.13 kPa（160 mmHg）是一项重要诊断指标，但当合并左心功能不全或应用呼气末正压通气（PEEP）治疗时，应当注意它们对PCWP测量结果的影响。

（五）诊断

目前各临床单位对ARDS的诊断标准虽不尽相同，一般不外从以下诸方面考虑：即严重的低氧血症需依赖机械通气的支持，胸片示双肺弥漫性浸润性阴影，静态肺顺应性≤510 kPa（50 mL/cmH$_2$O），PaO$_2$/PAO$_2$≤0.2和PCWP≤2.13 kPa（16 mmHg）。当患者能够满足以上指标时虽能得到较肯定的诊断，但病情均已发展到重度阶段，病死率甚高。即使近十几年来随着机械通气方式的改进，ARDS患者借机械通气的帮助，虽有时能使PaO$_2$保持在6.67 kPa（50 mmHg）以上，可保证必要的氧合功能，但仍常因心血管、肾、脑或肝等脏器同时或相继出现功能衰竭而最终归于不治。加以最近有些学者提出多系统器官衰竭（MSOF或MOF）的概念，认为MSOF与ARDS具有共同的病理生理学变化，肺常是第一个出现衰竭的器官。因此对临床工作者提出早期诊断的要求，以便及时诊治，提高ARDS或MSCF的存活率。事实上，已有学者对存在发生ARDS高危因素的患者如重症肺炎、感染中毒性休克患者中进行前瞻性监测，及时检出ARDS患者，以期改善本病征的预后。但仍然需要寻找可靠、为临床实用的早期诊断指标，这一要求的实现有赖于对ARDS发病机制的继续深入研究，一旦了解肺泡毛细血管膜通透性改变的机制，有可能寻求到早期诊断的指标，同时也就有可能有针对性地提高治疗效果。

目前，对肺灌洗液的临床测定，某些物质如血管紧张素转换酶，纤维连接蛋白，人白细胞弹性蛋白酶，纤维蛋白降解产物碎片等测定的观察，均是在寻找能够作为早期诊断的标志物，迄今尚未有理想的发现，仍是临床研究工作者继续努力的目标。

(六) ARDS 的发病机制

虽然公认肺泡毛细血管膜通透性改变，形成非心源性肺水肿是本病征发病的中心。但究竟如何产生通透性改变，由哪些环节介导发生此变化等问题，虽经大量实验室和临床研究仍未阐明。多数学者接受的假说是中性多形核白细胞（PMN）最可能是主要负责的介导细胞。

1. 白细胞及其发生损伤的机制

在ARDS患者肺内，支气管肺泡灌洗液中均发现有较多PMN隔离或存在；在实验动物中若以内毒素或其他各种微栓造成肺泡毛细血管膜通透性增加时均可见到周围血中PMN一过性减少，而肺内有大量PMN隔离在微血管中；若以去除白细胞动物进行类似实验时，肺水肿较轻；离体培养的内皮细胞也显示白细胞对它的损伤作用，均支持PMN可能是介导肺损伤的主要介导细胞。白细胞释放氧自由基和弹性蛋白酶可以起破坏作用，损伤肺组织。白细胞中其他物质如前列腺素类物质，以及白细胞和其他炎性细胞间相互作用也可能与产生肺损伤有关。

但白细胞减少的患者仍可发生ARDS，在人体中直接说明白细胞损伤的证据还不够充分。目前一方面均肯定PMN在ARDS发病中可能存在的重要作用，但也有可能它不是唯一的介导细胞，对巨噬细胞、淋巴细胞的作用也在研究之中。

2. 血小板、血液凝集和纤维蛋白溶解在发病中的作用

ARDS患者的肺微血管中常发现血小板凝集与微栓存在；弥散性血管内凝血（DIC）患者是发生ARDS的高危因素；急性呼吸衰竭患者经血管造影可见肺血管中有血栓栓塞发生；实验动物中纤维蛋白、纤维降解产物（FDP）都是形成肺泡毛细血管膜损伤的必要条件，以纤维蛋白裂解产物碎片D输入家兔中，动物出现呼吸困难，PaO_2下降；血小板激活因子（PAF）又有使PMN在肺内隔离的作用。

凝血与纤溶在ARDS发病过程中的作用是十分值得重视的。

3. 前列腺素和其他生物活性物质的作用

肺也是产生、灭活前列腺素类物质的场所。在实验动物因内毒素诱发的肺损伤中，已证实早期肺动脉高压期有TXA_2和PGI_2的升高。对含蛋白水肿液在肺泡内，间质中渗漏认为与脂氧化酶代谢产物白三烯类物质（LTCLTD）等有关。

（七）治疗

1986年以来已有临床上以PGE_1治疗ARDS得到效果的报道。至于其他生物活性物质如血管紧张素转换酶、纤维连结蛋白、调节肽类物质的研究均在进行中。

由于ARDS的发病学仍未阐明，无论在诊断或治疗上都存在相当困难。目前对ARDS的治疗基本上属于支持疗法，尽力维持必要的氧合功能和保证足够的心排血量以维持脑、肾、肝等脏器的功能。

1. 机械通气

合理、适时的应用机械通气，可能是使ARDS由早期严重病死率降至目前50%左右的主要原因之一。若间歇正压通气仍不能使PaO_2维持在6.67 kPa（50 mmHg）以上时，则应采用呼气末正压通气（PEEP）。在密切观察下，调整呼气末正压至最佳PEEP即能使QS/QT降至最小，心排出量最大，PaO_2维持在最佳时的最低呼气末压。使用PEEP时要注意观察气道内压力，及心排血量，以减少气压伤和影响回心血量的不利作用。

2. 体液控制

由于输入液体不当时，可继续渗漏入肺间质而使肺水肿加重，故一般均采取严格观察液体的出入量，使之控制在尽力减少输入量，以使肺血管内液量尽可能最小，但同时需保证足够的左室充盈以维持心排血量。在有条件单位则可用漂浮导管取得必要的血流动力参数以指导治疗。不然，则需严格细致观察尿量作为参数。

3. 原发病的治疗

原发病的治疗是至为重要的治疗原则。

4. 其他药物治疗

经过多中心治疗观察对大剂量皮质激素治疗基本持否定态度，认为弊多于利，应在有应用皮质激素的具体适应证情况下再应用。皮质激素对ARDS本身并无肯定的治疗效果。

应用西咪替丁等组胺受体拮抗剂以预防因应激性溃疡产生的消化道出血。抗生素则视感染情况针对性使用。若存在支气管痉挛时可使用解痉剂。

（八）预后

ARDS是一预后差、病情凶恶的疾病，虽经20年努力病死率仍高达50%左右。大多数患者若存活，多不留有肺功能慢性损伤，但亦有因ARDS修复后形成间质纤维化的报道。

四、支气管哮喘

支气管哮喘（以下简称哮喘）是一种可以逆转的支气管痉挛性疾病。严重而持续的哮喘发作称为哮喘持续状态，此种状态经用一般习用的药物治疗往往不易收效，其病情严重者常需急诊处理。

气道高反应性是引起哮喘发作的病理生理基础。哮喘的临床类型若根据其诱发因素可分为过敏性哮喘（或称外源性哮喘）、感染性哮喘（或称内源性哮喘）、运动性哮喘、药物性哮喘和混合性哮喘，绝大多数的哮喘病例属混合性。

（一）支气管哮喘的发病机制

1. 气道高反应性与哮喘

气道高反应性系指受到非过敏性刺激而产生的气道收缩。非过敏性刺激可以是化学介质，如组胺和甲基胆碱，物理性的非过敏性刺激和吸入冷空气，运动或进行高通气呼吸。哮喘患者若吸入一定量的组胺可引起哮喘发作；健康人若吸入等量的组胺，一般不至于引起支气管的痉挛；但若将剂量增大，大大地超过使哮喘患者致喘的剂量，即使健康人也会呈现不同程度的支气管痉挛。像上面提到的冷空气、甲基胆碱和高通气等，对于所有的哮喘患者都可能引起较健康人更强的气道反应，特别是在发作期的患者，有些学者将这些刺激称为非特异性刺激。它们与过敏原等不同，后者称为特异性刺激，因为它们只引起一部分特异的哮喘患者而不是所有哮喘患者产生特殊的气道痉挛。

造成气道高反应性的机理尚未完全阐明。与其形成有关的病理改变可能有气道上皮损害，气道黏膜水肿，交感神经和副交感神经功能失衡，以及支气管平滑肌功能上的变化等。

2. 过敏性哮喘（或外源性哮喘）的发病机理

过敏性哮喘的发病机理较感染性哮喘更为单纯，易于说明。该类患者与过敏原接触后，过敏原的抗原性传递给相应的浆细胞，产生具有特异性的亲细胞性抗体IgE。IgE的一端附着于支气管黏膜下的肥大细胞表面，于是患者便处于致敏状态。若患者再次接触过敏原，则IgE的另一端迅速与特异性抗原结合并且在钙离子和三磷酸腺苷的参与下激活各种酶活性，使肥大细胞脱颗粒，释放出许多介质，如组胺、慢反应物质（SRS-A，现被证实它由一组白三烯化合物所组成）、嗜酸粒细胞趋化因子（ECF-A），中性白细胞趋化因子（NCF-A）和血小板活化因子（PAF）等。组胺可以直接作用于支气管黏膜的受体，使平滑肌痉挛；它也可以刺激迷走神经受体，输送信息于神经中枢，而后通过迷走神经的反射而传递至支气管使其痉挛。上述由过敏原诱发IgE致敏的肥大细胞所释放的化学介质受细胞膜的受体调节。肥大细胞以外，嗜碱粒细胞也参与这种调节。环磷腺苷和环磷鸟苷的比值（cAMP/cGMP）若增高，便可抑制致喘介质从肥大细胞或嗜碱粒细胞中生成和释放，并使支气管平滑肌弛张。若cAMP/cGMP减低则支气管平滑肌收缩。

3. 药物与哮喘

药物可以诱发或加重哮喘，其机理有的是变态反应性的，如喷吸极微量的青霉素而致严重的哮喘发作。有的系由于某些药物的药理作用如心得安和心得平等β受体阻滞剂。有的如阿司匹林，抑制环加氧酶，因而阻抑了前列腺素的生物合成，特别是PGE的合成。

由于花生四烯酸生成前列腺素的途径受到阿司匹林或其他非类固醇抗炎药的抑制，花生四烯酸在5-脂氧含酶的作用下趋向白三烯生成的方向演化，后者可使支气管平滑肌收缩。

4. 运动与哮喘

气道呈高反应性的人在持续较剧烈地跑步后，特别是运动结束后的5～15 min可出现哮喘，甚至可以持续1 h，休息后可得缓解。倘若运动之前吸入色甘酸钠或色羟丙钠或噻哌酮均可避免其发作，若控制运动量或投用β受体兴奋剂等也可以起预防作用。因此，有的学者认为此类哮喘主要是由于运动促进了有关介质的释放所致。

（二）有关哮喘的诊断

哮喘的主要症状是发作性的呼吸困难或胸闷，检查身体时主要可发现弥漫性哮喘音，呼气期较重。较简便的肺功能检查是第1秒时间肺活量较发作前降低15%以上。此项检查须重复两次，令患者吸入扩张支气管的药物气雾剂，可使第1秒时间肺活量增加15%以上。

确诊哮喘尚需排除其他疾病引起的呼吸困难，如心源性哮喘、喘息性支气管炎、气管或支气管肿瘤压迫气道，和嗜酸粒细胞性肺炎等。

皮肤过敏原试验可供临床参考。严格的过敏原试验规范要求试验前停用平喘药物、抗过敏药物和类固醇激素。然后患者往往因为有症状不愿或不可能停药。

（三）哮喘的治疗

由于哮喘的病因复杂，病情轻重不一，以及个体对药物的反应各异，其治疗方案和效果也不尽相同。对外过敏原过敏的患者，哮喘发作常较突然，病势虽急，若能排除过敏原，病情可望短期缓解。对许多过敏原均过敏的哮喘患者，他们对药物反应较差。感染性哮喘一般较难解除症状。

1. 摈除发病因素是治疗本病的重要环节

开始治疗之前须详细了解患者的具体细节。因接触花粉而在一定季节里犯病的哮喘患者，避免与该类哮喘患者接触，是治疗能否收效的关键。由于运动、职业性物质，或药物等因素诱发的哮喘，一旦排除了诱因，病情可迅速改善。临床上往往见一些患者，当他们居住在某地区时哮喘发作频繁，甚至不能工作，而当其迁居到另一地区时，由于脱离了与过敏原的接触，哮喘缓解，以后多年不再复发。当然，许多过敏原是普遍存在的，完全避免与某些过敏原接触也非易事，易地迁居也往往不实际；然而，摈除过敏因素毕竟是治疗的一个方面，讨论哮喘的治疗时首先应当注意这一点。

2. 减敏治疗

通过不同的途径，应用小量过敏原并逐渐增加剂量，以改变机体的变态反应状态从而治疗哮喘，是临床习用的方法。一般说来，若只对某单一过敏原过敏，减敏治疗的疗效高。若对多种过敏原过敏、减敏治疗的疗效低。室内尘土的成分复杂，患者又不能完全避免与屋尘接触。因此对屋尘过敏的患者，若以屋尘进行脱敏治疗，多数疗效欠满意。尘螨是屋尘中引起过敏的主要过敏原，华山医院治疗518例哮喘，若用螨液治疗两疗程以上者，有76.5%有效。对花粉、屋尘等难以避免接触的过敏原，进一步分析它们对患者的致敏情况，并作减敏治疗，有助于提高临床的疗效。

对于感染性哮喘患者，采取他们的痰液作细菌培养，制成菌苗进行减敏治疗，或以常见的多种细菌制成混合菌苗减敏，往往能改善感染，缓减哮喘。华山医院应用三联菌苗治疗哮喘病例超过一年，基本控制率为19.3%，显著好转者达32.4%。

减敏治疗的疗效取决于过敏原的鉴定和抗原的纯度。进行此项治疗时，剂量需自小至大逐步增加。

3. 镇静剂的应用

哮喘患者病情发作时精神均较紧张，需要一定的镇静剂。投用镇静剂时需注意药物的副作用。吗啡能促使机体释放组胺，引起支气管痉挛。有些病例接受吗啡后引起严重的呼吸困难，难以救治。对于那些可抑制呼吸中枢的镇静剂如巴比妥类，须慎用于重症哮喘患者。正在服用皮质类固醇的哮喘患者，若同时服用苯巴比妥类药物应特别小心。Brooks等证明，服用地塞米松的哮喘患者，同时口服苯巴比妥，可使体内地塞米松的清除率增加88%，这将影响地塞米松的有效水平。苯巴比妥可以激活肝的微粒体酶，从而增加地塞米松的羟化作用。

4. 支气管扩张药的应用

不论支气管哮喘的诱发原因为何，拟肾上腺素能类药物和甲基黄嘌呤类药物均能缓解其症状。

上述两类药物各有许多结构相似的衍化物，应用时应注意它们的扩张支气管作用和对心血管系统的影响。它们的扩张支气管作用可能与通过不同的途径促使环磷腺苷（cAMP）在细胞内的含量增高有关。肾上腺素、异丙肾上腺素、羟甲异丁肾上腺素等可通过活化腺苷环化酶，促使更多的三磷腺苷转化为cAMP。从而抑制肥大细胞释放，引起支气管收缩的物质，并增强支气管纤毛运动，促进黏性分泌物的输送。茶碱等甲基黄嘌呤类药物的作用较广泛，它可以影响中枢神经系统、肾脏、心肌和横纹肌，包括横膈肌。最近有的学者认为，茶碱可以促进肾上腺髓质和其他嗜铬组织释放肾上腺素，提高血浆中的肾上腺素水平。曾经也有作者认为茶碱可抑制磷酸二酯酶，使组织中的cAMP失活，使cAMP逆转为5′-磷腺苷。后者无舒张支气管平滑肌的作用。

（1）拟肾上腺素能类药物按照此类药物兴奋不同受体的作用，选择一些代表性药物列于表7-1。

根据上述三类药物的不同作用，临床上应首选β肾上腺素能受体兴奋剂，在β受体兴奋中又应当选择扩张支气管作用更强的 $β_2$ 受体兴奋剂。

新近羟甲异丁肾上腺素（舒喘宁）已有干粉制剂可供吸入，每吸可达 0.2～0.4 mg。间羟异丁肾上腺素（叔丁喘宁）有了与喷雾器相连接的塑料雾化室，增强了气雾吸入的效果。

表 7-1　拟肾上腺素能类药物

类　别	药　名	投药途径	成人平均剂量（mg）	药效持续时间（h）
α 和 β 受体兴奋剂	麻黄素	口服	25	3～4
	肾上腺素	皮下	0.1～0.5	3～4
		吸入	0.25～1.0	2～3
$β_1$ 和 $β_2$ 受体兴奋剂	异丙肾上腺素	吸入	0.25～1.0	1～1.5
	间羟异丁肾上腺素（叔丁喘宁）Terbutaline	皮下	0.25	4+
		口服	2.5～5.0	4+
	羟甲异丁肾上腺素（舒喘宁）Salbutamol	吸入	0.1～0.2	4+
		口服	2.0～5.0	4+
主要为 $β_2$ 受体兴奋剂	氯喘（邻氯喘息定）Chlorpronaline	口服	5～20	6
	氨哮素 Clenbuterol（NAB365）	栓剂	60μg	

（2）甲基黄嘌呤类药物。氨茶碱是甲基黄嘌呤类药物中最常用的扩张支气管药物。除了一般的口服氨茶碱之外，现在还有茶碱缓释片，其血药浓度可维持 12 小时。静脉注射氨茶碱可以收到较好的药效，但须注意徐缓推注，有心律失常或心脏病患者尤应小心。Mitenko 建议静脉内注射氨茶碱时，首次剂量可按 5.6 mg/kg，而后按 0.9 mg/（kg·h）静脉内滴入，如此血浆中的茶碱浓度可达 10 mg/L。这样的茶碱血浆浓度对患者是安全的，也是有效的。肝功能受损的病例，茶碱从体内清除的能力降低。此类肝功不全的患者只可用较低的药量，0.3 mg/（kg·h）静脉滴入。

5. 抗胆碱类药物

抗胆碱类药物，如阿托品和它的衍生物，有一定的止喘作用。自古以来即以洋金花治喘。但由于此类药的扩张支气管作用不及拟肾上腺类药物，而阿托品等抗胆碱药又可减少腺体分泌，使痰液黏稠不易咳出，所以它们未被广泛地应用于治疗哮喘病。

一般认为，胆碱受体被乙酰胆碱刺激兴奋后可增高组织中环磷鸟苷（cGMP）的含量，从而使支气管平滑肌收缩，阿托品可阻抑胆碱受体，使 cGMP 的水平下降，舒张支气管平滑肌。此外阿托品还有抗组胺的性能，这有助于治疗哮喘病。

溴化异丙阿托品（Sch1000）是一种新的抗胆碱制剂。该药的血中有效水平比异丙肾上腺素维持得长，前者为4小时而后者为1小时。

6. 皮质类固醇

皮质类固醇是治疗支气管哮喘的有效药物，其治喘作用在于：①抗炎作用，该药可稳定溶酶体膜，抑制致炎物质的释放，降低毛细血管壁的通透性；②抑制组胺的释放，抑制免疫过程；③抑制磷酸二酯酶的活性，阻止cAMP逆转为5′-磷腺苷，从而增加组织中cAMP的水平，舒张支气管平滑肌；④阻断甲基儿茶酚胺，加强机体对儿茶酚胺的反应性。

应用皮质类固醇治疗哮喘应当慎重。哮喘患者往往不掌握其适应证自行服用，其用药也缺乏规律性。这样非但不能发挥该药的作用，更会造成许多原来是可以避免的并发症或副作用。皮质类固醇适用于下述的两种情况：①病情急重。但有些患者虽然发病较急，其病情不重，可用扩张支气管药剂缓解症状者则不宜立即投予类固醇药品。②哮喘病程漫长，虽经各种药物治疗、症状仍不缓解。对于适应证明确拟投用皮质类固醇者，开始的剂量可按体重等具体情况给予足量，病情稳定后逐渐减量。倍氯美松双丙酸酯（Beclomethasone/diproprionate）是一种可作为气雾剂吸入，不为胃肠吸收的药物，喷吸后主要在支气管局部起作用。每日可喷吸10次，每吸含药约50μg。其副作用较小。长期喷吸可致口腔和喉部白色念珠菌感染，因此喷吸后需漱洗咽部。

指导患者采取正确的气雾吸入方式是很重要的。Tuttle认为，喷吸时患者应张开口，以深吸气将药雾吸入。New认为吸入药雾时应深且缓，每分钟约通气5 L。吸入气雾之后须屏气10 s。若憋气不及4 s或每分钟通气量增至8 L，均将降低雾化吸入的效果。

7. 曲尼司特（Tranilast，或称利喘贝）、色甘酸钠和酮替芬

（1）曲尼司特可稳定肥大细胞和嗜碱粒细胞的细胞膜，抑制组胺和慢反应物质等介质的释放，是一种阻断过敏反应环节的药物。若在哮喘好发季节前半个月服用，可起到一定的预防作用。通常情况下，成人哮喘患者每日服3次，每次10 mg。儿童每日3次，每次5 mg/kg体重。

（2）色甘酸钠。由于色甘酸钠能防止支气管黏膜中的肥大细胞的脱颗粒作用，从而阻断组胺和慢反应物质等的释放，本药也可以作为哮喘的预防性药物。以往认为此药仅对过敏性哮喘有效，近年有的学者观察到该药对内源性感染性哮喘患者也有一定的效果。它是粉状供喷吸的药物，喷吸后有20%~65%的患者可以得到保护。喷吸之后可能出现口腔或支气管有刺激反应，患者或有咳嗽，但不至于被迫停药。为了减轻局部刺激，在喷吸色甘酸钠之前数分钟可先喷舒喘宁气雾剂或异丙肾上腺素各1吸。色甘酸钠的喷吸剂量可以采用每日2~3次，每次20 mg。

（3）酮替芬（Ketotifen）。是一种抗组胺和抗过敏的药物。有的学者认为它可稳定肥大细胞，可以减少过敏性哮喘的发作次数，缩短哮喘持续时间。本药和以上提到的曲尼司特和色甘酸钠相似，都应当在哮喘发作之前2~3周开始投用，方能收到较好的疗效。它们都不是扩张支气管的药品，因此它们不能缓解急性发作的哮喘症状。Lamarre等以双盲法观察了酮替芬和色甘酸钠的作用，发现酮替芬在改善症状和通气功能方面均较色甘酸钠为优。酮替芬可口服，成人每日2次，每次1 mg，儿童可用糖浆制剂，其剂量可按体重酌减。

8. 对于具体哮喘患者的治疗问题

对于每一名哮喘患者，应根据他的过敏史、病程经过和对药物的反应等制定治疗方案。已明确过敏原的病例应排除过敏原，伴有感染的应控制感染。突然发作哮喘但症状较轻的病例，局部喷吸舒喘宁气雾剂或伴用丙酸培氯松气雾剂可以收到较好的效果，有时肛门内放置氨哮素栓剂也有效。

持续哮喘者往往有黏液痰栓，低氧血症和二氧化碳潴留是此类哮喘病例不可忽视的问题。因此，在进行治疗处理之前应测血气，对于缺氧的患者应当给予面罩吸氧，氧的浓度可调节至30%。若是以鼻管给氧，每分钟5 L的98%氧气经鼻管吸入，其实际吸入的氧相当于30%~35%。通过一侧鼻孔以鼻导管吸氧，即使是每分钟流量为5 L，时间持续较长之后，颈动脉和主动脉的气体感受器可能受到抑制，通气的驱动机制受到影响，导致肺通气量降低，二氧化碳潴留。这是给重症哮喘患者输氧时须加注意的。其实，一般哮喘患者，由于肺通气量增加，其血中二氧化碳分压往往是低于正常人的，只有当支气管持续痉挛，加上痰栓堵塞，肺内各部通气状态失去平衡，才会出现不同程度的二氧化碳潴留。面罩给氧时须注意呼气通路中二氧化碳是否能够及时溢出，或二氧化碳是否能被钠石灰所吸收（后一种情况指在以麻醉机连同钠石灰罐作加压吸氧时）。我们曾经遇见给患者施加面罩吸氧，由于面罩的溢气孔太少，二氧化碳不能溢出，给哮喘患者吸氧后，患者实际上在面罩中重复呼吸二氧化碳，其血中PCO_2迅速上升，呈急性呼吸性酸中毒，哮喘病情加剧。

处理哮喘持续状态时需密切注意患者的精神状态，必要时需酌用不影响呼吸的镇静剂。利眠宁可以选用。安定或硝基安定可能影响呼吸，需慎用。

稀释痰液很重要，对稀释黏痰有作用的药物如强利痰灵和痰易净（亦名乙酰半胱氨酸）等可起一定的作用。气道的湿化也是关键，需加强雾化吸入。补充机体的水分，通过静脉途径输入5%葡萄糖液，也有助于防止支气管黏膜分泌物过于稠黏。对于咳痰困难的患者，超声雾化吸入直径大约为5μm的雾点，使雾点能够达到下呼吸道，润湿黏性分泌物也有利于黏性痰栓的咳出。必要时可拍击背部助其排痰。

静脉滴入扩张支气管的药物是哮喘急症的重要治疗手段。茶碱可引起心律失常，进行静脉推注或点滴均须注意进药的速度，并须注意心律的情况。茶碱的毒性一般在血中含量达到13μg/mL时出现，当其血中浓度超过30μg/mL时有可能出现心动过速。舒喘宁的静脉滴注制剂可酌情选用。病情难以缓解者可考虑静脉点滴皮质类固醇。如选用氢化考地松，其首剂用量可按4 mg/kg给予。若患者反应较差，可在其后每6小时点滴输入100~200 mg。病情稳定后逐渐减少皮质类固醇药物的用量，也可改为口服制剂。

倘哮喘状态持续，缺氧未能改善；二氧化碳潴留，气道内分泌物不易排出，应考虑气管内插管，或气管切开。清醒的哮喘患者不易接受气管内插管，必要时可给予氯丙嗪和异丙嗪各12.5 mg缓慢静点。加压给氧时须注意氧的浓度以防氧中毒。加用机械辅助呼吸时须注意气道阻力。有的学者认为气道阻力增高除了支气管痉挛之外还存在部分肺小叶的通气不良或萎陷，此时于呼气末增加气道内压力（PEEP）可以收到较好的效果。但哮喘患者往往呈高通气状态，当哮喘发作时肺脏明显充气，由于痰栓堵塞和通气不良也同时存在，全肺呈通气不均，增加呼吸末正压虽对通气不良的肺泡或肺小叶充气有利，另一方面，对过度充气的部分有可能引起肺泡破裂和气胸，这是需要密切注意的。

哮喘的治疗需要结合每一具体病例而不同对待，良好的治疗效果决定于治疗措施符合患者的具体病情。

五、咯血

支气管、肺咯血是患者来急诊就诊的常见症状，大咯血者常可因窒息而死亡，因此熟悉和掌握咯血尤其是大咯血的诊断和处理，具有重要的临床意义。

喉以下呼吸道任何部位的出血，经喉头、口腔而咯出称咯血。确定是否是咯血，首先应除外鼻、咽和口腔部的出血，此外还需与呕血鉴别。呕血为上消化道出血，经口腔呕出。咯血与呕血的鉴别一般不困难，但在有些情况，如患者病史诉说不清，或出血急剧，鉴别并不容易（表7-2）。

表7-2 咯血与呕血的鉴别

咯血	呕血
咳出	呕出
常混有痰	常有食物及胃液混杂
泡沫状、色鲜红	无泡沫、呈暗红色或棕色
呈碱性反应	呈碱性反应或酸性反应
有肺或心脏疾病史	有胃病或肝硬化病史
咳血前喉部瘙痒，有"忽忽"声	呕血前常上腹不适及恶心，并有眩晕感
除非经咽下，否则粪便无改变	粪便带黑色或呈柏油状

续 表

咯血	呕血
咯血后继有少量血痰数天	无血痰

（一）病因和发病机理

对咯血患者虽然应用了各种检查方法，仍有5%～15%患者的咯血原因不明，称隐匿性咯血。部分隐匿性咯血可能由于气管、支气管非特异性溃疡、静脉曲张、早期腺瘤、支气管小结石及轻微支气管扩张等病变引起（表7-3）。

表7-3　咯血的原因

（一）感染	（五）自身免疫性疾病
1. 气管、支气管炎（急性和慢性）	1. 儿童及成人含铁血黄素沉着症
2. 结核	2. 肾小球肾炎伴随肺出血（肺出血、肾炎综合征、Goodpasture综合征）
3. 咽炎	3. 结节性多动脉炎
4. 支气管扩张症	4. 系统性红斑狼疮
5. 肺炎（细菌性和病毒性）	5. 贝切特（Behcet）综合征
6. 肺脓疡	6. 伴有肺血管炎的肺淋巴管平滑肌瘤病的微血管病的溶血性贫血
7. 霉菌病（曲霉菌病、组织孢浆菌病、球孢子菌病）	7. 青霉胺引起的肺出血和肾小球性肾炎
（二）肿瘤	8. 三苯六羧酐引起的肺出血
1. 肺癌	（六）其他
2. 咽喉炎	1. 吸入异物
3. 支气管腺瘤	2. 囊性纤维化
4. 转移癌	3. 肺隔离症（肺叶内和肺叶外）
（三）外伤	4. 支气管的子宫内膜异位或绒癌肺转移
1. 肺挫伤	5. 支气管结石病
2. 胸壁穿透伤	6. 尘肺
3. 胸钝伤	7. 肺囊肿和肺大泡
（四）心血管病	8. 气管-无名动脉瘘
1. 二尖瓣狭窄	9. 支气管胸膜瘘
2. 肺栓塞或梗死	10. 出血倾向
3. 严重左心室衰竭	11. 凝血病
4. 肺高压	（七）医源性原因
5. 动静脉畸形	1. 抗凝治疗
6. 奥-韦-郎（Osler-Weber-Rendu）病	2. 漂浮（Swan-Ganz）导管
7. 三尖瓣心内膜炎	3. 经气管吸引
8. 艾森曼格（Eisenmenger）综合征	4. 经胸和经支气管活检
9. 阻塞性肺血管病	5. 锁骨大动脉-肺动脉（Blalock-Taussing）吻合术

虽然许多肺内外疾患、全身性疾患均可咯血,但咯血的机制各不相同。例如外伤使肺血管破裂引起出血;异物引起黏膜损伤、局部充血、水肿及感染而出血;各种原因的急、慢性炎症侵及血管壁破裂或造成血管病因剧咳或剧烈动作破裂而出血或大出血;细菌毒素使血管壁通透性增加,红细胞由毛细血管壁间隙逸入肺泡,可使痰中均匀地混血或有小血点;肿瘤本身坏死或溃疡,肿瘤侵犯邻近血管而致咯血;此外肺动脉压升高,风湿性心脏病二尖瓣狭窄引起肺淤血亦可引起不同程度的咯血。

(二) 诊断及鉴别诊断

对咯血的病因、出血量及影响咯血诊治的有关因素的评估,必须详细询问病史、全面的体格检查与必要的实验室及特殊检查(表7-4)。

表7-4 咯血的实验室检查

血液试验	细菌、抗酸菌、毒菌培养
血常规、分类及血小板计数	皮肤试验
凝血时间、部分凝血酶原时间	结核菌素试验
动脉血液气体分析	组织胞浆菌属抗原
尿液分析	球孢子菌素
痰液检查	可能出血来源
革兰染色和抗酸染色	胸片、硬质或纤维支气管镜、支气管动脉造影
细胞学检查	

对咯血量的估计有不同的定义。大咯血通常指在24 h内咯血量超过600~800 mL或每次咯血量在300 mL以上;小量咯血指每次咯血少于100 mL;中等量咯血指每次咯血100~300 mL。

急诊对认识大出血、防止窒息的诊断和处理十分重要。大咯血可由于病变部位广泛,咳血量较多,患者心肺功能不全,体质衰弱咳血力量不足;或有气管移位,支气管引流障碍;或精神过度紧张等原因,导致声门或支气管痉挛;或咯血后误用多量镇静、止咳剂,使血不易咳出,阻塞支气管而发生窒息,可继发肺水肿及心室纤颤而死亡。如患者咯血后突然出现胸闷、呼吸困难、烦躁不安、端坐呼吸或张口瞪目、面色苍白、咳血不畅及缺氧等表现,均需警惕由于大咯血而发生窒息,需积极处理。

1. 病史

咯血量、性状、发生和持续时间及痰的性状对咯血病因的鉴别诊断有重要价值。脓性痰伴咯血多见于支气管炎、支气管扩张症或肺脓疡。肺水肿多见为粉红泡沫痰。长期卧床、有骨折、外伤及心脏病、口服避孕药者,咯血伴胸痛、晕厥应考虑肺栓塞。40岁以上吸烟男性者要警惕肺癌的可能。女性患者于月经周期或流产葡萄胎后咯血，需要警惕子宫内膜异位或绒癌肺转移。对年轻女性，反复慢性咯血，不伴其他症状，需考虑排除支气管腺瘤（表7-5）。

表7-5 咯血病史的询问

现病史	心脏病史
咯血的发作和持续	肺部疾患史
伴有胸痛否	自身免疫病
痰液的特征	酒精中毒
以前咯血的发作	滥用药物
吸烟史	脑血管意外
肺栓塞的危险因素	症状的回顾
暴露在化学物质环境的情况	胃肠、鼻和口咽病的症状
结核及寄生虫病接触情况	血尿
过去病史	

2. 体征

应详细检查肺部。当胸部X线检查尚未能进行时，为尽早明确出血部位，可用叩诊法，如咯血开始时，一侧肺部呼吸音减弱和（或）出现啰音，对侧肺野呼吸音良好，常提示出血即在该侧。物理检查也能支持一些特异性的诊断，如二尖瓣舒张期杂音有利于风湿性心脏病的诊断；在局限性肺及支气管部位出现喘鸣音，常提示支气管腔内病变，如肺癌或异物；肺野内血管性杂音支持动静脉畸形；杵状指多见于肺癌、支气管扩张症及肺脓疡；锁骨上及前斜角肌淋巴结肿大，支持转移癌。

3. 实验室检查

根据病史做必要的实验室检查是必要的。血常规、有关凝血机制的检查、痰内抗酸杆菌、瘤细胞、肺吸虫卵、痰普通培养及真菌培养等，对明确咯血的病因帮助很大。

4. X线检查

对每个咯血者均应进行胸部X线透视，必要时进行胸部后前位及侧位摄影、体层及CT摄影。如发现胸部平片有圆形支气管影、双轨征，有利于支气管扩张的诊断；有气液平面支持肺脓疡的诊断，团块样阴影有利于肺癌的诊断，肺曲霉菌病在圆形团块阴影内可见一新月形X线透亮阴影，为霉菌球。胸部X线阴影不是特异性病因的表现，需与病史、体征及其他等检查综合分析、判断咯血的原因。约有1/3咯血者胸部X线检查可表现正常。此外，由于咯血吸入到邻近肺野亦可形成淡片状阴影，一般咯血停止后1~2周可吸收。支气管碘油造影是诊断支气管扩张症的主要方法，停止咯血4周后进行较为安全。对经支气管造影和纤支镜检查仍不能确定咯血原因和部位的隐源性咯血者，可采用选择性支气管动脉造影，以显示区域性支气管动脉异常，确定出血部位，有高度敏感性。但大多数血管异常是非特异性的，可与其他检查方法互为补充，在某些疾病如支气管动静脉蔓状血管瘤则是唯一诊断的手段。在了解出血部位的基础上，可行支气管动脉栓塞治疗止血，有的患者可获较好的效果。但也有的患者由于造影剂经吻合支进入脊髓前动脉，可引起神经毒性或脊髓缺血的严重并发症，应严格选择适应证，操作尤需注意。

5. 支气管镜检查

咯血期间纤维支气管镜检查的适应证为：①大咯血内科治疗不能控制，考虑手术或选择性支气管动脉栓塞术，但胸片阴性，或胸片双侧均有病变，或一侧有病变其性质不能满意解释咯血来源，只有靠纤支镜检查确定咯血来源。②诊断不明，不能进行合适的治疗。③支气管栓塞术有广泛的适应证，可作为手术前急救措施，栓塞术前最好经纤支镜检查确定出血来源。④胸外伤咯血，了解有无支气管断裂。⑤肺切除术后咯血，了解血是否来自支气管残端，检查病变有无复发。⑥须经纤支镜注入止血药或放入细导管填塞支气管止血等。患者咯血量较大时，因纤支镜吸引管腔较小，血液易阻塞管腔，模糊镜面，无法辨认，吸引血流及通气效果均不如硬质气管镜，此时也可考虑将纤支镜通过硬质气管镜进行检查，既能观察到较细的支气管病变，又能较好地吸引和维持通气。对老年伴有脊柱后突或伴有颈椎不稳定的外伤患者，不适宜应用硬质气管镜。

（三）治疗

咯血急诊治疗的目的是：①制止出血；②预防气道阻塞；③维持患者的生命功能。

1. 一般疗法

（1）镇静、休息和对症治疗。少量咯血，如痰中带血者，一般无需特殊处理，适当减少活动量，对症治疗即可；中等量的咯血应卧床休息；大量咯血则应绝对卧床休息，以患侧卧位为宜，尽量避免血液溢入健侧肺，若不能明确出血部位，则暂取平卧位。对精神紧张，恐惧不安者，应解除不必要的顾虑，必要时可给少量镇静药，如安定 10 mg 或苯巴比妥纳 0.1～0.2 g 肌注，或口服安定、鲁米那、芬那露、奋乃静等。咳嗽剧烈的大咯血者，可适当给予镇咳药，如口服或皮下注射可待因 0.03 g，或口服咳美芬 10 mg，或克咳敏 5 mg。禁用吗啡，以免过度抑制咳嗽，使血液及分泌物淤积气道，引起窒息。

（2）加强护理，密切观察。大、中量咯血者，应定时测量血压、脉搏、呼吸。鼓励患者轻微咳嗽，将血液咯出，以免滞留于呼吸道内。为防止患者用力大便，加重咯血，应保持大便通畅。对大咯血伴有休克的患者，应注意保温。对有高热患者，胸部或头部可置冰袋，有利降温止血。须注意患者早期窒息迹象的发现，做好抢救窒息的准备。大咯血窒息时，应立即体位引流，尽量倒出积血，或用吸引器将喉或气管内的积血吸出。

2. 大咯血的紧急处理

(1) 保证气道开放。取轻度侧头仰卧位（trendelen/burgposition）；或向出血患侧侧卧位；紧急气管内插管直达主支气管（如出血在右侧，用Forgarty或Foleg堵塞，然后撤回气管内管到隆突上2 cm；如右侧主支气管无出血，然后行补助通气），经硬质气管镜补助通气。

(2) 安排实验室检查。包括全血计数，分类及血小板计数；血细胞容积测定；动脉血气分析；凝血酶原时间和不完全促凝血激酶时间测定；X光胸片检查。

(3) 通知血库。查血型及配血；在适当时间用新鲜冰冻血浆纠正基础凝血病。

(4) 适当应用止咳、镇静剂。如用硫酸可待因，每次30 mg，肌内注射，每3~6小时一次，以减少咳嗽。用安定以减少焦虑，每次10 mg，肌内注射。

(5) 应用静脉注射药物。慢性阻塞性肺疾患者用支气管扩张剂；如有指征，用抗生素；止血药物的应用。

(6) 及时通知内、外科有关人员。如第一线内科医师、胸外科、支气管镜检查者、血管造影者、麻醉师及手术室工作人员等。

3. 止血药的应用

(1) 垂体后叶素。本药为脑垂体后叶的水溶性成分，内含催产素与加压素，加压素有强烈的血管收缩作用，可使肺小动脉收缩，使血管破裂处血栓形成而止血。是大咯血的常用药。

静脉给药：突然大量咯血时可取该药5~10 U，用5%~25%葡萄糖液20~40 mL稀释后缓慢静脉注射，5~20 min注完，作用可维持10 h左右，必要时隔6小时以上重复注射。每次剂量20 U。大量咯血停止后仍有反复咯血者，可将该药10 U溶于生理盐水或5%葡萄糖100~500 mL内静脉点滴，维持3~5日。

肌内注射：每次5~10 U。

用药后可有面色苍白、出汗、心悸、胸闷、腹痛、便意及过敏等不良反应，对高血压、冠心病、肺源性心脏病、心力衰竭、孕妇原则上禁用，如非用不可，宜从小剂量开始，并应在密切观察下进行。

(2) 普鲁卡因。用于大量咯血不能使用垂体后叶素者。用法为：0.5%普鲁卡因10 mL（50 mg），用25%葡萄糖液40 mL稀释后缓慢静脉注射，1~2次/d。或取该药150~300 mg溶于5%葡萄糖液500 mL，静脉点滴。用药需注意：①用药前必须先做皮试；②用药量不能过高，注入速度不宜过快，否则可引起颜面潮红、谵妄、兴奋、惊厥，对出现惊厥者可用异戊巴比妥或苯巴比妥钠解救；③有该药过敏史者禁用。

(3) 安络血。能降低毛细血管渗透性，缩短出血时间。用法为肌注每次10 mg，每日

2次。口服每次2.5~5 mg，每日3次。癫痫及精神病患者忌用。

（4）维生素K。能促使肝脏合成凝血酶原，促进血凝。用法为维生素K_1每次10 mg肌注或缓慢静脉注射，每日1次；维生素K_3每次4~8 mg，每日2~3次，肌注或口服。

（5）仙鹤草素。能缩短凝血时间，用法为每次10 mg肌注，每日2次。

（6）止血敏。能促使血小板循环量增加，增强血小板功能及血小板黏附性，增强毛细血管抵抗力，缩短凝血时间。用法为每次0.25~0.75 g，肌注或静注，每日2~3次。静脉快时可发生休克，须密切观察。

（7）氨乙酸（6-氨基乙酸）。能抑制纤维蛋白溶酶原的激活因子，使纤维蛋白溶酶原不能激活为纤维蛋白溶酶，大而抑制纤维蛋白的溶解，达到止血作用。用法为每次4~6 g，以5%~10%葡萄糖液或生理盐水100 mL稀释，15~30 min内滴完，然后以1 g/h维持12~24小时或更长。

（8）云南白药。每次0.3~0.5 g，每日3次，口服。止血粉每次0.5~1.0 g，每日3次，口服。

（9）酚妥拉明。10~20 mg加入5%葡萄糖或5%葡萄糖盐水500 mL，静脉滴注，滴速每分钟5~8 mL，每日一次，连用5~7天，亦有报道对大咯血者治疗有效。其止血机理推测是酚妥拉明为α肾上腺素能阻滞剂，有直接扩张血管平滑肌作用，使肺血管阻力降低，肺动静脉压降低，肺淤血减轻而使咯血停止。

4. 萎陷疗法

经各种方法治疗，咯血仍不能控制者，可用萎陷疗法。若出血部位明确，可采用人工气胸法，若出血部位未明或出血来自下肺者，可用人工气腹疗法。如有膈肌及胸膜粘连，或心肺功能不全者，不宜采用萎陷疗法。

5. 紧急外科手术治疗

国外报道，大咯血内科保守治疗死亡率高达23.2%~64.5%，手术近期死亡率4.9%，认为对有适应证的病例，宜尽早选用手术治疗。手术治疗的适应证为：①咯血量大，如24 h内超过600 mL，或咯血过猛，如16 h内达600 mL，内科治疗无止血趋向者；②反复大量咯血，有发生窒息及休克者；③一叶肺或一侧肺有慢性不可逆病变，如纤维空洞、肺不张、毁损肺、支气管扩张症、慢性肺化脓症，对侧肺健全或病变已稳定，适于手术治疗者；④全身情况及主要器官可接受大手术者；⑤出血部位明确者。

6. 选择性支气管动脉造影及栓塞治疗

对药物治疗无效，又不宜行手术治疗的大咯血者，是一个有效治疗的途径。部分病例可使大咯血长期缓解或使咯血减轻和暂时控制。可出现严重脊髓损伤的并发症，需严格掌握适应证，和需要熟练的技术。

7. 支气管镜止血

用硬质气管镜和纤维支气管镜插入出血侧支气管，将血液吸出，注入血管收缩剂、止血药或作气囊填塞，控制出血，或对有肺叶切除术适应证者作术前准备。

8. 原发病的治疗

根据咯血的不同原因，采取不同的治疗方法。如二尖瓣狭窄、急性左心衰竭所致咯血，应按急性左心衰竭处理；全身性出血性疾病者，可少量多次输新鲜血；肺结核、肺炎等引起的咯血，针对不同病因，选用适当的抗生素控制感染。

9. 并发症的处理

咯血常见的并发症为窒息、出血性休克、肺不张、结核病灶播散、继发肺部感染、继发贫血等。肺不张时可将血液吸出或用少量支气管扩张剂，促使肺叶复张；出血性休克时可适量输血或用血浆代用品，维持正常血压；不可输血过多，使血压偏高而造成再咯血。其他抗休克的治疗，参考休克有关章节。

六、肺栓塞

肺栓塞（Pulmonary Embolism，PE）是由于肺动脉的某一支被栓子堵塞而引起的严重并发症，最常见的栓子是来自静脉系统中的血栓。当栓塞后产生严重血供障碍时，肺组织可发生坏死，即称肺梗死。

PE是急性肺部疾病的常见原因。目前美国每年发病率约60万人以上，死亡于PE的达20万，在临床死亡原因中居第三位。值得注意的是凡及时作出诊断及治疗的PE患者中，只有7%死亡，而没有被考虑PE诊断的患者中60%死亡，其中33%在第1小时内迅速死亡。鉴于上述结果，目前出现过多的诊断PE及抗凝治疗，从而又增加了病死率。据报告生前能被确诊者仅10%~50%，因此早期正确诊断PE是内科医生极为重要和困难的问题。在我国本病发病率较低，据我院病理资料，PE的尸检检出率为3%。近年来PE发病率在我国也有逐渐增多的趋势。

（一）病因

1. 栓子来源

最常见的肺栓子为血栓，由血栓引起的PE也称肺血栓栓塞（Pulmonary Thrombo Embolism，PTE）。70%~95%是由于深静脉血栓（Deep Venous Thrombi，DVT）脱落后随血循环进入肺动脉及其分支的。原发部位以下肢深静脉为主，文献报告达90%~95%，如腘、股、深股及髂外静脉。行胸、腹及髋部手术时，脑血管意外及急性心肌梗死的患者中

DVT发生率很高。于手术中或手术后24~48小时内，小腿腓静脉内可形成血栓，但活动后大部分可消失，该处5%~20%的血栓可向高位的深静脉延伸，并有3%~10%于术后4~20天内引起PTE。腋下、锁骨下静脉也常有血栓形成，但来自该处的血栓仅1%。盆腔静脉血栓是妇女PTE的重要来源，多发生于妇科手术、盆腔疾患等。极少数血栓来自右心室或右心房。另应注意，下肢浅静脉炎虽不能直接产生PTE，但其中20%与DVT有密切关系。

2. 其他栓子

如有脂肪栓、空气栓、羊水、骨髓、寄生虫、胎盘滋养层、转移性癌、细菌栓、心脏赘生物等均可引起PE。

（二）静脉血栓形成的条件

（1）血流淤滞为最重要条件，使已激活的凝血因子不易被循环中的抗凝物质所抑制，有利于纤维蛋白的形成，促使血栓发生。常见于老年、久病卧床、下肢静脉曲张、肥胖、休克、充血性心力衰竭等患者或妊娠的妇女。据北京协和医院病例资料，40%PE有各种性质的心脏病，其中以风湿性心脏病最为常见。

（2）静脉血管壁损伤如外科手术、肿瘤、烧伤、糖尿病等。因组织损伤后，易产生内源性和外源性的活性凝血活酶。

（3）高凝状态见于肿瘤、真性红细胞增多、严重的溶血性贫血、脾切除术后伴血小板溶解、高胱氨酸尿症（homocystinuria）、口服避孕药物等。我院100例PE中，35%患者有各种恶性肿瘤史，其中以肺癌多见。国外文献报告胰腺癌具有最高的DVT的发生率。因此DVT可能成为恶性肿瘤的预兆。实验室检查报告在反复发作DVT的患者中有凝血机制的异常，如血小板黏着性增加及寿命降低、第Ⅴ及Ⅶ因子增加、抗凝血酶第Ⅲ因子（anti-thrombinⅢ）缺乏、纤维蛋白原异常、静脉壁内皮细胞内纤维蛋白溶酶原激活剂降低、纤维蛋白溶酶原及纤维蛋白溶酶的抑制剂增高等。

凡能产生上述条件的疾病和病理状态，即孕育着血栓形成的危险，并成为血栓栓子的发源地。

（三）病理

PTE常见为多发及双侧性，下肺多于上肺，特别好发于右下叶肺，约达85%，这无疑是与血流及引力有关。尸检中仅5%~10%的PTE患者发现肺梗死。这主要因肺组织的供氧来自三方面：肺动脉、支气管动脉及局部肺野的气道。只有上述两个以上的来源受严重影响时才发生梗死。但当患有慢性肺疾患、左心衰竭时，即使小的栓子也易发生肺梗死。

通常情况下取决于血管栓塞的程度及速度。

栓子的大小可以分：①骑跨型栓塞，栓子完全阻塞肺动脉及其主要分支；②巨大栓塞，40%以上肺动脉被栓塞，相当于两个或两个以上的肺叶动脉；③次巨大栓塞，不到两个肺叶动脉受阻塞；④中等栓塞，即主肺段和亚肺段动脉栓塞；⑤微栓塞，纤维蛋白凝块、聚集的血小板等进入深部的肺组织。

当肺动脉主要分支受阻时，肺动脉主干即扩张，右心室急剧扩大，静脉回流受阻，产生右心衰竭的病理表现。若能及时去除肺动脉的阻塞，仍可恢复正常。如没有得到正确治疗，并反复发生PTE，肺血管进行性堵塞，以致形成肺动脉高压，继而出现慢性肺源性心脏病。

肺梗死时，显微镜下可见肺泡壁有凝固性坏死，肺泡腔内充满红细胞及轻微的炎性反应。一般1周后胸部X片可显示出上述浸润性梗死阴影。不完全性梗死时，肺泡腔内有渗出的红细胞，便没有肺泡壁坏死，因此胸片上显示的浸润阴影2~4天即可消失，也不留疤痕。肺梗死时约30%患者可产生血性胸膜腔渗出。

（四）临床表现

临床症状及体征常常是非特异性的，且变化颇大，与其他心血管疾病难以区别。症状轻重虽然与栓子大小、栓塞范围有关，但不一定成正比，往往与原有心、肺疾病的代偿能力有密切关系。

1. 急性大块PTE

表现为突然发作的重度呼吸困难、心肌梗死样胸骨后疼痛、晕厥、发绀、右心衰竭、休克、大汗淋漓、四肢厥冷及抽搐。甚至发生心脏停搏或室颤而迅速死亡。体检见高血压或血压降低、颈静脉充盈、肝颈反流阳性、肺动脉瓣第二音增强及分裂，于胸骨左缘有室性奔马律及三尖瓣关闭不全杂音，后两者在吸气时增强，若用Valsalva方法检查时，即减轻或消失。当心输出量明显下降时，肺动脉瓣第二音可正常或降低。

2. 中等大小的PTE

常有胸骨后疼痛及咯血。当患者原有的心、肺疾病代偿功能很差时，可以产生晕厥及高血压。体检可无明显发现。有时有胸膜摩擦音，肺实变体征，如震颤增强，叩浊，管状呼吸音，语音增强。胸腔积液时语颤降低、叩诊浊音、呼吸音低，或使实变的体征消失。有些患者可没有症状。也有表现长期（几个月至几年）反复发作，终至肺源性心脏病及心力衰竭。

3. 肺的微栓塞

可以产生成人呼吸窘迫综合征。因微栓塞引起肺血管阻力增高，通透性增强，导致通气-灌注比例失调、肺内分流,产生严重的缺氧型呼吸衰竭。

4. 肺梗死

常有发热、轻度黄疸,体温一般37.8~38.3℃,如高于39℃应考虑伴感染。

总之PTE最常见症状有不能解释的呼吸困难、胸痛、恐惧、烦躁、咳嗽、突然发生和加重的充血性心力衰竭。主要体征有呼吸频率增快(大于20次/min)、心动过速(100次/min以上)、固定的肺动脉第二音亢进及分裂,其次有室上性心律失常、局部湿性啰音及哮鸣音。仅35%患者有深静脉炎表现。偶在肺部可听到血管杂音,为收缩期增强的喷射性杂音,吸气时明显,提示血流经部分阻塞的肺动脉,一般出现在栓子溶解时。

七、自发性气胸

胸膜腔内存在空气称气胸,可由创伤或非外伤原因引起。自发性气胸(Spontaneous Pneumothorax,SP)是由于肺脏表面及脏层胸膜破裂,空气进入胸膜腔所致。气胸按有无原发疾病,分为特发性及继发性两类。

(一)病因和发病机制

1. 特发性气胸

特发性气胸指经常规胸部X线检查未发现病变者发生的气胸,青年男性多见,男女之比为6:1,在美国年发病率为9/10万。SP的发病机制一般认为是因肺尖部位胸膜下肺大泡(Subpleural Bleb,SB)破裂。发生SP的机理如下。

(1)跨肺压增大。正常人在坐位时,使肺收缩和扩张的跨肺压在肺底部0~0.196 kPa(0~2 cmH$_2$O),而在肺尖部位则高达0.784~1.18 kPa(8~12 cmH$_2$O),对瘦高体型人,因胸腔狭长使跨肺压的区域性差别变得更大,肺尖部位的肺泡因承受相当大的平均扩张压可破裂,其空气沿着肺小叶间隔进入肺周围形成SB。

(2)血液供应差。与肺尖部距肺门大血管远有关,因抵抗力弱易形成SB。

(3)非特异性炎症。炎性浸润分别使细支气管及周围发生活瓣样阻塞和纤维增殖病变,使肺泡或肺间质发生气肿样改变。

(4)遗传因素。SP患者存在HLA-A2B4抗原的频率高于正常人群,这表明SP发病与遗传有关,另有家族性同时发生特发性气胸的报告。

(5)其他。肺泡壁弹力纤维先天发育不良,胸膜局部先天性囊肿或炎症以及吸烟,均是SP形成的可能原因。

2. 继发性气胸

继发性气胸指有明显肺部疾病患者发生的气胸，男女之比为3.2∶1，美国年发病率是3.8/10万，常见于慢性阻塞性肺病、肺结核、尘肺引起的肺气肿，还有肺炎、肺囊肿，其他疾病还有结节病、组织细胞增多症、硬皮病、嗜酸粒细胞肉芽肿、原发性或转移性肺癌、囊肿性肺纤维化、胆汁性肝硬化、马方综合征、特发性肺含铁血黄色沉着征、先天性肺囊肿、类风湿性关节炎、间质性肺炎、放射性肺炎、肺包虫病、淋巴瘤等。其发病机制是在肺部疾病基础上形成的肺气肿、肺大泡破裂或直接损伤胸膜所致。而肺结核在胸膜下的干酪样病灶或空洞、肺囊肿合并感染或肺脓肿以及金黄色葡萄球菌肺炎愈合过程中的气囊肿，当它们破溃到胸膜腔时，有时可产生脓气胸。

3. 特殊类型的气胸

（1）月经性气胸。与月经周期有关的反复发作性的气胸，约占女性SP患者的5.6%，以30岁以上女性多见，常在月经48小时内发生，气胸多发生在右侧。其发生的机制可能是：①肺、胸膜或横膈的子宫内膜移位使SB自发性破裂；②前列腺素使细支气管收缩，管腔部分阻塞使远端肺泡充气过度后破裂；③子宫和输卵管的空气，经过右横膈小孔进入胸腔。

（2）正压机械呼吸引起的气胸。发生率3%～5%，并随呼吸机使用时间的增长和通气时平均气道压力的增高而增多。临床表现为突然呼吸加速，与呼吸机对抗，最大吸气压突然升高，肺顺应性下降，很容易产生张力性气胸。其气胸原因是受感染的（有时呈脓性的）肺实质，或肺气肿、肺大泡因过度充气而破裂所致。

（二）临床类型

根据肺-胸膜裂口情况，胸膜腔压力测定，结合临床表现，将气胸分为三类。

（1）单纯性或闭合性SP。胸膜裂口较小，在肺脏萎缩同时，裂口自行闭合，但胸腔内有不等量的气体存在，压力常为负压或低度正压，一般-0.098～0.196 kPa（-1～2 cmH_2O），抽气后不再上升为正压，此类型SP最为多见。

（2）开放性或交通性SP。胸膜裂口较大，或因胸膜粘连的牵拉影响肺脏萎缩，使裂口张开或形成支气管胸膜瘘。胸膜腔压力在"0"上下波动，抽气后不能保持负压又恢复到原来压力，此类型SP因与支气管相交通，容易发生感染形成脓气胸。

（3）张力性或高压性SP。胸膜裂口呈活瓣样，吸气时裂口张开空气逸入胸腔，呼气时随肺脏回缩而闭合，使胸腔内气量增加，压力高张，在0.981 kPa（10 cmH_2O）以上，抽气后压力可下降但很快又升高。此类型SP把纵隔推向健侧，压迫大静脉，使回心血量减少，心搏出量减少，患者除有严重呼吸困难外，并可出现休克等循环障碍。

这三种类型SP在病情发展过程中可以相互转换，因此，对于任何类型的SP，均应严密观察，以及时发现病情的转变。

（三）临床表现

1. 症状

依气胸发生的快慢、肺萎缩程度、肺脏及身体原来健康情况，以及有无并发症而不同。

（1）胸痛。90%的患者患侧有不同程度的胸痛。这是由于胸膜牵拉、撕裂的结果。突然发生的胸痛可向肩背部、腋侧或前臂放射，深吸气或咳嗽使之加重。

（2）呼吸困难。常与胸痛同时发生，肺萎缩小于20%、原来肺功能良好者，可无明显呼吸困难；反之，原有肺功能不全或肺气肿、肺纤维化患者，即使肺萎缩10%以下，呼吸困难也很明显；张力性SP常呈进行性严重呼吸困难，有窒息感，不能平卧，甚至呼吸衰竭。

（3）休克。见于严重的张力性气胸或自发性血气胸，偶见于剧烈胸痛者。患者除呼吸困难，可血压下降、发绀、大汗淋漓、四肢厥冷、脉搏细速（大于140次/min）和大小便失禁等，若不及时抢救可很快昏迷死亡。

（4）咳嗽。因胸膜反射性刺激引起，多为干咳，合并支气管胸膜瘘者可有脓性痰，且常与体位改变有关。

2. 体征

小量（100~200 mL）积气仅患侧呼吸音减低；大量时则胸廓膨隆，肋间隙增宽，运动减弱，触诊纵隔推向健侧，叩诊呈鼓音，语颤及呼吸音减弱或消失。左侧气胸或并发纵隔气。

（四）治疗

根据气胸类型、程度、是初发还是复发，以及患者年龄、一般状况、有无呼吸循环不全等并发症确定治疗方针，治疗主要包括卧床休息等一般疗法、排气疗法、手术治疗和防止复发治疗。

1. 一般疗法应卧床休息

气胸量小于10%、无明显症状者，如单纯性气胸不需排气。由于胸膜腔内空气压100.42~100.81 kPa（755~758Torr）高于其周围的静脉或毛细血管血液的压力93.90 kPa（706Torr）=［PO_2 5.32 kPa（40Torr）－PCO_2 6.12 kPa（46Torr）+PN276.21 kPa（573Torr）+PH_2O 6.25 kPa（47Toor）］，因此胸膜腔内气体向混合静脉血弥散，直至完全吸收，一般

每日可吸收胸腔容积的1.25%左右的气体。如经1周肺仍不膨胀者，则需要采取其他疗法。气胸腔内气体主要是氮气，而呼吸纯氧可降低动脉血氮浓度，因此可加快气胸的吸收。

2. 排气疗法

气胸量较大，有呼吸困难，特别是张力性气胸，应该尽快排气。

（1）一般排气法。用50 mL或100 mL注射器在患侧锁骨中线第2肋间或腋前线第4或5肋间消毒后穿刺排气，至患者气急缓解，一般以800 mL左右为宜。可每日或隔日抽气1次。包裹性气胸应在透视下选定合适部位进行排气。对极度缺氧的张力型气胸，为争取救治时间，可将粗针头尾端扎一橡皮指套，指套头部剪一小孔，形成膜瓣式排气瓣，达到单向排气目的。气胸器可侧压抽气，主要用于单纯性气胸，一般在抽气后呼气时胸腔内压保持在-0.196～-0.392 kPa（-2～-4 cmH$_2$O），常需反复多次抽气。

（2）闭式引流排气。开放性或张力性气胸经反复抽气仍不能使患者呼吸困难缓解，或胸内压不能下降至负压时，应作胸腔插管水封瓶引流。插管部位一般取患侧锁骨中线第2肋间，伴有胸腔积液时，引流部位宜在积液底处，常选择侧胸部第4或5肋间。在插管前应用气胸器测压以确定气胸类型，并选用前端剪成鸭嘴状开口并剪成1～2个侧孔的大号导管（或用3～4 mm口径的硅胶管）送入胸腔，导管另一端接水封瓶。

水封瓶闭式引流：利用胸膜腔内压力增高，通过水封瓶引流排气。引流管置于瓶内水面下1～2 cm，过浅易脱离水面，过深不利排气。此方法简便，但因排气不彻底，肺复张较慢。

负压吸引水封瓶闭式引流：在水封瓶排气管中，安装一个压力调节瓶调节负压，压力调节管下端离水面8～12 cm，即抽吸负压为0.784～1.18 kPa（8～12 cmH$_2$O），最深不宜超过14 cm。如负压过高，外界空气可由压力调节管进入瓶内。如有胸腔积液，可在水封瓶前加一个液体收集瓶，以便观察排液情况。本方法适用于经水封瓶引流48 h肺尚未复张的张力性气胸、液气胸、闭合性气胸或合并肺气肿者，疗效较好，肺复张较快，有利于病灶愈合。如负压吸引水封瓶引流仍不能使肺复张，可加机械吸引装置，使负压持续吸引。

3. 胸膜粘连术

非手术治疗的气胸容易在1年内复发，1次、2次和3次气胸后的复发率分别是20%、50%和80%。胸膜粘连术是将无菌的刺激性物质注入胸膜腔，诱发化学性胸膜炎，使脏层、壁层胸膜粘连，避免气胸复发。用滑石粉2 g（或20%悬液10 mL）、四环素（红霉素）0.5 g、阿的平100 mg/d共用2～4天、硝酸银溶液（10%5～10滴）、樟脑油（1%10 mL）、陶土粉3～5 g，在局麻下注入胸膜腔或经引流导管，或经纤维支气管镜/胸腔镜将上述物质喷洒在胸膜腔或涂布于裂口表面及附近，均可引起胸膜粘连，效果较好。为减少胸痛及防止胸腔感染，可同时注入2%普鲁卡因4～8 mL，及青、链霉素（应先作皮试）。此外，应嘱患者多方向转动，以使注入物质均匀涂布在胸膜表面。既往使用的自家血、高渗葡萄糖等黏着剂，因效果不佳现渐被弃用，近年来较有效的黏着剂还有支气管炎菌苗等。Tribble等认为黏着剂中数滑石粉最佳，安全、患者能耐受，无并发症，治疗5例囊性肺纤维化合并气胸患者，经随访6月至4年，治疗侧无1例复发。

4. 手术治疗

用于保守治疗无效的能耐受手术气胸者，可作瘘管修补、胸膜剥离或肺切除术，其适应证是：①张力性气胸或肺压缩70%以上，症状明显的气胸，经引流排气24小时肺仍不复张；②慢性气胸；③3次以上复发或对侧也发生气胸者；④胸内有进行性出血、积脓并发症。

> **知识拓展**
>
> **急性呼吸道梗阻**
>
> 许多因素如呼吸道异物、反流与误吸、喉痉挛和喉头水肿、肿瘤压迫、舌后坠等，对呼吸道都可造成极大威胁，引起急性呼吸道梗阻，进而危及生命。即使已建立的人工气道也会发生意外事件，如导管脱落、漏气、气管导管脱出、气管导管扭折、分泌物堵塞等，也会引起呼吸道梗阻，需要迅速解除梗阻、重建人工气道，并维持和保障呼吸道通畅。

（陆　璇）

学习任务二　循环系统急症

【任务目标】

（1）掌握常见的循环系统急症的类型。

（2）了解导致循环系统急症常见的致病因素。

（3）掌握循环系统急症的治疗。

一、急性胸痛

（一）定义

所谓急性胸痛是指突发性胸痛，严重的突发性胸痛可能会致命。引起胸痛的原因很多，常见的有胸部疖痈、带状疱疹、肋软骨炎、外伤、肋骨骨折、胸膜炎、肺炎、肺部肿瘤、气胸、心肌炎、心肌梗死、心绞痛等。另外，少数腹部疾病如肝癌、肝脓肿等也可引起胸痛。

（二）致病原因

导致急性胸痛的原因很多，心血管方面，如心肌梗死、主动脉剥离；肺部方面，如气胸、肺炎；肠胃系统方面，如胃食道逆流；肌肉、骨骼、神经病变方面，如肌筋膜炎、带状疱疹；精神疾患方面，如恐慌症。由于原因相当复杂，医师会依据病患的症状、病史、身体检查、心电图、胸部X光及血液检查等加以综合判断，并给予最适当的诊断及治疗。

兹将产生胸痛的疾病中，较危急的疾病叙述如下。

1. 急性冠心病

包括急性心肌梗死及不稳定心绞痛。其原因乃是因为冠状动脉血管内的"硬块斑"突然破裂，引发局部血栓所形成。若血栓大到足以完全阻断冠状动脉血流，心肌将缺氧坏死，称为急性心肌梗死。若血栓只是阻塞部分血管，血流灌注减少但未完全中断，将引起不稳定心绞痛。

急性心肌梗死患者常有胸口正中央压迫性疼痛，可放射至手臂或下颚。疼痛的时间往往超过20分钟，常伴随盗汗、恶心、脸色苍白等症状，舌下含硝化甘油无法解除疼痛。糖尿病患者或老年人可能没有胸痛，仅以呼吸困难或上腹痛等症状来表现。

症状疑似心肌梗死患者，若心电图出现ST节段上升，且胸痛发生于12小时内，应考虑给予血栓溶解剂或心导管介入将阻塞的血管打通。

心绞痛主要由于冠状动脉发生粥状硬化或痉挛，造成血液供给不足而产生心肌缺氧。通常发生于劳动时，在胸骨下有闷痛或压迫感，持续时间通常小于20分钟。休息或含舌下硝化甘油片后症状可改善。但心绞痛若是第一次发生、休息时发生，或是原有心绞痛的频率或严重度增加，此时称为不稳定心绞痛，其危险性较高，随时可能演变成心肌梗死。

2. 主动脉剥离

乃因主动脉壁内层发生裂痕后，往下或往上延伸剥离，形成所谓的假腔，由于假腔的外围不是完整的血管壁结构，容易破裂造成大出血而死亡，也有可能重要器官的血管被假腔压迫而造成灌流不足。大部分的患者有高血压或先天性结缔组织病变。

临床表现方面，胸痛的感觉是撕裂般的疼痛，且患者描述通常为前所未有的剧痛，常牵引至背部，与冠心病闷痛或压迫的感觉有所不同。主动脉剥离在急诊室通常以电脑断层检查来确立诊断。

3. 肺栓塞

好发于外科手术后、外伤、卧床、癌症及血栓遗传倾向的患者，其原因大部分是来自下肢或骨盆腔内之深部静脉血栓移行至肺部血管所致，临床上常见症状包括呼吸困难、胸痛、咳血等，治疗以抗凝血剂为主。

4. 张力性气胸

如果气胸范围较大，患者会出现明显的呼吸困难，此时需以针筒或放置引流管抽出肋膜腔内之空气，若延误处置会导致气胸范围扩大，而发生所谓的张力性气胸，此乃因大量气体压迫心脏及血管，导致血液回流受阻而死亡。

由于胸痛的原因很多，一旦发生急性胸痛，病友们应留意胸痛的特性、发生的位置、持续时间、伴随症状、引发胸痛的情境及缓解胸痛的方法，与医师全力配合，方能给予正确的诊断及治疗。

（三）病情评估与诊治原则

评估急性胸痛患者的病情应该首先迅速评估患者生命体征，判断是否有危及生命的表现，然后详细询问病史中疼痛的部位及放射、性质、诱发因素和影响疼痛的因素、伴发症状等，配合体格检查和辅助检查，进行综合分析与判断。

对急性胸痛患者的诊治应遵循两个原则：①快速识别、及时正确地救治引起胸痛的致命性疾病；②对不能明确诊断的患者应常规留院观察病情演变。

1. 疼痛严重程度

评估急性胸痛的临床表现各异，可有不同程度、不同性质的胸部疼痛，凡表现面色苍白、出汗、发绀、呼吸困难及生命体征异常，无论病因如何一般均属危急状态。

2. 临床表现

（1）起病：ACS多在10分钟内胸痛发展到高峰，而主动脉夹层是突然起病，发病时疼痛最严重。

（2）疼痛部位及放射：心绞痛或心肌梗死的疼痛常位于胸骨后或心前区，向左肩和左臂内侧放射，也可向左颈或面颊部放射而被误诊为牙痛。主动脉夹层引起的疼痛在前胸、颈、喉提示升主动脉受累，降主动脉夹层疼痛以肩胛间、背、腹部、腰部或下肢为主。肺栓塞、气胸常呈剧烈的患侧胸痛伴有呼吸困难等症状。

（3）性质：疼痛的性质多种多样，程度可呈剧烈、轻微或隐痛。心绞痛和心肌梗死呈压榨样痛并伴有压迫窒息感。主动脉夹层为突然发生的胸背部撕裂样剧痛。肺栓塞有胸膜炎性胸痛或心绞痛样疼痛。

（4）影响因素：心绞痛可在劳累或情绪激动时诱发，休息或含服硝酸酯类药物于几分钟之内缓解，而心肌梗死所致的胸痛用上述方法疼痛缓解不显著；食管、纵隔及心包疾病所致的胸痛因吞咽而加重。

（5）伴发症状：胸痛伴有血流动力学异常，如大汗、颈静脉怒张、血压下降或休克时，多见于急性心肌梗死、主动脉夹层、心包压塞等致命性胸痛。胸痛伴有腰背痛亦见于主动脉夹层。较剧烈而持续的心前区疼痛伴发热，呼吸、咳嗽时加重可能为急性非特异性心包炎。

3. 体格检查

两侧上肢血压及脉搏明显不对称提示主动脉夹层，脉压减小或奇脉提示心包压塞，单侧或双侧不对称性下肢肿胀、疼痛同时伴有呼吸困难等症状提示肺栓塞。

4. 辅助检查

（1）实验室检查：肌钙蛋白T（cTnT）和I（cTnI）是心肌损伤最敏感和特异的指标，在起病后3~4小时升高，持续时间长达10~14天。肌酸激酶同工酶（CK-MB）虽不如cTnT、cTnI敏感，但对早期（<4小时）AMI的诊断有较重要价值。UA与NSTEMI同属非ST段抬高性急性冠脉综合征，两者的区别主要是根据血中肌钙蛋白的测定，UA的cTnT及cTnI在正常范围。

急性肺栓塞时血浆D-二聚体升高，因其敏感性高而特异性差，若其含量低于50 g/L，有重要的排除价值。

（2）心电图：大多数心绞痛发作时心电图表现可有短暂的ST段压低（为0.1 mV）或抬高，T波低平、倒置或高尖，少数患者可无心电图异常表现。这些心电图变化随着心绞痛的缓解而完全或部分消失，如果心电图变化持续12小时以上，则提示NSTEMI。

STEMI有特征性心电图改变，在面向梗死区的导联上出现：①ST段抬高呈弓背向上型；②宽而深的Q波（病理性Q波）；③T波倒置；④ST-T动态演变过程。心电图$S_IQ_{III}T_{III}$（即I导联S波加深，ID导联出现Q波及T波倒置）是急性肺栓塞典型的改变。

（3）超声心动图：可定位主动脉夹层内膜裂口，显示真、假腔的状态及并发心包积液和主动脉瓣关闭不全的改变等。

（4）CT动脉造影：目前最常用的主动脉夹层与肺栓塞的确诊手段。

5. ACS的危险程度分级

不稳定型心绞痛可分为低危组、中危组和高危组。低危组指新发的或是原有劳力性心绞痛恶化加重，发作时ST段下移至1 mm，持续时间<20分钟，胸痛间期心电图正常或无变化；中危组就诊前一个月内发作1次或数次，但48小时内未发，有静息心绞痛及梗死后心绞痛，持续时间<20分钟，心电图可见T波倒置>0.2 mV，或有病理性Q波；高危组就诊前48小时内反复发作，静息心绞痛伴一过性ST段改变，新出现束支传导阻滞或持续性室速，持续时间大于20分钟。

非ST段抬高性心肌梗死在临床上可分为低危组、中危组和高危组。低危组指无并发症、血流动力稳定、不伴反复胸痛者；中危组是伴持续或反复胸痛，心电图无变化或ST

段压低1 mm上下者；高危组是指并发心源性休克、肺水肿或持续低血压者。

（四）救治与护理

救治原则：

急性胸痛的处理原则是首先集中精力迅速判断是否属于致命性胸痛，给予积极救治，然后针对病因进行治疗。

1. ACS的救治原则

（1）院前急救。对潜在ACS患者进行有针对性的评估，对可能出现ACS的患者给予氧气、阿司匹林、硝酸甘油，必要时给予吗啡。

（2）急诊科救治。①救治目标：减少急性心肌梗死后心肌坏死的程度和范围，从而保护左心室功能、避免心力衰竭的发生，预防心血管不良反应，治疗ACS的急性致命性并发症。②UA/NSTEMI救治的关键是做出恰当的检查评估，并积极抗心肌缺血治疗、抗凝（抗栓）治疗。NSTEMI不宜溶栓治疗，其中低危险组以阿司匹林和肝素尤其是低分子量肝素治疗为主，中危险组和高危险组则以介入治疗为首选。③一经诊断为STEMI，应尽快恢复心肌的血液灌注，保护和维持心脏功能，并及时处理严重心律失常、心源性休克和急性心力衰竭等并发症。目前再灌注治疗主要包括溶栓治疗和PCI治疗。目标时间要求为从入院至开始溶栓时间＜30分钟，从入院至首次球囊扩张时间＜90分钟。

2. 急性主动脉夹层的救治原则

积极给予镇静与镇痛治疗，给予控制血压、负性心率与负性心肌收缩力的药物，必要时介入或外科手术治疗。

3. 急性肺栓塞的救治原则

在呼吸循环支持治疗的基础上，以抗凝治疗为主，伴有明显呼吸困难、胸痛、低氧血症的大面积肺栓塞病例，溶栓、外科手术取栓或介入导管碎栓治疗。

护理措施：

1. 即刻护理措施

任何原因引起的胸痛在没有明确病因前应给予：①安静卧床休息。②当有低氧血症时，给予双鼻道或面罩吸氧，使血氧饱和度＞94%。③连接心电、血压、呼吸和氧饱和度监测，注意电极位置应避开除颤区域和心电图胸前导联位置。④描记12或18导联心电图。⑤建立静脉通路，保持给药途径畅通。⑥按所在部门救治流程采取动脉、静脉血标本，监测血气、心肌损伤标志物、电解质、凝血试验或D-二聚体等。⑦对ACS的急性致命的并发症，如室颤、无脉性室速等，做好除颤和CPR的准备。⑧如果病情允许，协助患者按医嘱接受X线胸片、超声心动图、CT、动脉造影、磁共振成像（MRI）等辅助检查。

2. 胸痛护理

观察胸痛的部位、性质、严重程度、有无放射、持续时间和缓解因素。注意疼痛程度的变化，胸痛时表情，有无面色苍白、大汗和血流动力学障碍。及时向医生报告患者出现的症状。根据医嘱使用止痛剂，及时评估止痛的效果。

3. ACS的护理

如胸痛的病因为ACS，护理如下。

（1）按医嘱应用药物。①硝酸酯类：硝酸甘油或硝酸异山梨酯除可扩张冠状动脉，增加心肌血流量外，还通过对周围血管的扩张作用，减少回心血量，减低心脏前后负荷和心肌的需氧。持续静脉滴注时，应注意控制输液速度，监测血流动力学和临床反应，当收缩压＜90 mmHg时，应减慢滴速或暂停使用，及时报告医生。部分患者用药后出现面色潮红、头部胀痛、头晕、心动过速、心悸等不适，应告知患者是由于药物所产生的血管扩张作用所致，并注意密切观察。②β-受体阻滞剂：可降低心率和心肌收缩力，减少需氧量。③钙通道拮抗剂：抑制心肌收缩，减少心肌氧耗，扩张冠状动脉，改善心肌供血。④抗凝（抗栓）治疗：阿司匹林、氯吡格雷和肝素（包括低分子肝素）是UA中的重要治疗措施，其目的在于防止血栓形成，阻止向心肌梗死方向发展。⑤止痛药：吗啡或哌替啶可缓解患者的疼痛和紧张情绪，使用中注意观察药物对呼吸功能的抑制。

（2）再灌注心肌的治疗与护理。起病3～6小时最多在12小时内，做好使闭塞的冠状动脉再通的准备，使心肌得到再灌注，减小心肌坏死的范围。

- 经皮冠状动脉介入治疗（Percutaneous Coronary Intervention，PCI）适应证：①ST段抬高和新出现左束支传导阻滞的MI。②STEMI并发心源性休克。③适合再灌注治疗而有溶栓禁忌证者。④NSTEMI相关梗死动脉严重狭窄。⑤STEMI发病在12小时以内，进入急诊科至球囊扩张时间＜90分钟。

- 介入治疗的术前准备：协助医生向患者及家属介绍介入治疗的目的、方法。按医嘱抽取血常规、凝血试验、心肌损伤标志物、心肌酶谱等化验，做好手术区域的备皮，备好便携式给氧设施及必要的抢救药品与物品，尽快护送患者到介入导管室。

- 溶栓治疗的护理：①评估溶栓治疗的适应证和禁忌证。②按医嘱准确给药，如尿激酶（UK）、链激酶（SK）和重组组织型纤维蛋白溶酶原激活剂（rt-PA）。③监测血压的改变。④按医嘱随时做心电图，及时了解再灌注心律失常和ST段的改变。⑤溶栓治疗最严重的并发症是颅内出血，密切观察患者是否发生严重头痛、视觉障碍、意识障碍等。动、静脉穿刺后要注意延长按压局部时间至不出血为止。⑥按医嘱及时抽取和送检血液标本，及时了解化验和特殊检查结果。⑦注意观察有无药物不良反应，如寒战、发热等过敏反应。

(3) 并发症的监测与处理。

• 心律失常的监测与处理：注意观察监护仪及心电图的心率（律），及时识别各种心律失常，并迅速配合医生给予及时处理。

• 心源性休克的监测与处理：密切观察患者的意识状况、呼吸、血压、脉搏、尿量及皮肤颜色、温度及潮湿度等表现。

心源性休克的处理：①补充血容量，估计有血容量不足，按医嘱补充液体，注意按输液计划调节滴速，观察有无呼吸困难、颈静脉充盈、恶心、呕吐、心前区疼痛加重等表现。②应用升压药，补充血容量后血压仍不升，可能存在周围血管张力不足，按医嘱给予多巴胺静脉滴注，注意观察血压和输液部位的皮肤，按医嘱调节输液速度。③应用血管扩张剂，经上述处理血压仍不升，而肺动脉楔压（PAWP）增高，并有四肢厥冷、发绀时，按医嘱给予硝酸甘油等血管扩张剂。④密切观察血压、尿量，准确记录出入水量。按医嘱采取措施纠正酸中毒及电解质紊乱，避免脑缺血，保护肾功能。

• 急性左心衰竭的监测与处理：如患者出现不能平卧、呼吸困难、咳嗽、发绀、烦躁等心力衰竭症状时，立即准备按医嘱采取紧急措施（参见本节"二、急性心力衰竭"）。

(4) 心理护理：ACS患者突然发病、症状重，加之处于医院的特殊环境，告知的手术风险及医疗费用等因素均会引起紧张、恐惧、焦虑、烦躁，甚至绝望等负性情绪。因此，应重视对患者的心理护理。关心体贴患者，有针对性地进行耐心解释、安慰和鼓励，以增强患者康复的信心，积极配合救治。

(5) 健康指导：在救治ACS患者的同时，结合患者病情和不同特点对患者和家属实施健康教育和康复指导。

• 改变生活方式：①合理膳食，宜摄入低热量、低脂、低胆固醇、低盐饮食，多食蔬菜、水果和粗纤维食物如芹菜、糙米等，避免暴饮暴食。②适当运动，保持适当的体力活动，以有氧运动为主，注意运动的强度和时间，以不致发生疼痛症状为度。③控制体重，在饮食治疗的基础上，结合运动和行为治疗等控制体重。④戒烟。

• 避免诱发因素：调整日常生活与工作量，不可过于劳累，避免情绪激动，减轻精神压力。

• 病情自我监测：向患者讲解疾病的知识，包括ACS的疾病发生的简单过程、诱因、监护的意义，用药的目的、作用及注意事项，指导患者正确应用药物。自测脉率，以及早发现心律失常。告知患者及家属心绞痛发作时的缓解方法，如心绞痛发作比以往频繁、程度加重，疼痛时间延长，应警惕心肌梗死的发生，及时就医。

• 强化预防意识：预防动脉粥样硬化和冠心病，属一级预防，已有冠心病和MI病史者还应预防再次梗死和其他心血管事件称之为二级预防。为便于记忆可归纳为以A、B、

C、D、E为符号的五个方面。

A：Aspirin（阿司匹林）抗血小板聚集/Anti-anginal therapy抗心绞痛治疗，硝酸酯类制剂；B：Beta-bbcker（β受体阻滞剂）预防心律失常，减轻心脏负荷等/Blood pressure control控制好血压；C：Cholesterol lowing控制血脂水平/Cigarettes quitting戒烟；D：Diet control饮食控制/Diabetes treatment糖尿病治疗；E：Education普及有关冠心病的教育，包括患者及其家属/Exercise鼓励有计划地、适当地的运动锻炼。

4. 主动脉夹层的护理

如胸痛的病因是主动脉夹层，护理如下。

（1）按医嘱给予药物治疗。

①降压：降压可以减轻或缓解患者胸痛，防止主动脉破裂，争取手术机会。可经静脉滴注硝普钠，为首选用药，迅速将收缩压降至100～120 mmHg或更低。监测患者的血压，随时调整硝普钠的滴注速度。血压不高的患者不宜进行降压治疗。

②降低心肌收缩力：按医嘱经静脉给予β受体阻滞剂，减慢心率至60～70次/分，并降低左室射血速度（dP/dt），防止夹层进一步扩展。

（2）密切观察病情变化：严密监测血压、心率、心律及出入液量平衡等血流动力学指标。观察胸痛缓解或加重情况，及时向医生报告患者出现的症状。关注辅助检查结果，及时与医生沟通，了解病情严重程度与发展趋势，提前做好必要的救治准备。

（3）按医嘱为患者做好接受介入或外科手术治疗的准备。

二、急性心力衰竭

急性心力衰竭是指某种原因导致心肌收缩力下降或心脏前后负荷突然增加引起心脏排血量急剧下降、体循环或肺循环急性淤血、组织器官灌注不足的临床综合征。根据解剖学部位分急性左心衰竭和急性右心衰竭。其中，临床以急性左心衰竭最常见，表现为急性肺水肿，严重者发生心源性休克及心搏骤停等。急性右心衰竭比较少见，多由大块肺栓塞引起，也可见于右室心肌梗死。本节主要介绍急性左心衰竭。

（一）病因及发病机制

心脏解剖或功能的突发异常，使心脏收缩力突然严重减弱，或左室瓣膜急性反流，心排血量急剧降低，左室舒张末压迅速升高，肺静脉回流不畅，肺静脉压突然升高，导致急性左心衰竭的发生。常见的病因有：①与冠心病有关的急性广泛前壁心肌梗死、室间隔破裂穿孔、乳头肌或腱索断裂等。②原有心脏病的基础上快速心律失常或严重缓慢性心律失常，高血压心脏病血压急剧升高，输液过多过快等。③感染性心内膜炎引起乳头肌功能不全、腱索断裂、瓣膜穿孔等所致瓣膜性急性反流。

（二）病情评估与判断

1. 临床表现

急性左心衰竭以肺水肿或心源性休克为主要表现。突然发生极度的呼吸困难，强迫坐位，呼吸频率可达30～40次/分，频繁咳嗽，咳粉红色泡沫痰，面色灰白、烦躁、发绀、大汗，极重者神志模糊。发病开始可有一过性血压升高，以后可持续下降直至休克。听诊时两肺满布湿性啰音和哮鸣音，心尖部第一心音减弱，频率增快，闻及舒张期奔马律，肺动脉瓣第二心音亢进。

2. 辅助检查

（1）脑钠肽（Brain Natriuretic Peptide，BNP）增高的程度与心衰的严重程度呈正相关，可作为评定心衰的进程和判断预后的指标。

（2）心电图可帮助了解有无心律失常、急性心肌缺血等表现。

（3）X线检查可确定心影大小及外形，观察肺瘀血、肺动脉高压及肺部病变情况，并可大致判断心力衰竭的程度。

（4）超声心动图可显示左心房、左心室肥大，心室壁运动幅度明显减低，左室射血分数减低及基础心脏病表现等。

（5）动脉血气分析可显示PaO_2不同程度降低。急性肺水肿早期，因过度换气，可致$PaCO_2$降低，出现呼吸性碱中毒，因组织缺氧产生无氧代谢，致代谢性酸中毒。

（6）血流动力学监测肺动脉楔压（PAWP）> 18 mmHg，且随病情加重而升高，心脏指数（CI）则相反。

（三）救治与护理

1. 救治原则

抢救原则是迅速改善组织供氧，减轻心脏负荷，增加心排血量，纠正诱因、治疗病因，尽快改善症状和稳定血流动力学状态，同时避免或减少心肌损害。

2. 护理措施

（1）即刻护理措施。①将患者置于坐位或半卧位，双腿下垂，以减少静脉回流。②立即给予高流量鼻导管或面罩吸氧，如经上述方法给氧后$PaCO_2$ < 60 mmHg时，应做好使用机械通气治疗的准备。③进行心电、血压、血氧饱和度监测。④开放静脉通路，准备按医嘱给药。⑤按医嘱描记12导联心电图，留取动脉血气、脑钠肽、血常规、血糖、电解质和心肌损伤标记物等各种血标本。⑥协助患者接受X线胸片、超声心动图等检查。

（2）按医嘱给予药物治疗。

吗啡：可经静脉注射吗啡。吗啡可抑制中枢交感神经，使外周血管扩张以减少回心血量，降低心脏负荷，减轻焦虑、烦躁，直接松弛支气管平滑肌改善通气。用药后注意呼吸抑制和低血压的发生，伴有神志不清、慢性肺部疾病、颅内出血、低血压休克者等禁用。

利尿剂：静脉注射呋塞米 20～40 mg，10分钟内即可起效。可快速利尿，扩张静脉，减少循环血容量。急性心肌梗死并发急性左心衰竭患者使用利尿剂时要慎重，因其血容量增加常不明显，快速利尿可能引起低血压。应用利尿剂时注意观察尿量及电解质水平的变化，利尿过快时患者可出现心率加快、血压下降等。患者出现全身软弱无力、腱反射减弱、腹胀、恶心、呕吐等症状可能为低钾、低钠的征象。

血管扩张剂：可降低心脏前、后负荷，改善心功能，减低心肌耗氧量。①硝酸甘油：小剂量时只扩张静脉，剂量逐渐增加时可扩张动脉，包括冠状动脉，尤其适用于急性心肌梗死合并高血压患者。②硝普钠：均衡扩张动、静脉，同时降低心脏前、后负荷。根据血压调整静脉滴注速度，防止低血压的发生。硝普钠应现用现配，避光滴注，用输液泵或精密输液调节器控制速度，并注意观察注射局部有无血管炎及外渗。

应用血管扩张剂时，严密观察用药前后血压、心率的变化。高血压急症引起的心力衰竭应使血压逐步控制性下降，严格按医嘱调节给药速度，使血压在开始用药的数分钟至2小时内降低不超过原血压的20%～25%，在2～6小时内使血压逐渐降到160/100 mmHg。若血压明显下降，心率显著增快并伴有出汗、胸闷、气急等症状时应及时通知医生。

氨茶碱：可以减轻支气管痉挛，具有扩张外周血管和强心利尿的作用。使用时应注意不良反应有心血管症状（心动过速、心律失常、血压下降）及尿量增多等，必须稀释后缓慢注射。

正性肌力药：①洋地黄类药物适合于房颤伴有快速心室率并已知有心室扩大伴左心室收缩功能不全者可用毛花苷 C 0.2～0.4 mg 稀释后缓慢静脉注射，必要时2小时后可酌情再给 0.2～0.4 mg。注意观察有无洋地黄中毒症状。②小剂量多巴胺，＜2 g/（kg·min），可降低外周阻力，扩张肾、冠状动脉和脑血管。小到中等剂量可增加心肌收缩力和心排出量。急性心力衰竭伴低血压者可选用多巴胺。③顽固性心力衰竭患者可能使用多巴酚丁胺、米力农等非洋地黄类正性肌力药物。

（3）机械通气辅助治疗：对病情特别严重的患者，如条件允许，做好采用面罩呼吸机持续加压（CPAP）或双水平气道正压（BiPAP）给氧。主动脉内球囊反搏（IABP）适用于严重顽固性肺水肿、心源性休克的患者。

（4）病因治疗：在治疗急性左心衰竭的同时，积极明确基础心脏疾病并做病因治疗。如急性心肌梗死，做好冠脉造影、早期溶栓治疗的准备。高血压引起的左心衰竭应注意控制高血压。有严重心律失常的患者按医嘱应给予抗心律失常治疗等。

（5）病情观察：①保持呼吸道通畅：注意观察双肺呼吸音、咳嗽、咳痰情况，及时清除呼吸道分泌物。②监测生命体征：注意观察心率、呼吸、血压情况，当患者出现血压下降、心率增快时，应警惕心源性休克的发生。③观察神志变化：及时观察患者有无脑供血不足、缺氧及二氧化碳增高所致头晕、烦躁、反应迟钝、嗜睡等症状，特别是使用吗啡时应注意观察神志及有无呼吸抑制情况。

（6）心理护理：急性心力衰竭发作时的窒息感、濒死感使患者感到恐惧、焦虑。在抢救过程中注意适时安慰患者，取得患者与家属的配合，增强患者战胜疾病的信心。

> **知识拓展**
>
> **真假"晕厥"的鉴别**
>
> 晕厥发作的机制是大脑一时性、广泛性供血不足。其主要原因包括心输出量下降或心脏停搏；突然剧烈的血压下降或脑血管普遍性暂时性闭塞。当然其他一些原因如血液生化和成分的异常也可引起晕厥。急诊医师首先要对患者的症状进行鉴别，首先要分清患者到底是晕厥还是其他一些临床情况。常见的非晕厥发作的原因（通常误诊为晕厥）有两类：其一为没有任何意识损害的紊乱，包括跌倒、昏倒、精神性假性晕厥和颈动脉源的短暂缺血发作；其二为伴有部分或完全的意识丧失的紊乱、代谢紊乱（包括低血糖，缺氧，伴有低碳酸血症的过度换气）、癫痫症、中毒、椎-基底动脉短暂缺血发作。作为急诊医师，需要将晕厥同休克进行鉴别。从病理生理角度讲，晕厥和休克都是急性循环障碍的结果，但两者发作速度、严重程度和持续长短不尽相同。休克时，虽心输出量明显降低，但四肢和内脏小血管代偿性收缩，血压相对维持，而血容量做重新再分配，急需氧和血供的心脑相对获得多些，故休克期尽管血压下降，四肢厥冷，但意识相对完好。休克早期常无意识障碍，而周围循环衰竭征象较明显而持久。而晕厥时，由于血容量大幅度下降或心输出量急骤降低，使内脏和皮肤小血管收缩作用不能及时发生，导致血压下降血容量再分配得不到保证，脑得不到最低限度供应以致发生意识障碍。每一种晕厥类型中的意识丧失是由于与相关脑组织血流量降低或脑组织氧利用率下降。而脑血流量的大小由心排血量、脑组织灌注压和脑血管床阻力决定。心排血量降低、脑组织灌注压降低或脑血管床阻力增高时脑血流量出现减少。脑血管的自我调节功能保证脑血流量不依赖系统血压地维持在一个狭窄的范围内。健康成年人可在收缩压下降到 70 mmHg 的情况下维持脑供血。但老年人和慢性高血压患者对即使较小的血压变化也很敏感，发生晕厥。如缺血只持续几分钟，对脑组织不产生持久影响，如时间过长则使脑部各大动脉供血范围间的灌注边缘带发生脑组织坏死。

> 不同类型晕厥中意识丧失的深度、时间各不相同。患者有时对周围事物一概不知，或深昏迷，意识、反应能力完全丧失。意识丧失可维持数秒至数分钟，甚至半小时。

（许 芳）

学习任务三　消化系统急症

【任务目标】
（1）了解急性腹痛的定义和病因，掌握急性腹痛的治疗方法。
（2）了解急性消化道出血的定义和病因，掌握急性消化道出血的治疗方法。

一、急性腹痛

急性腹痛是急诊患者最常见的主诉之一，涉及内科、外科、妇产科、儿科等诸多专科。急性腹痛是机体受到外来或自身刺激后所产生的腹部不良感觉体验，常有起病急骤、病因复杂多变、病情严重程度不一、变化快等临床特点。如果诊断不及时或处理不当将产生严重后果。

（一）病因

1. 腹腔脏器病变引起的腹痛

（1）腹腔脏器的急性炎症：如急性胃肠炎、急性胰腺炎、阑尾炎、胆囊炎、急性胃炎、梗阻性胆管炎以及原发性和继发性腹膜炎等。

（2）胃肠急性穿孔、扩张或阻塞：常见胃、十二指肠溃疡、穿孔，肠穿孔，肠梗阻，肠套叠，急性胃扩张等。

（3）腹腔脏器破裂或扭转：腹部外伤所致肝、脾破裂及妊娠和卵巢破裂、卵巢囊肿蒂扭转等妇科疾病。

（4）腹腔脏器肿瘤：如肝癌、胃癌、肠癌等。

（5）腹腔脏器血管病变：见于腹主动脉瘤、脾栓塞、肾栓塞、肠系膜动脉血栓形成。

2. 腹腔外脏器或全身性疾病引起腹痛

（1）胸部疾病：如急性心肌梗死（下壁缺血）可引起胃肠道反应（胃中毒及代谢疾

病）、低钙血症、低钠血症、慢性铅中毒。

（2）变态反应性疾病：如腹型紫癜和腹型风湿热。

（3）其他疾病：急性溶血、腹型癫痫、腹壁脓肿、神经症。

（二）护理评估

1. 病史收集

（1）了解患者现病史、既往史，腹痛诱因、用药情况、营养状态、生活习惯等。

（2）年龄与性别。①年龄发病特点：幼年时期以先天性畸形、肠道寄生虫、肠套叠及嵌疝为多见；青壮年以急性胃穿孔、阑尾炎等多见；中老年以胆囊炎、肿瘤、胆石症等发病率高。②性别：急性胃穿孔、泌尿系统结石，男性多于女性；急性胰腺炎，女性多于男性。多数患者只有慢性病史，突然急性发作并迅速恶化。

2. 体格检查

（1）观察生命体征、瞳孔及意识的变化。

（2）详细进行腹部望、触、叩、听的检查。腹痛部位：右上腹疼痛见于腹内病变，如肝癌、肝脓肿、胆囊炎、胆石症、胆管炎、胆管蛔虫症等；腹外病变常见于胸膜炎、右肾结石等。左上腹疼痛见于腹内病变的疾病，如胰腺癌、急性胰腺炎、结肠脾曲病变、脾脓肿等；腹外疾病常见于左下胸膜炎、心绞痛、心肌梗死、左肾结石。右下腹痛见于腹内病变的疾病，如急性阑尾炎、右腹股沟嵌疝、右卵巢囊肿蒂扭转、异位妊娠等；腹外疾病常见于右侧肾或输尿管结石。左下腹疼痛见于腹内病变的疾病有左腹股沟嵌顿症、左输尿管炎、左卵巢囊肿蒂扭转；腹外病变见于左侧肾或输尿管结石、精索炎。

（3）疼痛性质：不同性质的疾病可引起不同性质的腹痛。

①阵发性腹痛：多见于胃肠道、胆管或泌尿道梗阻性疾病，腹痛是腹腔平滑肌痉挛收缩所致，其特点是突然发作、疼痛剧烈、呈阵发性、有缓解期。②持续性腹痛：多见于消化道及胆囊穿孔等疾病。其腹痛是由于麻痹性肠梗阻、急性胃扩张等实质性脏器肿胀所致，疼痛特点为突然发作，呈持续性疼痛，范围迅速扩大，腹膜刺激征明显。③持续性腹痛阵发性加重：多见于胆管梗阻并急性胆囊炎或胆管炎等疾病，腹痛呈持续性并阵发性加重，表明既有炎症又有梗阻，或梗阻性疾病伴有血运障碍。

3. 腹痛伴随症状

（1）腹痛伴呕吐：应注意呕吐时间，呕吐物的性质及与腹痛的关系等。呕吐在先、腹痛在后多见于内科疾病，如急性胃肠炎；腹痛在先、呕吐在后多为外科疾病，如阑尾炎、胆囊炎等。

（2）腹痛伴发热：发热在先、腹痛在后多为内科疾病，如急性胃肠炎；腹痛在先、发热在后多为外科疾病，如急性腹痛伴高热、寒战，应考虑急性梗阻性化脓性胆膜炎、腹腔脏器脓肿等。

（3）腹痛伴呕血、便血：常见于消化道溃疡急性出血、胃癌等。

（4）腹痛伴血便：绞窄性肠梗阻、肠套叠等疾病的腹痛常伴有血便，痢疾结肠癌等疾病的腹痛常伴有脓血便。

（5）腹痛伴血尿及尿路刺激征：泌尿系统结石合并感染时腹痛常伴有血尿及尿路刺激征；泌尿系统肿瘤常伴有血尿。

（6）腹痛伴黄疸：常见于肝、胆、胰疾病。

4. 实验室检查

（1）血、尿、便常规检查：白细胞总数增多和中性粒细胞计数增多提示有感染性疾病；血红蛋白及红细胞进行性减少提示有活动性内出血的可能。尿常规检查尿中红细胞、白细胞对诊断肾绞痛、泌尿系统肿瘤、泌尿系统感染有价值；尿糖、尿酮体阳性可诊断糖尿病酮症酸中毒。便常规检查可诊断急性肠炎、痢疾等；便潜血检查有助于消化道出血的诊断。

（2）血液生化检查：血淀粉酶是急性胰腺炎的诊断依据；血糖检查可诊断糖尿病酮症酸中毒；水电解质测定及血气分析对纠正电解质紊乱及酸碱平衡紊乱有指导意义。

（3）X线检查：胸部检查可诊断胸膜炎及下叶肺炎引起的胸痛；腹部透视显示游离气体可诊断急性胃穿孔；肠管内出现液平面是肠梗阻的X线征象。

（4）心电图检查：有助于诊断心脏疾病引起的腹痛，如心肌梗死等。

（5）内镜检查：内镜检查是指纤维胃镜、十二指肠镜、腹腔镜、胆管镜、直肠镜及纤维结肠镜等。对胃、十二指肠、胆、胰腺等腔道疾病作出正确诊断，可根据需要酌情选择。

（6）B超检查：为非创伤性检查，诊断性高、患者容易接受，对腹部肝、胆、胰腺、子宫及附件、膀胱等形态、大小、腹腔积液、占位病变、结石及异位妊娠有诊断价值。

（7）CT检查：CT具有极高密度分辨率，可早期发现异常，对病变定位定性有很大价值，对实质性病变可准确诊断。

（8）诊断性腹腔穿刺：适用于怀疑腹内脏器破裂出血，原因不明的急性腹膜炎、腹腔积液等。

（三）急救措施

1. 初步急救

（1）急性腹痛的患者，必须把"抢救生命"作为急救最高原则，先抢救后诊断，边治疗边诊断。

（2）腹痛未明确诊断前禁用镇痛药，防止因镇痛药物的作用而掩盖病情。对于明确诊断的胆绞痛、肾绞痛可给解痉镇痛药，以减轻疼痛，稳定病情。对于突发的腹腔脏器破裂、实质性脏器出血、急性肠梗阻、急性胆囊炎、急性阑尾炎并伴有休克的急腹症，应边抗休克治疗边准备手术。

2. 支持治疗

（1）建立静脉通道：对于急性剧烈腹痛的患者，应迅速建立静脉通道，维持水、电解质及酸碱平衡，防治休克，补充机体热量的需要，维持生命体征的稳定。

（2）预防和控制感染：对于感染性疾病引起的腹痛，应及时应用抗生素控制感染，对其他疾病所致的急性腹痛，也可根据病情酌情使用，以预防感染。

3. 手术治疗

病因明确，有手术指征者应立即手术治疗。

（四）护理措施

1. 密切观察病情

（1）严密观察患者生命体征的变化，注意患者意识状态、表情、皮肤色泽及四肢温度，并详细记录。

（2）根据腹痛性质、程度、部位及伴随症状，积极寻找病因，尽快作出正确判断。积极给予对症支持治疗，同时要特别注意对特殊类型阑尾炎、嵌疝及尚有排气的肠梗阻等引起急腹症的观察。

（3）急腹症患者未明确诊断前应禁食，有梗阻者给予胃肠减压，以减轻症状。

2. 术前护理

急腹症患者手术前应作好心理护理，以消除紧张恐惧情绪。术前嘱患者禁食水，根据病情需要，给予留置胃管及导尿管，保持其通畅，并详细记录其性质和量。

（1）即刻护理措施应首先处理能威胁生命的情况，如腹痛伴有休克应及时配合抢救，迅速建立静脉通路，及时补液纠正休克。如有呕吐头应偏向一侧，以防误吸。对于病因明确者，遵医嘱积极做好术前准备。对于病因未明者，遵医嘱暂时实施非手术治疗措施。

（2）控制饮食及胃肠减压。对于病情较轻且无禁忌证者，可给予少量流质或半流质饮食。病因未明或病情严重者，必须禁食、禁水。疑有空腔脏器穿孔、破裂，腹胀明显或肠梗阻患者须行胃肠减压，应注意保持引流通畅，观察与记录引流液的量、色和性状，及时更换减压器。对于病情严重，预计较长时间不能进食者，按医嘱应尽早给予肠外营养。

（3）补液护理。按医嘱给予输液，补充电解质和能量合剂，纠正体液失衡，并根据病情变化随时调整补液方案和速度。

（4）遵医嘱给予抗生素控制感染。急腹症多为腹腔内炎症和脏器穿孔引起，多有感染，是抗生素治疗的确定指征。一般首先予经验性用药，宜采用广谱抗生素，且主张联合用药。待细菌培养，明确病原菌及药敏后，尽早采用针对性用药。

（5）严密观察病情变化。观察期间要注意病情演变，综合分析，特别是对病因未明的急性腹痛患者，严密观察是极为重要的护理措施。观察内容包括：①意识状态及生命体征；②腹痛部位、性质、程度、持续时间及伴随症状（呕吐、腹胀、排便、发热、黄疸等）与体征的变化；③全身情况及重要脏器功能；④动态辅助检查结果；⑤治疗效果等。

（6）遵医嘱积极治疗原发病。

（7）对症处理。如腹痛病因明确者，遵医嘱及时给予解痉镇痛药物。但使用止痛药物后应严密观察腹痛等病情变化，病因未明时禁用镇痛剂。高热者可给予物理降温或药物降温。

（8）卧床休息。尽可能为患者提供舒适体位。一般状况良好或病情允许时宜取半卧位或斜坡卧位。注意经常更换体位，防止压疮等并发症。

（9）稳定患者情绪，做好心理护理。急性腹痛往往给患者造成较大的恐惧。因此，应注意对患者及家属做好解释安慰工作，对患者的主诉采取同情性倾听，减轻焦虑，降低患者的不适感。

（10）术前准备。对危重患者应在不影响诊疗前提下尽早做好必要的术前准备，一旦治疗过程中出现手术指征，立刻完善术前准备，送入手术室。

不能确诊的急腹症患者，要遵循"五禁四抗"原则。"五禁"即禁饮禁食、禁热敷、禁灌肠、禁用镇痛药、禁止活动。"四抗"即抗休克、抗感染、抗体液失衡、抗腹胀。

（五）健康指导

对于急性腹痛的患者，根据不同疾病、不同年龄、不同性别，给予相应的心理关怀和健康保健指导。

（1）饮食指导。根据具体疾病进行具体指导，如胆囊炎、胰腺炎，应低脂饮食，不宜饮酒，科学合理安排饮食。平时注意饮食卫生，特别是肠道疾病流行季节，更应谨慎。对于消化道溃疡患者，应少食多餐，避免引起消化道穿孔。

（2）自我护理。腹痛是常见症状，应宣传教育患者，不可盲目使用镇痛药，以防误诊误治。教会患者自我观察及自我护理的常识，如女性患者剧烈疼痛，伴有面色苍白、血压下降、头晕等症状，并有停经史，应警惕异位妊娠，立即到医院就诊或拨打"120"急救电话。

（3）手术宣教。术前向患者介绍手术注意事项，取得患者合作。术后指导患者取得合理体位，以减轻不适和疼痛等反应，指导患者变换体位促进排气，防止肠粘连。指导术后合理饮食，以促进机体及伤口恢复。

二、急性消化道出血

急性消化道出血（acute gastrointestinal tract bleeding），以下简称消化道出血，是指从食管到肛管的消化道及胆胰等疾病引起的出血，主要表现为呕血和（或）血（黑）便，是急诊科常见的疾病之一。在成年人，短时间内一次失血量达800 mL或约占总循环血量的20%以上，出现低血压等周围循环衰竭表现者，称为急性消化道大出血。大出血可危及生命，死亡率6%～12%。

（一）分类

消化道出血根据其出血的部位可分为上消化道出血与下消化道出血。上消化道出血是指Treitz韧带以上包括食管、胃、十二指肠、胰腺、胆道和吻合口的出血，表现为呕血（hematemesis），血色鲜红（新近出血）或呈棕褐色（稍前的出血），黑粪症（melena）并有恶臭。黑粪症（不同于摄食铁或铋制剂后的黑便）通常表示出血来自上消化道，但也可来自结肠。而下消化道出血则为Treitz韧带以下的消化道出血，表现为便血即鲜血自直肠排出，95%来自结肠。如便血呈棕色，表示出血量少，多来自肛管、直肠或乙状结肠。大出血多见于老年患者。

（二）病因与发病机制

1. 上消化道出血

病因大多为消化道疾病，少数是全身疾病的局部表现。最常见的有消化性溃疡、食管胃底静脉曲张破裂、急性出血性胃炎、胃癌、食管贲门黏膜撕裂综合征、胆道出血，占80%～90%。

（1）上消化道疾病：①食管疾病，如食管贲门黏膜撕裂，食管炎症、损伤、溃疡和肿瘤；②胃十二指肠疾病，如消化性溃疡（最常见，约占50%）、急性出血性胃炎（国内5%左右，国外10%～20%）、胃癌（2%～4%）、胃泌素瘤、胃血管畸形等；③胃术后吻合口溃疡等；④肝硬化所致的食管胃底静脉曲张破裂（第2位病因，10%～25%）。

（2）上消化道邻近脏器疾病：如胆道出血、胰腺疾病累及十二指肠、主动脉瘤破入消化道、肝癌或肝脓肿破裂、纵隔肿瘤或脓肿破入食管等。

（3）全身性疾病：如血管性疾病（过敏性紫癜、动脉粥样硬化等）、血液病、尿毒症、急性感染（如流行性出血热）。

2. 下消化道出血

80%~90%发生在结肠，50%左右为大肠癌出血引起，小肠出血少见。

（1）肠道新生物：肠管息肉、良恶性肿瘤等，常为隐匿性失血或间歇性便血。

（2）血管疾病：肠系膜动脉栓塞、肠系膜血管血栓形成、血管发育异常或血管扩张等。

（3）憩室病：Meckel憩室是小于30岁青年人小肠出血最常见的病因。

（4）炎性肠疾病：慢性溃疡性结肠炎、克罗恩病、放射性肠炎、肠结核、急性坏死性小肠炎等。

（5）医源性出血：内镜取活检、息肉切除或肠道术后，放射性直肠炎等。

（6）其他：缺血性结肠炎、痔疮、肛裂、直肠和肛管脓肿、肠套叠、肠扭转、腹部外伤等。

（三）病情评估与判断

消化道大出血的临床表现取决于出血的速度和出血量，以及患者出血前的全身情况、有无贫血和心肺等功能，而出血的部位高低则是次要的。

1. 病史

（1）前驱症状。出血前多有腹痛。如消化性溃疡出血前，疼痛节律消失，服用抗酸药物无效，还有头晕、心悸、恶心等症状。

（2）既往史。追问既往有无容易引起消化道出血的相关病史，以判断病因。如规律性上腹痛、进食和服用制酸药可缓解的上腹痛提示消化性溃疡。大量嗜酒、肝炎或血吸虫病史提示肝硬化、门静脉高压症。进行性体重下降和厌食应考虑消化道癌肿。有服用阿司匹林、类固醇类药物史者应怀疑出血性胃炎。此外，患者以前是否做过内镜或X线钡剂造影等检查及其结果。

（3）现病史。①呕血、便血情况：发病以来，呕血和（或）便血的量、性状、颜色和次数。②有无周围循环衰竭、休克等血容量不足表现。③贫血：出血早期可无贫血，出血后3~4小时出现不同程度的贫血。④发热：消化道大量出血后3~5天内，多数患者出现<38.5℃的吸收热。

2. 判断

（1）判断是否为消化道出血：首先要排除咯血，口、鼻、咽喉部出血等消化道以外的出血，以及进食动物血、铁剂、铋剂等引起的黑便，后者大便隐血试验阴性，以判断是否为消化道出血。

（2）判断上消化道还是下消化道出血：呕血或胃管抽出血性液体即为上消化道出血，

黑粪症大多为上消化道出血，血便大多来自下消化道出血。

•上消化道出血：呕血和黑粪症是其特征性表现。如果出血很急、量很多，则既有呕血，也有便血，出血1000 mL即有便血。呕血颜色取决于出血量、出血时胃内容物的量以及血液在胃内与胃酸接触的时间。急性大出血时，呕鲜红色血是因短时间内大量出血而未能或极少与胃酸进行接触所致，且便血也相当鲜红。如出血量少或血液在胃肠道内停滞时间较长，胃酸将鲜红色的血红蛋白转化成棕色的正铁血红素，故呕出物为咖啡样或棕褐色，而便血多呈柏油样或黑色便。

•下消化道出血：棕色粪便混有或沾有血迹，出血多来源于乙状结肠、直肠或肛门；大量鲜红色血便，提示出血来自左半结肠；栗色粪便意味着出血位于右侧结肠或小肠；血性腹泻伴腹痛、里急后重多为炎性肠疾病、缺血性结肠炎。

（3）出血严重程度的评估。

•休克指数：即为脉率/收缩压，正常值为0.54±0.02。当休克指数为1，失血量为800～1000 mL；指数>1，失血1200～2000 mL。

•临床表现：一般成人每日消化道出血>5 mL，大便隐血试验即可阳性；出血50～100 mL，可出现黑粪症；胃内积血达250～300 mL，可引起呕血。一次出血量<400 mL时，一般不引起全身症状；超过400～500 mL时，可出现头昏、心慌、乏力等全身症状；短时间内出血超过1000 mL时，可致低血压等周围循环衰竭，表现为视物模糊、头晕、手足湿冷、冷汗、直立位昏厥、脉搏加快、血压下降等。血压和脉搏是估计急性大出血严重程度的关键指标，其次是尿量和血常规，需动态观察，并综合其他指标加以判断。血压改变超过10 mmHg、伴心率增快20次/分，表明出血量>1000 mL。如收缩压<90 mmHg、心率>120次/分，伴有面色苍白、四肢湿冷、烦躁不安或神志不清则说明可能进入休克期，表现为典型失血性休克，属严重大出血，估计出血量>1500 mL，需紧急抢救。

•辅助检查：①血常规：出血后早期3～4小时内血常规往往没有变化，不能作为估计出血量的依据。此后出现血液稀释而表现为贫血，如血红蛋白<100 g/L则表示红细胞已丢失50%。②肾功能：消化道出血患者常出现肠源性氮质血症。一般来说，尿素氮升高发生于出血后数小时至3～4天，此后仍继续升高者，应怀疑肾衰竭的可能。

3. 出血病因与部位的确定

（1）根据临床表现和有关检查，初步估计出血病因与部位：如有黄疸、蜘蛛痣、脾大、腹壁静脉曲张和腹水等，应考虑肝硬化引起食管胃底静脉曲张破裂出血。有溃疡病史者，考虑消化性溃疡出血。40岁以上患者近期有排便习惯或大便性状改变，大便带血或呈黏液血便，应考虑到结肠癌的可能。

（2）辅助检查。①内镜检查：可判断出血病变的部位、病因及出血情况，是目前诊断消化道出血病因的首选检查方法。亦可根据病变的特征判断是否继续出血或估计再出血的危险性。疑为上消化道出血者，可选择胃镜、十二指肠镜或小肠镜检查；疑为小肠出血，可选择小肠镜检查；疑为结肠出血，可选择结肠镜检查。②超声、CT等影像学检查：了解有无肝硬化、肿瘤、腹水、结石等病变，有助于判断出血原因。③选择性腹腔动脉或肠系膜动脉造影：当出血速度 > 0.5 mL/min 时，即可显示造影剂漏出，可作为急诊手术术前出血定位检查，同时可行介入止血治疗。④核素检查：^{99m}Tc 标记红细胞扫描，出血速度 > 0.1 mL/min 时即能显示出血灶，特别适合于活动性小肠出血时使用，阳性率75%。⑤X线钡餐或钡灌肠造影：主要适用有内镜检查禁忌证或拒绝内镜检查者，但诊断阳性率和正确性不如内镜。

（四）救治与护理

1. 救治原则

正确评估失血程度，充分补液输血以保证重要脏器的血流灌注，防止休克及脏器功能衰竭，控制活动性出血。明确出血原因与部位，防治并发症。病因和部位不明的消化道大出血经积极非手术疗法后仍有出血，且血压、脉搏不稳定，或出血控制后又反复出血者，要尽早采用手术或介入止血治疗。

2. 护理措施

（1）即刻护理措施。卧床休息，头偏向一侧，避免误吸，保持呼吸道通畅。低氧血症时给予吸氧。

（2）补充血容量，纠正休克。对急性大出血患者需迅速建立2~3条静脉通路，立即按医嘱查血型与配血，尽早输入平衡液或右旋糖酐等，补足血容量，改善急性失血性周围循环衰竭。补液与输血量应视患者周围循环动力学、尿量及贫血改善情况而定，并根据病情正确掌握输液速度。失血性休克者，应加快输液速度，出现下列情况应准备紧急输血：①改变体位出现晕厥、血压下降和心率加快；②失血性休克；③血红蛋白低于70 g/L或血细胞比容低于25%。但对老年人或原有心肺疾病者，不宜补液过快，以防肺水肿的发生。

3. 非手术止血措施与护理

（1）药物止血：常用药物有血管升压素、生长抑素对食管胃底静脉曲张破裂出血疗效较好，也可用于其他胃肠道出血。雷尼替丁、法莫替丁等H_2受体阻滞剂或奥美拉唑、洛赛克等质子泵抑制剂对消化性溃疡和出血性胃炎所致出血有效。按医嘱给予保护胃黏膜和可预防应激性出血的药物。严重消化道出血患者常伴有各种凝血因子缺乏，按医嘱补充维生素K，并根据血液检查情况及时补充各种凝血因子、纤维蛋白原、血浆、血小板等。

（2）胃内局部止血：仅适用于胃出血。急性出血期插胃管，既可作鉴别是否为上消化道出血，又可作为治疗的途径。如抽取为血性液体，可行洗胃止血处理。

常用去甲肾上腺素 6~8 mg 或凝血酶冻干粉 1000~2000 IU 加入 100 mL 的生理盐水经胃管灌注或直接口服，可分别收缩局部黏膜血管或使纤维蛋白原转变成纤维蛋白加速血液凝固而起止血作用。护理时应注意防止发生异物吸入，加强腹胀情况的监测，并置患者于头高脚低位。

（3）三腔二囊管压迫止血：用于食管胃底静脉曲张破裂出血药物治疗无效时，可直接压迫食管中下段曲张静脉以控制出血。

（4）其他：如对已充分补液但仍然血压低的患者，遵医嘱应用血管活性药物如多巴胺，预防性应用抗生素等。亦应做好内镜治疗的准备。

4. 严密观察病情

在临床病情观察和抢救中，应加强预见性意识，及时配合采取预见性治疗措施和提供相应护理措施。

（1）密切观察生命体征、神志变化。

（2）出血严重程度的监测：记录呕血、便血的次数、量、色和性状及伴随症状的变化，及时留取标本。结合全身表现判断是否出现周围循环衰竭。

（3）观察止血效果：通过观察呕血、便血情况和氮质血症变化以及血红蛋白浓度、红细胞计数、血细胞比容和网织红细胞计数检测，综合判断出血是否停止。由于肠道积血需2~3天左右才能排尽，故不以黑粪症作为继续出血的指标。临床上出现下列情况应考虑出血或再出血：①反复呕血，或黑粪症、便血次数增多伴肠鸣音亢进。②经充分补液输血后周围循环衰竭表现仍未见明显改善，或暂时好转后又恶化。③血红蛋白浓度、红细胞计数和血细胞比容继续下降，网织红细胞计数持续升高。④补液和尿量足够情况下，血尿素氮持续或再次升高。⑤胃管内抽出新鲜血。

5. 饮食护理

对于有大出血休克、呕血、便血者应禁食。少量便血或仅有少量黑粪症而无呕血者应给予清淡无刺激性流质饮食。对消化性溃疡无呕血者给予少食多餐流质饮食，可中和胃酸，促进蠕动，缓解疼痛，有利于溃疡愈合。呕血停止12~24小时后一般即可进流质饮食，如为食管胃底静脉曲张破裂出血需在出血停止2~3天后进食流质。病情稳定后可由半流质饮食改为软食，软食要营养和容易消化，忌食生冷硬、刺激性食物。

6. 心理护理

消化道出血患者常有恐惧不安、紧张等，导致出血加重或再出血。因此，应及时清除血迹，对患者及家属传授消化道出血相关知识，消除其恐惧和紧张心理。除严重肝病外，必要时可适当使用镇静剂。对悲观患者应鼓励其振作精神。

7. 随时做好抢救和手术准备

对危重患者应做好抢救的各项准备，及时执行抢救措施。止血效果不好考虑手术者，应积极做好术前准备。

（徐琼英）

学习任务四　代谢系统急症

【任务目标】
（1）了解高糖血症的定义和病因，掌握治疗方法。
（2）了解低糖血症的定义和病因，掌握低糖血症的治疗方法。

一、高血糖症

糖尿病（diabetes mellitus）是一组以慢性血葡萄糖（简称血糖）水平增高为特征的代谢性疾病，是由于胰岛素分泌和（或）作用缺陷所引起。病情严重或应激时可发生急性严重代谢紊乱，如糖尿病酮症酸中毒、高血糖高渗性状态等。

（一）糖尿病酮症酸中毒

糖尿病酮症酸中毒（Diabetic Keto Acidosis，DKA）是指在不同诱因作用下，由于体内胰岛素绝对或相对缺乏，胰岛素拮抗激素增多，引起糖和脂肪代谢紊乱，表现为血糖浓度明显升高（超过16.7 mmol/L）、酮血症和酮尿症、水电解质紊乱和酸中毒。DKA是糖尿病的严重并发症之一，一旦发生，应积极治疗。

1. 病因与发病机制

DKA多发生于胰岛素依赖型糖尿病（1型糖尿病），1型糖尿病患者有自发DKA倾向，DKA也是1型糖尿病患者死亡的主要原因之一。2型糖尿病患者在一定诱因作用下也可发生DKA。常见的诱因有：①各种感染。②胰岛素治疗中断或不适当减量。③饮食不当、胃肠疾病，暴饮暴食或进食大量含糖及脂肪食物，使血糖升高，酗酒等。④各种应激状态，如创伤、手术、妊娠和分娩、过度紧张、情绪激动、急性心脑血管疾病等。⑤内分泌疾病，如皮质醇增多症、垂体瘤等。

DKA发病的基本环节是由于胰岛素缺乏和胰岛素拮抗激素增加，导致糖代谢障碍，血糖不能正常利用，血糖增高。脂肪动员和分解加速，生成大量酮体，当酮体生成超过组织利用和排泄的速度时，将发展至酮症和酸中毒。

主要病理生理改变包括酸中毒、细胞脱水、渗透性利尿、电解质平衡紊乱、周围循环衰竭、肾功能障碍和中枢神经系统功能障碍。

2. 病情评估与判断

（1）病情评估。临床表现DKA患者常出现严重的脱水、休克和昏迷。多数患者在发生意识障碍前数天有多尿、烦渴多饮和乏力等表现，随后出现食欲减退、恶心、呕吐。早期感头晕、头痛、精神萎靡，逐渐出现嗜睡、烦躁、迟钝、腱反射消失，直至昏迷。呼吸深而快，呼气中可有酮味（烂苹果味）。随着病情进一步发展，出现严重失水、皮肤弹性差、眼球下陷、脉细速、血压下降，甚至休克。感染等诱因引起的临床表现可被DKA所掩盖。少数患者表现为腹痛，腹肌紧张，偶有反跳痛，常被误诊为急腹症。

辅助检查。①尿：尿糖、尿酮体强阳性，尿中可出现蛋白及管型。②血：血糖明显升高，多数超过13.9 mmol/L，中、重度患者血糖大于16 mmol/L。血酮体升高，大于5 mmol/L。血气分析示pH下降，代谢性酸中毒，二氧化碳结合力降低。血钾早期可正常或偏低，少尿时可升高，多数为轻中度低钠血症。

（2）病情判断。对昏迷、酸中毒、失水、休克患者均应考虑DKA的可能性，尤其对原因不明意识障碍者、呼气有酮味、血压低而尿量仍多者，应立即查尿糖和酮体。如尿糖和酮体阳性，同时血糖增高，血pH值降低者，无论有无糖尿病史均可确立DKA。

3. 救治与护理

（1）救治原则。DKA一旦明确诊断，应及时给予相应急救处理。糖尿病酮症酸中毒的急救处流程见图7-2。

补液。迅速恢复有效血容量，是抢救DKA极其关键的首要措施。补充胰岛素。纠正水电解质平衡紊乱和酸中毒补钾、补钠、补碱。去除诱因、防止并发症包括防治感染、脑水肿、心力衰竭、急性肾衰竭等。

（2）护理措施。即刻护理措施保持呼吸道通畅，防止误吸，必要时建立人工气道。如有低氧血症，给予吸氧4~6 min建立静脉通路，立即开放2条以上静脉通道补液。采取动脉血标本进行血气分析，及时送检血、尿等相关检查标本。

补液治疗与护理补液是救治DKA的关键措施。补液不仅能迅速纠正失水，改善循环血容量与肾功能，还有助于降低血糖和清除酮体。通常补液以生理盐水为主，但当血糖降至13.9 mmol/L时，应注意按医嘱将生理盐水改为5%葡萄糖溶液，防止低血糖反应。根据患者体重和失水程度确定补液量及补液速度。补液原则一般是先快后慢，适时补钾。如治疗前已有休克的表现，应注意按医嘱输入胶体溶液并进行抗休克治疗。补液途径以静脉为主，辅以胃肠道补液，清醒患者鼓励多饮水，昏迷患者可通过胃管灌注补液，但不宜用于有呕吐、胃肠胀气或上消化道出血者。

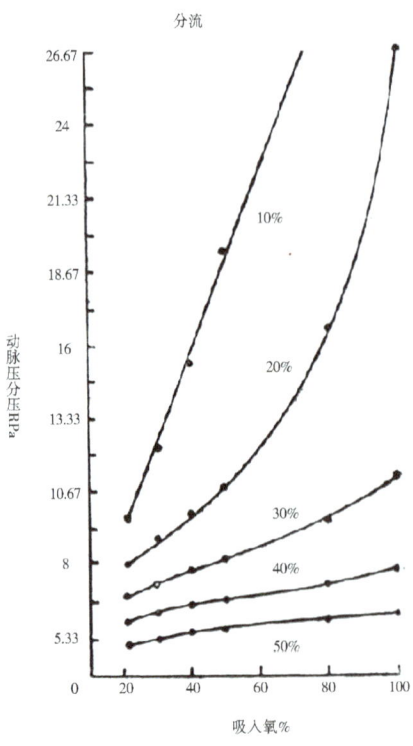

图 7-2 糖尿病酮症酸中毒的急救处理流程

胰岛素治疗与护理一般采用小剂量胰岛素治疗方案,以有效地抑制酮体生成,避免血糖、血钾和血浆渗透压降低过快带来的各种危险。应用胰岛素治疗时,护理上应注意:①正确使用胰岛素,注意胰岛素的剂型、用量,抽吸胰岛素时剂量要准确。②经静脉持续滴注胰岛素时,注意应单独建立静脉通道输入胰岛素,以便准确计算胰岛素用量。③降血糖速度不宜过快,血糖下降速度一般以每小时降低 3.9~6.1 mmol/L 为宜,应密切监测血糖变化,每 1~2 小时复查血糖一次,根据血糖检测结果按医嘱调节胰岛素用量。

纠正电解质紊乱 DKA 患者可有不同程度的失钾,经胰岛素及补液治疗后有可能加重低钾。在静脉输入胰岛素及补液的同时,应注意结合尿量和血钾水平,按医嘱补钾,注意控制补钾速度,监测血钾浓度。补钾途径可以口服和静脉滴注相结合。纠正酸碱平衡失调经输液和胰岛素治疗后,DKA 患者酸中毒一般可自行纠正,不必补碱。严重酸中毒(pH < 7.1,HCO_3^- < 5 mmol/L)应按医嘱给予碳酸氢钠。注意补碱不宜过多、过快,防止组织缺氧加重、血钾下降和反跳性碱中毒等。

4. 严密观察病情

(1)生命体征的观察:严重酸中毒可使外周血管扩张,导致低体温和低血压,并降低机体对胰岛素的敏感性,故应严密监测患者体温和血压的变化,及时采取措施。

（2）心律失常、心力衰竭的观察：血钾过低、过高均可引起严重心律失常，应密切观察患者心电监护情况。补液过多可导致心力衰竭和肺水肿，如发现患者咳嗽、呼吸困难、烦躁不安、脉搏加快，特别是在昏迷好转过程中出现上述表现，提示输液过量的可能，应立即减慢输液速度并及时报告医生，必要时进行中心静脉压监测。

（3）脑水肿的观察：严密观察患者意识状态、瞳孔大小以及对光反射的动态变化。补充大量低渗溶液、补碱不当、脑缺氧和血糖下降过快时，均有发生脑水肿的可能。如患者血糖下降、酸中毒改善，但昏迷反而加重，或患者虽然一度清醒，但出现烦躁、心率快、血压偏高、肌张力增高，要警惕脑水肿的可能。

（4）尿量的观察：密切观察患者尿量的变化，准确记录24小时出入水量。肾衰竭是本病主要死亡原因之一，要注意预防。尿量是衡量患者失水状态和肾功能的简明指标，如尿量＜30 mL/h时，应及时通知医生，给予积极处理。预防感染，遵医嘱应用抗生素。

（5）其他：及时采血、留取尿标本，监测尿糖、尿酮、血酮、电解质及血气分析等结果。加强基础护理，昏迷患者应勤翻身，做好口腔和会阴护理，防止压疮和继发性感染的发生。

（二）高渗性高血糖状态

高渗性高血糖状态（Hyperosmolar Hyperglycemic State，HHS），以前被称为糖尿病高渗性非酮症昏迷，是糖尿病的另一种严重的急性并发症，其发病率低于糖尿病酮症酸中毒，多见于老年人，超过2/3的患者发病前无糖尿病史，或仅有轻度症状。

1. 病因与发病机制

HHS发病的常见诱因有：①各种感染、高热、胃肠疾病。②各种应激，如手术、脑血管意外等。③甲状腺功能亢进、腹膜透析、血液透析、失水过多或尿崩症。④应用噻嗪类利尿剂和升血糖药物，如苯妥英钠、糖皮质激素和免疫抑制剂以及输入高浓度葡萄糖液等。

HHS的发病机制目前还不完全清楚。严重高血糖导致渗透性利尿，大量失水，血容量减少，血液浓缩，渗透压升高，导致细胞内脱水和电解质紊乱，脑细胞脱水和损害导致脑细胞功能减退，引起意识障碍甚至昏迷。

2. 病情评估与判断

（1）病情评估。临床表现起病隐匿、缓慢，可从数日到数周，在出现神经系统症状和昏迷前多有前驱症状，表现为多饮多尿，倦怠无力，反应迟钝，表情淡漠。随着病程进展，出现严重的脱水和神经系统症状和体征，表现为皮肤弹性差，唇舌干燥、眼窝凹陷，血压降低、心跳加速，严重者出现神经精神症状，表现为不同程度的意识障碍，如意识模糊、嗜睡或昏迷，一过性偏瘫、病理反射阳性和癫痫样发作。

辅助检查尿糖强阳性，尿酮体阴性或弱阳性，血糖多在33.3 mmol/L以上，多数＞

155 mmol/L，血尿素氮及肌酐升高，血浆渗透压显著增高。

（2）病情判断。对于昏迷的老年人，脱水伴有尿糖或高血糖，特别是有糖尿病史并使用过利尿药或糖皮质激素者，应高度警惕发生高渗性高血糖状态的可能。一旦发生，即应视为危重症。出现以下表现者提示预后不良：①昏迷持续48小时尚未恢复；②血浆高渗透状态于48小时内未能纠正；③昏迷伴癫痫样抽搐和病理反射征阳性；④血肌酐和尿素氮持续增高不降低；⑤合并革兰阴性菌感染；⑥出现横纹肌溶解或肌酸激酶升高。

3. 救治与护理

（1）救治原则。高渗性高血糖状态并发症多，死亡率高，一旦明确诊断，有条件应尽快收住ICU，给予急救处理。处理原则为：及时补充血容量以纠正休克和高渗状态，小剂量胰岛素治疗纠正高血糖及代谢紊乱，去除诱发因素，积极防治并发症。

（2）护理措施。即刻护理措施立即给予吸氧，保持呼吸道通畅。建立2~3条静脉通路予以补液。抽血，送检血、尿标本进行相关检查。

补液与DKA相近，但因患者失水更严重，应更积极补液以恢复血容量，纠正高渗和脱水状态。一般先静脉输入等渗盐水，以便较快扩张微循环而补充血容量，迅速纠正低血压。若血容量恢复，血压上升而渗透压和血钠仍不下降时，应注意按医嘱改用低渗氯化钠溶液。补液的速度宜先快后慢，最初12小时补液量为失液总量的1/2，其余在24~36小时内补入，并加上当日的尿量。胰岛素治疗与护理宜应用小剂量短效胰岛素。大剂量胰岛素因使血糖降低过快而易产生低血糖、低血钾和促发脑水肿，故不宜使用。监测血糖，当血糖降至16.7 mmol/L时，按医嘱将合适浓度的胰岛素加入5%葡萄糖中静脉滴注。当血糖降至13.9 mmol/L，血压渗透压330 mmol/L时，应及时报告医生，按医嘱停用胰岛素。

严密观察病情与糖尿病酮症酸中毒的病情观察类似，此外尚需注意以下情况：①补液量过多、速度过快时，可能发生肺水肿等并发症。②补充大量低渗溶液，有发生溶血、脑水肿及低血容量休克的危险，应随时注意观察患者的呼吸、脉搏、血压、神志、尿量和尿色情况。如发现尿液呈粉红色未发生溶血，应停止输入低渗液体并对症处理。

做好基础护理，卧床休息，注意保暖。昏迷患者保持气道通畅，保持皮肤清洁，预防压疮和继发性感染。

二、低血糖症

低血糖症（hypoglycemia）是一组多种病因引起的以血浆葡萄糖（简称血糖）浓度过低，临床上以交感神经兴奋和脑细胞缺糖为主要特点的综合征。一般以血浆葡萄糖浓度低于2.8 mmol/L作为低血糖症的标准。当血糖降低时，首先出现交感神经兴奋的症状，持续严重的低血糖将导致昏迷，称为低血糖昏迷（hypoglycemic coma），可造成永久性脑损伤，甚至死亡。

（一）病因与发病机制

低血糖症是多种原因所致的临床综合征，按病因不同，可分为器质性及功能性；按发病机制可分为血糖利用过度和血糖生成不足。根据临床特点结合发病机制可分为空腹低血糖、餐后低血糖、药物引起的低血糖三类。

人体内维持血糖正常有赖于消化道、肝肾及内分泌腺体等多器官功能的协调一致。人体通过神经体液调节机制来维持血糖的稳定，当血糖下降时，重要的反应是体内胰岛素分泌减少，而胰岛素的反调节激素如肾上腺素、胰升糖素、皮质醇分泌增加，肝糖原产生增加，糖利用减少，以保持血糖稳定。其主要生理意义在于保证对脑细胞的供能，脑细胞所需的能量几乎完全直接来自血糖，而且本身没有糖原储备。当血糖降至≤2.8 mmol/L时，一方面引起交感神经兴奋，大量儿茶酚胺释放，另一方面由于能量供应不足使大脑皮质功能抑制，皮质下功能异常，即表现为中枢神经低血糖症状和交感神经兴奋两组症状。

（二）病情评估与判断

1. 病情评估

临床表现低血糖症常呈发作性，发作时间及频度随病因而不同。其临床表现可归纳为两类。

（1）自主（交感）神经过度兴奋症状：表现为出汗、颤抖、心悸、饥饿、焦虑、紧张、软弱无力、面色苍白、流涎、肢凉震颤、血压轻度升高等。

（2）中枢神经系统症状：随着低血糖时间的延长和加重，逐渐出现中枢神经能障碍引起的症状，表现为大汗、头痛、头晕、视力模糊、瞳孔散大、精细动作障碍、行为异常和嗜睡，严重者可出现癫痫发作、意识障碍，甚至昏迷。

当血糖水平下降速度缓慢时，自主（交感）神经兴奋症状多被掩盖，以中枢神经症状为主要表现。当血糖浓度快速下降时，则以自主神经症状为主。

辅助检查常规血糖测定，其他检查则根据鉴别诊断的需要进行。血糖<2.8 mmol/L为轻度低血糖，血糖<2.2 mmol/L为中度低血糖，血糖<1.11 mmol/L为重度低血糖。血胰岛素与C肽测定可帮助鉴别低血糖的原因。

2. 病情判断

可依据Whipple三联征确定低血糖：①低血糖症状；②发作时血糖低于8 mmol/L；③供糖后低血糖症状迅速缓解。

当患者以自主（交感）神经兴奋症状为主时，易于识别该症。当以中枢神经症状为主时易被误认为神经症、精神病、脑血管意外、癫痫等，应通过病史、体格检查、血糖测定等全面分析。低血糖昏迷者应注意与糖尿病酮症酸中毒、高渗性高血糖状态鉴别。

（三）救治与护理

1. 救治原则

救治原则为迅速升高血糖、去除病因和预防再发生低血糖。紧急复苏遇有昏迷、呼吸衰竭、心率加快者立即采取相应复苏措施。立即抽血行血糖测定和其他相关检查。升高血糖根据病情口服含糖溶液或静脉注射50%葡萄糖。药物治疗必要时采用抑制胰岛素分泌的药物治疗，如肌内或皮下注射胰升糖素。去除病因积极治疗原发病。

2. 护理措施

（1）即刻护理措施。立即检测血糖水平。对意识不清患者应注意开放气道，保持呼吸道通畅。必要时，给予氧气吸入。补充葡萄糖。轻度低血糖症患者给予含糖饮料、进食高碳水化合物即可缓解。意识不清患者按医嘱给予静脉注射50%葡萄糖，然后继续用10%葡萄糖静脉滴注，直至患者清醒，血糖恢复正常水平。应注意注射高张葡萄糖液时渗漏皮下可引起局部组织肿痛。

（2）严密观察病情。严密观察生命体征、神志变化、心电图、尿量等。定时监测血糖。意识恢复后要注意观察是否有出汗、嗜睡、意识模糊等再度低血糖状态，以便及时处理。

（3）加强护理。意识不清患者按昏迷常规护理。抽搐者除补糖外，按医嘱可酌情使用适量镇静剂，注意保护患者，防止外伤。

（4）健康教育。加强对糖尿病患者预防低血糖的教育，指导糖尿病患者合理饮食、进餐和学习自我检测血糖方法，让患者了解在皮下注射胰岛素和口服降糖药治疗过程中可能会发生低血糖，教会患者及亲属识别低血糖早期表现和自救方法。

知识拓展

混合餐试验

摄食5 h内出现低血糖症状者，应进行混合餐试验。患者应进食与平时能诱发低血糖症状相似的混合餐。当患者出现低血糖症状的同时，血糖测值≤50 mg/dL，试验结果为阳性。由于胰岛素瘤患者可发生餐后低血糖，因此所有混合餐试验阳性者，都应行延长的禁食试验。对混合餐试验阳性，72 h饥饿试验阴性者，在混合餐过程中应测定胰高血糖素水平，以确定其在低血糖时分泌增加。对餐后低血糖患者应进行核素胃排空试验，以寻找餐后低血糖的病因是否为胃排空加速，若发现此类情况，有指征行胃肠激素动态测定。5 h口服葡萄糖耐量试验不能作为低血糖的诊断试验，因为相当比率的健康人血糖低谷≤50 mg/dL。

（徐琼英）

学习任务五 神经系统急症

【任务目标】
（1）了解神经系统急症的定义和病因，掌握治疗方法。
（2）了解神经系统急症的定义和病因，掌握神经系统急症的治疗方法。

一、癫痫

癫痫（epilepsy）是多种原因导致的大脑神经元高度同步异常放电的临床综合征，具有突然发生、反复发作的特点。每次发作或每种发作的过程称为痫性发作，一个患者可有一种或多种形式的痫性发作。癫痫持续状态（Status Epilepticus，SE）又称癫痫状态，是指一次癫痫发作持续30分钟以上，或连续多次发作、发作间期意识或神经功能未能恢复者。任何类型癫痫均可出现癫痫持续状态，但通常是指全面强直阵挛发作持续状态。癫痫持续状态是常见神经系统急症之一，致残率和死亡率均很高。

（一）病因与发病机制

引起癫痫的病因非常复杂，分为原发性（特发性）和继发性（症状性）两类。原发性癫痫主要是由遗传因素所致，药物治疗效果较好。继发性癫痫主要是由于各种原因的脑损伤所致，药物疗效较差。引起脑损伤的病因有脑外伤、脑血管病、脑肿瘤、中枢神经系统感染、寄生虫、药物、毒物等。癫痫持续状态最常见诱因是不恰当的停药和不规范的抗癫痫药物治疗，其他诱因包括感染、精神因素、过度疲劳、孕产和饮酒等。

若为首次发作，必须考虑排除可能引起急性症状性发作的其他情况，如晕厥、过度换气综合征、短暂性脑缺血发作、低血糖症等。

癫痫的发病机制复杂，迄今为止尚未完全阐明。但不论是何种原因引起的癫痫，其电生理改变是一致的，即发作时大脑神经元出现异常的、过度的同步性放电。

（二）病情评估与判断

1. 癫痫的分类

癫痫分类非常复杂，1981年国际抗癫痫联盟根据临床和脑电图特点制定了癫痫发作的分类，分为部分性发作、全面性发作、不能分类的癫痫发作三大类。部分性发作包括单纯部分性、复杂部分性、部分性继发全面性发作三类，前者为局限性发作，无意识障碍，后两者出现意识障碍。全面性发作的特征是发作时伴有意识障碍或以意识障碍为首发症状，包括失神发作、强直性发作、阵挛性发作、强直-阵挛性发作、肌阵挛发作和失张力发作。

2. 临床表现

（1）单纯部分性发作。部分运动性发作表现为一侧眼睑、口角、手或足趾发生不自主抽动，可波及一侧面部或肢体。部分感觉性发作常表现为口角、舌、手指或足趾的麻木感和针刺感。自主神经性发作出现面部及全身潮红、多汗、呕吐、腹痛、烦渴和欲排尿感。精神性发作表现为记忆障碍、恐惧、忧郁、各种错觉和复杂幻觉等。

（2）复杂部分性。发作起始出现精神症状或特殊感觉症状，随后出现意识障碍、自动症和遗忘症，有时发作开始即出现意识障碍和各种运动症状。

（3）强直-阵挛性发作。以意识丧失和全身对称性抽搐为特征。发作时，患者突然跌倒，神志不清，全身肌肉强直性收缩，双眼上翻，喉部痉挛（强直期）。随后很快出现全身肌肉间歇性痉挛（阵挛期），持续数分钟或更长时间后抽搐突然停止，全身肌肉松弛，可发生尿失禁。

3. 严重程度评估

癫痫持续发作30分钟后，可引起继发性高热、高钾血症。若持续60分钟，可引起继发性代谢障碍、酸中毒、颅内压增高，出现自主神经功能障碍，如高热、脱水，最终导致休克。肌肉持续过度收缩致肌溶解，严重者可致急性肾衰竭。

4. 辅助检查

（1）脑电图。是诊断癫痫最常用的一种辅助检查方法。常规发作间歇期脑电图能记录到40%～50%患者出现棘波、尖波、慢波、棘-慢波等癫痫波形，脑电图也可为治疗效果的评价提供客观指标。

（2）神经影像学检查。CT、MRI、DSA可发现脑部的结构性损害。

（3）实验室检查。血糖，肝、肾功能，电解质等。

（三）救治与护理

1. 救治原则

以药物治疗为主，控制发作或最大限度地减少发作次数；迅速终止呈持续状态的癫痫发作；维持生命体征稳定和进行心肺功能支持；处理并发症。

2. 护理措施

（1）即刻护理措施。①立即将患者平卧于安全处，放置床挡以防坠床，解开领扣，头转向一侧，以利于口腔分泌物流出，防止误吸。②保持呼吸道通畅，给予鼻导管或面罩吸氧，必要时作气管切开的准备。③用压舌板或毛巾塞入患者上下臼齿之间，有义齿者及时取出，牙关紧闭者放置牙垫，防止舌咬伤。抽搐时可适当按压肢体，以免误伤。

④建立静脉通道，按医嘱给予药物治疗。⑤需要时，置患者于心电、血压、血氧饱和度监护下。⑥按医嘱抽血进行血气、血生化分析。

（2）癫痫持续状态的用药护理。癫痫持续状态时，可能应用下列药物进行治疗，应注意准确用药。

①地西泮：对成人或儿童各型持续状态，地西泮常为首选药物。地西泮有时可抑制呼吸，应注意观察，及时通知医生决定是否停止用药。

②德巴金（丙戊酸钠）：首剂量为15 mg/kg静脉注射。

③苯妥英钠：用药时需密切观察有无血压降低、心律不齐等不良反应。注意葡萄糖溶液能使苯妥英钠沉淀。

④10%水合氯醛：按医嘱给予10%水合氯醛20～30 mL保留灌肠。10%水合氯醛适于肝功能不全或不宜使用苯巴比妥类药物者。

3. 病情观察

严密观察患者的生命体征、意识及瞳孔的变化。观察发作类型、持续时间及用药后的效果。

4. 并发症的处理

遵医嘱及时处理并发症，如防治脑水肿，给予20%甘露醇静滴、吸氧、物理降温等。预防性应用抗生素，控制感染。纠正代谢性紊乱，如低血糖、低血钠、低血钙、高渗状态及肝性脑病等，纠正酸中毒。

二、脑卒中

脑卒中（stroke），或称急性脑血管事件，是指由于急性脑循环障碍所致的局限或全面脑功能缺损综合征，分为两种类型，即缺血性脑卒中（ischemic stroke）和出血性脑卒中（hemorrhagic stroke）。缺血性脑卒中又称脑梗死（cerebral infarction），是指各种原因所致脑部血液供应障碍，导致脑组织缺血、缺氧性坏死，出现相应神经功能缺损，占全部脑卒中的60%～70%。按病理机制可将脑梗死分为脑血栓形成（cerebral thrombosis）、脑栓塞（cerebral embolism）和腔隙性脑梗死（lacunar infarction）。其中，脑血栓形成和脑栓塞是急诊科常见的脑血管急症。

出血性脑卒中占全部脑卒中的30%～40%，根据出血部位不同又分为脑出血（Intra Cerebral Hemorrhage，ICH）和蛛网膜下腔出血（Subar Achnoid Hemorrhage，SAH）。脑出血是指原发性非外伤性脑实质内出血。蛛网膜下腔出血通常为脑底部或脑表面的病变血管破裂，血液直接流入蛛网膜下腔引起的一种临床综合征。

1. 病因与发病机制

脑卒中的危险因素包括高血压、细菌性心内膜炎、高脂血症、糖尿病、吸烟、口服避孕药和房颤等。脑血栓形成的常见病因是动脉粥样硬化和动脉炎。脑栓塞按栓子来源不同可分为心源性、非心源性和来源不明三类,其中60%~75%的栓子来源是心源性,如心房纤颤时附壁血栓脱落形成的栓子,心肌梗死形成的附壁血栓,心脏外科手术体外循环产生的栓子等。80%以上的脑出血是由高血压性脑内细小动脉病变引起。颅内动脉瘤是导致蛛网膜下腔出血的常见病因。

2. 病情评估与判断

(1)初步评估。分诊护士对于疑似脑卒中的患者必须立即进行迅速评估和分诊,评估时可以使用卒中量表,帮助迅速判断患者是否为脑卒中,例如美国辛辛那提院前卒中量表(Cincinnati Prehospital Stroke Scale, CPSS)(表7-6),其中出现CPSS中的1个异常结果,表示卒中的概率为72%。如果出现所有3个异常结果,则表示卒中的概率大于85%。

表7-6 美国辛辛那提院前卒中量表(CPSS)

测试	结果
微笑测试:让患者露出牙齿或微笑	正常——脸部两侧移动相同 异常——脸部一侧的移动不如另一侧
举手测试:患者双眼闭合,伸出双臂手掌向上平举10秒钟	正常——双臂移动相同或根本没移动 异常——一只手臂没有移动,或与另一只手臂相比,一只手臂逐渐下垂
言语异常:让患者学说话	正常——措辞正确,发音不含混 异常——说话含混,用词错误或不能说话

(2)卒中严重程度评估。卒中严重程度的评估可以使用美国国立卫生研究院卒中量表(National Institutes of Health Stroke Scale, NIHSS),NIHSS用于评估有反应的卒中患者,是目前世界上较为通用的、简明易行的脑卒中评价指标,根据详细的神经学检查,有效测量卒中的严重程度。

(3)临床表现。脑卒中的患者可有如下症状和体征:①原因不明的突发剧烈头痛;②眩晕、失去平衡或协调性;③恶心、呕吐;④一侧脸部、手臂或腿突然乏力或麻木;⑤不同程度的意识障碍:嗜睡、昏睡、浅昏迷、深昏迷;⑥双侧瞳孔不等大;⑦说话或理解有困难;⑧偏瘫;⑨吞咽困难或流涎。

动脉瘤性蛛网膜下腔出血的典型表现是突发异常剧烈全头痛,患者常将头痛描述为"一生中经历的最严重的头痛"。

(4)判断。由于出血性脑卒中和缺血性脑卒中在治疗上有显著的不同,出血性卒中的患者禁忌给予抗凝和纤溶治疗,而缺血性脑卒中在症状出现后3小时内可以提供静脉溶栓疗法，应注意早期识别脑卒中，并对出血性和缺血性脑卒中进行鉴别。

3. 救治与护理

（1）救治原则。急诊的救治原则是保持呼吸道通畅，维持生命体征、减轻和控制脑水肿，预防和治疗各种并发症。主要目的是挽救患者生命，降低病残率，防止复发。

美国国立神经疾病与卒中研究院（National Institute of Neurological Disorders and Stroke，NINDS）制定了脑卒中患者到达院内的关键时间目标，以评估和处理疑似脑卒中患者。具体的内容如下：①到达急诊科10分钟内，急诊专科医生或其他专家立即对患者进行全身评估，安排进行紧急头部CT扫描。②到达急诊科25分钟内，专科医生完成神经系统评估，进行CT扫描。③到达急诊科45分钟内，解读头部CT扫描结果。④到达急诊科1小时内，症状出现3小时内，可对无禁忌证的患者开始溶栓疗法。从到达急诊到收入专科病房的时间为3小时。

出血性脑卒中治疗原则。保持呼吸道通畅，维持生命体征、减轻和控制脑水肿，预防和治疗各种并发症。当病情危重致颅内压过高，内科保守治疗效果不佳时，应及时进行外科手术治疗。

缺血性脑卒中治疗原则。脑血栓形成的急诊处理如下。

• 早期溶栓：急性期早期溶栓治疗再通可以降低死亡率、致残率，保护神经功能。动脉溶栓治疗：对大脑中动脉等大动脉闭塞引起的严重卒中患者，可在DSA直视下进行动脉溶栓治疗。

静脉溶栓的适应证：①年龄18~80岁。临床明确诊断为缺血性卒中，并造成明确的神经功能障碍。症状开始出现至静脉干预时间<3小时。卒中症状持续至少30分钟，且治疗前无明显改善。患者或家属对静脉溶栓的风险/收益知情同意。

禁忌证：CT证实颅内出血。近3个月内有颅内手术、脑卒中或脑外伤史，3周内有胃肠道或泌尿系统出血史，2周内有外科手术史，1周内有腰穿或动脉穿刺史。有出血或出血倾向者。血糖<2.7 mmol/L，血压>180/110 mmHg。CT显示低密度>1/3大脑中动脉供血区。

并发症：梗死灶继发性出血或身体其他部位出血。

• 抗血小板治疗：未行溶栓的急性脑梗死患者可在48小时之内应用抗血小板聚集剂，如阿司匹林和氯吡格雷，降低死亡率与复发率。但在溶栓后24小时内不应使用。

• 抗凝治疗：主要包括肝素、低分子肝素和华法林。一般不推荐急性缺血性卒中后应用。

• 神经保护治疗：脑保护剂包括自由基清除剂、阿片受体阻断剂、钙通道阻断剂等，可降低脑代谢、减轻缺血性脑损伤。此外，早期应用头部或全身亚低温治疗也可降低脑代谢和脑耗氧量，减轻神经元损伤。

• 对症治疗：处理并发症，如高血压、高血糖、脑水肿以及心、肾功能不全等。

脑栓塞的急诊处理主要是针对脑栓塞和原发病的治疗。

（2）护理措施。即刻护理措施。患者进入治疗区后，根据患者的病情严重情况，可采取如下即刻护理措施：①立即给予患者卧床，避免情绪激动；床头可抬高15～30 cm，减轻脑水肿。②保持呼吸道通畅，给予吸氧，支持患者的呼吸、循环功能，及时清除口腔内分泌物和呕吐物，舌后坠者给予口咽通气管协助通气，必要时做好气管插管或行气管切开术的准备。③连接心电、血压监护，密切观察患者的生命体征、意识、瞳孔及肢体的变化，评估是否并发心肌梗死或心律失常。④建立静脉通路，畅通给药途径。⑤遵医嘱采集血标本进行血常规、血生化、凝血时间、血糖等检查。⑥对于烦躁不安的患者，安置床挡，必要时给予适当的肢体约束，注意保障患者的安全。

迅速协助获取头部CT扫描与相关人员做好准备，在规定时间内协助患者行头部CT扫描，鉴别缺血性脑卒中或出血性脑卒中，排除其他颅内原因（例如肿瘤、硬膜下血肿或脑脓肿等）所致疾病。

（3）脱水降低颅内压。遵医嘱应用脱水药，通常使用20%甘露醇、呋塞米等药物。如静脉给予20%甘露醇250 mL，应选择粗大的血管，保证在15～30分钟内滴完，注意保护血管及局部组织，密切观察药物有无外渗。观察并记录尿量和尿液的颜色，监测肾功能及水电解质情况。

（4）控制高血压急性期。血压升高是对颅内压升高的一种代偿反应，一般不需要紧急处理，但过高的血压易导致继续出血，必须及时控制。血压升高也可因躁动、呼吸道梗阻、高热、膀胱充盈等因素引起。因此，首先要去除血压升高的诱因，遵医嘱予脱水降低颅内压治疗。如血压仍高于200/110 mmHg，需在严密监测血压下，应用输液泵给予降压药物，并随时根据血压调整滴速，使血压控制在170～180/95～100 mmHg水平。

（5）溶栓护理。根据CT检查结果、溶栓疗法的适应证和禁忌证对患者进行评估，如果符合溶栓治疗，应注意严格按医嘱剂量给予药物，注意密切观察患者意识和血压变化，监测有无活动性出血，特别是颅内出血的表现，定期监测血小板、凝血时间等。

（6）物理降温。出血性脑卒中急性期发热较多见，降低体温，使脑代谢率降低、耗氧量减少，有利于保护脑细胞和减轻脑水肿。可用头枕冰袋、冰帽行物理降温，最好使体温下降至35℃。

（7）并发症的处理。①控制血糖：当血糖超过11.1 mmol/L时，应遵医嘱立即予以胰岛素治疗，将血糖控制在8.3 mmol/L以下。②监测心脏损伤：脑卒中合并的心脏损伤是脑心综合征的表现之一，主要包括急性心肌缺血、心肌梗死、心律失常及心力衰竭，应密切观察心电、血压监测情况，随时做好检查心肌损伤标志物的准备，及时发现和治疗心脏损伤。③预防上消化道出血：脑卒中可并发应激性溃疡，引起胃肠道出血，应遵医嘱给予预防性措施，如应用H_2受体阻滞剂等。一旦发现出血应及时报告医生，尽快给予止血治疗。

（8）加强基础护理。昏迷患者应及时清除患者口腔及气管内分泌物，防止反流、误吸等，采取翻身、叩背等排痰措施，加强口腔护理，预防肺部感染的发生。注意受压部位皮肤护理，每隔2小时翻身一次，预防压疮的发生，保持肢体功能位。做好尿管和会阴部护理，防止尿路感染发生。

（9）做好手术或入院的转运准备。当出血性脑卒中病情危重致颅内压过高，内科保守治疗效果不佳时，应及时做好外科手术治疗的准备。需住院治疗的患者，应做好入院转运前的各项准备工作，保障转运途中患者的安全，按要求做好患者交接工作。

【实践评析】

实践内容：

（1）患者，男性，55岁，于2小时前搬重物时突然感到胸骨后压榨性疼痛，伴大汗、恶心、呕吐，立即呼叫120急救车送往医院急诊。既往有高血压、冠心病病史。

①院前急救人员应给予哪些急救措施？

②患者到达急诊科，护士的即刻护理措施有哪些？

③患者诊断为急性心肌梗死，评估患者无溶栓禁忌证，拟进行溶栓治疗，溶栓治疗的护理措施有哪些？

评析：

（1）进行ABC评估和处理，准备进行心肺复苏和除颤；氧气、阿司匹林、硝酸甘油，必要时给予吗啡；做12导联心电图。

（2）包括：①安静卧床休息。②当有低氧血症时，给予双鼻道或面罩给氧，使血氧饱和度≥94%。③连接心电、血压、呼吸和氧饱和度监测，注意电极位置应避开除颤区域和心电图胸前导联位置。④描记12或18导联心电图。⑤建立静脉通路，保持给药途径通畅。⑥按所在部门救治流程采取血液标本。⑦对ACS的急性致命的并发症，如室颤、无脉性室速等，做好除颤和CPR的准备。⑧协助患者按医嘱接受辅助检查。

（3）包括：①按医嘱准确给药，如尿激酶（UK）、链激酶（SK）和重组组织型纤维蛋白溶酶原激活剂（rt-PA）。②监测血压的改变。③按医嘱随时做心电图，及时了解再灌注心律失常和ST段的改变。④溶栓治疗最严重的并发症是颅内出血，密切观察患者是否发生严重头痛、视觉障碍、意识障碍等。动、静脉穿刺后要注意延长按压局部时间至不出血为止。⑤按医嘱及时抽取和送检血液标本，及时了解化验和特殊检查结果。⑥注意观察有无药物不良反应，如寒战、发热等过敏反应。

（陆　璇）

【考点自测】

一、名词解释

（1）胸痛

（2）急性冠状动脉综合征

（3）急性心力衰竭

二、选择题

（1）大咯血患者发生窒息时，首先的护理措施是（　　）。

　　A. 止血　　B. 输血　　C. 吸氧　　D. 心理安慰

　　E. 保持气道通畅

（2）下列（　　）不是ARDS患者吸氧的注意事项。

　　A. 低流量吸氧　　　　B. 高浓度（＞50%）吸氧

　　C. 保护性机械通气　　D. 应用呼气末正压

　　E. 注意呼气末正压中断症状

（3）支气管哮喘急性发作时，控制症状首选（　　）。

　　A. β_2受体激动剂　　B. 糖皮质激素

　　C. 抗胆碱能药物　　　D. 茶碱类

　　E. 肥大细胞膜稳定剂

（4）临床上最常见的急性肺栓塞是（　　）。

　　A. 脂肪栓塞　　B. 羊水栓塞　　C. 空气栓塞　　D. 肺血栓栓塞

　　E. 急性肺水肿

（5）使用β_2受体激动剂时，观察药物不良反应应注意（　　）。

　　A. 患者有无溃疡加重

　　B. 是否出现急性肺水肿的症状

　　C. 患者有无头痛、头晕、心悸、手指颤抖等副作用

　　D. 注意感染的扩散

　　E. 患者有无出血征象

（6）最危急的气胸是（　　）。

　　A. 闭合性气胸　B. 开放性气胸　C. 张力性气胸　D. 自发性气胸

　　E. 创伤性气胸

（7）重症哮喘的处理不包括（　　）。

　　A．注射西地兰　　　B．补液

　　C．给予糖皮质激素　D．吸氧

　　E．静脉滴注氨茶碱

（8）下列（　　）不是急性呼吸窘迫综合征的临床表现。

　　A．呼吸频数　　　B．发绀

　　C．咳嗽　　　　　D．顽固性低氧血症

　　E．呼吸窘迫

（9）急性呼吸窘迫综合征患者应控制液体量，出入量宜维持负平衡，负平衡的量大约在（　　）。

　　A．-500 mL　B．+500 mL　C．+800 mL　D．-300 mL

（10）患者，女性，38岁，心电图示：房室分离P-P间期和R-R间期有各自规律，P波与QRS波无关；P波频率＞QRS波频率，QRS波缓慢，频率46次/min。该患者心电图诊断是（　　）。

　　A．第一度房室传导阻滞　　　B．第二度Ⅰ型房室传导阻滞

　　C．第二度Ⅱ型房室传导阻滞　D．第三度房室传导阻滞

　　E．窦性心动过缓

学习单元八 常见抢救药物

常用抢救药物的规范、合理应用对于成功挽救急危重症患者生命、提高抢救成功率、降低不良事件发生率至关重要。

【导入案例】

患者，男性，49岁，因胸痛1小时入院。查体：P 106次/分，BP 125/70 mmHg，神志清，双肺呼吸音粗，未闻及干湿啰音，心率106次/min，律不齐，未闻及病理性杂音。心电图示急性广泛前壁心肌梗死，频发室性期前收缩，短阵室速。

思考与讨论

（1）给予再灌注治疗，同时选择胺碘酮治疗心律失常。胺碘酮的适应证包括哪些？

（2）患者突发意识丧失，监护示室颤，电除颤后心电监护示直线，此时除心肺复苏外，尚需间断应用哪种药物？如何应用？

（3）心肺复苏成功后，患者BP 70/40 mmHg，此时加用多巴胺，应用多巴胺时有哪些注意事项？

学习任务一 心脏复苏药

【任务目标】

（1）熟悉心脏复苏药的主要类型。

（2）掌握心脏复苏药的主要药理作用。

（3）掌握心脏复苏药的主要应用。

一、肾上腺素

（一）定义

肾上腺素（Adrenaline，Epinephrine，英文大写缩写为：A 或 E）是肾上腺髓质的主要激素，其生物合成主要是在髓质铬细胞中首先形成去甲肾上腺素，然后进一步经苯乙胺-N-甲基转移酶（Phenylethanolamine N-methyl Transferase，PNMT）的作用，使去甲肾上腺素甲基化形成肾上腺素。

当人经历某些刺激（例如兴奋、恐惧、紧张等）分泌出这种化学物质，能让人呼吸加快（提供大量氧气），心跳与血液流动加速，瞳孔放大，为身体活动提供更多能量，使反应更加快速。肾上腺素是一种激素和神经传送体，由肾上腺释放。肾上腺素会使心脏收缩力上升，使心脏、肝和筋骨的血管扩张和皮肤、黏膜的血管收缩。

（二）体内应用过程

因其易在碱性肠液、肠黏膜、肝脏内被破坏，故口服无效。皮下注射因收缩局部血管而吸收缓慢，作用可维持 1 小时左右。肌肉注射因扩张骨骼肌血管而吸收较为迅速，作用可维持 10～30 分钟。静脉注射立即生效，但作用仅维持数分钟。在体内可迅速被去甲肾上腺素能神经末梢摄取，被组织中的儿茶酚氧位甲基转移酶（COMT）和单胺氧化酶（MAO）代谢，经肾排泄，故作用短暂。

（三）基本信息

为白色或黄白色结晶性粉末；无臭，味苦；遇空气或日光接触即缓缓氧化变为淡粉红色，最后成棕色。在中性或碱性溶液中不稳定，饱和水溶液显弱碱性反应。极微溶于水，不溶于乙醇、氯仿、乙醚、脂肪油或挥发油，易溶于矿酸或氢氧化碱溶液。常用其盐酸盐，易溶于水。

盐酸肾上腺素注射液（1 njectioA-drenalini Hydrochloridi）：每支 0.5 mL（0.5 mg）、1 mL（1 mg）；溶液 10.1%，贮藏避光，于冷暗处密闭保存。

肾上腺素旧称"副肾上腺素"，一般作用是使心脏收缩力上升；心脏、肝和筋骨的血管扩张和皮肤、黏膜的血管收缩。

肾上腺素能使心肌收缩力加强、兴奋性增高，传导加速，心输出量增多。对全身各部分血管的作用，不仅有作用强弱的不同，而且还有收缩或舒张的不同。对皮肤、黏膜和内脏（如肾脏）的血管呈现收缩作用，对冠状动脉和骨骼肌血管呈现扩张作用等。由于它能对心肌产生正性变时、正性变力、正性变传导的作用。

药用肾上腺素可从家畜肾上腺提取或人工合成。理化性质与DNA相似。肾上腺素能激动α和β两类受体，产生较强的α型和β型作用。

（1）传导系统和窦房结的$β_1$受体，加强心肌收缩性，加速传导，加速心率，提高心肌的兴奋性。对离体心肌的β作用特征是加速收缩性发展的速率（正性缩率作用，positive klinotropic effect）。心室纤颤。

（2）血管肾上腺素主要作用于小动脉及毛细血管前括约肌，因为这些小血管壁的肾上腺素受体密度高；而静脉和大动脉的肾上腺素受体密度低，故作用较弱。此外，体内各部位血管的肾上腺素受体的种类和密度各不相同，所以肾上腺素对各部位血管的效应也不一致，以皮肤黏膜血管收缩为最强烈；内脏血管，尤其是肾血管，也显著收缩；对脑和肺血管收缩作用十分微弱，有时由于血压升高而被动地舒张；骨骼肌血管的$β_2$受体占优势，故呈舒张作用；也能舒张冠状血管，机制见去甲肾上腺素。

（3）血压。在皮下注射治疗量（0.5～1 mg）或低浓度静脉滴注（每分钟滴入10μg）时，由于心脏兴奋，心输出量增加，故收缩压升高；由于骨骼肌血管舒张作用对血压的影响，抵消或超过了皮肤黏膜血管收缩作用的影响，故舒张压不变或下降；此时身体各部位血液重新分配，使更适合于紧急状态下机体能量供应的需要。较大剂量静脉注射时，收缩压和舒张压均升高。此外，肾上腺素还能作用于邻肾小球细胞的$β_1$受体，促进肾素的分泌。

（4）肾上腺素能激动支气管平滑肌的$β_2$受体，发挥强大舒张作用。并能抑制肥大细胞释放过敏性物质如组胺等，还可使支气管黏膜血管收缩，降低毛细血管的通透性，有利于消除支气管黏膜水肿。

（5）代谢。能提高机体代谢，治疗量下，可使耗氧量升高20%～30%，在人体，由于α受体和$β_2$受体的激动都可能致肝糖原分解，而肾上腺素兼具α、β作用，故其升高血糖作用较去甲肾上腺素显著。此外，肾上腺素尚具降低外周组织对葡萄糖摄取的作用。肾上腺素还能激活甘油三酯酶加速脂肪分解，使血液中游离脂肪酸升高。

（四）药理作用

肾上腺素（Adrenaline，Epinephrine），是肾上腺素能α受体和β受体的激动剂，可加强心肌收缩性，加速传导，加快心率，提高心肌的兴奋性，增加心排出量，可使血管收缩，尤其是皮肤、黏膜、肾脏血管收缩明显；可舒张冠脉血管，迅速改善心肌的血液供应，同时舒张骨骼肌和肝脏血管。常用剂量使收缩压上升而舒张压不升或略降，大剂量使收缩压、舒张压均升高。舒张支气管；收缩支气管黏膜血管，降低毛细血管的通透性。

（五）药物应用

1. 适应证

各种类型心搏骤停患者的心肺复苏以及过敏性休克、支气管哮喘急性发作、血管神经性水肿、血清病的急救，亦可用于延长浸润麻醉用药的作用时间。

2. 禁忌证

高血压病、冠状动脉疾病、脑动脉硬化、心源性哮喘、器质性心脏病、甲状腺功能亢进、洋地黄中毒、糖尿病、外伤性及失血性休克患者原则上忌用。但发生心搏骤停需心肺复苏时，可在密切监护下使用。

3. 用法

（1）过敏性休克：一般皮下或肌内注射0.5～1 mg，也可用0.1～0.5 mg缓慢静脉注射，如疗效不好，可改用4～8 mg静脉滴注。

（2）支气管哮喘：效果迅速但不持久。急性发作时以0.25～0.5 mg皮下或肌内注射，数分钟见效。

（六）注意事项

（1）可有心悸、头痛、血压升高、震颤、眩晕、四肢发凉等不良反应，用药局部可有水肿、充血、炎症等。对于未发生心搏骤停的患者有时可引起心律失常，严重者可由于心室颤动而死亡。

（2）心肺复苏成功后应立即控制本药使用，否则因用量过大或皮下注射误入血管引起血压突然上升，可能导致脑出血。

（3）用药次数多而效果不佳或症状加重时，应考虑耐药的可能。

二、阿托品

阿托品（atropine），是一种无色结晶或白色结晶性粉末的生物碱，无臭、味微苦，干燥空气中易风化，分子式$C_{17}H_{23}NO_3$，可从颠茄或其他茄科植物中提取而得。在临床医学上，阿托品主要用来解除平滑肌痉挛、缓解内脏绞痛、改善循环和抑制腺体分泌，并扩大瞳孔，升高眼压，兴奋呼吸中枢。大剂量服用时可解除副交感神经对心脏的抑制，使心率加快。主要用于缓解内脏绞痛、休克抢救、心律失常调节、解救有机磷农药中毒等症。

阿托品（atropine）是从植物颠茄、洋金花或莨菪等提出的生物碱，也可人工合成。天然存在于植物中的左旋莨菪碱很不稳定，而在提取过程中经化学处理可得到稳定的消旋莨菪碱，即阿托品，其硫酸盐为无色结晶或白色结晶性粉末，易溶于水。

（一）药理作用

抑制受体节后胆碱能神经支配的平滑肌与腺体活动，并根据该品剂量大小，有刺激或抑制中枢神经系统的作用。解毒系在M-胆碱受体部位拮抗胆碱酯酶抑制剂的作用，如增加气管、支气管系黏液腺与唾液腺的分泌，支气管平滑肌挛缩，以及自主神经节受刺激后的亢进。此外，阿托品能兴奋或抑制中枢神经系统，具有一定的剂量依赖性，对心脏、肠和支气管平滑肌的作用比其他颠茄生物碱更强而持久。

（二）药动学

口服后自胃肠道迅速吸收，很快分布到全身组织。蛋白结合率中等。肌注后15~20 min血药浓度达峰值，口服为1~2 h，作用一般持续4~6 h，扩瞳时效更长。半衰期为11~38 h。主要通过肝细胞酶的水解代谢，有13%~50%在12 h内以原形随尿排出。

该品易从胃肠道及其他黏膜吸收，也可从眼或少量从皮肤吸收。口服1 h后即达峰效应，$t_{1/2}$为3.7~4.3 h。血浆蛋白结合率为14%~22%，分布容积为1.7 L/kg，可迅速分布于全身组织，可透过血脑屏障，也能通过胎盘。一次剂量的一半经肝代谢，其余半数以原形经肾排出。在包括乳汁在内的各种分泌物中都有微量出现。

（三）临床上的用途

1. 抢救感染中毒性休克

成人每次1~2 mg，小儿0.03~0.05 mg/kg，静注，每15~30 min 1次，2~3次后如情况不见好转可逐渐增加用量，至情况好转后即减量或停药。

2. 治疗锑剂引起的阿-斯综合征

发现严重心律失常时，立即静注1~2 mg（用5%~25%葡萄糖液10~20 mL稀释），同时肌注或皮下注射1 mg，15~30 min后再静注1 mg。如患者无发作，可根据心律及心率情况改为每3~4 h皮下注射或肌注1 mg，48小时后如不再发作，可逐渐减量，最后停药。

3. 治疗有机磷农药中毒

（1）与解磷定等合用时：对中度中毒，每次皮下注射0.5~1 mg，隔30~60 min 1次；对严重中毒，每次静注1~2 mg，隔15~30 min一次，至病情稳定后，逐渐减量并改用皮注。

（2）单用时：对轻度中毒，每次皮下注射0.5~1 mg，隔30~120 min 1次；对中度中毒，每次皮下注射 1～2 mg，隔 15～30 min 1 次；对重度中毒，即刻静注 2～5 mg，以后每次 1～2 mg，隔 15～30 min 1 次，根据病情逐渐减量和延长间隔时间。

4. 缓解内脏绞痛

内脏绞痛包括胃肠痉挛引起的疼痛、肾绞痛、胆绞痛、胃及十二指肠溃疡痛，每次皮下注射 0.5 mg。在治疗胆绞痛，肾绞痛时应与吗啡或哌替啶联用。

5. 用于麻醉前给药

皮下注射 0.5 mg，可减少麻醉过程中支气管黏液分泌，预防术后引起肺炎，并可消除吗啡对呼吸的抑制。

6. 用于眼科

可使瞳孔放大，调节功能麻痹，用于角膜炎、虹膜睫状体炎。用 1%～3% 眼药水滴眼或眼膏涂眼。滴时按住内眦部，以免流入鼻腔吸收中毒。

（四）抗 M-胆碱药

（1）用于胃肠道功能紊乱，有解痉作用，对胆绞痛、肾绞痛效果不稳定。

（2）用于急性微循环障碍，治疗严重心动过缓，晕厥合并颈动脉窦反射亢进以及 I 度房室传导阻滞。

（3）作为解毒剂，可用于锑剂中毒引起的阿-斯综合征、有机磷中毒以及急性毒蕈中毒。

（4）用于麻醉前以抑制腺体分泌，特别是呼吸道黏液分泌。

（5）可减轻帕金森症患者强直及震颤症状，并能控制其流涎及出汗过多。

（6）眼科用于散瞳，并对虹膜睫状体炎有消炎止痛之效。

（五）注意事项

（1）常有口干、眩晕，严重时瞳孔散大、皮肤潮红、心率加快、兴奋、烦躁、谵语、惊厥。

（2）青光眼及前列腺肥大患者禁用。

（3）一般情况下，口服剂量，1 次 1 mg，1 日 3 mg；皮下或静脉注射剂量，1 次 2 mg。用于有机磷中毒及阿-斯综合征时，可根据病情决定用量。

（六）下列情况应慎用

（1）脑损害，尤其是儿童。

（2）心脏病，特别是心律失常、充血性心力衰竭、冠心病、二尖瓣狭窄等。

（3）反流性食管炎、食管与胃的运动减弱、下食管括约肌松弛，可使胃排空延迟，从而促成胃潴留，并增加胃-食管的反流。

（4）青光眼患者禁用，20岁以上患者存在潜隐性青光眼时，有诱发的危险。

（5）溃疡性结肠炎，用量大时肠能动度降低，可导致麻痹性肠梗阻，并可诱发加重中毒性巨结肠症。

（6）前列腺肥大引起的尿路感染（膀胱张力减低）及尿路阻塞性疾病，可导致完全性尿潴留。青光眼及前列腺肥大者禁用。

三、胺碘酮

胺碘酮（amiodarone）属ID类抗心律失常药。具有轻度非竞争性的α及β肾上腺素受体阻滞作用。且具有轻度Ⅰ类及Ⅳ类抗心律失常药的性质。可延长各部心肌组织的动作电位及有效不应期，有利于消除折返激动，减慢心房及心肌传导速度，减低窦房结自律性，延长Q-T间期及T波改变，影响甲状腺素代谢。

（一）药物应用

1. 适应证

胺碘酮为广谱抗心律失常药，对房性或室性期前收缩、心房扑动、心房纤颤、室上性心动过速（尤其是伴有预激综合征者）和室性心动过速、室颤都有效。

2. 禁忌证

（1）禁用：①甲状腺功能异常或有既往史者。②碘过敏者。③第二度或第三度房室传导阻滞，双束支传导阻滞（除非已有起搏器）。④病态窦房结综合征。⑤心源性晕厥。⑥白内障。

（2）慎用：①窦性心动过缓。②Q-T延长综合征。③低血压。④肝、肾功能不全。⑤肺功能不全。⑥严重充血性心力衰竭。⑦心脏明显增大，尤以心肌病者。⑧孕妇及哺乳期妇女。

3. 用法

①根据病情，急性期以注射剂150～300 mg加于25%葡萄糖液20 mL中静脉注射，然后适量胺碘酮加于5%葡萄糖液中持续静脉滴注或泵入。②心肺复苏时，若出现难以纠正的心室颤动或室性心动过速，可静脉或骨内注射胺碘酮，首剂量300 mg推注，第二次剂量150 mg推注。

（二）注意事项

（1）静脉用药时，局部刺激可产生静脉炎，应注意观察和预防。

（2）密切观察心率、心律、血压的变化，如心率＜60次/分者停用。用药期间注意复查心电图，如Q-T间期明显延长者停用。

（3）用药期间注意随访检查肝功能、甲状腺功能、肺功能及眼科检查。

四、利多卡因

利多卡因（Lidocaine）是局部麻醉及抗心律失常药，它是可卡因的一种衍生物，但没有可卡因中能使人产生幻觉和上瘾的成分。利多卡因其盐酸盐为白色结晶性粉末，易溶于水，毒力和普鲁卡因相当，但局部麻醉效果较强而持久，有良好的表面穿透力，可注射也可作表面麻醉。利多卡因是非常好的局部麻醉剂，一般施用1～3 min后即生效，效果维持1～3 h。用于治疗口腔溃疡。作为心律失常药它现在已经不常使用了，原因是有人担心它会有长期副作用。少数人对利多卡因有过敏。1963年用于治疗心律失常，是目前防治急性心肌梗死及各种心脏病并发快速室性心律失常药物，是急性心肌梗死的室性早搏、室性心动过速及室性震颤的首选药。

（一）药理毒理

本品为酰胺类局麻药。血液吸收后或静脉给药，对中枢神经系统有明显的兴奋和抑制双相作用，且可无先驱的兴奋。血药浓度较低时，出现镇痛和嗜睡、痛阈提高；随着剂量加大，作用或毒性增强，亚中毒血药浓度时有抗惊厥作用；当血药浓度超过5 mg/mL可发生惊厥。本品在低剂量时，可促进心肌细胞内K^+外流，降低心肌的自律性，而具有抗室性心律失常作用；在治疗剂量时，对心肌细胞的电活动、房室传导和心肌的收缩无明显影响；血药浓度进一步升高，可引起心脏传导速度减慢，房室传导阻滞，抑制心肌收缩力和使心排血量下降。

（二）药代动力学

口服生物利用度低，经肝脏首次通过效应即锐减。肌注后吸收完全。吸收后迅速分布入心、脑、肾及其他血运丰富的组织，然后分布至脂肪及肌肉组织。表观分布容积约1 L/kg，心力衰竭时分布容积减低。蛋白结合率约51%。吸烟者结合率可比不吸烟者高些。

肌注后5～15 min起效，一次肌注200 mg后15～20 min达治疗浓度，持续60～90 min；静注后立即起效（45～90 s），持续10～20 min。治疗血药浓度为1.5～5μg/mL，中毒血药浓度为5μg/mL以上。持续静滴3～4 h达稳态血药浓度，急性心肌梗死者需8～10 h。90%

经肝脏代谢,代谢物单乙基甘氨酰二甲苯胺(MEGX)及甘氨酰二甲苯胺(GX)具有药理活性,持续静滴24 h以上者,代谢产物可产生治疗及中毒作用。静注后半衰期α约10 min,β1~2 h。GX半衰期较长约10 h,MEGX半衰期近似原药。心衰、肝病患者、老年人及持续静滴24~36 h以上,本品的清除减慢。由肾脏排泄,10%为原药,58%为代谢物(GX),不能被血液透析清除。

利多卡因的局麻效能与持续时间均较普鲁卡因强,但毒性也较大。在肝内代谢的去乙基代谢产物(单乙基甘氨酰胺二甲苯)仍具有局麻性能,毒性加大,再经酰胺酶进一步降解随尿排出,用量的10%则以原形排出。

(三)临床应用

适用于因急性心肌梗死、外科手术、洋地黄中毒及心脏导管等所致急性室性心律失常,包括室性早搏、室性心动过速及室颤。其次也用于癫痫持续状态用其他抗惊厥药无效者及局部或椎管内麻醉。还可以缓解耳鸣。

成人常用量:

肌内注射,一次按体重4.3 mg/kg,60~90 min后可重复一次。

静脉注射,按体重1 mg/kg(一般用50~100 mg)作为首次负荷量静注2~3 min,必要时每5 min后再重复注射1~2次,1 h内最大量不超过300 mg。

静脉滴注,用负荷量后可继续以1~4 mg/min速度静滴维持;或以每分钟按体重0.015~0.03 mg/kg速度静脉滴注。

老年人、心力衰竭、心源性休克、肝血流量减少、肝或肾功能障碍时应减少用量,以0.5~1 mg/min静滴。

极量:肌内或静脉注射1 h内最大负荷量按体重4.5 mg/kg(或300 mg)。最大维持量为4 mg/min。

对于盐酸利多卡因注射液:①5 mL:100 mg。②20 mL:400 mg。

小儿常用量随个体而异,一次给药最高总量不得超过4.0~4.5 mg/kg,常用0.25%~0.5%溶液,特殊情况才用1.0%溶液。

(四)注意事项

(1)对本品过敏、充血性心衰、严重心肌受损、心动过缓、预激综合征、肝肾功能障碍患者、二及三度房室传导阻滞、有癫痫大发作史、肝功能严重不全及休克患者禁用。

(2)孕妇、乳母慎用。心、肝功能不全者,应适当减量。

(3)新生儿用药易引起中毒。早产儿半衰期约3.6小时,较正常婴儿长1.8小时。老年人应根据耐受程度和需要而调整用量，大于70岁患者剂量应减半。

（4）静注限用于抗心律失常。对动脉硬化、血管痉挛、糖尿病患者与手指（趾）的麻醉，不宜加用血管收缩剂（如盐酸肾上腺素）。

（5）用药期间应随时检查血压、心电图及血清电解质。长期用药时应监测血药浓度。

> **知识拓展**
>
> **心脏复苏首选药物**
>
> 肾上腺素、阿托品、异丙肾上腺素等，一般还有可拉明等呼吸兴奋剂，首选、最好的药是肾上腺素，但一般不会只用这一种。复苏后还可能需要其他血管活性药物，诸如多巴胺、多巴酚丁胺等。

（蒙斯雅）

学习任务二　抗心律失调药

【任务目标】

（1）熟悉抗心律失调药的主要类型。
（2）掌握抗心律失调药的主要药理作用。
（3）掌握抗心律失调药的主要应用。

一、腺苷

（一）药理作用

腺苷（adenosine）是一种强血管扩张剂，通过激活嘌呤受体，松弛平滑肌和调节交感神经传递，减少血管张力而产生药理作用。

（二）药物应用

1. 适应证

主要用于治疗阵发性室上性心动过速。

2. 禁忌证

①第二度或第三度房室传导阻滞者（戴有功能性人工起搏器者除外）；②窦房结疾病

患者（戴有功能性人工起搏器者除外）；③已知或估计有支气管狭窄或支气管痉挛的肺部疾病的患者（例如哮喘）；④已知对腺苷有过敏反应的患者。

3. 用法

用于阵发性室上性心动过速时，成人静脉注射剂量为：首剂 6 mg，直接静脉快速推注，然后以氯化钠注射液快速冲洗。如未终止心动过速，可在 1~2 分钟后重复给药，每次不超过 12 mg。

（三）注意事项

胸部压迫感、呼吸困难、面部潮红、窦性心动过缓、房室传导阻滞等。起效迅速，半衰期短于6秒，因此不良反应即使发生亦很快消失。应用时应密切监护，及时发现缓慢性心律失常。

二、维拉帕米

（一）药理作用

维拉帕米（verapamil）属Ⅳ类抗心律失常药，为一种钙离子内流的抑制剂。可以消除房室结折返；对外周血管有扩张作用，一般可引起心率减慢，但也可因血压下降而反射性使心率加快；对冠状动脉有舒张作用；加速房室旁路合并心房扑动或心房颤动患者的心室率，甚至会诱发心室颤动。

（二）药物应用

1. 适应证

注射液适用于室上性和房室结折返引起的快速性心律失常。

2. 禁忌证

（1）禁用：①心源性休克。②充血性心力衰竭，除非继发于室上性心动过速而对本品有效者。③第二度、第三度房室传导阻滞。④重度低血压，收缩压 90 mmHg。⑤病态窦房结综合征，除非已有人工心脏起搏。⑥预激或 L-G-L 综合征伴房颤或房扑。

（2）慎用：①极度心动过缓；②心力衰竭；③肝、肾功能损害；④轻度至中度低血压；⑤支气管哮喘。

3. 用法

5~10 mg 稀释后缓慢静脉注射或静脉滴注，症状控制后改用片剂口服维持。

(三) 注意事项

静脉推注速度不宜过快，否则可有导致心搏骤停的危险。静脉注射时，严密监测心率、心律及血压，必要时备好急救设备与药品。用本品时新出现或原有心力衰竭加重时，应及时发现和救治。

三、普罗帕酮

(一) 药理作用

普罗帕酮（propafenone）属Ⅰ类抗心律失常药，具有减低传导速度，延长有效不应期及降低兴奋性，消除折返性心律失常的作用，也有轻度β受体阻滞及钙离子通道阻滞作用，轻至中度抑制心肌收缩力。

(二) 药物应用

1. 适应证

室上性和室性期前收缩、室上性和室性心动过速、伴发心动过速和心房颤动的预激综合征。

2. 禁忌证

禁用：①窦房结功能障碍、病窦综合征。②第二度或第三度房室传导阻滞，双束支传导阻滞（除非已安装心脏起搏器）。③明显低血压、心源性休克。④老年人血压下降、严重心力衰竭、明显电解质紊乱、严重阻塞性肺部疾病等。⑤哮喘。

慎用：①严重窦性心动过缓；②第一度房室传导阻滞；③低血压；④肝、肾功能障碍；⑤早期妊娠、哺乳期妇女。

3. 用法

口服，必要时在严密监护下缓慢静脉注射或静脉滴注，每次 70 mg，每 8 h 1 次，一日总量不超过 350 mg。

(三) 注意事项

静脉给药时应严密监测血压、心电图、心功能。若出现心动过缓、窦房或房室传导阻滞，一般应减量或停药；若出现高度房室传导阻滞时，可静脉注射乳酸钠、阿托品、异丙肾上腺素等解救，必要时安装心脏起搏器。

普罗帕酮血药浓度与剂量不成比例地增高，故在增量时应小心，以防血药浓度过高产生不良反应。

四、西地兰

（一）药理作用

西地兰（cedilanid）是洋地黄类药物的一种。其主要作用有：①正性肌力作用。②负性频率作用。③降低窦房结自律性，提高普肯耶纤维自律性，减慢房室结传导速度，延长其有效不应期，导致房室结隐匿性传导增加，可减慢心房纤颤或心房扑动的心室率，缩短普肯耶纤维有效不应期。

（二）药物应用

1. 适应证

用于急性心力衰竭或慢性心力衰竭急性加重期、心房颤动或扑动、心源性休克。

2. 禁忌证

禁用：①与钙注射剂合用；②洋地黄过敏或中毒；③室性心动过速或心室颤动；④预激综合征伴心房颤动或心房扑动；⑤梗阻性肥厚型心肌病（若伴收缩功能不全或心房颤动仍可考虑）。

慎用：①低钾血症或高钙血症；②不完全性房室传导阻滞；③甲状腺功能减退；④缺血性心脏病；⑤急性心肌梗死早期；⑥心肌炎活动期；⑦肾功能损害；⑧孕妇或哺乳期；⑨严重肺部疾患。

3. 用法

静脉注射成人常用量：首剂 0.4 mg 加入 5% 葡萄糖 20 mL 中静脉缓慢推注，必要时每 2～4 小时可再注射 0.2～0.4 mg，直至全效量。全效量：1.0～1.2 mg。

（三）注意事项

在心电血压监测下用药。监测电解质及肾功能。

早期发现中毒症状：恶心、呕吐、厌食、腹泻、头晕、头痛、视物模糊、黄视、绿视及异位心律失常，如室性期前收缩、二联律、三联律、房性、室性心动过速、室颤及传导阻滞等。

疑有洋地黄中毒时，应做血药浓度监测，过量时，由于蓄积性小，一般于停药后 1～2 天后中毒表现可消退。

（蒙斯雅）

学习任务三　兴奋呼吸药

【任务目标】
(1) 熟悉兴奋呼吸药的主要类型。
(2) 掌握兴奋呼吸药的主要药理作用。
(3) 掌握兴奋呼吸药的主要应用及注意事项。

一、尼可刹米

（一）药理作用

尼可刹米（nikethamide），又名可拉明（coramine）。能直接兴奋延髓呼吸中枢，也可通过刺激颈动脉窦和主动脉体化学感受器，反射性地兴奋呼吸中枢，使呼吸加快加深，并能提高呼吸中枢对 CO_2 的敏感性。

（二）药物应用

1. 适应证
用于中枢性呼吸抑制及其他继发性的呼吸抑制。
2. 禁忌证
禁用：抽搐及惊厥患者。
慎用：患有脑水肿、心动过速、甲亢、心律不齐、心脏病、嗜铬细胞瘤、支气管哮喘、溃疡病、急性心绞痛者，以及孕妇、12岁以下的儿童。
3. 用法
每次 0.375 g，静脉注射或静脉滴注。必要时 1~2 h 重复用药，剂量每次 1.125 g。

（三）注意事项

用药前要先解除呼吸道梗阻，检查动脉血气并给氧。剂量过大可引起血压升高、心悸、心律失常、肌颤甚至惊厥。

二、洛贝林

（一）药理作用

洛贝林（lobeline）是呼吸兴奋剂，有烟碱样作用。可通过刺激颈动脉窦和主动脉体的化学感受器反射性地兴奋呼吸中枢，使呼吸加快加深。对迷走神经中枢和血管运动中枢也同时有反射性兴奋作用。

（二）药物应用

适应证主要用于各种原因引起的中枢性呼吸抑制。

1. 禁忌证

高血压患者。

2. 用法

①皮下注射或肌内注射：常用量，成人每次3~10 mg（剂量：每次20 mg，1日50 mg）。②静脉注射：成人每次3 mg（剂量：每次6 mg，1日20 mg）。必要时每30 min可重复1次。静脉注射须缓慢。

（三）注意事项

应用时应密切监测生命体征。剂量过大可致心动过速、传导阻滞、血压升高、呼吸困难，甚至发生惊厥、昏迷、死亡。增加呼吸次数可增加耗氧量，必要时可加大吸氧流量。

三、多沙普仑

（一）药理作用

多沙普仑（doxapram）是呼吸兴奋药，作用比尼可刹米强。小量时通过刺激颈动脉窦化学感受器反射性兴奋呼吸中枢，大量时直接兴奋延髓呼吸中枢，使潮气量加大。在阻塞性肺疾病患者发生急性通气不全时，应用此药后，潮气量、血二氧化碳分压、氧饱和度均有改善。

（二）药物应用

1. 适应证

呼吸衰竭。

2. 禁忌证

禁用或慎用：①脑血管意外、脑水肿、脑外伤；②冠心病；③癫痫或其他诱因的惊厥发作；④心力衰竭尚未纠正；⑤重症高血压；⑥由于气道阻塞、胸廓塌陷、呼吸肌轻瘫、气胸等引起的呼吸功能不全；⑦有急性支气管哮喘发作或发作史、肺栓塞、神经肌肉功能失常的呼吸衰竭、硅沉着病（矽肺）或肺纤维化等；⑧心脏病、心律失常、严重心动过速；⑨嗜铬细胞瘤等。

3. 用法

对麻醉药或其他药物引起的中枢抑制：静脉注射或稀释（用5%葡萄糖注射液稀释至1 mg/mL）后静脉滴注，1 mg/kg，每小时用量不宜超过300 mg。总量一日不超过3000 mg。

（三）注意事项

静脉注射漏到血管外或静脉滴注时间太长，均可能导致血栓性静脉炎或局部皮肤刺激。静脉滴注速度不宜太快，否则可引起溶血。监测血压和脉搏，防止药物过量。剂量过大时，可引起血压升高、心律失常。

（盛 园）

学习任务四　血管活性药

【任务目标】

（1）熟悉血管活性药的主要类型。

（2）掌握血管活性药的主要药理作用。

（3）掌握血管活性药的主要应用及注意事项。

一、多巴胺

（一）药理作用

多巴胺（dopamine），可激动交感神经系统肾上腺素受体和位于肾、肠系膜、冠状动脉、脑动脉的多巴胺受体。其药理作用随剂量不同而异：①小剂量时，肾血流量及肾小球滤过率增加，尿量及钠排泄量增加。②小到中等剂量，对心肌产生正性应力作用，心排血量增加、收缩压升高、冠脉血流及耗氧改善。③大剂量时，肾血管收缩，心排血量及周围血管阻力增加，收缩压及舒张压均增高。

（二）药物应用

1. 适应证

①主要用于治疗各种休克，特别是对心收缩功能低下、尿少或无尿者更适宜。如能补足血容量，疗效更好。②与利尿剂联合应用，可治疗急性肾衰竭，使尿量增加，血中非蛋白氮含量降低。③对急性心功能不全，具有改善血流动力学的作用。

2. 禁忌证

①禁用：嗜铬细胞瘤。②慎用：室性心律失常、闭塞性血管病变、心肌梗死、动脉硬化、高血压、肢端循环不良等。

（三）注意事项

静滴速度过快，可出现心律失常、头痛和高血压。不能与碱性溶液在同一输液器中混合，因为碱性药物可使该药失活。应用多巴胺治疗休克前必须补足血容量。

药液外漏可在局部注射酚妥拉明拮抗。多巴胺的治疗不能突然停止，而需要逐渐减量。应记录下列参数以指示用药量：动脉压、中心静脉压、动脉血气及酸碱度、尿量及比重、心率及节律等。开始用药后，每 2～5 min 测血压一次，效果不佳，需调整用量直至血压平稳。持续导尿，如尿量低于 30 mL/h，应注意是否是肾功能受损，及时汇报医生。

二、间羟胺

（一）药理作用

间羟胺（metaraminol），又名阿拉明，主要直接兴奋肾上腺素受体而起作用，亦可间接促使去甲肾上腺素释放。能收缩血管，持续地升高收缩压和舒张压，也可增强心肌收缩力，使休克患者的心排出量增加。升压作用可靠，维持时间较长，较少引起心悸或尿量减少等反应。

（二）药物应用

适应证用于各种原因引起的低血压状态。因其不易引起心律失常，故更适用于心源性或中毒性休克伴有心功能不全患者。

禁忌证甲状腺功能亢进、高血压病、充血性心力衰竭、糖尿病慎用。

用法成人用量：①静脉注射，初量 0.5～5 mg，继而持续静脉泵入，用于重症休克。②静脉滴注或泵入，将间羟胺 15～100 mg 稀释后静脉滴注或泵入，调节滴速或泵速以维持合适的血压。成人剂量一次 100 mg（0.3～0.4 mg/min）。

(三)注意事项

静脉注射的部位以选用较粗大的静脉为宜,并避免外溢,一旦发生外溢可用 5~10 mg 酚妥拉明稀释后作局部浸润注射。

长期使用可产生蓄积作用,以致停药后血压仍偏高。停药须逐渐减量,骤然停用,低血压可再度出现。

用药中密切注意控制静滴流速与浓度,力求以最小剂量控制于预期血压水平,并保持平稳。升压反应过快可致急性肺水肿、心律失常、心搏骤停。

注意患者的尿量,开始时尿量会少,随着血压的上升,尿量应升至正常。如剂量过大,又可下降。尿量低于每小时 30 mL 并持续 2 h 以上时,应作处理。

三、多巴酚丁胺

(一)药理作用

多巴酚丁胺(dobutamine)主要通过选择性地激动 β 肾上腺素能样受体发挥作用,增加心肌收缩力和每搏心排出量,并可导致反应性周围血管扩张,所以用药后动脉压一般保持不变。对心率影响不大,但若静滴速度过快或剂量过大,也可引起心率加快。小剂量能引起轻度血管收缩,较大剂量时则扩血管作用大于缩血管作用,可导致外周阻力下降,降低右心室充盈压。

(二)药物应用

1. 适应证

常用于各种疾病引起的严重收缩性心功能不全,尤其适用于心肌梗死后的心力衰竭以及心脏外科手术后心排血量低的休克患者。

2. 禁忌证

禁用:梗阻性肥厚型心肌病。

慎用:①心房颤动。②高血压。③重度主动脉瓣狭窄。④未纠正的低血容量。⑤室性心律失常。⑥心肌梗死后,大量多巴酚丁胺可能使心肌耗氧增加而加重缺血。

(三)注意事项

(1)不能与碱性溶液在同一输液器中混合,因为碱性药物可使该药失活。不宜与 β 受体阻滞剂合用。

(2)应用本药前必须补足血容量,纠正酸中毒。药液外漏可在局部注射酚妥拉明拮抗。监测心电血压及血流动力学变化。剂量过大可使心率增加、血压下降，导致或加重心肌缺血，应注意避免。治疗过程中不能突然停药，而需要逐渐减量。

四、硝普钠

（一）药理作用

硝普钠（sodium nitroprusside）可直接松弛小动脉和静脉平滑肌。其直接扩张静脉作用可以降低左、右心室的前负荷，减轻肺充血，从而减少左心室的容量和压力。扩张动脉作用可以降低心室后负荷，减少左室容量，减轻室壁压力，增加每搏心排出量，减少心肌耗氧量。

（二）药物应用

1. 适应证

高血压急症、嗜铬细胞瘤手术前后阵发性高血压的紧急降血压、急性心力衰竭等。

2. 禁忌证

禁用：代偿性高血压，如动静脉分流或主动脉狭窄时。

慎用：①脑血管或冠状动脉供血不足时，对低血压的耐受性降低。②麻醉中控制性降压时，如有贫血或低血容量应先予纠正再给药。③脑病或其他颅内压增高时，扩张脑血管可能进一步增高颅内压。④肝功能损害时，可能加重肝损害。⑤甲状腺功能过低时，硝普钠代谢产物硫氰酸盐可抑制碘的摄取和结合，因而可能加重病情。⑥肺功能不全时，本品可能加重低氧血症。⑦维生素 B_{12} 缺乏时使用本品，可能使病情加重。⑧老年人应用时，剂量宜酌减。

（三）注意事项

药物必须临时配制，充分溶解。溶液呈微棕色，如色深则不可用。避光滴注，静滴前将稀释液和输液管道用不透光材料包裹，在8小时内滴毕。不得与任何药物配伍。长期应用可能引起血中硫氰化物的蓄积性中毒。

本药若使用不当、过度降压可引起低血压，故注射时必须密切监护，宜使用输液泵，并根据血压调整泵速。应每 5~10 min 测血压一次，一般血压不宜低于 90/60 mmHg。

用药时密切监测血流动力学。如出现血流动力学异常或不良反应，应减量或减速，必要时停药。

五、硝酸甘油

（一）药理作用

硝酸甘油（nitroglycerin）有直接使血管平滑肌松弛的作用，其对全身容量血管的扩张作用比对阻力血管的扩张作用显著。可减轻心脏前后负荷，以前负荷为主，减少心肌耗氧量，扩张心肌缺血区的冠脉阻力血管和侧支血管，增加缺血区的灌流量。

（二）药物应用

1. 适应证

冠心病心绞痛的治疗及预防，也可用于降低血压或治疗充血性心力衰竭。

2. 禁忌证

①禁用：严重贫血、青光眼、颅压增高、右室心肌梗死并严重低血压、对本类药过敏、使用枸橼酸西地那非（万艾可）的患者。②慎用：低血压、头部外伤、心动过缓、严重的心动过速、严重肝肾病、心肌梗死早期患者。

3. 用法

片剂：心绞痛时，每次 0.3～0.6 mg，舌下含服，隔 5 min 后若无效可重复，一般 2～3 min 可达峰值。

（三）注意事项

教会患者本药的正确用法：①当心绞痛发作需用药时，应先坐下，将药片放入舌下，待药片自然融化。②在心绞痛停止后，如口内尚有余药，应吐出以减轻不适，特别是过去曾在用药后有头痛等不适者。③用药后应休息 15～20 min。不可过早活动以免眩晕、晕倒。

对急性冠脉综合征、高血压危象和充血性心力衰竭患者，静脉应用硝酸甘油是一种有效的辅助治疗，但需要仔细调定滴速。而对下壁心肌梗死，应用要格外小心。对于依赖前负荷的右室梗死，禁用该药。使用硝酸甘油 15 min 内，心绞痛仍不缓解，应考虑有其他并发症或配合其他治疗。

本药与 β 受体阻滞剂、利尿药、强心药、多巴酚丁胺有协同作用，使用时应注意。如用药时间持续超过 24 h，会产生耐药性，可逐渐减量再停药。间断用药可减少耐药发生率。

应用硝酸甘油时，常有诸如面颈部皮肤发红、搏动性头痛和眼内压增高等不良反应，多为扩张血管所致，此外，由于扩张血管、血压下降还可引起反射性心率加快。连续使用数日后症状一般可自行消失，舌下含化时，不适症状一般持续 5 min，很少超过 20 min。如持续时间长或症状重，应及时通知医生。

大剂量应用硝酸甘油可引起高铁血红蛋白血症，故应掌握好剂量、不应滥用。

有时可引起直立性低血压，应注意预防，做好血压监测。卧位静脉用药，可减少直立性低血压的发生率。

（盛　园）

学习任务五　镇痛药

【任务目标】

（1）熟悉镇痛药的主要类型。
（2）掌握镇痛药的主要药理作用。
（3）掌握镇痛药的主要应用及注意事项。

一、吗啡

（一）药理作用

吗啡（morphine）为中枢神经抑制药，有强大选择性的镇痛作用，对持续性慢性钝痛作用大于间断性锐痛，对神经性疼痛的效果较差。有明显镇静作用，可抑制呼吸、咳嗽中枢。并能扩张血管，降低外周阻力，轻度降低心肌耗氧量和左室舒张末压。对心肌缺血性损伤有保护作用，能减少梗死病灶，减少心肌细胞死亡。

（二）药物应用

1. 适应证

主要用于剧烈疼痛时止痛，麻醉、手术前给药，急性肺水肿、心源性哮喘以及心肌梗死时的剧痛。

2. 禁忌证

分娩止痛、哺乳期妇女止痛、新生儿和婴儿、支气管哮喘、肺心病、严重呼吸抑制、化学性肺水肿、颅脑损伤所致颅内压增高、阿片类过敏、肝功能严重减退、甲状腺功能减退、皮质功能不全、前列腺肥大排尿困难、疼痛原因未明、惊厥、急性酒精中毒等。

3. 用法

常用量：皮下注射，每次 5~15 mg，一日 15~40 mg（剂量：每次 20 mg，一日 60 mg）。静脉注射：5~10 mg。

（三）注意事项

（1）每次给药间隔时间至少 4 小时，以防引起蓄积中毒或成瘾，反复用药更需注意掌握用药间隔时间。

（2）用药期间不可饮酒、抽烟，注射时不可与其他药物配伍。

（3）用药后可降低膀胱尿意而致尿潴留，故用药后应每 4~6 h 让患者小便一次，必要时压迫膀胱助尿。

（4）用药过程密切观察患者依赖性和耐受性的发生，并注意观察早期中毒症状，例如呼吸抑制、瞳孔缩小、嗜睡不醒等，出现这些症状应及时停药并报告医生。

（5）该药中毒可用纳洛酮对抗。

二、哌替啶

（一）药理作用

哌替啶（pethidine），又名度冷丁（dolantin），在体内能与吗啡受体结合，呈现吗啡样作用。镇痛作用约为吗啡的 1/10，对内脏性疼痛效果较好。有明显的镇静作用。

（二）药物应用

1. 适应证

主要用于创伤、手术、分娩及内脏绞痛等各种剧痛的镇痛；此外，还用于麻醉前给药、人工冬眠、强化麻醉和代替吗啡治疗心源性哮喘等。

2. 禁忌证

对本品过敏、惊厥、疼痛原因未明确、产前 2~4 小时、哺乳妇女、颅脑损伤、颅内压增高、哮喘、慢性阻塞性肺疾病、肺源性心脏病、急性左心衰并呼吸抑制、妊娠、肝肾功能不全、甲状腺功能低下、老年人、婴幼儿。

3. 用法

皮下注射或肌内注射：每次 25~100 mg，每日 100~400 mg，剂量每次 150 mg，一日 600 mg。两次用药间隔不宜少于 4 h。静脉注射：成人以每次 0.3 mg/kg 为限，宜稀释后慢注。

（三）注意事项

（1）反复应用易产生耐受性，连续用药2周可成瘾。过大剂量可引起中毒，表现为呼吸深度抑制和昏迷。也可见因哌替啶的体内代谢产物去甲哌替啶蓄积而引起中枢兴奋、心跳加快、谵妄甚至惊厥。过量使用纳洛酮不能对抗其惊厥症状，可选用巴比妥类药物对症治疗。

（2）用药后不可吸烟，不让患者下床，以免发生不适。

（3）用药期间不可饮酒或用其他中枢神经抑制剂，以免加重中枢神经不良反应。

（4）本药如成瘾后突然停药，可发生与吗啡类似的戒断症状，故应尽量用小剂量，少用，不常规用，不滥用。

（5）应监护生命体征，反复用药者常有心率明显增快，血压下降，在手术后常可致严重低血压、血容量减少。如有呼吸深度、频率、节律改变，应通知医生。

（6）注射后有人会有角膜麻醉现象而失去角膜反射，应警惕此可能性，注意保护角膜。

知识拓展

解热镇痛药

解热镇痛药是一类具有解热、镇痛作用的药物。本类药物镇痛作用部位主要在外周，在组织受损或发炎时，局部产生并释放PG、缓激肽、组胺、5-HT等致痛物质引起疼痛，PG不仅本身有致痛作用，并可显著地提高痛觉神经末梢对缓激肽等致痛物质的敏感性，产生持久钝痛。NSAIDs可抑制炎症时PG的合成，因而对于慢性钝痛有良好镇痛效果。包括水杨酸类（阿司匹林）、苯胺类（对乙酰氨基酚）、吡唑酮类、吲哚乙酸类、灭酸类、丙酸类及昔康类。

（盛 园）

学习任务六　利尿药和脱水药

【任务目标】

（1）熟悉利尿药和脱水药的主要类型。

（2）掌握利尿药和脱水药的主要药理作用。

（3）掌握利尿药和脱水药的主要应用及注意事项。

一、呋塞米

（一）药理作用

呋塞米（furosemide），又称速尿，主要作用于髓袢升支的髓质部和皮质部，抑制髓袢升支 NaCl 重吸收，使集合管及降支中水分不易弥散外出，产生强大的利尿作用，并使 K^+ 排出增加。该药还能抑制前列腺素的降解而使肾血管扩张。

（二）药物应用

1. 适应证

用于其他利尿药无效的严重水肿患者，如心源性水肿、肝性水肿、肾性水肿、急性肺水肿和脑水肿，防治肾功能不全，也用于高血压病、高钾血症、高钙血症、部分急性药物或毒物中毒。

2. 禁忌证

（1）禁用：对呋塞米过敏。

（2）慎用：无尿或严重肾功能损害者。糖尿病、高尿酸血症或有痛风病史者。老年人、孕妇、哺乳期妇女。严重肝功能损害者。急性心肌梗死，过度利尿可促发休克。胰腺炎或有此病史者。有低钾血症倾向者，尤其是应用洋地黄类药物或有室性心律失常者。红斑狼疮。前列腺肥大。对磺胺药和噻嗪类利尿药过敏。

3. 用法（注射液）

（1）水肿性疾病：肌内注射或静脉注射，每次 20～40 mg，隔日 1 次，根据需要亦可每日 1～2 次，必要时每 2 h 追加剂量，每日量视需要可增至 120 mg，直至出现满意疗效。

（2）急性左心衰竭：起始 40 mg 静脉注射，必要时每小时追加 80 mg，直至出现满意疗效。

（3）急性肾衰竭：可用 200～400 mg 加入氯化钠注射液 100 mL 内静脉滴注。有效者可按原剂量重复应用或酌情调整剂量，每日总剂量不超过 1 g。利尿效果差时不宜再增加剂量，以免出现肾毒性。

（4）高血压危象：起始 40～80 mg 静脉注射，伴急性左心衰竭或急性肾衰竭时，可酌情增加剂量。

（5）高钙血症：可静脉注射，一次 20～80 mg。

（三）注意事项

（1）由于本品利尿作用强而迅速，应让患者在用药前先备好便器，尤其是注射时。如每日用药1次，可安排在早晨；如每日用药2次，可安排在上午与下午，以免夜尿。

（2）静脉注射时速度不可过快，20 mL药液于1~2 min注完。

（3）用药期间应进食高钾食物或服氯化钾以免低钾。如患者因大量排尿而口渴思饮时，不可只给患者喝白开水而应给含电解质的饮料。

（4）长期或大剂量应用时，可有直立性低血压、休克、低钾、低钠、低氯、低钙血症，低氯性碱中毒，口渴、乏力、肌肉酸痛、心律失常等。

（5）在大量排尿时，可出现血尿素氮升高，如肌酐不高，肾功能好，可不必停药。

（6）监测。①应及时监测血常规、电解质、酸碱平衡情况、肝肾功能、血糖、血尿酸、听力等。②用于肺水肿患者时，要注意监测肺呼吸音。③与强心苷同用时应注意观察心律失常，避免发生强心苷中毒。④有肝病的患者要注意观察神志状况，避免发生肝昏迷。⑤用于正在药物治疗的高血压患者时，要监测患者的血压、脉搏，过多的排尿易产生脱水及血压降低，引起直立性低血压。

二、甘露醇

（一）药理作用

甘露醇（mannitol）进入血液后不易从毛细血管透入组织，故能迅速提高血浆渗透压，使组织间液水分向血浆转移，产生组织脱水作用。还可通过增加血容量及扩张血管而增加肾血流量和肾小球滤过率，并抑制髓袢升支对Na^+、Cr的重吸收，迅速增加尿量，产生利尿作用及排出Na^+、K^+。

（二）药物应用

1. 适应证

用于各种原因引起的颅内压增高、脑水肿、脑疝、昏迷和青光眼的治疗，以及因休克、烧伤或大手术所致的急性少尿或无尿症，预防急性肾衰竭的发生。

2. 禁忌证

（1）禁用：已确诊为急性肾小管坏死的无尿患者。严重失水。颅内活动性出血者，但颅内手术时除外。急性肺水肿、严重肺瘀血。对本药过敏。

（2）慎用：①明显心肺功能损害；②高钾血症或低钠血症；③低血容量；④严重肾功能不全；⑤对甘露醇不能耐受；⑥孕妇。

3. 用法

预防急性肾小管坏死：先给予12.5~25 g，10分钟内静脉滴注，若无特殊情况，再给

50 g，1小时内静脉滴注，若尿量能维持在50 mL/h以上，则可继续应用5%溶液静脉滴注；若无效则立即停药。同时需注意补足血容量。②治疗脑水肿和青光眼：一般用20%注射液按体重0.25～2 g/kg于30～60 min内静滴，必要时可每4～6 h 1次。

（三）注意事项

（1）此药液在常温下易结晶析出，用前将瓶子放在温水中使结晶溶化，适当摇晃，使细小晶体溶解，但注意不要放在微波炉内，以免容器炸裂。

（2）静脉注射或滴注时，应用大号针头。滴速为20%注射液5～10 mL/min，250 mL液体应在20～30 min内注射完毕，速度慢会影响药物的治疗效果。

（3）对组织及静脉有较强的刺激，不能作皮下和肌内注射。静脉注射前要确认针头在血管内方可给药，以免引起皮下水肿和静脉炎。

（4）治疗少尿患者时，初始用药可先用小剂量对肾功能进行测试。用药后若尿量每小时不超过30～50 mL，可按医嘱给第二次，两次效果仍不显著应重新分析。

（5）注意观察患者的用药反应，颅内高压的症状和体征，患者的意识、神经反射、肢体活动情况、瞳孔是否等大。

（6）用药期间要密切观察尿量、电解质、中心静脉压、肾功能等，以避免水或电解质失调、肾功能不全，昏迷或排尿困难的患者开始用药后，可给予导尿，这样既有利于精确计算尿量又可避免尿潴留。

三、甘油果糖

（一）药理作用

甘油果糖（glycerol and fructose）是高渗制剂，通过高渗透性脱水，能使脑水分含量减少，降低颅内压。其降低颅内压作用起效较缓，持续时间较长。

（二）药物应用

1. 适应证

用于脑血管病、脑外伤、脑肿瘤、颅内炎症及其他原因引起的急慢性颅内压增高、脑水肿等。

2. 禁忌证

遗传性果糖不耐症、对药物任一成分过敏者、高钠血症、无尿、严重脱水。

3. 用法

静脉滴注：治疗颅内压增高、脑水肿时，成人每次 250~500 mL，每天 1~2 次，每 500 mL 需滴注 2 小时。根据年龄、症状可适当增减。

（三）注意事项

一般无不良反应，偶可出现溶血现象。用药期间监测患者血电解质、血压、心功能变化。

【实践评析】

实践内容：

患者女，48 岁，因心慌胸闷住院。临床诊断：高血压性心脏病合并冠心病，心房颤动，心功能Ⅳ级。住院后经用强心、利尿及扩血管药物治疗 12 天，心力衰竭控制。停用地高辛两天后服用胺碘酮每次 0.9 g，每日 3 次，次日患者突然丧失意识，全身抽搐，约半分钟后好转，以后两天内又有多次反复发作。心电图：心房颤动，心室率 40~60 次/min，有窦性静止及频繁室性早搏，停用胺碘酮，对症治疗后发作停止，病情好转后出院。

评析：

小剂量胺碘酮致严重心律失常，是由于它能使心肌细胞慢通道抑制，故称此为"胺碘酮"晕厥。并提出用药期间出现下列指标之一者即停药：①心率低于 50 次/min；②Q-TC 间期延长超过用药前 23%；③各种类型传导阻滞；④出现新的心律失常。

【实践评析】

如果你是当时的接诊护士，你会给什么样的建议？

（盛　园）

【考点自测】

一、名词解释

（1）肾上腺素

（2）阿托品

（3）胺碘酮

二、选择题

(1) 关于肾上腺素，下述不正确的是（　　）。

　　A. 是肾上腺素α受体和β受体激动剂

　　B. 增加心排出量

　　C. 可收缩冠状脉血管

　　D. 舒张支气管

　　E. 可加强心肌收缩性，加强速传导，提高心肌的兴奋性

(2) 肾上腺素适应证不正确的是（　　）。

　　A. 心肺复苏　　　　　B. 过敏性休克

　　C. 支气管哮喘急性发作　D. 心源性哮喘

　　E. 血管神经性水肿

(3) 关于肾上腺素，下述不正确的是（　　）。

　　A. 可有心悸、头痛、血压升高、震颤、眩晕、四肢发凉等不良反应

　　B. 用药局部可有水肿、充血、炎症等

　　C. 对于未发生心搏骤停的患者有时可引起心律失常，严重者可由于心室颤动而死亡

　　D. 心肺复苏成功后应立即控制本药使用，否则因用量过大或皮下注射误入血管引起血压突然上升可能导致脑出血

　　E. 心源性哮喘、洋地黄中毒是其适应证之一

(4) 关于阿托品，下述不正确的是（　　）。

　　A. 使瞳孔括约肌和睫状肌收缩

　　B. 属M胆碱受体阻断剂

　　C. 抑制腺体分泌

　　D. 抑制膀胱收缩

　　E. 解除迷走神经对心脏的抑制

(5) 阿托品的适应证不正确的是（　　）。

　　A. 缓慢型心律失常

　　B. 休克

　　C. 有机磷杀虫药、毒蕈及锑剂中毒

　　D. 青光眼

　　E. 各种内脏绞痛，如胃肠绞痛及膀胱刺激征

(6) 禁用或者慎用阿托品的情况除外（　　）。

　　A. 急性心肌梗死合并心动过速患者

　　B. 充血性心力衰竭

　　C. 青光眼

　　D. 快速性心律失常

　　E. 窦房阻滞、房室阻滞等缓慢心律失常

(7) 关于胺碘酮，下述错误的是（　　）。

　　A. 影响甲状腺素代谢

　　B. 属于Ⅲ类抗心律失常药

　　C. 延长Q-T间期及T波改变

　　D. 具有轻度Ⅰ类及Ⅳ类抗心律失常药的性质

　　E. 加快心房及心肌传导速度

(8) 关于胺碘酮适应证，下述正确的是（　　）。

　　A. 房性或室性期前收缩

　　B. 心房扑动、心房颤动

　　C. 室性心动过速、室颤

　　D. 室上性心动过速（尤其是伴有预激综合征者）

　　E. 以上都正确

(9) 胺碘酮禁忌证不包括（　　）。

　　A. 甲状腺功能异常或既往史者

　　B. 二度或三度房室传导阻滞，双束支传导阻滞（除已有起搏器）

　　C. 室颤

　　D. 病态窦房结综合征

　　E. 心源性晕厥

(10) 关于利多卡因，下述不正确的是（　　）。

　　A. 适用于室性期前收缩

　　B. 适用于室性心动过速

　　C. 适用于二度或三度房室传导阻滞

　　D. 适用于除颤和给予肾上腺后仍表现为室颤或无脉性室速者

　　E. 禁用于严重窦房结功能障碍

学习单元九 危重症护理

急危重症护理是指对急、危重症或突发紧急病情变化的患者利用监护设备和救治设备实施全面监护及治疗的护理工作。急危重症护理技术水平直接影响到患者的生命救治质量，加强急危重症护理管理是提高抢救成功率的重要保证，是护理业务技术水平的具体体现。

【导入案例】

患者，男性，34岁，入院前2天出现发热、咳嗽、咳黄痰症状，在当地拍胸部X线片显示右下肺不规则斑片状阴影，以支气管肺炎在当地住院治疗，给予抗炎和对症支持治疗，2日后患者症状加重而收入院。入院查体：体温39℃，脉搏134次/min，血压70/50 mmHg，呼吸30次/min，端坐位，不能平卧，表情淡漠，面色苍白，大汗，四肢厥冷，脉搏细数。肺部检查右侧呼吸音减弱。

思考与讨论：

（1）患者最可能的诊断是什么？诊断依据是什么？
（2）根据入院时病情，最紧急的处理措施是什么？
（3）为明确和防治感染，护士应如何配合医生进行护理？

学习任务一 多器官功能障碍症

【任务目标】

（1）掌握多器官功能障碍症的常见病症。
（2）掌握全身性炎反应综合征、脓毒症和脓毒症性休克的护理。

机体在创伤、休克、感染等损伤因素的打击下，可出现器官功能的改变。损伤因素及其作用时间不同，机体反应也各有差异。机体对严重损伤的典型反应过程为：损伤—全身性炎症反应综合征—脓毒症—严重脓毒症—脓毒性休克—多器官功能障碍综合征—多器官功能衰竭。

一、全身性炎症反应综合征

全身性炎症反应综合征（Systemic Inflammatory Response Syndrome，SIRS）是指任何致病因素作用于机体所引起的全身性炎症反应。SIRS是多器官功能障碍综合征发生的基础，器官灌注不足、再灌注损伤、细胞代谢障碍和肠道细菌移位等多种因素作用最终导致多器官功能障碍综合征出现。

（一）病因

（1）感染因素细菌、病毒、真菌、寄生虫等病原微生物感染。

（2）非感染因素创伤、烧伤、休克、急性胰腺炎、肾上腺皮质功能不全、肺栓塞、免疫介导的器官损伤和外源性炎性介质反应等。

（二）发病机制

目前认为SIRS是机体对各种致病因素的失控反应，机体释放过多的炎症介质，大量细胞因子、炎性介质和炎性细胞相互作用，共同介导细胞、组织和器官的损伤而出现炎症反应和抗炎症反应的严重失衡。

（1）炎症细胞激活各种致病因素。通过激活单核-巨噬细胞等炎症细胞，释放TNF-α、白介素-1（IL-1）等促炎症介质，参与机体的防御反应。

（2）炎症介质释放TNF-α、IL4p诱导细胞产生白介素-6（IL-6）、白介素-8（IL-8）、血小板激活因子（PAF）、一氧化氮（NO）等炎症介质，此类炎症介质既诱导产生下一级炎症介质，同时又反过来刺激单核-巨噬细胞等炎症细胞进一步产生TNF-α、IL-1。炎症介质间的相互作用导致其数量不断增加，形成炎症介质网络体系。

（3）免疫功能失调。炎症反应不断扩大，诱导代偿性地产生抗炎介质。无论炎症介质还是抗炎介质过度释放，其结局都造成免疫功能紊乱。

（4）生理效应。促炎介质和抗炎介质的表达失衡，可引起血管内皮细胞损害、毛细血管通透性增加、血小板黏附、纤维蛋白沉积、多形核中性粒细胞外逸及脱颗粒、蛋白酶和氧自由基释放等，造成局部组织及远隔器官的相继损害，表现出高代谢和高循环动力状态等病理生理特征。

SIRS的发展过程可分为5期。①局部反应期：机体为防止损伤性炎症反应，启动抗炎介质的释放。②全身炎症反应始动期：炎症和抗炎症反应形成全身反应，但仍能保持平衡。③全身炎症反应失控期：炎症和抗炎症反应不能保持平衡，形成过度炎症反应，即SIRS。④过度免疫抑制期：形成代偿性抗炎反应综合征（Compensatory Anti-inflammatory Response Syndrome，CARS），免疫功能广泛抑制引发持续和严重的全身感染。⑤免疫功能紊乱期：即混合性拮抗反应综合征（Mixed Antagonist Response Syndrome，MARS）。

（三）病情评估与判断

1. 病史评估

患者有无创伤、感染、中毒、急性胰腺炎等严重原发疾病存在，有无灌注不足、再灌注损伤、缺氧等诱发因素存在。

2. 临床表现

SIRS不是一个单独的疾病，而是一种在原发病基础上全身应激反应过度的临床状态。原发感染或非感染性疾病有其各自的临床特征，引起SIRS时常出现：①呼吸增快，呼吸频率>20次/min，或$PaCO_2$<32 mmHg。②心率增快，心率>90次/min。③体温异常，体温>38℃或<36℃。④外周血白细胞总数或分类异常，白细胞计数>$12×10^9$/L，或未成熟粒细胞>10%。⑤高代谢状态，表现为高氧耗、高血糖、蛋白质分解增加和负氮平衡等。⑥高循环动力状态，表现为高心排量和低外周阻力。⑦低氧血症、意识障碍、少尿、高乳酸血症等。⑧TNF、IL-1、IL-6、IL-8、内源性NO、C反应蛋白明显增高等。

3. 器官功能评估

（1）中枢神经系统功能：包括意识状态、瞳孔反应等。

（2）呼吸功能：包括呼吸频率、呼吸节律、潮气量、肺泡通气量、气道阻力、动脉血氧分压和二氧化碳分压以及耗氧量等指标。

（3）循环功能：包括心电图、动脉血压、中心静脉压、肺毛细血管楔压、体循环和肺循环阻力指数、心脏指数等指标。

（4）肾功能：包括尿量、尿比重、尿液分析、渗透溶质清除率和滤过钠排泄分数等肾功能指标。

（5）内环境状态：包括pH值、HCO_3^-、剩余碱（BE）等反映酸碱平衡的指标，以及血钾、钠、氯、钙和血糖、血浆胶体与晶体渗透压等指标。

（6）其他：如血红蛋白与血细胞比容、胃肠黏膜内pH值（pHi）等指标。

（四）救治与护理

1. 救治原则

包括去除诱因，治疗原发病，拮抗炎症介质及对症支持治疗等。

（1）去除诱因 去除坏死组织、容量不足和缺氧等的诱发因素。

（2）原发病治疗 积极处理创伤、感染和休克等。

（3）拮抗炎症介质和免疫调理 若SIRS占优势，采用炎症介质拮抗剂治疗。若CAKS占优势，采用免疫刺激治疗。

（4）器官功能支持 维持呼吸、循环和中枢神经系统等重要系统功能，维持内环境稳定，改善患者营养状况，提高机体抵抗力。

2. 护理措施

（1）即刻护理措施。维持呼吸道通畅，给氧，尽快改善低氧血症，必要时协助医生建立人工气道进行机械通气。建立静脉通路，保证液体和药物能及时、准确输注，必要时协助医生进行动静脉穿刺置管监测血流动力学。对高热患者进行物理降温，体温不升者应加强保暖。

（2）重症患者常规护理。包括：①严密监测患者生命体征，密切观察疾病的发生、发展情况，及时发现病情变化，积极配合医生进行处理。②保持各种留置管道通畅、妥善固定，防止脱落、堵塞等发生。③严密观察和记录患者出入量。④遵医嘱正确、合理给药，保证治疗措施有效进行。⑤根据患者病情提供合适的营养支持，改善营养状况。⑥根据病情选择合适的体位，若无禁忌一般选择床头抬高30°~45°半卧位。⑦对烦躁、昏迷患者应采取保护性措施，如约束、使用床档等。⑧加强与患者交流沟通，消除患者焦虑、恐惧等不良情绪，帮助患者树立战胜疾病的信心。⑨保持室内温、湿度适宜和空气清新。⑩加强基础护理，提高生活质量。

（3）器官功能监测与护理。

①中枢神经系统功能：密切监测意识和瞳孔变化，早期、及时发现异常并报告医生进行相应处理。

②呼吸功能：观察患者呼吸频率、节律、有无呼吸困难、口唇发绀等；及时发现缺氧和二氧化碳潴留；正确进行吸痰和呼吸道湿化、雾化治疗，保持呼吸道通畅；协助医生建立人工气道并加强人工气道护理；机械通气的患者应严密监测呼吸功能，有效实施呼吸机治疗相关的护理。

③循环功能：监测患者ECG、BP、CVP等，及时发现心律失常与血压异常并报告医生进行处理；做好循环监测中各种管线和通路的护理，预防导管相关性感染和管线折断、脱落、堵塞等情况发生。

④肾功能：观察每小时尿量或24小时尿量及尿液的颜色与性状；保持尿管通畅；每日进行尿管护理和会阴护理，预防尿管相关性尿路感染发生。

（4）并发症观察。SIRS患者常见并发症有脓毒症、脓毒症性休克和多器官功能障碍综合征等，应严密观察相关的症状和体征，监测各系统、器官的功能状态和实验室检查结果，以早期发现各种并发症，采取积极治疗措施，防止病情的进一步恶化。

二、脓毒症和脓毒症性休克

脓毒症（sepsis）是由感染引起的全身炎症反应，与全身性感染同义，其诊断标准为符合SIRS诊断标准，同时证实有细菌存在或有高度可疑感染灶。严重脓毒症（servere sepsis）指脓毒症引起组织低灌注或器官功能障碍，如低血压、酸性酸中毒、少尿或急性意识障碍等。脓毒症性休克（septic shock），又称为感染性休克，是指严重脓毒症患者在给予足量液体复苏后仍无法纠正的持续性低血压，即收缩压 < 90 mmHg（12 kPa）或血压下降超过基础值，伴有组织低灌注或器官功能障碍。

（一）病因与发病机制

1. 病因

（1）感染因素感染是脓毒症发病的主要原因，常见的致病菌是革兰阴性杆菌、凝固酶阴性葡萄球菌、金黄色葡萄球菌、肠球菌及真菌，约有30%的脓毒症患者无法找到原发感染灶。

（2）非感染因素恶性肿瘤、糖尿病、慢性肝肾病变、严重创伤、休克、外科大手术等可并发脓毒症。

（3）其他如宿主因素、医院环境和诊疗操作因素等，均可促使脓毒症的发生。

2. 发病机制

机体受到严重损伤后的应激反应可造成肠黏膜屏障作用破坏、肠道菌群失调及机体免疫功能下降，从而发生肠道内细菌移位，触发机体炎症反应过度。从脓毒症到严重脓毒症和脓毒性休克的转变机制复杂，与炎症反应、免疫、凝血、神经、内分泌等密切相关。

（1）炎症反应失控与免疫功能紊乱。一方面促炎介质过度释放，出现炎症反应失控；另一方面具有免疫抑制作用的炎症介质大量释放，出现免疫功能抑制或"麻痹"。表现为吞噬杀菌能力减弱和抗原呈递功能减弱等抗感染免疫防御能力降低的表现。

（2）肠道细菌/内毒素移位及金黄色葡萄球菌外毒素作用。内毒素（主要化学成分为脂多糖）从肠道移位进入血液循环后可诱导多种细胞因子的释放、活化炎症级联反应和启动机体单核-巨噬细胞系统，并过度释放中间介质，在杀灭病原菌的同时促进了炎症级联反应的放大，一旦机体对炎症和免疫反应调节失控，则可引起 SIRS、脓毒症性休克、DIC 和多器官功能障碍综合征。

（3）凝血功能障碍。脓毒症使凝血系统活化，并促进炎症的发展。炎症反应也可引起凝血系统活化，两者相互影响，共同促进脓毒症的恶化。

（4）神经-内分泌-免疫系统调节。脓毒症早期，神经系统将炎症信息传递到中枢神经，通过调节内分泌系统、免疫系统或通过神经递质直接影响脓毒症的病理过程。

（5）低血压及氧弥散与氧利用障碍。过度炎症反应时组胺、缓激肽等内源性扩血管物质增加，血管扩张，循环阻力降低，出现低血压乃至休克。内源性舒、缩血管物质分泌紊乱和血管反应性低下，一部分组织器官过度灌注而出现"窃血"现象，导致氧供障碍。机体产生的氧自由基造成红细胞变形性下降和内皮细胞水肿，使红细胞难以通过更小的微血管而影响氧的弥散。组织水肿造成氧弥散距离增加，导致氧利用障碍。

（6）心肌抑制。TNF-α、白三烯等炎症介质可抑制心肌收缩力，减少冠状动脉血流量，使心脏射血分数和心排出量降低。

（7）内皮细胞受损及血管通透性增加。组胺、缓激肽等炎症介质损伤血管内皮细胞，使血管通透性增加，造成组织和器官水肿。

（8）高代谢和营养不良。过度炎症反应导致机体代谢紊乱，表现为蛋白分解增强等高代谢反应，机体可在短期内出现重度营养不良，加重组织器官损伤。

（9）受体与信号转导外界刺激对免疫、炎症等细胞功能的调节与受体及细胞内多条信号转导通路的活化密切相关，引起细胞应激、生长、增殖、分化、凋亡、坏死等生物学效应。

（10）基因多态性。严重创伤或感染后全身炎症反应失控及器官损害受体内众多基因调控，表现出高度的个体差异，有的人群易于发生脓毒症，有的人群则不发生。

（二）病情评估与判断

1. 病史

通过病史采集、临床体检、病原学检查和影像学检查等评估患者是否存在感染、炎症、窒息、低氧血症、中毒、低灌注和再灌注损伤等原发病及诱因。

2. 临床表现

在原发感染或非感染性疾病临床特征基础上出现以下表现：①全身表现，发热、寒战、心率加速、呼吸加快、白细胞计数和分类改变。②感染，血清 C 反应蛋白和降钙素原增高。③血流动力学，心排出量增多、全身血管阻力降低、氧摄取率降低。④代谢变化，胰岛素需求量增多，血糖升高。⑤组织灌注变化，组织灌注不良、尿量减少。⑥器官功能障碍，尿素氮或肌酐增高、血小板减少、高胆红素血症等。

3. 器官功能评估

(1) 中枢神经系统功能：包括意识状态、瞳孔及神经反射等。

(2) 呼吸功能：包括呼吸频率、节律、潮气量、肺泡通气量、气道阻力、PaO_2、$PaCO_2$ 及耗氧量等指标。

(3) 循环功能：包括体循环与肺循环阻力及心脏指数等指标。

(4) 肾功能：包括尿量、尿比重、尿液分析、渗透溶质清除率和滤过钠排泄分数等肾功能指标。

(5) 内环境状态：包括 pH 值、HCO_3^-、剩余碱（BE）等反映酸碱平衡的指标，以及血钾、钠、氯、钙和血糖、血浆胶体与晶体渗透压等指标。

微生物学监测：包括痰培养、血培养等，可用来确定病原菌。其他：如血红蛋白与血细胞比容、胃肠黏膜内 pH 值和血乳酸等指标。

4. 诊断标准

(1) 一般指标：已证明或疑似的感染，可有以下征象。①发热（中心体温 > 38.3℃）或低体温（中心体温 < 36.0℃）。②心率 > 90 次/分钟或大于不同年龄段正常心率范围 2 个标准差。③气促，呼吸频率 > 30 次/min。④意识状态改变。⑤明显水肿或液体正平衡（> 20 mL/kg，超过 24 h）。⑥高糖血症（血糖 > 7.7 mmol/L）而无糖尿病史。

(2) 炎症反应指标：①白细胞增多症；②白细胞减少症；③白细胞计数正常，但不成熟白细胞 > 10%；④血浆反应蛋白 > 正常值 2 个标准差；⑤前降钙素 > 正常值 2 个标准差。

(3) 血流动力学指标：①低血压（收缩压 < 90 mmHg，平均动脉压 < 70 mmHg，或成人收缩压下降 > 40 mmHg，或按年龄下降 > 2 个标准差）；②混合静脉血氧饱和度 > 70%。

(4) 器官功能障碍指标：①低氧血症，氧合指数（PaO_2/FiO_2）< 300；②急性少尿，尿量 < 0.5 mL/（kg·h）或渗透浓度在 45 mmol/L 至少 2 h；③肌液增加 414 mmol/L；④凝血异常（国际标准化比值 > 1.5 或活化部分凝血活酶时间 > 60 s）；⑤腹胀（肠鸣音消失）；⑥血小板减少症；⑦高胆红素血症（总胆红素 > 710 mmol/L）。

(5) 组织灌流指标：①高乳酸血症（血乳酸 > 3 mmol/L）；②毛细血管再充盈时间延长或皮肤出现花斑。在以上各项诊断标准中，符合一般指标中的 2 项以上和炎症指标中的 1 项以上即可诊断为脓毒症。

（三）救治与护理

1. 救治原则

包括纠正休克、控制感染、改善呼吸、循环、中枢神经系统和代谢等功能。

（1）纠正休克。一旦诊断为脓毒症性休克，应尽快开始液体复苏，恢复有效循环血量，增加心排出量和组织氧供。对于经充分液体复苏后仍不能恢复动脉血压和组织灌注的患者，可使用多巴胺、去甲肾上腺素和多巴酚丁胺等血管活性药物。

（2）控制感染。进行病原学检查，控制感染源，明确诊断后尽早开始静脉应用抗生素。

（3）器官功能支持。主要包括：①并发ALI和ARDS的患者需行机械通气治疗。②贫血和凝血功能障碍患者选择使用红细胞、新鲜冰冻血浆和血小板制剂等。③肾脏替代治疗清除体内过多的水、代谢产物和炎性介质，抑制炎症反应，避免多器官功能障碍综合征的发生。④进行营养支持，预防应激性溃疡发生。

（4）其他。包括使用重组人活化蛋白C（rhAPC）、控制血糖、预防深静脉血栓形成和免疫调理治疗等。

2. 护理措施

（1）即刻护理措施。脓毒症患者一旦确诊，应立即开始液体复苏治疗，目标是在最初6小时内达到：①CVP达到8～12 mmHg；②平均动脉压65 mmHg；③尿量＞0.5 mL/（kg·h）；④中心静脉或混合静脉血氧饱和度为70%。护士应尽快建立至少两条静脉通路，有条件者最好建立中心静脉通路和有创动脉测压通路，以方便进行CVP、动脉血压的监测。液体复苏过程中严密观察患者尿量、心律、血压、CVP等指标，及时评估器官灌注改善情况，同时预防肺水肿的发生。为预防呼吸衰竭，必须保持呼吸道通畅，合理氧疗，必要时建立人工气道进行机械通气支持。遵医嘱留置导尿，监测每小时尿量。对高热患者进行物理降温，对体温不升者应加强保暖。

（2）器官功能监测与护理。

①中枢神经系统功能：严密观察患者意识状况和进行Glasgow评分，及时发现精神错乱、躁动、定向障碍、意识障碍等表现。镇静患者严密评估镇静水平，及早发现神经功能障碍或药物的不良反应。严密观察患者瞳孔大小、形状和对光反射，及时发现颅内病变征象。

②呼吸功能：密切观察患者呼吸状况，评估有无呼吸急促或困难、发绀等低氧血症表现。监测患者呼吸频率、呼吸音和动脉血气，及早发现呼吸衰竭或ARDS。正确提供氧疗、呼吸机通气支持护理和气道护理，防止缺氧、肺部感染、窒息和气压伤等发生。ARDS时

做好肺保护性通气的各项措施，允许性高碳酸血症通气时密切注意脑血管扩张和血压升高等改变。为防止机械通气过程中出现呼吸机相关性肺炎，患者体位除有禁忌证外应维持半卧位（床头抬高30°~45°）。实施每日唤醒镇静方案和镇痛可提高机械通气患者的舒适度，缓解焦虑，减少氧耗和降低人机对抗，利于各项治疗和护理操作。对血流动力学稳定、舒适、易唤醒、能主动保护/清洁气道并有希望快速康复的患者，可尝试使用无创性机械通气。

③循环功能：监测患者心电图、血压和外周循环状况，评估有无心律失常、低血压、毛细血管充盈时间延长等心功能障碍和组织灌注不良的表现。通过观察有创压力监测各指标的变化评估患者对液体复苏和血管活性药物的反应。

④泌尿系统功能：监测每小时尿量、尿液性状、血清肌酐和尿素氮的变化，及时发现少尿、肾灌注不足或功能不全的表现。做好肾脏替代治疗监测与护理。加强留置导尿管护理，预防泌尿系统感染。

⑤消化系统功能：低血压可造成肠道缺血和肠黏膜屏障功能损害，易发生感染、应激性溃疡、肝功能和胃肠道功能的损害。应严密观察患者有无恶心、呕吐、腹胀、肠鸣音减弱等胃肠功能紊乱表现。监测胃肠黏膜pH值可及时发现胃肠道功能状态和组织氧利用的变化情况。血清学监测可评估患者肝功能情况。

⑥血液系统功能：通过血小板计数、凝血时间等实验室检查严密监测患者出凝血功能情况。观察患者伤口有无渗血，穿刺点有无渗血，皮肤黏膜有无瘀点、瘀斑形成。抗凝治疗患者应严密监测凝血功能指标，防止出血等并发症。

（3）血管活性药物使用的护理 熟悉常用血管活性药物的种类、使用指征、用法、不良反应和注意事项。严密监测心电图、血压等变化，评估药物使用后循环功能改善情况、休克纠正情况等。

（4）感染防治与护理 各项治疗和护理操作严格遵循无菌技术原则和手卫生原则。做好口腔护理、雾化护理和胸部物理治疗等，预防呼吸道感染和呼吸机相关性肺炎发生。留置中心静脉导管和动脉导管的患者应按常规进行护理，防止血管内导管相关性感染发生。留置尿管患者严格进行会阴和尿管护理，防止尿管相关性泌尿系统感染发生。对可疑感染部位必要时正确采集标本进行病原学检查，以明确有无感染和选择敏感抗生素。使用抗生素治疗期间严密监测药物的疗效和不良反应，以便医生及时调整治疗方案。

（5）并发症的观察与护理 MODS是脓毒症和严重脓毒症最常见、最严重的并发症，应做好各器官、系统功能的观察和支持，及时发现器官功能障碍的表现并配合医生进行处理，防止疾病恶化，改善预后。

三、多器官功能障碍综合征

多器官功能障碍综合征（Multiple Organ Dysfunction Syndrome，MODS）是指机体在严重创伤、休克、感染等急性损伤因素打击下24小时后同时或序贯出现2个或2个以上与原发病损有或无直接关系的系统或器官的可逆性功能障碍。

MODS具有其特征性表现：①发病前器官功能正常或器官功能受损但处于相对稳定的生理状态。②从初次打击到器官功能障碍有一定间隔时间，常超过24小时。③衰竭的器官往往不是原发致病因素直接损害的器官，而发生在原发损害的远隔器官。④器官功能障碍的发生呈序贯性，最先受累的器官常见于肺和消化器官。⑤病理变化缺乏特异性，以细胞组织水肿、炎症细胞浸润和微血栓形成为主，在MODS死亡患者中，30%以上尸检无病理改变，器官病理损伤和功能障碍程度不相一致。⑥病情发展迅速，一般抗感染、器官功能支持或对症治疗效果差，死亡率高。⑦器官功能障碍和病理损害是可逆的，治愈后器官功能可望恢复到病前状态，不遗留并发症，不复发。⑧感染、创伤、休克、急性脑功能障碍（心搏呼吸骤停复苏后、急性大面积脑出血）等是其主要病因。

MODS病情危重，预后差，病死率随着功能衰竭器官数量的增加而上升，总病死率约40%左右。

（一）病因与发病机制

1. 病因

（1）感染因素占MODS的70%。包括肺部感染、腹腔内脓肿、肠源性感染或创面感染等。

（2）非感染因素包括严重多发伤、多处骨折、大面积烧伤或大手术、手术合并大量失血、休克、心肺复苏后、急性药物或毒物中毒等。

（3）高危因素高龄、慢性疾病、营养不良、大量输血、危重病评分增高等因素易诱发MODS。

2. 发病机制

（1）全身炎症反应失控。SIRS时机体在有关病因作用下，单核-巨噬细胞系统被激活，释放促炎介质如TNF-α、IL-1、IL-6、PAF等进入血液循环，损伤血管内皮细胞，导致血管壁通透性增高、血栓形成和远隔器官的损伤。这些促炎介质又可促使内皮细胞和白细胞激活，产生TNF-α、IL、PAF等细胞因子，加重器官损伤。中性粒细胞激活后可黏附于血管壁，并释放氧自由基、溶酶体酶、血栓素和白三烯等血管活性物质，进一步损伤血管壁，形成恶性循环，导致炎症反应失控性放大，从而造成组织器官的严重损伤。当促炎反应占优势时，表现为免疫亢进或SIRS，机体对外来打击的反应过于强烈而损伤自身细胞，导致MODS。当抗炎反应占优势时，表现为免疫麻痹或CARS，机体对外来刺激的反应低下，增加对感染的易感性，从而加剧脓毒症和MODS。SIRS和CARS均反映了机体炎症反应的失控状态，这可能是诱发MODS的根本原因。

（2）细菌和内毒素移位。正常情况下肠黏膜及淋巴组织起重要屏障作用，肠腔细菌及内毒素不能透过肠黏膜屏障进入血循环。严重创伤、休克、感染等应激状态下胃肠黏膜供血不足，屏障功能受损，使大量细菌和内毒素吸收入血形成肠源性内毒素血症，介导引发全身炎症反应，最后导致MODS形成。

（3）组织缺血-再灌注损伤。严重创伤、休克或感染等引起重要器官缺血、缺氧和细胞受损，出现细胞功能障碍。组织器官微循环灌注恢复时，催化氧分子产生大量氧自由基，损伤细胞膜，导致器官功能损害。

（4）二次打击或双相预激。激机体遭受最早的创伤、休克等致伤因素可被视为第一次打击，使炎症细胞被激活处于一种"激发状态"（pre-primed）。若再次出现致伤因素（如严重感染、脓毒症、导管菌血症等），则构成了第二次打击。即使打击的强度不及第一次，也能造成处于激发状态的炎症细胞更为剧烈的反应，超量释放细胞和体液介质。由炎症细胞释放的介质作用于靶细胞后还可以导致"二级""三级"，甚至更多级别新的介质产生，从而形成瀑布样反应，最终导致MODS。所以首次打击造成的器官损害并不是真正意义的MODS，而它引起的机体改变却成为SIRS的刺激因素，为二次打击造成全身炎症反应失控和器官功能障碍起到了预激作用。

（5）基因调控。基因多态性（即基因组序列上的变异）可能是决定人体对应激打击易感性和耐受性、临床表现多样性以及药物治疗反应差异性的重要因素。

3. 病情评估与判断

（1）病史评估。患者有无感染、创伤、大手术、休克等引起MODS的病因。评估患者是否存在高龄、慢性疾病、营养不良、大量输血、危重病评分增高等易感MODS的高危因素。

（2）临床表现。MODS的临床表现因基础疾病、感染部位、器官代偿能力、治疗措施等的不同而各异。MODS的病程一般为14～21日，经历休克、复苏、高分解代谢状态和器官功能衰竭4个期。

器官功能障碍是一个临床动态变化过程，动态评价有助于早期诊断和早期干预。1995年Marshall提出的MODS评分系统用于MODS严重程度及动态变化的客观评估，并得到了广泛应用。按照这个系统计分，MODS计分分数与病死率呈显著正相关，对MODS临床预后的判断有一定指导作用。但Marshall评分中未包括胃肠功能障碍评分。1995年，中国中西医结合急救医学会庐山会议通过的我国MODS诊断评分标准，将器官数增加为9个，包括外周循环、心脏、肺、肾、肝脏、胃肠道、凝血功能、脑和代谢。

PAR：压力校正心率=心率×右房压（或中心静脉压）/平均动脉压；GCS：如使用镇静剂或肌松剂，除非存在内在的神经障碍证据，否则应作正常计分。

（二）救治与护理

1. 救治原则

包括控制原发病，加强器官功能支持和保护，合理应用抗生素，免疫和炎症反应调节治疗等。

（1）控制原发病。控制原发病是MODS治疗的关键，应及时有效地处理感染、创伤、休克等原发病，减少、阻断炎症介质或毒素的产生与释放，防止休克和缺血再灌注损伤。

（2）器官功能支持和保护。①呼吸功能：合理进行氧疗，必要时行机械通气支持。②循环功能：尽早进行液体复苏，为改善微循环组织灌注，必要时使用血管活性药物。③肾功能：改善肾脏灌注，利尿，必要时行肾脏替代治疗。④胃肠功能：预防应激性溃疡发生，病情允许时应尽早给予胃肠内营养支持，促进胃肠功能恢复，改善胃肠道缺血再灌注损伤，恢复肠道微生态平衡等。

（3）合理使用抗生素。在经验性初始治疗时尽快明确病原菌，尽早转为目标治疗，采用降阶梯治疗的策略，并注意防止菌群失调和真菌感染。

（4）其他。包括免疫与炎症反应调节治疗、激素治疗、营养与代谢支持和中医中药治疗等。

2. 护理措施

（1）即刻护理措施。按各器官功能改变时的紧急抢救流程、抢救药物的剂量、用法、注意事项和各种抢救设备的操作方法，熟练配合医生进行抢救。呼吸功能障碍患者要保持气道通畅，必要时协助医生进行气管插管，呼吸机支持通气。急性左心衰患者立即予半卧位，吸氧，遵医嘱给予强心、利尿等药物治疗。

（2）重症患者常规护理。

（3）病情观察与生命体征监测。MODS患者器官功能改变早期常无特异性或典型表现，出现明显或典型症状时往往器官功能已受损严重，难以逆转。因此，早期识别MODS具有非常重要的临床意义。护士应熟悉MODS的诱因和发生、发展过程，掌握MODS器官功能变化各期的常见表现，做好生命体征和实验室检查的监测，积极协助医生早期发现病情变化，预防器官衰竭的发生。

（4）器官功能监测与护理。严密监测患者呼吸功能、循环功能、中枢神经系统功能、肾功能、肝功能、胃肠功能和凝血系统功能等。遵医嘱做好对各器官功能的支持和护理，评估患者对各种器官功能支持和保护的效果，及时发现器官功变化并配合医生采取相应的处理措施，尽可能维持或促进各器官功能的恢复，减少器官损害的数量和程度，从而降低死亡率。

（5）感染预防与护理。MODS患者免疫功能低下，机体抵抗力差，极易发生院内感染，如肺部感染、尿路感染、血管内导管相关性感染和皮肤感染等。因此，应加强口腔护理、气道护理、尿路护理、静脉导管护理和皮肤护理等；严格执行无菌技术、手卫生、探视等院内感染管理制度；早期、正确采集血、尿、痰等标本进行细菌培养和药物敏感试验，为治疗提供依据；监测各实验室检查指标的变化，及时报告医生。

知识拓展

炎症反应学说

炎症反应学说是MODS发病机制的基石。研究表明，感染或创伤引起的毒素释放和组织损伤并不是导致器官功能衰竭的直接原因，细菌和（或）毒素和组织损伤所诱导的全身性炎症反应是导致器官功能衰竭的根本原因。但是机体受细菌毒素、损伤刺激后，不仅释放炎症介质引起SIRS，同时释放大量内源性抗炎介质。后者可能是导致机体免疫功能损害的主要原因。1996年Bone针对感染和创伤时导致的机体免疫功能降低的内源性抗炎反应，提出了代偿性抗炎反应综合征（Compensatory Anti-inflammatory Response Syndrome，CARS）的概念。CARS作为SIRS的对立面，两者常常是不平衡的。如保持平衡，则内环境得以维持，不会引起器官功能损伤。一旦发生SIRS和CARS失衡，将引起内环境失去稳定性，导致组织器官损伤，发生MODS。因此就其本质而言，MODS是SIRS和CARS免疫失衡的严重后果。

（许 芳）

学习任务二　危重患者的感染控制

【任务目标】

（1）熟悉危重患者感染的分类。

(2) 掌握危重患者感染的原因。

(3) 掌握危重患者常见的感染及预防控制。

一、概述

医院感染（nosocomial infection）是指患者在住院期间获得的感染。危重症患者由于其自身抵抗与保护能力均较差，是医院感染的高发人群，同时，医院感染也是危重症患者最常见的、严重的并发症。预防与控制医院感染是保障危重患者安全的重要措施。

（一）危重症患者感染的分类

1. 按照感染源进行分类

(1) 外源性感染又称交叉感染，是指感染源来自其他患者或带菌者，或来自医院内的医疗仪器设备、医疗用品、血制品或医院环境等。

(2) 内源性感染又称自身感染，是指感染的病原体来自患者本身，是患者体内正常菌群或条件致病菌，当机体抵抗力下降及机体防御机制受损时发病。

2. 按照病原微生物进行分类

(1) 革兰阳性菌是引起医院感染常见的病原菌之一，其中最常见的是葡萄球菌、肠球菌与链球菌。手术和创伤部位感染多见于此种类型。由于新型及广谱抗生素的广泛应用，革兰阳性菌对抗生素的耐药性不断发生变化。2007年全国细菌耐药临床调查显示，耐甲氧西林的金黄色葡萄球菌为58.3%，而耐甲氧西林凝固酶阴性葡萄球菌达75%。

(2) 革兰阴性菌是引发危重症患者发生泌尿系统感染的主要细菌，病原菌主要为直肠与尿道的常驻菌，包括大肠杆菌、绿脓杆菌及变形杆菌等。此外，呼吸系统感染中还可见克雷伯肺炎杆菌、流感嗜血杆菌等。

(3) 真菌最常见于念珠菌，属真菌感染，约占91.4%，此外，也可见于少数曲霉菌属真菌感染。

(4) 其他病原微生物感染见于支原体感染、衣原体感染及病毒感染等。

3. 按照感染部位进行分类

(1) 呼吸道感染常与气管插管、气管切开、机械通气及误吸等相关。

(2) 泌尿道感染多与留置导尿密切相关。

(3) 血液感染主要见于局部感染后经血液全身扩散及中心静脉置管引发的血液感染。

(4) 消化道感染常与消化道损伤、菌群失调、黏膜水肿、缺血坏死等情况引发的消化道黏膜保护机制降低相关。

(5) 其他部位感染如切口（伤口）感染、颅内感染等。

（二）危重症患者感染的原因

（1）机体解剖屏障受损及保护机制减弱或消失。主要见于：严重创伤，尤其多见于空腔脏器的创伤；管道系统梗阻，如胆道梗阻引发胆管炎、肠梗阻引起的组织坏死、穿孔及腹膜炎等；长时间卧床引起压力性溃疡，导致皮肤破损；昏迷患者咳嗽反射受抑制，易发生误吸；休克、胃肠缺血再灌注及长时间的禁食或肠外营养支持使胃肠黏膜保护屏障受损。

（2）免疫功能低下。感染易发生于严重创伤、大手术、休克、昏迷等危重患者。患者病情越重，其免疫功能下降越显著。除原发性损伤或疾病外，营养不良、大量蛋白质丢失、应用皮质激素等均可导致患者免疫功能低下。此外，老年患者和长期卧床及有吸烟、酗酒等不良生活习惯的患者其免疫能力也会下降。

（3）医疗和环境因素。

①诊疗操作与药物使用：置入各种导管，如气管插管、导尿管、胃管、血管内导管、胸腹腔引流管等，或手术等侵入性操作造成的皮肤黏膜损伤，以及应用麻醉剂、止痛剂和长期机械通气的患者气管黏膜-纤毛传递系统抑制，使分泌物排出障碍。此外，大量应用抗生素可造成菌群失调与耐药菌株生长与繁殖。

②病原体的医源性传播：主要通过医务人员的手接触性传播，此外，污染的医疗设备、用品及医院环境也可成为重要的感染源。

二、医院获得性肺炎

医院获得性肺炎（Hospital-Acquired Pneumonia，HAP）是指入院时不存在、也不处于潜伏期，而于入院48 h或以后发生的肺内感染，是危重症患者最常见的医院内感染。在西方国家居医院感染的第2~4位，在我国是居于首位的医院内感染（占29.5%）。重症医院获得性肺炎（Severe Hospital-Acquired Pneumonia，SHAP）患病率与患者基础疾病的严重程度紧密相关，常可导致患者病情加重，甚至死亡。随着机械通气广泛应用，使用人工呼吸机的危重症患者最多见的一种医院获得性肺炎，即呼吸机相关性肺炎（Ventilator-Associated Pneumonia，VAP），是指在气管插管机械通气48~72 h后发生的肺内感染，其病死率超过50%。

（一）感染途径

（1）口咽部定植菌吸入。危重症患者呼吸道的防御机制障碍，咳嗽反射与呼吸道黏膜的纤毛清除能力下降，可使上呼吸道分泌物中的病原菌随呼吸而被吸入至肺，从而引发肺内感染。

(2) 胃肠道定植菌逆行。当胃液的pH值增高至4.0以上时，消化道内细菌过度繁殖，可逆行进入呼吸道或由于呛咳等被吸入呼吸道。危重症患者气管插管时抑制了患者的吞咽活动，易使反流的胃内容物吸入肺内，胃肠道定植菌逆行进入呼吸道的机会增多。在气管插管的ICU患者中SHAP患病率可高达20%。

(3) 医源性途径。主要与医疗环境中的空气污染、使用呼吸机时循环管路污染及医务人员的接触传播等有关，多为革兰阴性杆菌，如铜绿假单胞菌。

(二) 临床表现

(1) 症状常见的症状包括发热、呼吸困难、喘息或有脓痰等。

(2) 体征重症患者常有呼吸频率增快、发绀、病变部位湿啰音等体征。一些患者还可叩诊出有胸腔积液，听诊时有胸膜摩擦音等。

(3) 胸部X线片患者可出现肺部的浸润阴影，但也有一些危重症患者并没有浸润阴影，尤其是老年人或免疫功能低下者常更不典型。

(三) 诊断

美国胸科学会和感染性疾病学会2005年共同制订的《医院获得性肺炎指南》中指出，新出现的或进展的肺部炎性浸润性改变加上下列3个临床表现中的至少2项即可诊断为HAP：①发热超过38℃；②血白细胞增多（$>20×10^9$/L）或减少（$<4×10^9$/L）；③有脓性气道分泌物。

临床肺部感染积分（Clinical Pulmonary Infection Score，CPIS）也可作为HAP诊断与严重程度评估的重要依据，常用于治疗效果的监测。该评分表总分值为12分，得分大于6分即可认为存在HAP。

(四) 感染的控制

1. 支持治疗

主要包括维持液体出入量、通气支持与营养支持等，起到稳定患者基本状态的作用，更直接的治疗应是针对基础病因进行治疗。

2. 抗生素治疗

(1) 针对轻、中症HAP患者：常见于流感嗜血杆菌、肺炎链球菌、对甲氧西林敏感的金黄色葡萄球菌等感染。抗菌药物主要选择第二、三代头孢菌素、β内酰胺类（β内酰胺类酶抑制剂）、喹诺酮类或克林霉素联合大环内酯类抗生素。

(2) 针对重症HAP患者：常见于铜绿假单胞菌、耐甲氧西林金黄色葡萄球菌、不动杆菌、肠杆菌属细菌、厌氧菌等感染。抗菌药物主要选择喹诺酮类或氨基糖苷类联合下列某一类抗生素：抗假单胞菌（β内酰胺类、广谱β内酰胺类/β内酰胺酶抑制剂、碳青霉烯类。针对耐甲氧西林金黄色葡萄球菌必要时可联合应用万古霉素。真菌感染时应选用有效抗真菌药物。

（五）预防

（1）空气消毒。采用传统的紫外线照射、过氧乙酸熏蒸及臭氧（O_3）空气消毒机等方法均可达到空气消毒的作用，但这些方法常对眼睛、呼吸道黏膜和肺组织产生刺激作用，或引起肺水肿和哮喘等不良反应。因此，最好应用空气层流净化装置，也可采用过滤除菌或空气净化器达到有效的空气净化消毒。

（2）人员管理。将感染患者与非感染患者分开安置。病室内应限制人员流动，尽可能减少不必要的访客探视。非工作人员进入时应换鞋帽及工作服。医护人员在检查及处置前后应严格洗手，以避免交叉感染。

（3）呼吸道管理。维持病室内温度18～20℃，湿度60%～70%。保持患者呼吸道通畅，定时翻身、扣背及清理呼吸道分泌物。对气管切开或机械通气的患者应注意加强呼吸道温、湿化，以利于痰液的稀释排除。

（4）防止误吸。长时间平卧位是引起误吸的最危险因素。如患者病情允许，尽量采用半坐卧位，抬高床头30°～45°，以减少胃、食管反流物的误吸，降低HAP的发生。对于经口进食或鼻饲的患者，喂食或鼻饲的速度不可过快。

（5）口腔护理。每日进行2次口腔护理，以减少口腔内细菌数，防止其向下移行而发生HAP。漱口液可根据口腔的pH值选择。pH值高时可选用2%～3%硼酸溶液；pH值低时可选用1%～3%过氧化氢溶液。对机械通气的患者口腔护理时应在气囊充气情况下进行，以避免漱口液进入呼吸道。

（6）机械通气护理。使用人工呼吸机时呼吸机环路是细菌寄居的重要部位，定时更换呼吸机管道可减少细菌对环路的污染机会，从而降低VAP。环路中的冷凝水内易有细菌定植，因此，集水瓶应放在呼吸机环路的最低位置，避免倒流，并应及时倾倒集水瓶内的冷凝水。

三、导尿管相关性尿路感染

导尿管相关性尿路感染（Catheter-Associated Urinary Tract Infection，CA-UTI）主要是指患者留置导尿管后或拔除导尿管48小时内发生的泌尿系感染，其发生率仅次于肺内感染，是医院感染中最常见的感染类型之一，致病菌绝大多数为革兰阴性杆菌，其中以大肠杆菌最常见。

（一）感染途径

CA-UTI 主要为逆行性感染，细菌侵入主要通过以下途径。

（1）导尿时带入细菌。导尿时无菌操作不严格，可将细菌带入膀胱内。

（2）细菌逆行侵入。细菌可经导尿管与尿道黏膜间的空隙逆行进入膀胱，是 CA-UTI 是最常见的感染方式。此外，细菌还可经导尿管与集尿袋的连接处或经集尿袋的放尿口处侵入。

（二）临床表现

绝大多数患者没有明显的临床症状，少数人表现出尿道刺激症状，即尿频、尿急与尿痛，膀胱区可有不适，尿道口周围可出现红肿或有少量炎性分泌物。个别患者还可有腰痛，低热（一般不超过 38℃），一般无明显的全身感染症状。尿液检查时有白细胞尿，甚至血尿与脓尿。

（三）诊断

有症状的尿路感染患者出现尿频、尿急、尿痛等尿路刺激症状，或者有下腹触痛、肾区叩痛，伴有或不伴有发热，尿检白细胞结果：男性 > 5 个/高倍视野，女性 > 10 个/高倍视野。

（四）感染的控制

多数的 CA-UTI 患者是无临床症状的，不需要特殊的抗生素治疗，拔管后常可恢复，但 CA-UTI 常使这些患者成为医院感染中最大的耐药菌来源。一部分患者由于持续 CA-UTI 而发展成前列腺炎、膀胱炎、肾盂肾炎，甚至感染进一步扩散而引发菌血症等，因此，对于有症状的 CA-UTI 应积极抗感染治疗，防止感染进一步扩散。

（五）预防

1. 严格掌握留置导尿的适应证

留置导尿前应评估必要性，避免不必要的留置导尿，并应尽可能缩短导尿管的留置时间。

2. 选择适宜的导尿管

应根据患者的年龄、性别、尿道等情况选择适宜型号、材质的导尿管，严格执行无菌导尿技术，防止发生交叉感染，减少导尿过程中的机械性损伤。

3. 导尿后护理

（1）尿管应妥善固定，防止尿管发生滑动和牵引尿道，避免打折与弯曲，始终保持集尿袋高度低于膀胱水平，活动或搬运时应夹闭尿管，避免尿液逆流。及时清空集尿袋中的尿液，清空过程中要遵循无菌操作原则，避免集尿袋的放尿口被污染。

（2）维持通畅的无菌密闭引流，避免不必要的膀胱冲洗。一般情况不要分离导尿管与集尿袋的连接管，必须分离时应消毒尿管与连接管口，再按无菌技术连接集尿系统。

（3）保持患者尿道口清洁，留置导尿期间应每日清洁或消毒尿道口2次。

（4）长期留置导尿的患者，不宜频繁更换导尿管。如尿管阻塞、脱出、发生尿路感染及留置导尿装置的无菌性和密闭性被破坏时应立即更换。

四、血管内导管相关性感染

血管内导管相关性感染（Catheter Related Blood Stream Infection，CRBSI）是指带有血管内导管或者拔除血管内导管48小时内的患者出现菌血症或真菌血症，并伴有发热（>38℃）、寒战或低血压等感染表现，除血管导管外没有查出其他明确的感染源。随着血管内导管的广泛应用，CRBSI已成为医院血液感染的最常见原因。感染的病原微生物主要源自定植于导管内的细菌或经导管输入被污染的液体。

（一）感染途径

（1）导管外途径见于导管穿刺部位局部的病原微生物经导管与皮肤间隙入侵，并定植于导管尖端，是CRBSI最常见的感染途径。

（2）导管内途径主要见于导管连接处污染的病原微生物经导管腔内移行至导管尖顺，并在局部定植。

（二）临床表现

CRBSI症状常不典型，缺少特异性。不同程度的发热及脓毒症为最常见的表现形式。此外，少数患者可出现静脉炎、心内膜炎或迁徙性脓肿。

（三）诊断

1. 拔除导管后的诊断

取导管尖端5 cm进行病原菌培养，如果定植菌与血培养菌为同一菌株即可诊断CRBSI。

2. 保留导管时的诊断

常可用以下方法协助诊断。

（1）阳性时间差法：使用抗生素前同一时间分别经导管与经皮肤抽血并进行病原菌培养，如果经导管及经皮肤采出的血标本病原菌培养均为阳性，且经导管采出的血标本呈现阳性时间较经皮肤采出的血标本早2小时以上，可诊断CRBSI。

（2）定量法：使用抗生素前同一时间分别经导管与经皮肤抽血并进行病原菌培养，如果经导管采出的血标本菌落计数是经皮肤采出的血标本菌落计数的3倍以上，可诊断CRBSI。如果经导管采血多次病原菌培养为同一种病原微生物，且定量计数多10^2Cfu/mL，也提示发生CRBSI。

（四）感染的控制

1. 导管的保留与拔除

对于危重症患者导管常是不可替代的，因此，导管一旦插入不应盲目拔除。

（1）需要保留导管的情况：①患者仅有发热症状。②不能证实患者有持续的血液感染。③使用隧道型导管。④静脉通道依赖性导管，如果定植菌种类明确，且非金黄色葡萄球菌、铜绿假单胞菌与真菌，联合应用抗生素病情平稳或好转时。

上述情况需在严密监测下保留导管。

（2）需要拔除导管的情况：①穿刺部位局部皮肤有明显的感染征象。②能够证实导管接口处病原菌定植。③病情严重，有不可解释的脓毒症表现。④患者有瓣膜心脏病或粒细胞缺乏时，如导管远端培养出金黄色葡萄球菌或白色念珠菌时。

上述情况应及时拔除导管。

2. 抗生素的应用

（1）抗生素的选择：应根据实验室病原菌培养及药物敏感试验的结果选用抗生素。在病原菌培养结果报告前也可根据对CRBSI致病菌的预测经验性地使用抗生素，待病原菌培养结果报告后进行调整。

（2）局部应用抗生素：应用抗生素封管技术向导管内灌注高浓度的抗生素溶液，提高抗生素在定植部位的浓度，能够有效杀灭定植于导管内腔的病原微生物，但抗生素封管对于腔外感染无效。

（3）全身应用抗生素：保留血管内导管时应尽可能从导管输注抗生素，这样可提高定植部位的抗生素浓度。

（五）预防

（1）导管的选择。可选用抗菌材料导管，此种导管表面附有抗菌药物或导管材料中加入了抗菌药物，但抗菌药物长时间放置也会失效。需长时间放置导管的患者，最好选择隧道型导管或PICC导管。

（2）导管放置途径。置管时应优先选择锁骨下静脉，其次是颈内静脉，尽可能不选择股静脉，以避免增加革兰阴性杆菌与真菌感染的机会。

（3）置管过程中无菌技术。置管过程中严格的消毒与无菌操作是减少穿刺部位病原菌经导管皮肤间隙入侵的最有效手段。

（4）导管穿刺部位。皮肤保护使用无菌透明、透气性好的贴膜或无菌纱布覆盖导管穿刺点均可有效预防感染。使用透明贴膜的优点是便于观察穿刺点局部情况，而使用无菌纱布适于导管穿刺点有渗血情况。对于长期使用无皮下隧道静脉导管的患者及免疫功能低下的患者，应定期使用碘伏消毒穿刺部位或使用碘伏纱布进行保护，以减少金黄色葡萄球菌感染的几率。

（5）导管连接部位保护。反复进行导管连接部位的操作会增加感染的机会。研究表明，密闭的导管连接系统能减少导管腔内病原菌定植。为减少感染应选用含有抗菌物质的保护帽，同时，在连接导管前应做好局部消毒。

知识拓展

严格血糖控制对重症患者预后的影响

2001年Van den Berghe等对外科ICU患者进行了大样本随机对照研究，将入选的1548例患者分成两组，其中常规治疗组血糖超过11.93 mmol/L时静脉应用胰岛素，维持血糖在9.99～11.10 mmol/L；强化胰岛素治疗组血糖超过6.10 mmol/L时静脉应用胰岛素。维持血糖在4.44～6.10 mmol/L。研究结果表明控制血糖可使ICU患者病死率相对下降42%（对照组8.0%，强化治疗组4.6%，$P<0.05$），住院病死率相对下降34%（对照组10.9%，强化治疗组7.2%，$P=0.01$）。除了降低病死率外，强化胰岛素治疗还减少了危重患者相关并发症的发生，如血源性感染发生率下降46%，急性肾功能衰竭需要透析或血液滤过的比例下降41%，输红细胞比例减少50%，危重患者多发神经病发生率减少44%，且机械通气时间和住ICU时间亦缩短。这项研究结果的发表使人们对ICU患者血糖控制有了新的认识。

（韩　俊）

学习任务三 危重患者的营养支持

危重患者由于机体的应激性反应使代谢发生一系列变化，处于高分解代谢状态，加之摄入营养物质不足，易发生营养不良。营养支持虽不能完全阻止和逆转危重症患者的病情转归，但在减少患者并发症的发生率与病死率，促进其恢复健康方面却发挥着至关重要的作用。

一、概述

（一）危重症患者的代谢变化

危重症患者代谢变化主要包括能量消耗增加、糖代谢紊乱、蛋白质分解代谢加速、脂肪代谢紊乱等。

（1）能量消耗增加。基础能量消耗（Basal Energy Expenditure，BEE）是指人体在清醒且极度安静状态下，不受肌肉活动、环境温度、食物和情绪等因素影响时的能量消耗值。静息能量消耗（Resting Energy Expenditure，REE）是指人体在卧床时的能量消耗值。一般情况REE约为BEE的1.1倍。危重症患者能量消耗增加与代谢紊乱的程度、持续时间及危重症程度密切相关。研究表明，创伤、感染和大手术后可使患者的静息能量消耗增加20%~50%，烧伤患者更为突出，严重者增高可达100%以上。

（2）糖代谢紊乱。主要表现为糖异生增加与胰岛素抵抗。应激性反应下机体儿茶酚胺、甲状腺素、糖皮质激素与胰高血糖素分泌增加，糖异生作用更加明显，肝脏内葡萄糖的生成速度增加。同时，胰岛素分泌减少或相对不足，机体对胰岛素的敏感性下降，组织摄取与利用葡萄糖减少，呈现胰岛素抵抗，最突出的表现是引发高血糖。

（3）蛋白质分解代谢加速。危重症患者由于高代谢状态，蛋白质分解增加，合成不足，尿氮排出增加，可表现为明显的负氮平衡。

（4）脂肪代谢紊乱。间接能量测定显示，危重症患者糖类物质的氧化率下降，脂肪被动员成为供能物质成分，脂肪的氧化率增加。

（二）危重症患者的营养支持目的

营养支持的目的主要是供给细胞代谢所需要的能量与营养物质，维持组织器官正常的结构与功能；通过营养支持调理代谢紊乱，调节免疫功能，增强机体抗病能力，从而影响疾病的发展与转归。营养支持虽不能完全阻止和逆转患者严重应激反应的高分解代谢状态和人体组成的改变，但合理的营养支持，可减少机体净蛋白的分解代谢，使蛋白质的合成增加，改善潜在和已发生的营养不良状态，防止发生严重并发症。

（三）营养支持的评估

营养状态的测定方法：

1. 人体测量

主要通过测量患者体重、皮褶厚度及上臂围等方法判定其营养状况。

2. 生化及实验室

检查常用蛋白质测定与免疫测定方法来判定患者是否存在营养不良及营养不良的程度。

（1）蛋白质测定：包括血红蛋白（Hb）、血清白蛋白（Alb）、肌酐身高指数（Creatinine Height Index，CHI）、氮平衡（Nitrogen Balance，NB）及血浆氨基酸谱测定等方法。

（2）免疫测定：最常用总淋巴细胞计数的方法，也可通过免疫球蛋白测定及皮肤迟发性超敏反应来反映免疫功能状况。

3. 综合营养评定

常用的方法包括预后营养指数（Prognostic Nutritional Index，PNI）、营养评定指数（Nutritional Assessment Index，NAI）和微型营养评定（Mini-Nutritional Assessment，MNA）等，可以用来反映患者的营养状况及营养不良程度。

能量与蛋白质需要量的评估：

1. 能量需要评估

一般患者能量需要量为 25～35 kcal/（kg·d）。不同个体、不同病情及不同活动状态下能量的需要量有较大差异。评估患者能量需要时应综合考虑。可用 Harris-Benedict 公式计算 BEE，并以 BEE 为参数指标计算实际能量消耗（Actual Energy Expenditure，AEE）。

2. 蛋白质需要量评估

利用氮平衡来评价蛋白质营养状况及蛋白质的需要量。若氮摄入量大于排出量，为正氮平衡，反之为负氮平衡。评价氮平衡的公式：

氮平衡（g/d）=摄入氮量（g/d）－［尿氮量（g/d）+3］

危重症患者的营养支持原则：

1. 选择适宜的营养支持

时机应根据患者的病情变化来确定营养支持的时机。在复苏早期、血流动力学尚未稳定或存在严重的代谢性酸中毒阶段，并不是开始营养支持的安全时机。此外，还需考虑不同原发疾病、不同阶段的代谢改变与器官功能的特点。存在严重肝功能障碍、肝性脑病、严重氮质血症及严重高血糖未得到有效控制等情况下，营养支持也很难有效实施，而此时维持水、电解质平衡是危重症患者营养支持的第一需要，病情允许时应尽早给予营养支持。

2. 控制应激性高血糖

应激性高血糖是危重症患者普遍面临的问题。研究表明，血糖＞109 g/dL，死亡风险增加3倍。采用强化胰岛素治疗可以提高营养支持的安全性与可靠性。通过使用胰岛素严格控制血糖水平≤8.3 mmol/L可明显改善危重症患者的预后，使MODS的发生率及病死率明显降低。

3. 选择适宜的营养支持途径

营养支持途径分为肠外营养（Parenteral Nutrition，PN）与肠内营养（Enteral Nutrition，EN）。患者胃肠结构与功能完整，应首选EN，或以EN为主，以PN为辅；EN不能满足机体代谢需要时，应积极给予PN。但危重患者多有胃肠功能障碍，如不及时有效地给予PN，将使其死亡的风险增加3倍，PN成为其综合治疗的重要组成部分。对胃肠道完全不能接受营养物质补充的危重症患者可给予完全肠外营养支持（Total Parenteral Nutrition，TPN），即全部营养素通过中心静脉补允的营养支持方法；对胃肠道仅能接受部分营养物质补充的危重症患者，可采用部分肠内与部分肠外营养（Partial Parenteral Nutrition，PPN）相结合的营养支持方式，目的在于支持肠功能。

4. 合理的能量供给

这是实现危重症患者有效营养支持的保障。不同疾病状态、时期以及不同个体，其能量需求亦不同。危重症患者的营养支持应充分考虑受损脏器的耐受能力，肝肾功能受损时，营养物质的代谢与排泄均受到限制，供给量如超过机体代谢负荷，将加重代谢紊乱与脏器功能损害。应激早期，合并有SIRS的急危重症患者，应限制能量的供给量，可控制在20～26 kcal/（kg·d），这常被认为是危重症患者能够接受并可实现的能量供给目标，即允许性低热量喂养，以减少高血糖、高碳酸血症与脂肪沉积等并发症。对于病程较长、合并感染和创伤的患者，待应激与代谢状态稳定后能量供应适当增加。

5. 其他

在补充营养底物的同时，重视营养素的药理作用；为改善危重症患者的营养支持效果，在肠外与肠内营养液中可根据需要添加特殊营养素。

二、肠外营养支持与护理

（一）肠外营养的适应证与禁忌证

（1）肠外营养的适应证。不能耐受EN和EN禁忌的重症患者。主要包括：胃肠道功能障碍的重症患者，由于手术或解剖问题胃肠道禁止使用的重症患者，存在尚未控制的腹部情况，如腹腔感染、肠梗阻、肠瘘等。

（2）肠外营养的禁忌证。存在以下情况时不宜给予PN：早期复苏阶段血流动力学不稳定或存在严重水、电解质与酸碱失衡的患者，严重肝功能障碍的患者，急性肾功能障碍时存在严重氮质血症的患者，严重高血糖尚未控制的患者。

（二）肠外营养的途径

肠外营养（PN）可选择经中心静脉营养（Central Parenteral Nutrition，CPN）和经外周静脉营养（Peripheral Parenteral Nutrition，PPN）两种途径，经中心静脉途径主要是指经锁骨下静脉、颈内静脉、股静脉置入导管和应用经外周中心静脉导管（Peripherally Inserted Central Venous Catheter，PICVC）输注营养物质。CPN首选锁骨下静脉置管。PPN一般适用于患者病情较轻、营养物质输入量较少，PN不超过2周的患者。

（三）肠外营养的并发症与护理

肠外营养的并发症主要分为机械性并发症、感染性并发症和代谢性并发症。

1. 机械性并发症

（1）置管操作相关并发症：包括气胸、血胸、皮下气肿、血管与神经损伤等。作为操作者应熟练掌握操作技术流程与规范，操作过程中应动作轻柔，以减少置管时的机械性损伤。

（2）导管堵塞：是PN最常见的并发症之一。输注营养液时输液速度可能会减慢，在巡视过程中应及时调整，以免因凝血而发生导管堵塞。输液结束时应根据患者病情及出凝血功能状况使用生理盐水或肝素溶液进行正压封管。

（3）空气栓塞：可发生在置管、输液及拔管过程中。置管时应让患者头低位，操作者严格遵守操作规程，对于清醒患者应嘱其屏气。输液过程中加强巡视，液体输完应及时补充，最好应用输液泵进行输注。导管护理时应防止空气经导管接口部位进入血循环。拔管引起的空气栓塞主要由于拔管时空气可经长期置管后形成的隧道进入静脉，因此，拔管速度不宜过快，拔管后应密切观察患者的反应。

2. 感染性并发症

是PN最常见、最严重的并发症。

3. 代谢性并发症

常见于：①电解质紊乱，如低钾血症、低镁血症等。②低血糖，持续输入高渗葡萄糖，可刺激胰岛素分泌增加，若突然停止输注含糖溶液，可致血糖下降，甚至出现低血糖性昏迷。③高血糖，开始输注营养液时速度过快，超过机体的耐受限度，如不及时进行调整和控制高血糖，可因大量利尿而出现脱水，甚至引起昏迷而危及生命。因此，接受PN的患者，应严密监测电解质及血糖与尿糖变化，及早发现代谢紊乱，并配合医生实施有效处理。

（四）肠内营养的适应证与禁忌证

（1）肠内营养的适应证。胃肠道功能存在（或部分存在），但不能经口正常摄食的重症患者，应优先考虑给予EN，只有EN不可实施时才考虑PN。

（2）肠内营养的禁忌证。肠梗阻、肠道缺血或腹腔间室综合征的患者不宜给予EN，主要是EN增加了肠管或腹腔内压力，易引起肠坏死、肠穿孔，增加反流与吸入性肺炎的发生率。对于严重腹胀、腹泻，经一般处理无改善的患者，建议暂时停用EN。

三、肠内营养的途径

根据患者情况可采用鼻胃管、鼻空肠管、经皮内镜下胃造瘘（Percutaneous Endoscopic Gastrostomy，PEG）、经皮内镜下空肠造瘘（Percutaneous Endoscopic Jejunostomy，PEJ）、术中胃/空肠造瘘等途径进行EN。

（1）经鼻胃管。常用于胃肠功能正常、非昏迷及经短时间管饲即可过渡到经口进食的患者，是临床最常用的EN途径。其优点是操作简单、易行，缺点是可发生反流、误吸、鼻窦炎，并增加上呼吸道感染的发生率。

（2）经鼻空肠置管。优点在于喂养管通过幽门进入十二指肠或空肠，使反流与误吸的发生率降低，患者对EN的耐受性可增加。但要求在喂养的开始阶段营养液的渗透压不宜过高。

（3）经皮内镜下胃造瘘（PEG）是指在纤维胃镜引导下行经皮胃造瘘，将营养管置入胃腔。其优点是减少了鼻咽与上呼吸道感染，可长期留置，适用于昏迷、食管梗阻等长时间不能进食，而胃排空良好的危重症患者。

（4）经皮内镜下空肠造瘘（PEJ）是在内镜引导下行经皮空肠造瘘，将喂养管置入空肠上段，其优点除可减少鼻咽与上呼吸道感染外，还减少反流与误吸的风险，在喂养的同时可行胃十二指肠减压，并可长期留置喂养管，尤其适合于有误吸风险及需要胃肠减压的危重症患者。

四、肠内营养的输注方式

（1）一次性投给。将营养液用注射器缓慢地注入喂养管内，每次不超过200 mL，每天6~8次。该方法操作方便，但易引起腹胀、恶心、呕吐、反流与误吸，临床一般仅用于经鼻胃管或经皮胃造瘘的患者。

（2）间歇重力输注。将营养液置于输液瓶或袋中，经输液管与喂养管连接，借助重力将营养液缓慢滴入胃肠道内，每天4~6次，每次250~500 mL，输注速度为每分钟20~30 mL。此法在临床上使用较广泛，患者耐受性好。

（3）肠内营养泵输注。适于十二指肠或空肠近端喂养的患者，是一种理想的输注方式。一般开始输注时速度不宜快，浓度不宜高，让肠道有一个适应的过程，可由每小时40~60 mL开始，逐步增至100~150 mL，浓度亦逐渐增加。

五、肠内营养的并发症与护理

肠内营养（EN）的并发症主要分为感染性并发症、机械性并发症、胃肠道并发症和代谢性并发症。

1. 感染性并发症

最常见的是吸入性肺炎。误吸是EN最严重和致命的并发症。误吸可使营养液被吸入呼吸系统，一方面使呼吸发生窘迫，另一方面，营养物质为病原微生物提供良好的培养基，可导致肺内感染。因此，一旦发生误吸应立即停止EN，促进患者气道内的液体与食物微粒排出，必要时应通过纤维支气管镜吸出。遵医嘱应用皮质激素抗肺水肿及应用抗生素治疗。

2. 机械性并发症

（1）黏膜损伤：可因喂养管置管操作时或置管后对局部组织的压迫而引起黏膜水肿、糜烂或坏死，因此，应选择直径适宜、质地软而有韧性的喂养管，熟练掌握操作技术，置管时动作应轻柔。

（2）喂养管堵塞：最常见的原因是膳食残渣或粉碎不全的药片黏附于管腔壁，或药物与膳食不相溶形成沉淀附着于管壁所致。发生堵塞后可用温开水低压冲洗，必要时也可借助导丝疏通管腔。

（3）喂养管脱出：喂养管固定不牢或患者躁动不安及严重呕吐均可导致喂养管脱出，不仅使EN不能顺利进行，而且经造瘘置管的患者还有引起腹膜炎的危险，因此，置管后应妥善固定导管、加强护理与观察，严防导管脱出，一旦喂养管脱出应及时重新置管。

3. 胃肠道并发症

（1）恶心、呕吐与腹胀：接受EN的患者有10%～20%可发生恶心、呕吐与腹胀，主要见于营养液输注速度过快、乳糖不耐受、膳食口味不耐受及膳食中脂肪含量过多等。发生上述消化道症状时应针对原因采取相应措施，如减慢输注速度、加入调味剂或更改膳食品种等。

（2）腹泻：是EN最常见的并发症。主要见于：①低蛋白血症和营养不良时小肠吸收力下降；②乳糖酶缺乏者应用含乳糖的肠内营养膳食；③肠腔内脂肪酶缺乏，脂肪吸收障碍；④应用高渗性膳食；⑤营养液温度过低及输注速度过快；⑥同时应用某些治疗性药物。一旦发生腹泻应首先查明原因，针对原因进行处置，必要时可遵医嘱对症给予止泻剂。

4. 代谢性并发症

最常见的代谢性并发症是高血糖和低血糖。高血糖常见于处于高代谢状态的患者、接受高碳水化合物喂养者及接受皮质激素治疗的患者；而低血糖多发生于长期应用肠内营养而突然停止时。对于接受EN的患者应加强对其血糖监测，出现血糖异常时应及时报告医生进行处理。此外，在患者停止EN时应逐渐进行，避免突然停止。

【实践评析】

实践内容：

患者男性，23岁，外伤致双侧股骨干骨折而入院。查：神志尚清，表情淡漠，口渴，面色苍白，皮肤湿冷，T 35.5℃，P 132次/min，BP 9.0/6.0 kPa，CVP为2 cmH$_2$O，毛细血管充盈迟缓。血气分析：pH 7.3，HCO$_3^-$ 15 mmol/L，PaCO$_2$ 28 mmHg。请问：

（1）该患者的主要问题是什么？

（2）该患者存在酸碱失衡吗？如何进行分析？

评析：

（1）失血性休克。

（2）存在酸碱失衡，pH 7.3，根据判断是酸血症，PaCO$_2$降低且HCO$_3^-$浓度降低，二者且同向变化。HCO$_3^-$浓度降低决定pH值的变化方向，而肺PaCO$_2$的变化相对于HCO$_3^-$浓度降低的变化未超过其代偿的限度，并在其代偿的时间范围内。因此，判断代谢性酸中毒是原发性，而PaCO$_2$降低是继发性改变。

实践模拟

如果你是主治医生，应从哪些方面加强对该患者的监护？

（徐琼英）

【考评自测】

一、名词解释

（1）血流动力学监测

（2）心排出量

（3）中心静脉压

二、单项选择

（1）下列心血管系统功能监测项目中属于有创监测的是（　　）。

A. 心电图监测　　B. 自动间断测压

C. 中心静脉压监测　　D. 多普勒心排出量监测

E. 自动连续测压

（2）标准肢体导联Ⅰ导联的正极为（　　）。

A. 左上肢　　B. 左下肢　　C. 右上肢　　D. 右下肢

E. 胸骨左缘第四肋间

（3）导联V_4电极的置放位置应为（　　）。

A. 胸骨右缘第四肋间　　B. 胸骨左缘第四肋间

C. 左侧锁骨中线与第五肋间相交处　　D. 左侧腋前线与第五肋间相交处

E. 左侧腋中线与第五肋间相交处

（4）下列关于潮气量的描述正确的是（　　）。

A. 正常值为 10～15 mL/kg

B. 指在静息状态下每分钟呼出或吸入的气体量

C. 反映人体静息状态下的通气功能

D. 可反映无效通气量　　E. 反映通气的效率

（5）喉部以下有阻塞者可出现的异常呼吸类型是（　　）。

A. 叹息式呼吸　　B. 鼾音呼吸　　C. 点头式呼吸　　D. 哮喘式呼吸

E. 潮式呼吸

（6）以下关于气道压的描述正确的是（　　）。

A. 平台压是指连续数个呼吸周期中气道内压的平均值

B. 平台压可反映出对循环功能的影响程度

C. 峰压是指吸气后屏气时的压力

D. 平均气道压小于 7 cmH_2O 时对循环功能无明显影响

E. 峰压越低，对循环的抑制就越轻

（7）与动脉血氧饱和度的高低无关的因素是（　　）。

　　A. 血红蛋白的数量　　B. 氧分压

　　C. CO_2分压　　　　D. 血红蛋白的功能状态

　　E. 血中H^+浓度

（8）下列关于动脉血氧分压的描述错误的是（　　）。

　　A. 正常值为80~100 mmHg　　　　B. 用于衡量有无缺氧及缺氧的程度

　　C. 作为诊断呼吸衰竭的重要指标　　D. 40~60 mmHg提示重度缺氧

　　E. 与组织供氧有直接关系，是诊断酸碱失衡的重要指标

（9）脑室内测压最主要的缺点是（　　）。

　　A. 患者疼痛严重　B. 有颅内感染的危险

　　C. 适应范围不广　D. 不宜保证测压的准确性

　　E. 穿刺难度较大，技术要求高

（10）休克时缺血发生最早、最明显的脏器是（　　）。

　　A. 脑　B. 胃肠道　C. 肾　D. 心脏

　　E. 肝

学习单元十 常用救护技术

急救技术在平时、战时，在病房、手术室以及医院外的各种场合均可出现，作为医护人员，应掌握心跳呼吸骤停抢救的基本知识和方法，才能达到预期的目的。

【导入案例】

患者，女性，42岁，因心前区疼痛20分钟急诊入院。心电图检查显示窦性心律，急性下壁心肌梗死。立即给予静滴升压药物及硝酸甘油20 mg，给药5分钟后患者突然出现抽搐，意识丧失，呼吸、心跳停止，血压为0，心电图示室颤。

思考与讨论：
(1) 此时应为患者实施哪项急救操作？为什么？
(2) 为患者实施该操作时应注意哪些问题？

学习任务一 常用急救技术

【任务目标】

(1) 掌握外伤止血、包扎、固定及搬运法。
(2) 掌握气管插管术、环甲膜穿刺术的适应证、禁忌证、物品的准备及注意事项。
(3) 掌握胸腔闭式引流术的护理要点。

急诊患者病种复杂，病情变化快，在短时间内确诊难度大，因此，不仅要求急诊医护人员具备各临床专科的一般知识和操作技能，更要熟练掌握各种急救技术，如建立人工气道技术、心肺脑复苏术、血流动力学监测术、洗胃术等，以便对患者实施及时有效的救护。

一、人工气道的建立

人工气道（artificial airway）是指运用各种辅助设备及特殊技术在生理气道与空气或其他气源之间建立的有效连接，以保证气道通畅，维持有效通气。紧急人工气道技术大致可分为确定性和非确定性。所谓确定性人工气道是指能保证可靠的、有效的通气并适宜长时间使用，而非确定性人工气道技术的优点是操作简便，易于掌握。

（一）口咽通气管置入术

口咽通气管（Oral-Pharyngeal Airway，OPA）是一种由弹性橡胶或塑料制成硬质扁管形人工气道，呈弯曲状，其弯曲度与舌及软腭相似。主体包括翼缘、牙垫、咽弯曲度三部分，随着口咽通气管型号的增大，其形状和长度逐渐增加，以适应不同年龄和不同体型的患者使用。

1. 适应证

（1）缺乏咳嗽或咽反射的昏迷患者。
（2）有自主呼吸而舌后坠致呼吸道梗阻的昏迷患者。
（3）气道分泌物增多时需行吸引的昏迷患者。
（4）癫痫发作或抽搐时保护舌、齿免受损伤的昏迷患者。
（5）同时有气管插管时，取代牙垫作用。

2. 禁忌证

OPA不可用于清醒或半清醒的患者，因其可能因刺激引起恶心和呕吐，甚至喉痉挛，或使OPA移位而致气道梗阻。此外，当患者有下列情况时应慎重考虑操作。

（1）口腔及上下颌骨创伤。
（2）咽部气道占位性病变。
（3）喉头水肿、气管内异物、哮喘、咽反射亢进患者。
（4）门齿有折断或脱落危险的患者。
（5）呕吐频繁者。

（二）操作方法

1. 物品准备

选择合适的口咽通气管，长度为口角至耳垂或下颌角的距离。选择的原则是宁长勿短，宁大勿小。因口咽通气管太短不能经过舌根而达不到开放气道的目的。

2. 患者准备

昏迷患者放平床头，协助患者取平卧位，头后仰，使上呼吸道口、咽、喉三轴线尽量重叠。清除口腔及咽部分泌物，保持呼吸道通畅。

3. 操作步骤

置管方法分为两种：直接放置法和反向插入法。直接放置时可使用压舌板协助，将口咽通气管的咽弯曲部分沿舌面顺势送至上咽部，将舌根与口咽后壁分开。使用反向插入法时，把口咽通气管的咽弯曲部分向腭部插入口腔。

当其内口接近口咽后壁时（即已通过悬雍垂），即将其旋转180°，顺势向下推送，借患者吸气时顺势向下推送，弯曲部分下面压住舌根，弯曲部分上面抵住口咽后壁。虽然反向插入法比直接放置法操作难度大，但在开放气道及改善通气方面更为可靠。对于意识不清者，操作者用一手的拇指与示指将患者的上唇齿与下唇齿分开，另一手将口咽通气管从后臼齿处插入，操作时注意动作轻柔。合适的口咽通气管位置应使其末端位于患者的上咽部，将舌根与口咽后壁分开，使下咽部到声门的气道通畅。

4. 检测人工气道是否通畅

以手掌放于口咽通气管外口，感觉有无气流，或以少许棉絮放于外口，观察有无随患者呼吸的运动。还应观察胸壁运动幅度和听诊双肺呼吸音。检查口腔，以防止舌或唇夹置于牙和口咽通气管之间。

（三）注意事项

（1）保持管道通畅。及时清理呼吸道分泌物，防止误吸，甚至窒息。注意密切观察有无导管脱出而致阻塞气道的现象。

（2）加强呼吸道湿化口咽。通气管外口可盖一层生理盐水纱布，既湿化气道又防止吸入异物和灰尘。

（3）监测生命体征。严密观察病情变化，随时记录，并备好各种抢救物品和器械，必要时配合医生行气管内插管术。

二、鼻咽通气管置入术

鼻咽通气管（Naso Pharynge Alairway，NPA）是从患者鼻腔插入到咽腔的一个类似于气管插管的软管道。作为一种常规的通气工具，鼻咽通气管适用于舌后坠所致呼吸道梗阻的患者。由于其对咽喉部的刺激性较口咽通气管小，清醒、半清醒或浅麻醉患者更易耐受。

（一）适应证

（1）各种原因引起的不完全呼吸道梗阻，不能使用或耐受口咽通气管或使用口咽通气管效果不佳者。

（2）牙关紧闭，不能经口吸痰，防止反复经鼻腔吸痰引起鼻腔黏膜损伤者。

（二）禁忌证

（1）颅底骨折、脑脊液耳鼻漏者。
（2）鼻腔各种疾患，如鼻息肉、鼻腔畸形、鼻外伤、鼻腔炎症等。
（3）鼻腔出血或有出血倾向者。

（三）操作方法

（1）物品准备。选择合适的鼻咽通气管。比较通气管的外径和患者鼻孔的内腔，使用尽可能大又易于通过鼻腔的导管，长度为鼻尖到耳垂的距离。

（2）患者准备。患者取仰卧位，观察其神志、鼻腔、呼吸及血氧饱和度的情况，选择通畅一侧鼻腔。

（3）操作方法。清洁并润滑一侧鼻腔、鼻咽通气管外壁，将鼻咽通气管弯度向下、弧度朝上、内缘口向下，沿垂直鼻面部方向缓缓插入鼻腔，直至通气管的尾部抵住鼻腔外口，插入深度13～15 cm。用胶布或系带妥善固定于鼻侧部，防止滑脱。

（4）再次评估气道是否通畅。以解除舌后坠、鼾声消失、呼吸通畅为标准。
（5）固定置管。成功后，妥善固定，以免脱出。

（四）注意事项

（1）保持鼻咽通气管通畅。每日做好鼻腔护理。鼻孔与鼻咽通气管间涂油，及时清除鼻腔分泌物。

（2）做好气道湿化。防止鼻黏膜干燥出血。
（3）防止鼻腔黏膜压伤。每1～2天更换鼻咽通气管一次并于另一侧鼻孔插入。
（4）保持吸氧管的通畅，无痰痂阻塞。
（5）鼻咽通气管使用时要注意评价痰液吸引和氧疗效果。
（6）必要时配合医生行气管内插管进一步治疗。

三、喉罩置入术

喉罩（Laryngeal Mask Airway，LMA）是介于面罩和气管插管之间的一种新型维持呼吸道通畅的装置，覆盖于喉的入口，可以行短时的机械通气的技术。

（一）适应证

（1）短时的外科手术。

（2）困难气道估计难以气管内插管的患者。

（3）颈椎活动度差等原因引起气道异常者，不宜用喉镜和气管内插管患者。

（4）紧急情况下人工气道的建立和维持。

（二）禁忌证

（1）张口度 < 1.5 cm。

（2）咽部病变，如血管瘤、组织损伤等。

（3）喉部或喉以下气道梗阻者。

（4）肺顺应性下降或气道阻力增高者。

（5）存在增加胃内容物反流和呼吸道误吸危险者，如未禁食、饱胃、肥胖、怀孕超过14周、多处或大的创伤、急性胸腹部外伤、禁食前使用过阿片类药物、肠梗阻、食管裂孔疝等。

（三）操作方法

（1）用物准备。根据年龄和体型选择合适的喉罩，行漏气检查。另备注射器、固定用胶布、吸引装置等。

（2）患者准备。操作前患者禁食，取平卧或侧卧位，清除口腔、气道分泌物，保持气道通畅。

（3）操作步骤。①患者头部伸展，颈部屈曲，小心将喉罩尖端紧贴硬腭。②用示指沿硬腭和软腭向头侧方向压住喉罩。③用示指保持对喉罩头侧的压力，送入喉罩至下咽基底部直至感到有明显阻力。④用另一手固定导管外端，退出示指，充气使喉罩自行密闭，可见导管自行向外退出约1.5 cm。

（四）注意事项

（1）使用喉罩前禁食。

（2）喉罩不能防止胃内容物误吸，使用过程中应及时清除气道内分泌物。

（3）喉罩不适用于长期机械通气者。

（4）注意观察喉罩使用后患者呼吸改善情况，听诊双肺呼吸音。

（5）拔出喉罩前尽量避免咽喉部刺激。

四、环甲膜穿刺术

环甲膜穿刺术（cricothyroid membrane puncture）是在确切的气道建立之前，迅速提供临时路径进行有效气体交换的一项急救技术，是通过施救者用刀、穿刺针或其他任何锐器，从环甲膜处刺入，建立新的呼吸通道，快速解除气道阻塞和（或）窒息的急救方法。当气管插管不成功或面罩通气不充分时，环甲膜穿刺是急诊非手术方式提供通气支持的恰当治疗措施。

（一）适应证

（1）急性上呼吸道完全或不完全阻塞，尤其是声门区阻塞，严重呼吸困难不能及时气管切开建立人工气道者。

（2）牙关紧闭经鼻插管失败，为喉、气管内其他操作准备。

（3）气管内给药。

（二）禁忌证

有出血倾向患者。

（三）操作方法

（1）用物准备。环甲膜穿刺针或16号抽血用粗针头，T型管、吸氧装置。

（2）患者准备。取平卧或斜坡卧位，头部保持正中，尽可能使颈部后仰，不需局麻。

（3）操作方法。常规消毒环甲膜区的皮肤。确定穿刺位置，用左手示指在环状软骨与甲状软骨之间正中可触及一凹陷，此即环甲膜。左手示指和拇指固定此处皮肤，右手持针在环甲膜上垂直下刺，通过皮肤、筋膜及环甲膜，有落空感时，挤压双侧胸部，自针头处有气体逸出或用空针抽吸易抽出气体，患者出现咳嗽，固定针头于垂直位。以T形管的上臂与针头连接，下臂连接氧气，也可以左手固定穿刺针头，以右手示指间歇地堵塞T形管上臂的另一端开口处而行人工呼吸。同时可根据穿刺目的进行其他操作，如注入药物等。

（4）术后处理。整理用物，医疗垃圾分类处置，并作详细穿刺记录。

（四）注意事项

（1）环甲膜穿刺仅仅是呼吸复苏的一种急救措施，不能作为确定性处理。因此，在初期复苏成功、呼吸困难缓解、危急情况好转后，应改作气管切开或立即做消除病因的处理（如清除异物等）。

（2）进针不宜过深，避免损伤气管后壁黏膜。

(3) 环甲膜穿刺针头与T形管接口连接时，必须连接紧密不漏气。

(4) 穿刺部位若有明显出血应及时止血，以免血液流入气管内。

(5) 作为一种应急措施，穿刺针留置时间不宜超过24小时。

(6) 如遇血凝块或分泌物阻塞穿刺针头，可用注射器注入空气，或用少许生理盐水冲洗，以保证其通畅。

五、气管内插管术

气管内插管术（tracheal intubation）是指将一特制的导管经口或经鼻通过声门直接插入气管内的技术。其目的是清除呼吸道分泌物或异物，解除上呼吸道阻塞，进行有效人工呼吸，增加肺泡有效通气量，减少气道阻力及死腔，为气道雾化或湿化提供条件。

根据插管时是否用喉镜显露声门，分为明视插管和盲探插管。临床急救中最常用的是经口明视插管术。

（一）适应证

(1) 呼吸心搏骤停行心肺脑复苏者。

(2) 呼吸功能衰竭需有创机械通气者。

(3) 呼吸道分泌物不能自行咳出而需直接清除或吸出气管内痰液者。

(4) 误吸患者插管吸引，必要时作肺泡冲洗术者。

（二）禁忌证

气管插管没有绝对的禁忌证。然而，当患者有下列情况时应慎重考虑操作：

(1) 喉头水肿或黏膜下血肿、急性喉炎、插管创伤引起的严重出血等。

(2) 颈椎骨折或脱位。

(3) 肿瘤压迫或侵犯气管壁，插管可导致肿瘤破裂者。

(4) 面部骨折。

(5) 会厌炎。

（三）操作方法

1. 物品准备

备气管插管盘，内有喉镜、气管导管芯、牙垫、注射器、吸痰管、吸引器、呼吸面罩及呼吸气囊、开口器等。喉镜：有成人、儿童、幼儿三种规格；镜片有直、弯两种类型，常用为弯形片，因其在暴露声门时不必挑起会厌，可减少对迷走神经的刺激。气管导管：

多采用带气囊的导管，婴幼儿选用无气囊导管。导管内径（ID）标号从 2.5~11.0 mm，每一号相差 0.5 mm，导管的选择应根据患者的性别、体重、身高等因素决定，紧急情况下无论男女都可选用 7.5 mm。小儿气管导管内径的选择，可利用公式做出初步估计：导管内径（mmID）=4.0+（岁÷4）或导管内径（mmID）=（16~18+岁）÷4。

2. 患者准备

取仰卧位，头后仰，颈部上抬，使口、咽、气管基本重叠于一条轴线，此为插管操作的标准头位。如喉头暴露不好，可在肩背部或颈部垫一小枕，使头尽量后仰，此为插管操作的修正体位。对呼吸困难或呼吸停止患者，插管前使用简易呼吸器给予患者 100% 的氧气进行充分通气，以免因插管费时而加重缺氧。

3. 操作方法

①检查用物：插管前检查所需物品齐全、性能良好，如喉镜光源、导管气囊等。②选择导管、置入管芯：确保管芯位于离气管导管前端开口 1 cm 处。③置入喉镜：操作者左手持咽喉镜，从右嘴角斜形置入。镜片抵咽喉部后转至正中位，将舌体推向左侧，此时可见到悬雍垂（此为声门暴露的第一个标志），然后顺舌背将喉镜片稍作深入至舌根，稍稍上提喉镜，即可看到会厌的边缘（此为声门暴露的第二个标志）。看到会厌边缘后，如用弯形喉镜片，可继续稍作深入，使喉镜片前端置于会厌与舌根交界处，然后上提喉镜即可看到声门（注意以左手腕为支撑点，而不能以上门齿作为支撑点）。④暴露视野：充分吸引视野处分泌物。⑤置入导管：右手持气管导管，对准声门，在吸气末（声门开大时），轻柔地插入导管过声门 1 cm 左右，迅速拔除管芯，导管继续旋转深入气管，导管插入气管内的深度成人为 4~6 cm，小儿 2~3 cm。⑥确认导管在气管内：安置牙垫，拔出喉镜。轻压胸廓导管口感觉有气流，连接简易呼吸器压入气体，观察胸廓有无起伏，同时听诊两肺呼吸音是否对称。有条件可监测二氧化碳浓度量化波形图确认和监测气管插管位置是否正确。

4. 固定

用长胶布妥善固定导管和牙垫。采用最小闭合容积法或最小漏气技术对气囊进行充气，直至通气时气囊周围无漏气，或测量气囊压力不超过 30 cmH$_2$O，以此决定注入气囊的气体量，一般需注入 5~10 mL 气体。连接人工通气装置。

5. 术后处理

整理用物，医疗垃圾分类处置，并作详细记录。

（四）注意事项

（1）插管时，尽量使喉部充分暴露，视野清楚，动作轻柔、准确，以防造成损伤。

（2）动作迅速，勿使缺氧时间过长而致心搏骤停。

（3）操作者熟练插管技术，尽量减少胃扩张引起的误吸，30秒内插管未成功应先给予100%氧气吸入后再重新尝试。

（4）导管插入深度合适，太浅易脱出，太深易插入右总支气管，造成仅单侧肺通气，影响通气效果。置管的深度，自门齿起计算，男性22~24 cm，女性20~22 cm。气管导管顶端距气管隆嵴大约2 cm。小儿可参照公式：插管深度（cm）=年龄×2+12。应妥善固定导管，每班记录导管置入长度。

六、气管切开术

气管切开术（tracheostomy）是指切开颈段气管前壁，插入气管套管，建立新的通道进行呼吸的一种技术。它可以维持气道通畅，减少气道阻力，有利于减少呼吸道解剖死腔，保证有效通气量。气管切开术分常规气管切开术、经皮气管切开术。

气管切开术是为了建立气道而在气管处所行的手术切口，也称之为外科气道，或者是"气管"。是比较复杂，费时的外科操作，在紧急状况下不宜使用。

（一）适应证

（1）喉阻塞。由喉部炎症、肿瘤、外伤、异物或瘢痕性狭窄引起的严重喉阻塞、呼吸困难明显，而病因又不能很快解除者，应及时行气管切开术。

（2）下呼吸道分泌物潴留。由重度颅脑损伤、呼吸道烧伤、严重胸部外伤、颅脑肿瘤、昏迷、神经系统病变等各种原因引起的下呼吸道分泌物潴留，为保持气道通畅，可考虑气管切开。

（3）预防性气管切开。对于某些口腔、鼻咽、颌面、咽、喉部大手术，为了进行全麻，防止血液流入下呼吸道，保持术后呼吸道通畅，可施行气管切开。破伤风容易发生喉痉挛，预防性气管切开，以防发生窒息。

（二）禁忌证

（1）严重出血性疾病。
（2）下呼吸道占位而致的呼吸困难。
（3）颈部恶性肿瘤。

（三）操作方法

1. 常规气管切开术

物品准备。气管切开手术包，不同型号气管套管，其他如吸引器、吸痰管、吸氧装置以及必备的抢救药品等。

患者准备。患者一般取仰卧位，肩部垫高，头后仰并固定于正中位，使下颌、喉结、胸骨切迹在同一直线上，气管向前突出，使气管上提并与皮肤接近，使手术时充分暴露气管。

操作步骤。①消毒、铺巾、物品检查：下颌骨下缘至上胸部皮肤常规消毒，操作者戴无菌手套，铺无菌巾。检查气管切开包内器械及气管套管气囊是否漏气。②局部麻醉：以1%～2%利多卡因作切口处局部浸润麻醉。③暴露气管：操作者用左手拇指和示指固定喉部，自甲状软骨下缘至胸骨上窝处，沿颈前正中线切开皮肤和皮下组织（切口长度4～5 cm），用止血钳自白线处分离两侧胸骨舌骨肌及胸骨甲状肌，并用拉钩将分离的肌肉牵向两侧，暴露气管前壁。在分离过程中，切口两侧拉钩的力量应均匀，并经常用手指触摸环状软骨和气管环，以便手术始终沿气管前中线进行。④气管切口：用刀尖挑开第2、3或3、4气管环，不得低于第5气管环。撑开气管切口，吸出气管内分泌物及血液。⑤置入气管套管：插入大小合适、带有管芯的气管套管外管，立即取出管芯，放入内管。⑥固定套管：用手固定气管套管，避免用力咳嗽使套管脱出。气管套管插入后，将系带固定于颈部，松紧以放入一指为宜。为防脱出，可在切口上端缝合1～2针加以固定。最后，用一块剪口纱布垫入伤口和套管之间，再用一块单层的无菌湿纱布盖在气管套管口外。⑦术后处理：整理用物，医疗垃圾分类处置，并作详细手术记录。

2. 经皮气管切开术

经皮气管切开术（percutaneous tracheostomy）是在Seldinger经皮穿刺插管术基础之上发展起来的一种新的气管切开术，具有简便、快捷、安全、微创等优点，已部分取代常规气管切开术。

（1）用物准备。一次性Portex成套器械盒，包括手术刀片、穿刺套管针、注射器、导丝、扩张器、特制的尖端带孔的气管扩张钳及气管套管。

（2）患者准备。患者体位及麻醉同常规气管切开术。

（3）操作方法。①定位：在第2、3气管环之间或第3、4气管环之间的正前方。②插管前先吸纯氧并监护血氧饱和度、心电图和血压，充分吸痰。如有气管插管先将气囊放气，将气管导管撤至喉入口处，并重新充气封闭气道。③皮肤消毒、铺巾。④在选择插管部位的皮肤上作一长约1.5 cm的横行或纵行直切口，皮下组织可用小指或气管扩张钳钝性分离。⑤注射器接穿刺套管针并抽吸生理盐水或2%利多卡因5 mL，沿中线穿刺回抽见气泡，确认进入气管内。拔出针芯，送入穿刺套管。沿穿刺套管送入导丝，导丝进入约10 cm，抽出穿刺套管。此时多有反射性咳嗽。⑥气管前壁扩张：先用扩张器沿导丝扩开气管前组织及气管前壁，再用气管扩张钳顺导丝分别扩张气管前组织及气管前壁，拔出扩张钳。气管前壁扩张后气体可从皮肤切口溢出。⑦置入气管套管：沿导丝将气管套管送入气管，拔出管芯和导丝，吸引管插入气管套管，证实气道通畅后，将气囊充气。⑧固定气管套管，包扎伤口，处理用物。

（四）注意事项

1. 术前

①术前不要过量使用镇静剂，以免加重呼吸抑制。②床边应备好氧气、吸引器、急救药品、气管切开包等，以及另一同号气管套管，以备紧急气管套管堵塞或脱出时急用。

2. 术中

①皮肤切口要沿正中线进行，不得高于第2气管环或低于第5气管环。防止损伤颈部两侧大血管及甲状腺，以免引起大出血。②气管套管要固定牢靠，太松套管易脱出，太紧影响血循环。

3. 术后

（1）防脱管窒息：套管一旦脱出，应立即将患者置于气管切开术的体位，用事先备妥的止血钳等器械在良好照明下分开气管切口，将套管重新置入。

（2）保持气管套管通畅：手术初观察切口出血情况，随时清除套管内、气管内及口腔内分泌物。每日定时清洗内管，煮沸消毒数次（目前多采用一次性硅胶导管则不需煮沸消毒）。

（3）维持下呼吸道通畅：湿化空气，室内应保持适当的温度（22℃左右）和湿度（相对湿度90%以上），防止分泌物干结堵管或减少下呼吸道感染的机会。

用1~2层生理盐水纱布覆盖套管口，湿化防尘。定时通过气管套管滴入少许无菌生理盐水、糜蛋白酶溶液等，以稀释痰液，便于咳出。

（4）防止伤口感染：每班至少更换消毒剪口纱布和伤口消毒一次。经常检查创口周围皮肤有无感染或湿疹。

4. 防止意外拔管

关心、体贴、安慰患者。患者经气管切开术后不能发声，可采用书面交谈或动作表示，预防意外拔管，必要时行保护性约束。

5. 拔管

如原发病已愈、炎症消退、呼吸道分泌物不多，便可考虑拔管。拔管时间一般在术后一周以上。拔管前先试堵管1~3天，从半堵到全堵管口，如无呼吸困难即可拔管。拔管后，用蝶形胶布拉紧伤口两侧皮肤，使其封闭，切口内可不填塞引流物。外敷纱布，每日或隔日换药一次，一周左右即可痊愈。如不愈合，可考虑缝合。拔管后床边仍需备气管切开包，以便病情反复时急救。

七、气道异物清除术

气道异物阻塞发病突然，病情危重，现场条件往往缺乏必要的抢救器械，徒手抢救法是现场抢救的主要措施。现场抢救的时间、方法及程序正确与否，是挽救患者生命的关键。Heimlich手法是一种简便有效的抢救食物、异物卡喉所致窒息的抢救方法。通过给膈肌下以突然向上的压力，驱使肺内残留的空气气流快速进入气管，达到驱出堵在气管口的食物或异物的目的。

（一）Heimlich征象

异物阻塞呼吸道的判断：①意识清醒者，进食时，突然强力咳嗽，呼吸困难，或无法说话和咳嗽，出现痛苦表情和用手掐住自己的颈部，以示痛苦和求救者。②目睹异物被吸入者。③昏迷患者在开放气道后，仍无法进行有效通气者。

以上情况中，如患者出现特有的"窒息痛苦样表情"（手掐咽喉部"V"形手势），此即Heimlich征象。此时应立即询问，"你卡着了吗？"如患者点头表示肯定，即可确定发生了呼吸道异物阻塞。如无以上表情，但观察到患者具有不能说话或呼吸，面色、口唇青紫，失去知觉等征象，亦可判断为呼吸道异物阻塞，应立即施行Heimlich手法施救。

（二）Heimlich手法

1. 自救法

自救法主要是用于神志清楚的成人。

（1）咳嗽法：自主咳嗽所产生的气流压力比人工咳嗽高4~8倍，可用于排出呼吸道异物。适用于异物仅造成不完全性呼吸道阻塞，患者尚能发声、说话、有呼吸和咳嗽时。可鼓励患者自行咳嗽和尽力呼吸，做促进异物排出的任何动作。

（2）腹部手拳冲击法：让患者一手握拳（拇指在外）置于上腹部，相当于脐上远离剑突处，另一手紧握该拳，用力向内、向上作4~6次快速连续冲击。

（3）上腹部倾压椅背法：患者将上腹部迅速倾压于椅背、桌角、扶手铁杆和其他硬物上，然后做迅猛向前倾压的动作，以造成人工咳嗽，重复动作，直至异物排出。

2. 他救法

（1）神志清楚的成人：采取以下步骤可安全而迅速地解除异物卡喉引起的呼吸道阻塞：患者取立位或坐位，施救者站于患者身后，用双臂环抱其腰部。手握拳以拇指侧对腹部，放于剑突下和脐上的腹部。另一手紧握该拳，快速向内、向上冲压腹部6~8次，以此造成人工咳嗽。注意施力方向，不要挤压胸廓，冲击力限于手上，防止胸部和腹内脏器损伤。重复之，直至异物排出。

(2) 神志昏迷者：将患者放置于仰卧位，使头后仰，开放气道。施救者以双膝骑跨在其髋部，用一只手的掌根置于剑突下与脐上的腹部，另一只手交叉重叠之上，借助身体的重量，向上快速冲击腹部6~8次，重复冲击，直至异物排出。切勿偏斜或移动，以免损伤肝、脾等脏器。

(3) 婴幼儿：①胸部手指冲击法，使患儿平卧、面向上，躺在硬板床或地面上，施救者立于一旁或立于足侧，用中指和示指，放在患儿的剑突下和脐上的腹部，快速向上冲击压迫，重复冲压，直至异物排出。②婴幼儿倒提拍背法，将患儿骑跨并俯卧于施救者的上臂，头低于躯干，手握住其下颌固定头部，并将上肢放在施救者的大腿上，然后用另一手的掌根部用力拍击患儿两肩胛骨之间的背部4~6次。使呼吸道内压力骤然升高，促进异物松动和排出体外。③意识丧失的患儿，可以按照心搏骤停BLS救治流程施救，但每次给予人工呼吸前，需要检查口腔，看有无可见异物，直至异物排出。

(三) 呼吸道异物现场急救

(1) 简单询问病史。初步确定异物的种类、大小以及发生呼吸道阻塞的时间等。

(2) 体格检查。主要检查患者意识状态、面色及口唇颜色等，初步确定患者的病情。

(3) 估计阻塞的种类。通过观察患者是否有呼吸、咳嗽、说话，以及气体交换是否充足等，以估计呼吸道是否完全阻塞。

(4) 急救处理。在作出初步判断和估计病情程度后，应立即采取下列措施：①如患者尚能发声、说话、呼吸或咳嗽，说明仅为呼吸道部分阻塞，气体交换尚充足。此时应尽量鼓励患者尽力呼吸和自行咳嗽，部分患者可咳出异物。②如确认患者已发生部分呼吸道阻塞，通气不良，或完全性呼吸道阻塞，则迅速采用拍背法拍击6~8次，再给予6~8次手拳冲击，可反复交替使用几次，直至呼吸道阻塞解除。③如果患者意识不清，立即使患者取仰卧位，用仰头抬颏/颌法打开呼吸道。随即给予6~8次手拳冲击，同时可开始用手指清除异物。若清除异物成功，呼吸道畅通，进行人工呼吸，待自主呼吸恢复后再转送医院；如失败，重复手拳冲击、人工呼吸，直到异物排出。

鉴于本病发生突然，病情复杂，在特殊情况下，可灵活运用各种方法和程序。

八、球囊-面罩通气术

球囊-面罩又称简易呼吸器，是进行人工通气的简易工具，与口对口呼吸比较供氧浓度高，且操作简便。尤其是病情危急，来不及行气管插管时，可通过球囊-面罩直接给氧，使患者得到充分氧气供应，改善组织缺氧状态。简易呼吸器由一个有弹性的球囊、三通呼吸活门、衔接管和面罩组成。在球囊后面空气入口处有单向活门，以确保球囊舒张时空气能单向流入。其侧方有氧气入口,有氧气条件下可自此输氧。

(一) 适应证

主要用于途中、现场或临时替代呼吸机的人工通气。

(二) 禁忌证

(1) 中等以上活动性咯血。
(2) 颌面部外伤或严重骨折。
(3) 大量胸腔积液。

(三) 操作措施

1. 物品准备

选择合适的面罩,以便得到最佳使用效果。外接氧气,应调节氧流量至氧气储气袋充满氧气(氧流量10~15 L/min)。

2. 患者准备

取仰卧,去枕、头后仰体位。

3. 操作方法

开放气道,清除口腔中假牙与咽喉部任何可见的异物,松解患者衣领。操作方法分为单人操作法和双人操作法:

(1) 单人操作法(EC手法):操作者位于患者头部的后方,将患者头部向后仰,并托牢下颌使其朝上,保持气道通畅。将面罩扣在患者口鼻处,用一手拇指和示指呈"C"形按压面罩,中指和无名指放在下颌下缘,小指放在下颌角后面,呈"E"形,保持面罩的适度密封,用另外一只手均匀地挤压球囊,送气时间为1秒以上,将气体送入肺中,待球囊重新膨胀后再开始下一次挤压,保持适宜的吸气/呼气时间。若气管插管或气管切开患者使用简易呼吸器,应先将痰液吸净后再应用。

(2) 双人操作法:由一人固定或按压面罩,方法是操作者分别用双手的拇指和示指放在面罩的主体,中指和无名指放在下颌下缘,小指放在下颌角后面,将患者下颌向前拉,伸展头部,畅通气道,保持面罩的适度密封,由另一个人挤压球囊。

(四) 注意事项

(1) 选择适宜通气量。挤压球囊时应注意潮气量适中,通气量以见到胸廓起伏即可,400~600 mL。

(2) 选择适当呼吸频率。美国心脏协会2010年建议,如果存在脉搏,每5~6秒给予1

次呼吸（10~12次/min）。如果没有脉搏，使用30∶2的比例进行按压通气。

如果有高级呼吸道，每分钟给予8~10次呼吸。如果患者尚有微弱呼吸，应注意挤压球囊的频次和患者呼吸的协调，尽量在患者吸气时挤压气囊，防止在患者呼气时挤压气囊。

（3）监测病情变化。使用简易呼吸器过程中，应密切观察患者通气效果、胸腹起伏、皮肤颜色、听诊呼吸音、生命体征和血氧饱和度等参数。

九、除颤

心脏电复律（cardioversion）是用电能治疗异位性心律失常使之转复为窦性心律的一种方法。根据发放脉冲是否与心电图的R波同步，分为同步电复律和非同步电复律。启用同步触发装置，用于转复心室颤动以外的各类异位性快速心律失常，为同步电复律。不启用同步触发装置，可在任何时间放电，主要用于转复心室颤动，为非同步电复律，亦称除颤（defibrillation）。根据电极板放置的位置，除颤还可分为体外和体内两种方式，后者常用于急症开胸抢救者。

除颤的基本原理是利用高能量的脉冲电流，在瞬间通过心脏，使全部或大部分心肌细胞在短时间内同时除极，抑制异位兴奋性，使具有最高自律性的窦房结发放冲动，恢复窦性心律。由于直流电的电压、电能、电脉冲宽度可控制在一定范围，比较安全，自1961年Ixrnn报告应用直流电成功转复室性心动过速以来，一直广泛应用直流电进行电除颤。

（一）适应证

除颤的适应证主要是心室颤动、心室扑动、无脉性室性心动过速者。

（二）操作措施

1. 物品准备

除颤仪，导电糊一支或4~6层生理盐水纱布，简易呼吸器，吸氧、吸痰用物、急救药品等抢救物品。

2. 患者准备

立即将患者去枕平卧于硬板床上，检查并除去身上的金属及导电物质，松开衣扣，暴露胸部，了解患者有无安装起搏器。

3. 操作步骤

（1）确定心电情况：监测、分析患者心律，确认心室颤动、心室扑动或无脉室性心动过速，需要电除颤。

(2) 开启除颤仪：连接除颤仪的电源线，打开电源开关，机器设置默认"非同步"状态。

(3) 准备电极板：将导电糊涂于电极板上，不可涂到手柄上，或用4~6层盐水纱布包裹电极板。

(4) 正确放置电极板。①前-侧位：一个电极板放在胸骨右缘锁骨下或2~3肋间（心底部），另一个电极板放在左乳头外下方或左腋前线内第5肋间（心尖部）。此法迅速便利，适用于紧急情况。②前-后位：一个电极板在左侧心前区标准位置，而另一个电极板置于左/右背部肩胛下区。无论采用何种方式，应当能够使电极板的最大电流通过心肌，且需用较少电能，以减少潜在的并发症。

(5) 选择能量（select energy）：根据不同除颤仪选择合适的能量，双向波除颤仪为120~200 J（或参照厂商推荐的电能量），单向波除颤仪为360 J。儿童每公斤体重2 J，第二次可增加至每公斤体重4 J。

(6) 充电（charge）：按下"充电"按钮，将除颤仪充电至所选择的能量。

(7) 放电（shock）：放电前应注意查看电极板是否与皮肤接触良好，放电时电极板应紧贴皮肤并施以一定压力，但不要因为判断皮肤接触情况而影响快速除颤。

放电前再次确认心电示波需要除颤，周围无任何人接触患者，喊口令："我离开，你离开，大家都离开"，然后按压"放电"按钮进行电击。注意电极板不要立即离开胸壁，应稍停留片刻。

(8) 立即胸外按压：除颤后，大多数患者会出现数秒钟的非灌流心律，需立即给予5个循环（大约2分钟）的高质量胸外心脏按压，增加组织灌流，再观察除颤后心律，需要时再次给予除颤。

(9) 除颤后处理：擦干患者胸壁皮肤，关闭除颤仪，清洁除颤电极板。留存并标记除颤时自动描记的心电图纸。

（三）注意事项

(1) 除颤前要识别心电图类型，以正确选择除颤方式。

(2) 除颤电极板放置部位要准确，局部皮肤无潮湿、无敷料。如带有植入性起搏器，应避开起搏器部位至少10 cm。

(3) 导电糊涂抹均匀，两块电极板之间的距离应超过10 cm，不可用耦合剂替代导电糊。

(4) 电极板与患者皮肤密切接触，两电极板之间的皮肤应保持干燥，以免灼伤。

(5) 放电前一定确保任何人不得接触患者、病床及与患者接触的物品，以免触电。

自动体外除颤仪（Automated External Defibrillator，AED）是一种便携、易于操作、配

置在公共场所、专为现场急救设计的急救设备，具有自动识别、鉴别和分析心电节律，自动充电、放电和自检功能。操作者在使用AED时，首先将所附2个黏性电极板按指示分别贴于患者右锁骨下及心尖处，打开开关后按声音和屏幕文字提示完成简易操作。根据自动心电分析系统提示，确认为可电击的心律后，即可按下电击/放电（shock）键。此后系统立即进入节律再分析阶段，以决定是否再次除颤。常规采用双相波能量，成人常以150 J为宜，小儿可按每公斤体重2 J。《2010美国心脏协会心肺复苏及心血管急救指南》建议，在发生有目击者心搏骤停概率相对较高的公共区域（例如机场、体育场馆等）推广AED项目，以提高心搏骤停患者的存活率。

十、动脉穿刺置管术

动脉穿刺置管术是一种经皮穿刺动脉并留置导管于动脉（如桡动脉、股动脉）腔内，经此通路进行治疗或监测的方法。

（一）适应证

重度休克患者需经动脉注射高渗溶液及输血等。危重患者需行有创血流动力学监测者。需反复采取动脉血进行血气分析等监测者。经动脉施行的某些检查或治疗，如选择性动脉造影及左心室造影，经动脉行区域性化疗等。

（二）禁忌证

出血倾向、局部感染、侧支循环不良者。

（三）操作方法

1. 物品准备

注射盘、肝素注射液。动脉穿刺包，内含弯盘1个、洞巾1块、无菌纱布4～6块、5 mL注射器1支、动脉穿刺套管针1根，另加三通开关及相关导管、无菌手套、利多卡因或1%普鲁卡因、动脉压监测仪。其他与操作目的相关用物。

2. 患者准备

选择穿刺部位，常用股动脉、肱动脉、桡动脉等，以左手桡动脉首选。将患者肢体置于合适位置，如选择桡动脉穿刺时，置手腕于舒适位置，腕部向下弯曲30°。选择肱动脉穿刺时，置患者肘关节舒适位置，使肘部伸直，腕部外旋。穿刺股动脉时，将患者的腿部稍向外旋。以上动脉的穿刺点见图10-1和图10-2。

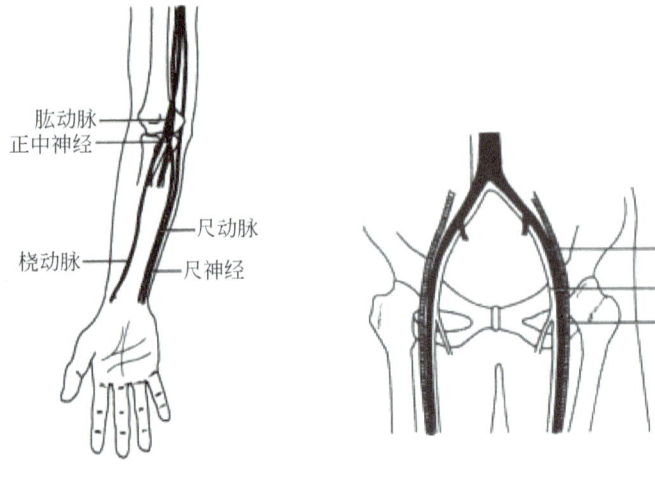

图 10-1 肱动脉、桡动脉　　图 10-2 股动脉

（四）操作步骤

选择穿刺动脉，触摸动脉搏动最明显处。常规消毒皮肤，术者戴无菌手套，铺洞巾。局部麻醉用1%普鲁卡因1～2 mL于进针处皮肤作局部麻醉。穿刺者手持动脉插管套针，刺针与皮肤呈15°～30°角向心穿刺，如针尖部传来搏动感，表示已触及动脉，再快速推入少许，即可刺入动脉。取出针芯，如见动脉血喷出，应立即将外套管继续推进少许，使之深入动脉内以免脱出，而后根据需要，接上动脉压监测仪或动脉加压输血装置等。如拔出针芯后无回血，可将外套管缓慢后退，直至有动脉血喷出；若无，则将套管退至皮下插入针芯，重新穿刺。穿刺成功后将压力管与导管相连接，固定好导管。

（五）注意事项

严格遵循无菌原则，局部严格消毒，以防感染。严格掌握适应证，动脉穿刺及注射术仅于必要时使用。准确判断穿刺点。穿刺点应选择动脉搏动最明显处。置管时间原则上不超过4天，预防导管源性感染。留置导管用肝素液持续冲洗，保证导管通畅，避免局部血栓形成和远端栓塞。

十一、外伤止血、包扎、固定、搬运术

（一）止血

正常成人全身血量占体重的7%～8%。体重60 kg的人，全身血量为4200～4800 mL。若失血量≤10%（约400 mL），可有头昏、交感神经兴奋症状或无任何反应；失血量达20%

左右（约800 mL），可出现失血性休克的症状，如血压下降、脉搏细速、肢端厥冷、意识模糊等；失血量＞30%，患者将发生严重失血性休克，不及时抢救，短时间可危及伤员的生命或发生严重的并发症。因此，在保证呼吸道通畅的同时，应及时准确地进行止血。

凡有外出血的伤口均需止血（hemostasis），对严重出血的伤员若不能迅速有效地止血，可能在短时间内危及生命。伤口出血大致可分为动脉出血、静脉出血和毛细血管出血。动脉出血速度快、呈喷涌状，颜色鲜红，血液不易凝固，须尽快控制出血。静脉出血常缓缓流出、颜色暗红，大部分静脉损伤破裂后即塌陷，故比动脉出血易控制。但深静脉出血也可出血量大，难以控制。毛细血管出血时血色鲜红，呈渗出性，可自行凝固止血。但若伤口或创面较大，出血不及时处理，也可以引起出血性休克。

物品准备：无菌敷料、绷带、干净的毛巾或衣料、止血带（充气式或橡皮的）等。

止血方法：指压法是用手指、手掌或拳头压迫伤口近心端动脉经过骨骼表面的部位，阻断血液流通，达到临时止血的目的。适用于中等或较大动脉的出血，以及较大范围的静脉和毛细血管出血。指压法止血属于应急止血措施，因动脉有侧支循环，故效果有限，应及时根据现场情况改用其他止血方法。实施指压法止血时，应正确掌握按压的部位，即指压点。常用指压点及按压方法如下。

头顶部出血：压迫同侧耳屏前方颧弓根部的搏动点（颞浅动脉），将动脉压向颞骨（图10-3）。

颜面部出血：压迫同侧下颌骨下缘、咬肌前缘的搏动点（面动脉），将动脉压向下颌骨（图10-3）。

头颈部出血：用拇指或其他四指压迫同侧气管外侧与胸锁乳突肌前缘中点之间的强搏动点（颈总动脉），用力压向第五颈椎横突处。压迫颈总动脉止血应慎重，绝对禁止同时压迫双侧颈总动脉，以免引起脑缺氧（图10-3）。

头后部出血：压迫同侧耳后乳突下稍后方的搏动点（枕动脉），将动脉压向乳突（图10-4）。

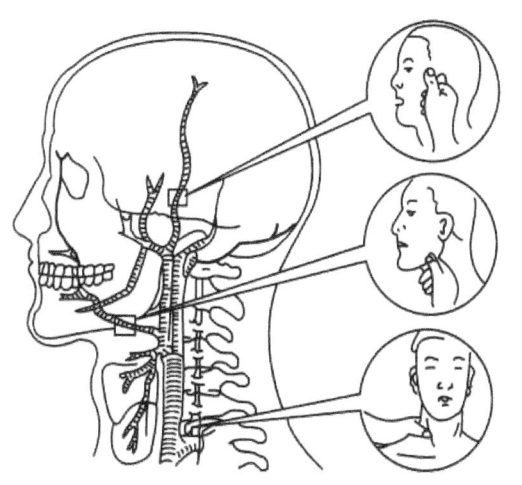
图10-3 头颈部出血常用指压部位

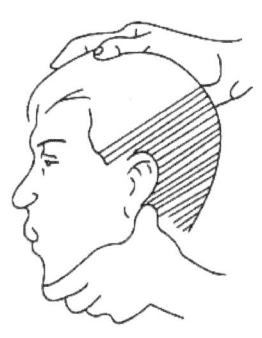
图10-4 枕动脉

肩部、腋部出血：压迫同侧锁骨上窝中部的搏动点（锁骨下动脉），将动脉压向第1肋骨（图10-5）。

上臂出血：外展上肢90°，在腋窝中点用拇指将腋动脉压向肱骨头（图10-5）。

前臂出血：压迫肱二头肌内侧沟中部的搏动点（肱动脉），将动脉压向肱骨干（图10-5）。

手部出血：压迫手掌腕横纹稍上方的内、外侧搏动点（尺、桡动脉），将动脉分别压向尺骨和桡骨（图10-5）。

大腿出血：压迫腹股沟中点稍下部的强搏动点（股动脉），可用拳头或双手拇指交叠用力将动脉压向耻骨上支（图10-6）。

小腿出血：在腘窝中部压迫腘动脉（图10-6）。

足部出血：压迫足背中部近脚腕处的搏动点（胫前动脉）和足跟内侧与内踝之间的搏动点（胫后动脉）（图10-6）。

加压包扎止血法体表及四肢伤出血，大多数可用加压包扎和抬高肢体达到暂时止血的目的。将无菌敷料或衬垫覆盖在伤口上，用手或其他物体在包扎伤口的敷料上施以压力，一般需要持续5~15 min才可奏效。同时将受伤部位抬高也有利于止血。此法适用于小动脉，中、小静脉或毛细血管出血。

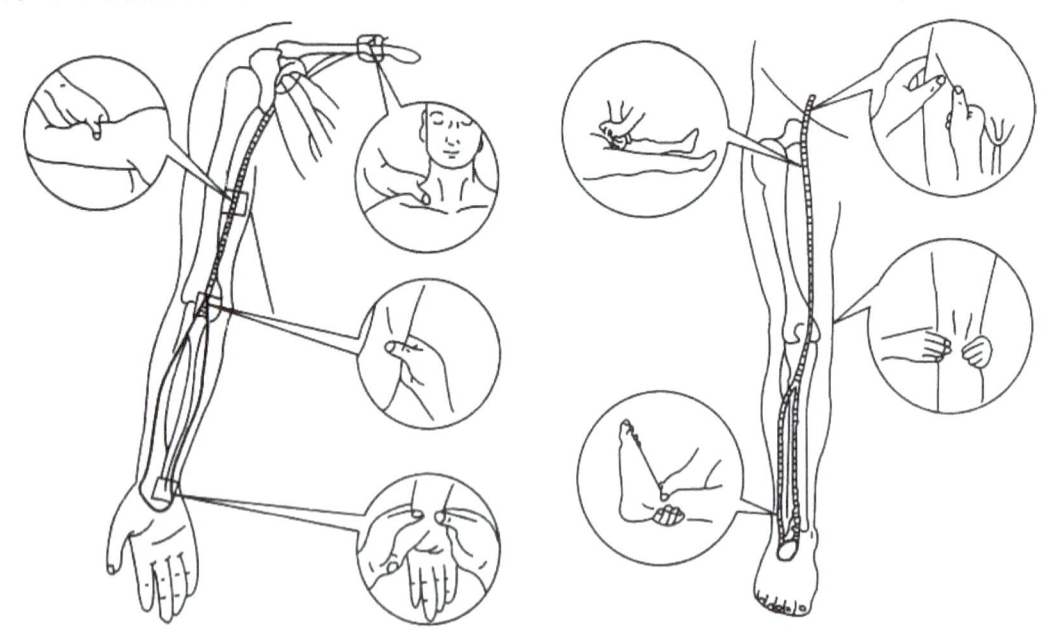

图10-5　上肢出血常用指压部位　　　图10-6　下肢出血常用指压部位

止血带止血法适用于四肢较大动脉的出血，用加压包扎或其他方法不能有效止血而有生命危险时，可采用此方法。特制式止血带有橡皮止血带、卡式止血带、充气止血带等，以充气止血带效果较好。在紧急情况下，也可用绷带、三角巾、布条等代替止血带。使用止血带前，应先在止血带下放好衬垫物。常用的止血带止血法如下。

橡皮止血带止血法：在肢体伤口的近心端，用棉垫、纱布、毛巾或衣物等作为衬垫缠绕肢体，以左手的拇指、示指和中指持止血带的头端，将长的尾端绕肢体一圈后压住头端，再绕肢体一圈，然后用左手示指和中指夹住尾端后将尾端从两圈止血带下拉出，形成一个活结。如需放松止血带，只需将尾端拉出即可（图10-7）。

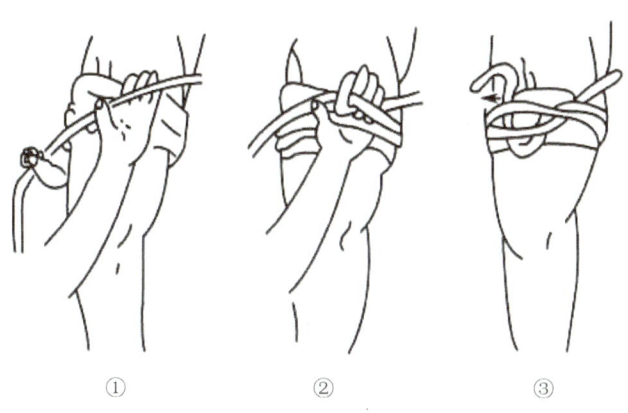

图10-7　橡皮止血带止血法

卡式止血带止血法：将松紧带绕肢体一圈，然后把插入式自动锁卡插进活动锁紧开关内，一只手按住活动锁紧开关，另一手紧拉松紧带，直到不出血为止。放松时用手向后扳放松板，解开时按压开关即可。充气止血带止血法：此法是根据血压计原理设计，有压力表指示压力的大小，压力均匀，止血效果较好。将袖带绑在伤口的近心端，充气后起到止血的作用。

止血带止血法使用不当可造成神经或软组织损伤、肌肉坏死，甚至危及生命，因此特别强调使用止血带的注意事项。

部位准确。止血带应扎在伤口的近心端，并尽量靠近伤口。不强调"标准位置"的限制（以往认为上肢出血应扎在上臂的上1/3处，下肢应扎在大腿根部），也不受前臂和小腿的"成对骨骼"的限制。

压力适当。止血带的标准压力为上肢250～300 mmHg，下肢300～500 mmHg，无压力表时以刚达到远端动脉搏动消失、出血停止、止血带最松状态为宜。下加衬垫止血带不能直接扎在皮肤上，应先用衬垫垫好再扎止血带，以防勒伤皮肤。切忌用绳索或铁丝直接扎在皮肤上。

控制时间。上止血带的总时间不应超过5 h（冬天可适当延长），因止血带远端组织缺血、缺氧，产生大量组胺类毒素，突然松解止血带时，毒素吸收可引起"止血带休克"甚至急性肾衰竭。若使用止血带总时间已超过5 h，而肢体确有挽救希望，应先作深筋膜切开引流，观察肌肉血液循环。时间过长且远端肢体已有坏死征象者，应立即行截肢术。

定时放松。应每隔0.5～1 h放松一次，放松时可用指压法临时止血，每次松开2～3 min，再在稍高的平面上扎止血带,不可在同一平面上反复缚扎。

标记明显。上止血带的伤员要在手腕或胸前衣服上做明显标记,注明上止血带时间,以便后续救护人员继续处理。

做好松解准备。松解前要先补充血容量,做好纠正休克和止血用器材的准备。

(二) 包扎

包扎在创伤伤员的急救中应用广泛,其目的是保护伤口,减少污染,固定敷料、药品和骨折位置,压迫止血及减轻疼痛等。包扎之前要覆盖创面,包扎松紧要适度,包扎部位要准确,使肢体保持功能位,打结时要避开伤口和骨隆突处。

1. 适应证

体表各部位的伤口除采用暴露疗法者,一般均需包扎。

2. 禁忌证

厌氧菌感染、犬咬伤需暴露的伤口。

3. 物品准备

无菌敷料,绷带、三角巾、四头带或多头带,胶带、别针或夹子等。

4. 包扎

(1) 三角巾包扎。适用于现场急救。三角巾的用途较多,可折叠成带状包扎较小伤口或作为悬吊带,可展开或折成燕尾巾包扎躯干或四肢较大的伤口,也可将两块三角巾连接在一起包扎更大范围的创面。三角巾的常用规格及使用方法见图10-8。进行三角巾包扎前,应先在伤口上垫敷料,再行包扎。常用部位的三角巾包扎法如下。

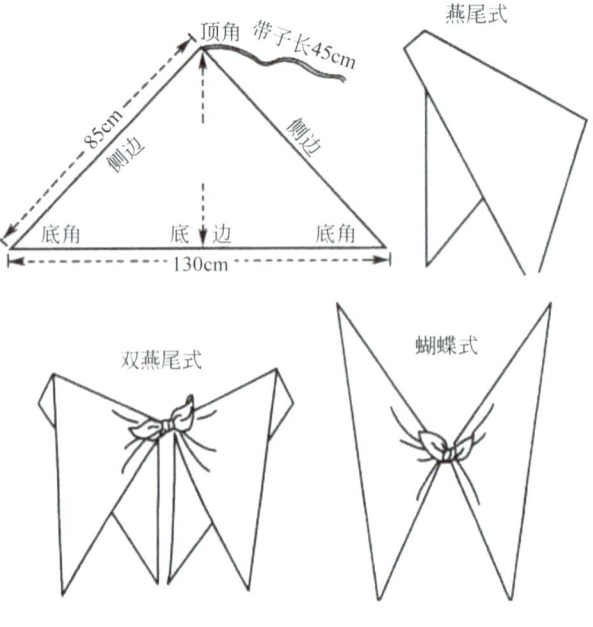

图10-8 三角巾的常用规格及各种用法

（2）头面部伤的包扎。

①头顶部包扎法：三角巾底边反折，正中放于伤员前额处，顶角经头顶垂于枕后，然后将两底角经耳上向后扎紧，在枕部交叉再经耳上绕到前额打结。最后将顶角向上反折嵌入底边内（图10-9）。

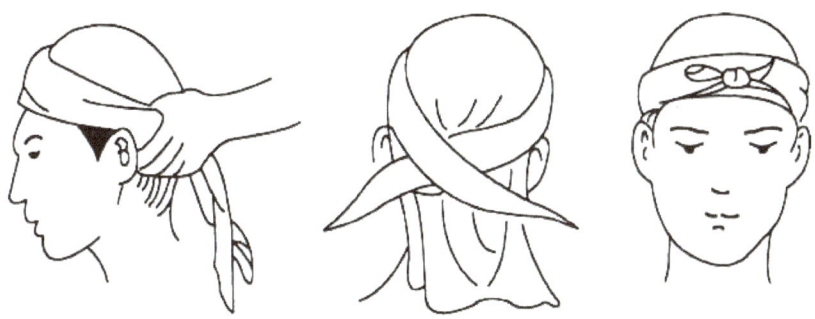

图10-9　三角巾头顶部包扎法

②风帽式包扎法：在顶角、底边中点各打一结，将顶角结放在额前，底边结置于枕后，然后将两底边拉紧并向外反折数道折后，交叉包绕下颌部后绕至枕后，在预先做成的底边结上打结（图10-10）。

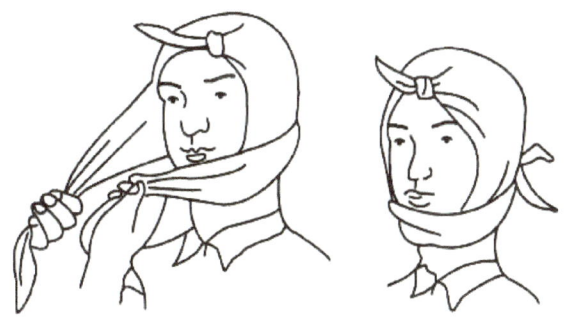

图10-10　风帽式包扎法

③面具式包扎法：三角巾顶角打结套在颌下，罩住面部及头部，将底边两端拉紧至枕后交叉，再绕回前额打结。在眼、鼻、口部各剪一小口（图10-11）。

④额部包扎法：将三角巾折成约4指宽的带状，将中段放在覆盖伤口的敷料上，然后环绕头部，打结位置以不影响睡眠和不压住伤口为宜。

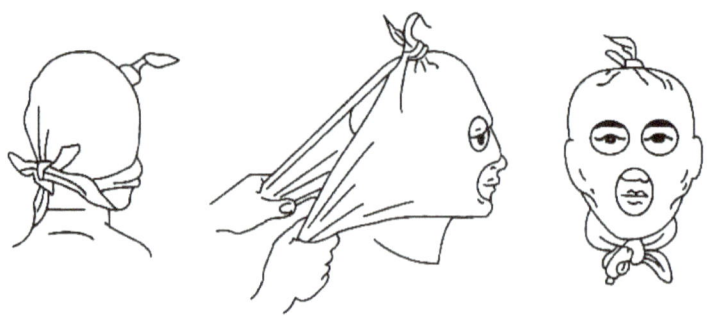

图10-11　面具式包扎法

⑤眼部包扎法：包扎单眼时，将三角巾折成约4指宽的带状，将2/3向下斜放覆盖伤眼，下侧较长的一端从耳下绕至枕后，经健侧耳上至前额，压住上端，绕头一周至健侧颞部，与上端打结（图10-12）。包扎双眼时，可将上端反折向下，盖住另一伤眼，再经耳下至对侧耳上打结。

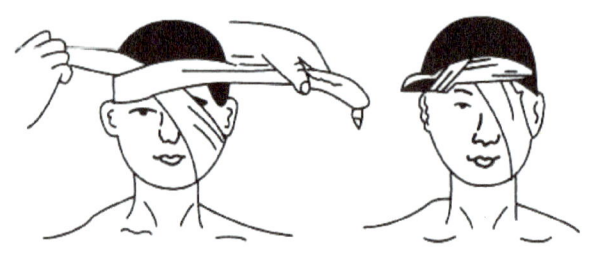

图10-12　单眼包扎法

⑥耳部包扎法：将三角巾折成约5指宽的带状，包扎单耳时，从枕后斜向前上绕行，将伤耳包住，另一端经前额至健侧耳上，两端交叉于头的一侧打结。包扎双耳时，将带子的中部放于枕后，两端均斜向前上绕行，将两耳包住，在前额交叉，以相反方向环绕头部并打结。下颌部包扎法：将三角巾折成约4指宽的带状，留出顶角上的带子，置于枕后，两端分别经耳下绕向前，一端托住下颌，至对侧耳前与另一端交叉后在耳前向上绕过头顶，另一端交叉后向下绕过下颌经耳后拉向头顶，然后两端和顶角的带子一起打结（图10-13）。此方法亦可用于下颌骨骨折的临时固定。

⑦单肩燕尾巾包扎法：将三角巾折成燕尾巾，将夹角朝上放于伤侧肩上，燕尾底边包绕上臂上部打结，两角（向后的一角大于向前的角并压住前角）分别经胸部和背部拉向对侧腋下打结（图10-14）。

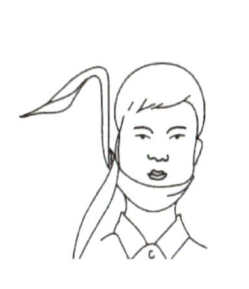 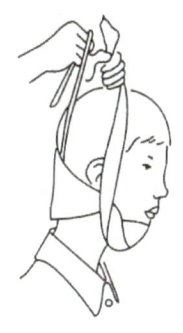 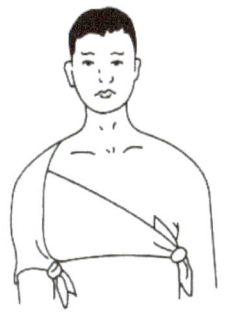 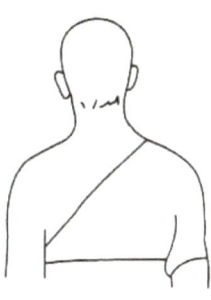

图10-13 下颌部包扎法　　　　　　图10-14 单肩燕尾巾包扎法

⑧双肩燕尾巾包扎法：将三角巾叠成两燕尾角等大的燕尾巾，夹角朝上对准颈部，燕尾披在双肩上，两燕尾角分别经左、右肩拉到腋下与燕尾底角打结（图10-15）。

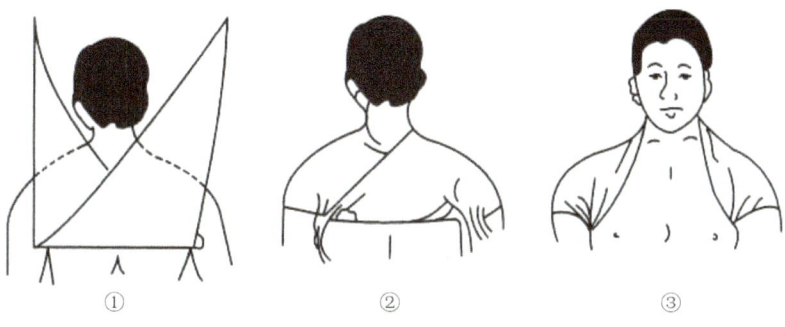

图10-15 双肩燕尾巾包扎法

（3）胸（背）部伤的包扎。

①胸部三角巾包扎法：将三角巾顶角越过伤侧肩部，垂于背后，使三角巾底边中央位于伤部下方，底边反折约2横指，两底角拉至背后打结，再将顶角上的带子与底角打结至一起（图10-16）。

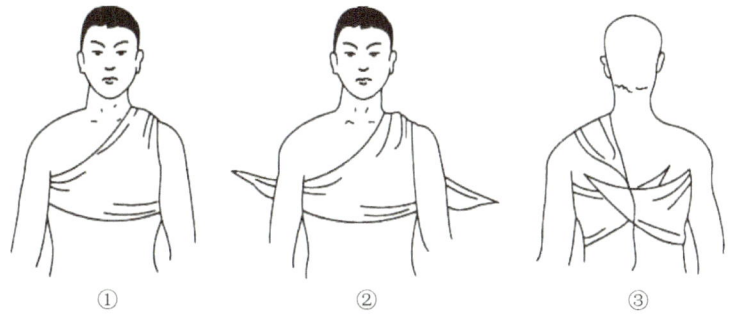

图10-16 胸部三角巾包扎法

②胸部燕尾巾包扎法：将三角巾折成燕尾巾，并在底边反折一道，横放于胸部，两角

向上，分别放于两肩上并拉到颈后打结，再用顶角带子绕至对侧腋下打结（图10-17）。

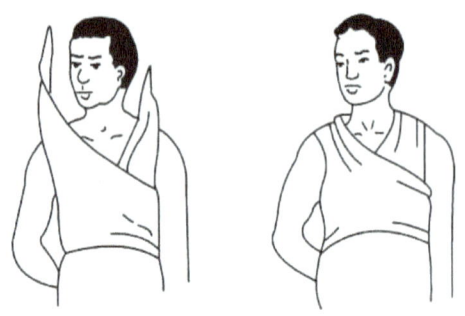

图10-17　胸部燕尾巾包扎法

包扎背部的方法与胸部相同，只是位置相反，结打在胸前。

（4）腹部及臀部伤的包扎。

①腹部三角巾包扎法：将三角巾顶角朝下，底边横放于上腹部，两底角拉紧于腰部打结，顶角带子经会阴拉至后面，同两底角的余头打结。此法也可用于双臀包扎。

②双臀蝴蝶巾包扎法：用两块三角巾连接成蝴蝶巾，将打结部放在腰骶部，底边的上端在腹部打结后，下端由大腿后方绕向前，与各自的底边打结（图10-18）。

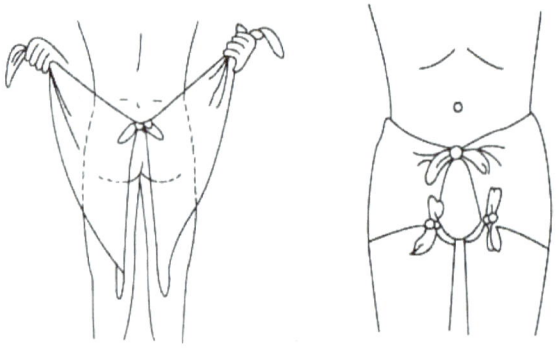

图10-18　双臀蝴蝶巾包扎法

（5）四肢的包扎。

①上肢三角巾包扎法：将三角巾一底角打结后套在伤侧手上，结的余头留长些备用，另一底角沿手臂后方拉至对侧肩上，顶角包裹伤肢后，顶角带子与自身打结，将包好的前臂屈到胸前，拉紧两底角打结（图10-19）。

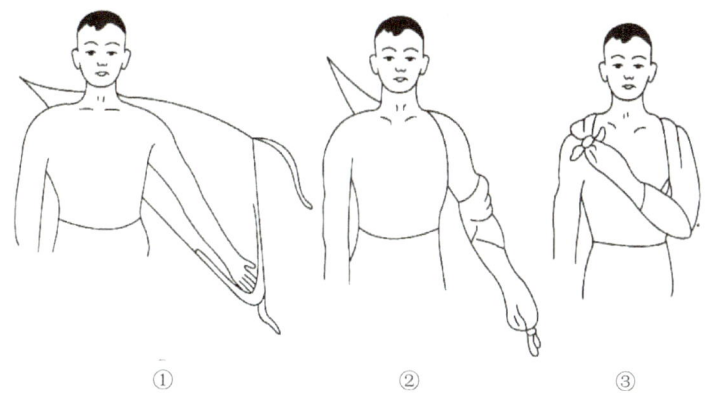

图10-19　上肢三角巾包扎法

②手（足）三角巾包扎法：将手（足）放在三角巾上，手指（或脚趾）对准顶角，将顶角折回盖在手背（或足背）上，折叠手（足）两侧的三角巾使之符合手（足）的外形，然后将两底角绕腕（踝）部打结（图10-20）。

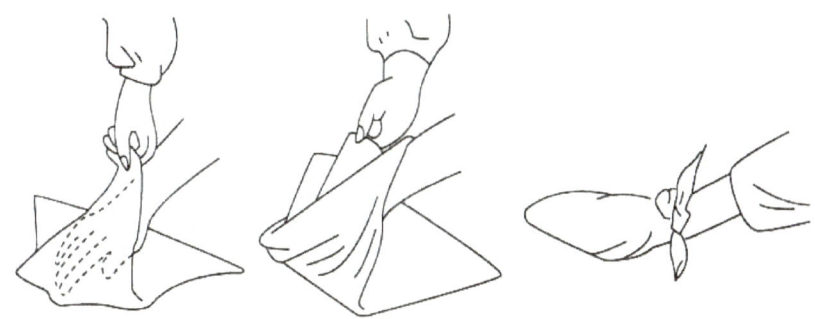

图10-20　手（足）三角巾包扎法

③足与小腿三角巾包扎法：将足放在三角巾的一端，足趾朝向底边，提起顶角和较长的一底角包绕小腿后于膝下打结，再用短的底角包绕足部，于足踝处打结（图10-21）。

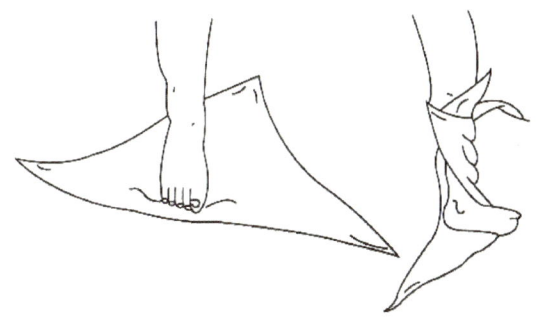

图10-21　足与小腿三角巾包扎法

④上肢悬吊包扎法：将三角巾底边的一端置于健侧肩部，屈曲伤侧肘80°左右，将前

臂放在三角巾上，然后将三角巾向上反折，使底边另一端到伤侧肩部，在颈后与另一端打结，将三角巾顶角折平打结或用安全别针固定，此为大悬臂带。也可将三角巾叠成带状，悬吊伤肢，两端于颈后打结，即为小悬臂带（图10-22）。

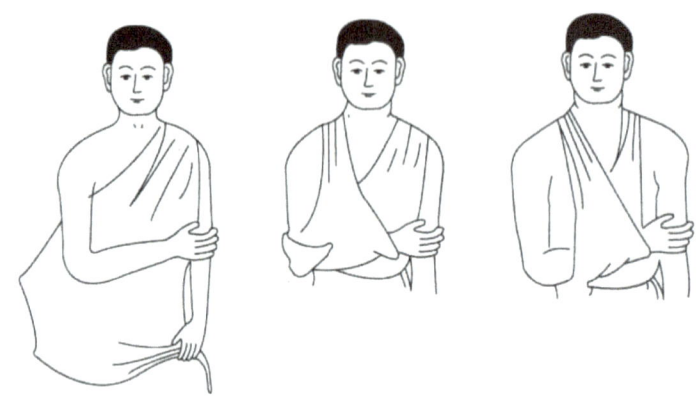

图10-22 上肢悬吊包扎法

⑤膝（肘）部三角巾包扎法：将三角巾折成适当宽度（以能覆盖伤口大小为宜）的带状，将带的中段放于膝（肘）部，取带两端环绕肢体一周并分别压住上下两边，避免伤口处打结。

（6）绷带包扎。

绷带是传统实用的包扎用物，绷带包扎是包扎技术的基础，用于制动、固定敷料和夹板、加压止血、促进组织液吸收或防止组织液流失、支撑下肢以促进静脉回流。常用绷带有棉布、纱布、弹力及石膏绷带等类型，宽度和长度有多种规格。缠绕绷带时，应一手拿绷带的头端并将其展平，另一手握住绷带卷，由伤员肢体远端向近端包扎，用力均匀。为防止绷带在肢体活动时逐渐松动滑脱，开始包扎时应先环绕2圈，并将绷带头折回一角在绕第二圈时将其压住（图10-23），包扎完毕后应再在同一平面环绕2~3圈，然后将绷带末端剪开或撕成两股打结，或用胶布固定。绷带包扎的基本方法及适用范围如下。

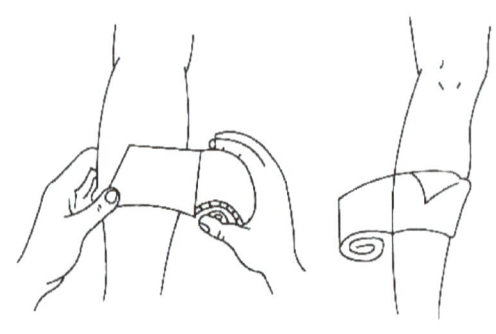

图10-23 绷带包扎起始法

环形包扎法将绷带做环形缠绕，适用于包扎的开始与结束时和包扎粗细均匀部位如颈、腕、胸、腹等处的伤口（图10-24 A）。

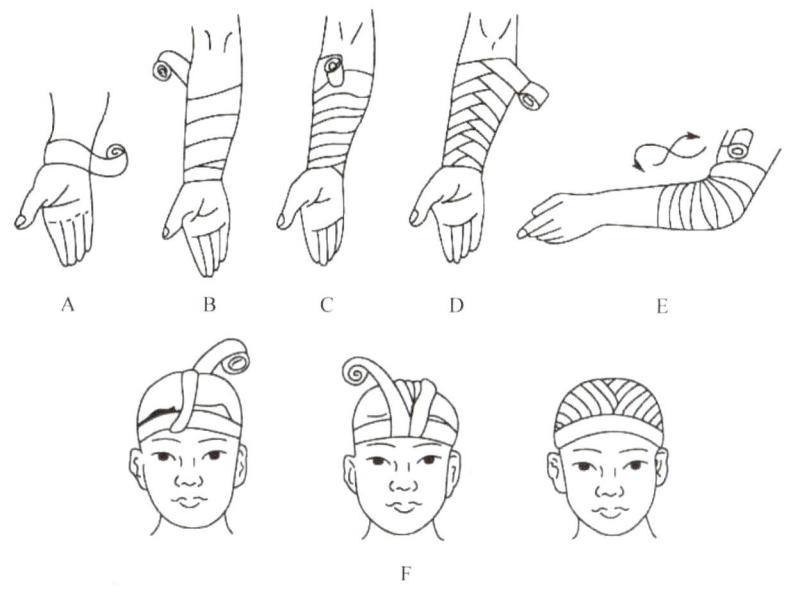

图10-24　绷带包扎的基本方法

A．环形包扎法；B．蛇形包扎法；C．螺旋形包扎法；D．螺旋反折包扎法；
E．"8"字形包扎法；F．回返式包扎法（头部）

蛇形包扎法先用绷带以环形法缠绕数周，然后以绷带宽度为间隔，斜行上缠，各周互不遮盖。适用于夹板固定，或需由一处迅速延伸至另一处时，或作简单固定时（图10-24 B）。

螺旋形包扎法先用环形缠绕数周，然后稍微倾斜螺旋向上缠绕，每周遮盖上一周的1/3～1/2。适用于包扎直径基本相同的部位如上臂、手指、躯干、大腿等（图10-24 C）。

螺旋反折包扎法每圈缠绕时均将绷带向下反折，并遮盖上一周的1/3～1/2，反折部位应位于相同部位，使之成一直线。适用于直径大小不等的部位，如前臂、小腿等。注意不可在伤口上或骨隆突处反折（图10-24 D）。"8"字形包扎法在伤处上下，将绷带自下而上，再自上而下，重复做"8"字形旋转缠绕，每周遮盖上一周的1/3～1/2。适用于直径不一致的部位或屈曲的关节部位，如肩、肘、膝等（图10-24 E）。

回返式包扎法先将绷带以环形法缠绕数周，由助手在后面将绷带固定住，反折后绷带由后部经肢体顶端或截肢残端向前，也由助手在前面将绷带固定住，再反折向后，如此反复包扎，每一来回均覆盖前一次的1/3～1/2，直至包住整个伤处顶端，最后将绷带再环绕数周把反折处压住固定。适用于头顶部、指端、截肢残端（图10-24 F）。

包扎伤口前，先简单清创并盖上消毒敷料，然后再行包扎。不准用手或脏物触摸伤口，不准用水冲洗伤口（化学伤除外），不准轻易取出伤口内异物，不准把脱出体腔的内脏还纳。操作时小心谨慎，以免加重疼痛或导致伤口出血及污染。

包扎要牢固，松紧适宜，过紧会影响局部血液循环，过松易致敷料脱落或移动。

包扎时伤员取舒适体位，伤肢保持功能位。皮肤皱褶处与骨隆突处要用棉垫或纱布做衬垫。需要抬高肢体时，应给予适当的扶托物。

包扎方向应从远心端向近心端，以帮助静脉血液回流。包扎四肢时，应将指（趾）端外露，以便观察血液循环。

绷带固定时的结应放在肢体外侧面，严禁在伤口上、骨隆突处或易于受压的部位打结。

解除绷带时，先解开固定结或取下胶布，然后以两手互相传递松解。紧急时或绷带已被伤口分泌物浸透干涸时，可用剪刀剪开。

（三）固定

固定技术在创伤伤员的急救中具有重要意义。及时、正确地固定，有助于减少伤部活动，减轻疼痛，预防休克，避免神经、血管、骨骼及软组织的再损伤以及便于伤员的搬运。

1. 适应证

所有四肢骨折均应进行固定，脊柱骨折、骨盆骨折在急救中也应相对固定。

2. 物品准备

固定器材最理想的是夹板，类型有木质、金属、充气性塑料夹板或树脂做的可塑性夹板。紧急情况下应注意因地制宜，就地取材，选用竹板、树枝、木棒、镐把、枪托等代替。还可直接用伤员的健侧肢体或躯干进行临时固定。固定时还需另备纱布、绷带、三角巾或毛巾、衣物等。

3. 固定方法

上臂骨折固定如用一块夹板时，夹板置于上臂外侧；若用两块夹板，则分别置于上臂的后外侧和前内侧。然后用两条带子在骨折的上、下端固定。使肘关节屈曲90°，用上肢悬吊包扎法将上肢悬吊于胸前（图10-25）。若无夹板，可用两块三角巾，一条将上臂呈90°悬吊于胸前，另一条将伤肢上臂与胸部固定在一起。

前臂骨折固定协助伤员将伤肢屈曲90°，拇指在上。取两块夹板，其长度分别为肘关节内、外侧至指尖的长度，分别置于前臂内、外侧，用三条带子固定骨折的上、下端和手掌部，再用大悬臂带将上肢悬吊于胸前。仅有一块夹板时可置于前臂外侧。无夹板时，也

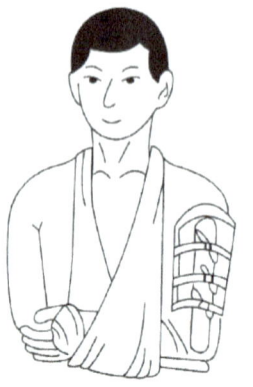

图10-25　上肢悬吊包扎

可用上臂无夹板固定的方法。

大腿骨折固定用长、短两块夹板分别置于大腿的外侧和内侧，长夹板的长度自腋下至足跟，短夹板的长度自大腿根部至足跟。在骨隆突处、关节处和空隙处加衬垫，然后用带子分别在骨折上下端、腋下、腰部和关节上下打结固定，足部用"8"字形固定，使脚与小腿呈直角功能位（图10-26）。若无夹板，也可将伤员两下肢并紧，中间加衬垫，将健侧肢体与伤肢分段固定在一起。

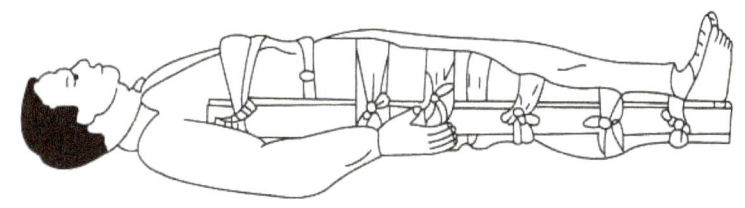

图10-26　大腿骨折夹板固定

小腿骨折固定取两块相当于大腿根部至足跟长度的夹板，分别置于小腿的内、外侧，在骨隆突处、关节处和空隙处加衬垫，然后用带子分别在骨折上下端和关节上下打结固定，足部用"8"字形固定，使脚与小腿呈直角功能位（图10-27）。无夹板时，也可用大腿无夹板固定的方法（图10-28）。

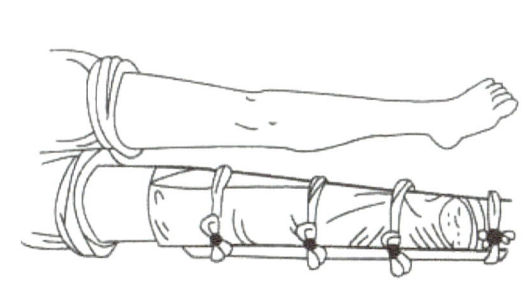 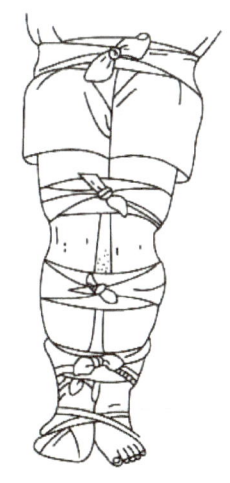

图10-27　小腿骨折夹板固定　　　　图10-28　下肢骨折健肢固定

4. 注意事项

如有伤口和出血，应先止血和包扎，再行骨折固定。若伤员休克，应先行抗休克处理。在处理开放性骨折时，刺出的骨折断端在未经清创时不可还纳伤口内，以防感染。夹板固定时，其长度与宽度要与骨折的肢体相适应。下肢骨折夹板长度必须超过骨折上、下两个关节，即"超关节固定"原则；固定时除骨折部位上、下两端外，还要固定上、下两关节。

夹板不可直接与皮肤接触，其间要加衬垫，尤其在夹板两端、骨隆突处和悬空部位应加厚垫，以防局部组织受压或固定不稳。

固定应松紧适度，牢固可靠，但不影响血液循环。肢体骨折固定时，一定要将指（趾）端露出，以便随时观察末梢血液循环情况，如发现指（趾）端苍白、发冷、麻木、疼痛、水肿或青紫，说明血液循环不良，应松开重新固定。

固定后避免不必要的搬动，不可强制伤员进行各种活动。

（四）搬运

搬运伤员的方法是创伤急救的重要技术之一。其目的是使伤员迅速脱离危险地带，防止再次损伤。搬运伤员的方法应根据当地、当时的器材和人力而选定。适应证适用于转移活动受限的伤病员。物品准备担架是搬运伤病员的专用工具，紧急情况下多为徒手搬运，或用临时制作的替代工具，但不可因寻找搬运工具而贻误搬运时机。

1. 常用搬运方法

担架搬运法这是最常用的搬运方法，适用于病情较重、转移路途较长的伤病员。常用的担架有帆布担架、板式担架、铲式担架、四轮担架以及自制的临时担架（如绳索担架、被服担架）等类型。担架搬运的动作要领为：由3～4人组成一组，将患者移上担架；患者头部向后，足部向前，以便后面的担架员随时观察病情变化；担架员脚步行动要一致，平稳前进；向高处抬时，前面的担架员要放低，后面的担架员要抬高，使患者保持水平状态；向低处抬时，则相反。

徒手搬运法适用于现场无担架、转运路途较近，伤员病情较轻的情况。

（1）单人搬运法。①侧身匍匐法：根据伤员的受伤部位，采用左或右侧匍匐法。搬运时，使伤员的伤部向上，将伤员腰部置于搬运者的大腿上，并使伤员的躯干紧靠于搬运者胸前，使伤员的头部和上肢不与地面接触，搬运者携伤员匍匐前进。②牵托法：将伤员放在油布或雨衣上，指导两个对角或双袖扎在一起固定伤员的身体，用绳子牵拉油布或雨衣前行。③扶持法：搬运者站在伤员一侧，使伤员靠近并用手臂搂住搬运者的头颈，搬运者用外侧的手牵伤员的手腕，另一手扶持伤员的腰背部，扶其行走。适用于伤情较轻、能够行走的伤员。④抱持法：搬运者站于伤员一侧，一手托其背部，一手托其大腿，将伤员抱起。有知觉的伤员可配合抱住搬运者的颈部。⑤背负法：搬运者站在伤员一侧，一手抓紧伤员双臂，另一手抱其腿，用力翻身，使其负于搬运者的背上，然后慢慢站起（图10-29）。

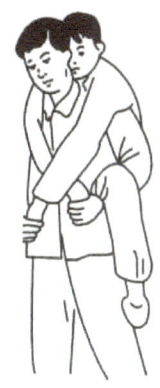 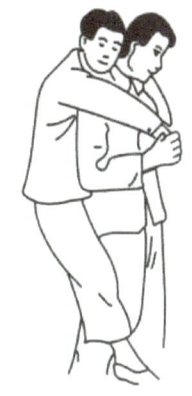 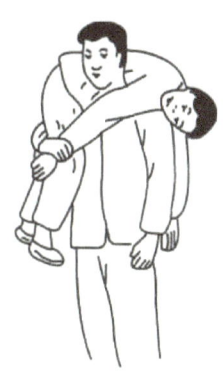

图10-29 单人搬运法（背负法）

（2）双人搬运法。①椅托式搬运法：一人以左膝、另一人以右膝跪地，各用一手伸入伤员的大腿下，另一手彼此交叉支持伤员的背部，慢慢将伤员抬起（图10-30）。②拉车式搬运法：一人站在伤员的头侧，以两手插至伤员的腋下，将伤员抱在怀里，另一人跨在伤员两腿之间，抬起伤员的双腿，两人同方向步调一致抬伤员前行（图10-31）。③平抬或平抱搬运法：两人并排将伤员平抱，或者一左一右、一前一后将伤员平抬起。注意此法不适用于脊柱损伤者。

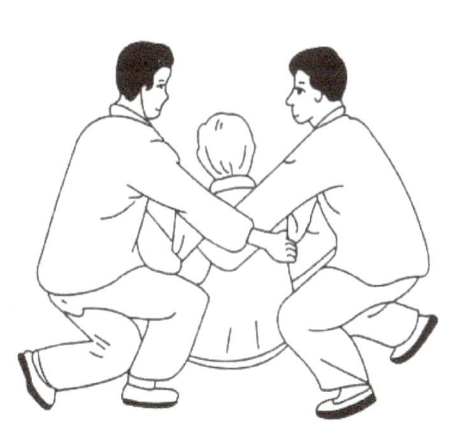 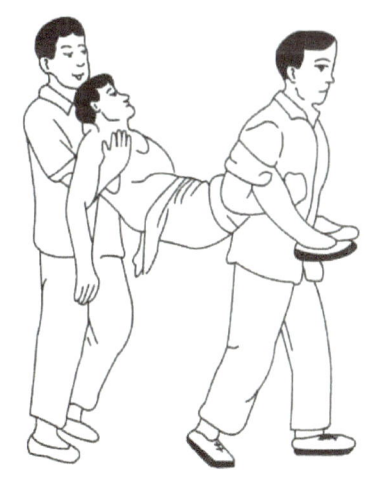

图10-30 椅托式搬运法　　　　　图10-31 拉车式搬运法

（3）多人搬运法。三人可并排将伤员抱起，齐步一致向前（图10-32）。第四人可负责固定头部。多于四人，可面对面，将伤员平抱进行搬运。

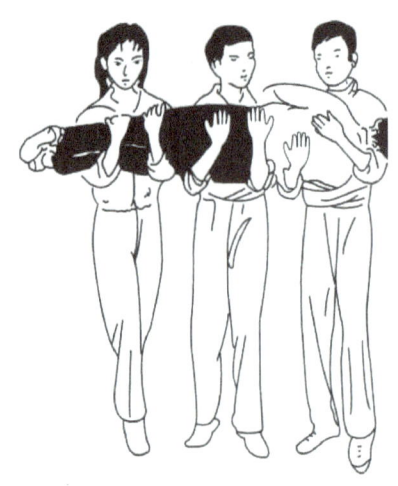

图10-32 三人搬运法

2. 特殊伤员搬运方法

（1）腹部内脏脱出的伤员。将伤员双腿屈曲，腹肌放松，防止内脏继续脱出。已脱出的内脏严禁回纳腹腔，以免加重污染。先用大小合适的碗或其他合适的替代物扣住内脏或取腰带做成略大于脱出物的环，围住脱出的内脏，然后用腹部三角巾包扎法包扎。

包扎后伤员取仰卧位，下肢屈曲，并注意腹部保暖，以防肠管过度胀气（图10-33），然后再行担架或徒手搬运。

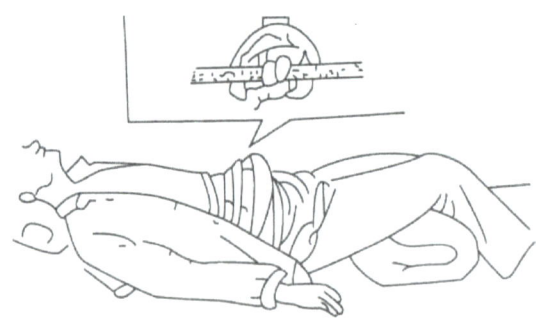

图10-33 腹部内脏脱出伤员的搬运法

（2）昏迷伤员。使伤员侧卧或俯卧于担架上，头偏向一侧，以利于呼吸道分泌物的引流（图10-34）。

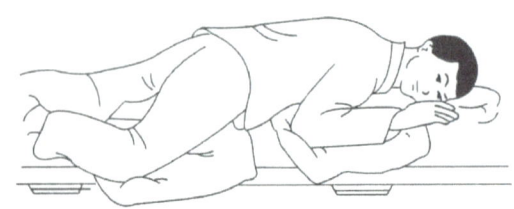

图10-34 昏迷伤员的搬运法

（3）骨盆损伤的伤员。先将骨盆用三角巾或大块包扎材料做环形包扎后，让伤员仰卧于硬质担架或门板上，膝微屈，膝下加垫（图10-35）。

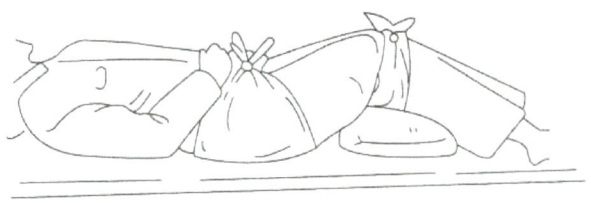

图10-35　骨盆损伤伤员的搬运法

（4）脊柱、脊髓损伤的伤员。搬运此类伤员时，应使脊柱保持伸直，严禁颈部与躯干前屈或扭转。对于颈椎伤的伤员，一般应由4人一起搬运，1人专管头部的牵引固定，保持头部与躯干成一直线，其余3人蹲于伤员的同一侧，2人托躯干，1人托下肢，4人一起将伤员抬起放在硬质担架上，伤员头部两侧须用沙袋固定住，并用带子分别将伤员胸部、腰部、下肢与担架固定在一起（图10-36）。对于胸、腰椎伤的伤员，可由3人于伤员身体一侧搬运，方法与颈椎伤伤员的搬运法相同。

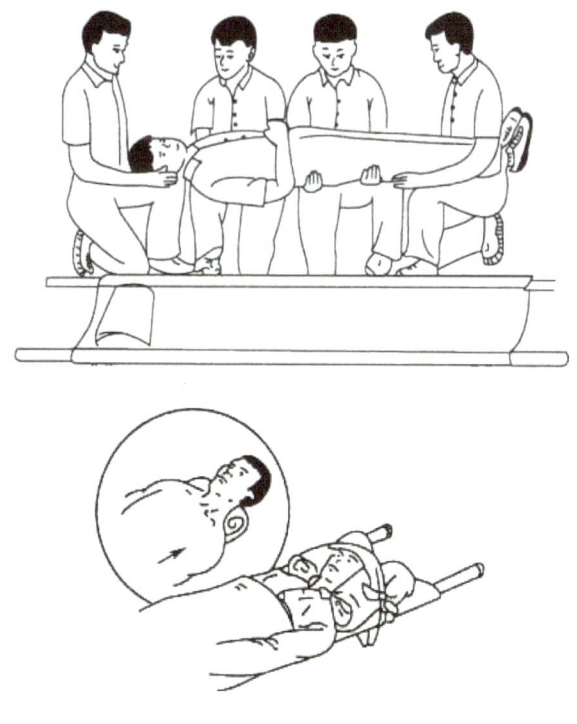

图10-36　颈椎伤伤员的搬运法

（5）身体带有刺入物的伤员。应先包扎伤口，妥善固定好刺入物后，方可搬运。搬运途中避免震动、挤压、碰撞，防止刺入物脱出或继续深入。刺入物外露部分较长时，应有专人负责保护刺入物。

3. 注意事项

搬运动作应轻巧、敏捷、步调一致，避免震动，避免增加伤病员的痛苦。根据不同的伤情和环境采取不同的搬运方法，避免二次损伤或因搬运不当造成的意外伤害。搬运途中应注意观察伤员的伤势与病情变化。

> **知识拓展**
>
> *如何进行现场救护*
>
> 遇到出血、骨折的伤病员，救护人员首先要保持镇静，做好自我保护，迅速检查伤情，快速处理伤病员，同时呼叫急救电话或场馆的急救人员。

（陈晓炜）

学习任务二　机械通气

【任务目标】

（1）掌握急危重症护理学机械通气的概念。
（2）熟悉机械通气的临床运用方法。
（3）掌握机械通气的护理。
（4）掌握机械通气的模式、呼吸参数的设置

机械通气（Mechanical Ventilation，MV）是借助呼吸机建立气道口与肺泡间的压力差，给呼吸功能不全的患者以呼吸支持，即利用机械装置来代替、控制或改变自主呼吸运动的一种通气方式。根据呼吸机与患者的连接方式把机械通气分为有创机械通气和无创机械通气，本节重点讲述有创机械通气。

一、概述

（一）机械通气的目的

（1）改善通气功能。机械通气时通过气管插管或气管切开维持呼吸道通畅，通过呼吸机正压通气维持患者足够的潮气量，保证代谢所需的肺泡通气量。

（2）改善换气功能。机械通气时使用呼气末正压（Positive End-Expiratory Pressure，PEEP）等方法可防止肺泡塌陷，使肺内气体分布均匀，改善通气/血流比例，减少肺内分

流，改善氧运输，纠正低氧血症。

（3）减少呼吸功耗。使用机械通气可减少呼吸肌做功，降低呼吸肌耗氧量，缓解呼吸肌疲劳。

（二）机械通气的应用指征

（1）适应证。无论何种原因，只要出现严重呼吸功能障碍，引起严重缺氧或二氧化碳滞留，均可能适于机械通气治疗，包括：①各种原因所致的心搏、呼吸停止，需行心肺复苏。②COPD急性发作、重症哮喘、连枷胸、淹溺等所致的严重通气不足。③严重肺部感染、ARDS等所致的严重换气功能障碍。④脑外伤、脑出血、中毒等所致的中枢性呼吸功能障碍。⑤重症肌无力、多发性神经根炎、脊髓灰质炎、高位截瘫等所致呼吸功能障碍等。

（2）禁忌证。机械通气的禁忌证是相对的，在出现致命性通气和氧合障碍时，应积极处理原发病（如尽快行胸腔闭式引流，积极补充血容量等），同时不失时机地应用机械通气。对于肺破裂引起的气胸，需行胸腔闭式引流后再行机械通气。对于胸壁外伤所致气胸，可在机械通气的同时行胸腔闭式引流。一般相对禁忌证为：①肺大泡和肺囊肿；②低血容量性休克未补充血容量；③严重肺出血；④气管-食管瘘等。

二、机械通气的临床运用

（一）机械通气的准备

（1）患者准备。①明确患者的基本情况，包括年龄、性别、身高、体重、诊断、病情、既往病史和对呼吸机支持的特殊要求等。②向清醒患者解释使用呼吸机的目的、注意事项等。③有创机械通气患者需建立人工气道。④选择舒适的体位，一般采取平卧或仰卧位，若无禁忌建议床头抬高30°～45°。

（2）呼吸机准备。①根据患者基本情况选择合适的呼吸机、呼吸机管道、过滤器和湿化装置等。②连接呼吸回路、电源和气源。③设置呼吸机支持模式、参数和报警限。④用模拟肺测试呼吸机能否正常工作或机器自检各功能部件有无故障。⑤检测呼吸机正常工作，各功能部件无故障后关机备用于床旁，在呼吸机醒目处标记"备用"。

（二）常用参数的设置与调节

1. 机械通气的基本模式

（1）控制通气（Controlled Ventilation，CV）。呼吸机完全代替患者的自主呼吸，呼吸频率、潮气量或吸气压力、吸呼比、吸气流速由呼吸机控制，呼吸机提供全部的呼吸功。CV适用于严重呼吸抑制或呼吸停止的患者，如心搏呼吸骤停、严重脑外伤等情况。

（2）辅助通气（Assisted Ventilation，AV）。依靠患者的吸气努力触发呼吸机吸气活瓣实现通气，当存在自主呼吸时，根据气道内压力降低（压力触发）或气流（流速触发）的变化触发呼吸机送气，按预设的潮气量（定容）或吸气压力（定压）输送气体，呼吸功由患者和呼吸机共同完成。该模式通气时可减少或避免应用镇静剂，保留自主呼吸以减轻呼吸肌萎缩，改善机械通气对血流动力学的影响。适用于呼吸中枢驱动正常的患者，如COPD急性发作、重症哮喘等。

（3）辅助控制通气（Assist-Control Ventilation，ACV）。辅助控制通气是辅助通气（AV）和控制通气（CV）两种模式的结合，当患者自主呼吸频率低于预置频率或患者吸气努力不能触发呼吸机送气时，呼吸机即以预置的潮气量及通气频率进行正压通气，即CV。当患者的吸气能触发呼吸机时，以高于预置频率进行通气，即AV。ACV常作为ICU机械通气患者的初始模式，然后再根据患者病情进行模式调整。

（4）同步间歇指令通气（Synchronized Intermittent Mandatory Ventilation，SIMV）。同步间歇指令通气是自主呼吸与控制通气相结合的呼吸模式，在触发窗内患者可触发和自主呼吸同步的指令正压通气，在两次指令通气之间触发窗外允许患者自主呼吸，指令呼吸是以预设容量（容量控制SIMV）或预设压力（压力控制SIMV）的形式送气。SIMV能与患者的自主呼吸同步，减少患者与呼吸机的对抗，减低正压通气的血流动力学影响，用于长期带机患者的撤机。

（5）压力支持通气（Pressure Support Ventilation，PSV）。压力支持通气属部分通气支持模式，是患者在自主呼吸的前提下，当患者触发吸气时，呼吸机以预设的压力释放出气流，患者每次吸气都能接受一定水平的压力支持，以克服气道阻力，减少呼吸做功，增强患者吸气能力，增加吸气幅度和吸入气量。主要用于机械通气的撤机过渡。

（6）持续气道正压（Continuous Positive Airway Pressure，CPAP）。持续气道正压是在自主呼吸条件下，整个呼吸周期内（吸气及呼气期间）气道均保持正压，患者完成全部的呼吸功，是PEEP在自主呼吸条件下的特殊技术。CPAP用于通气功能正常的低氧患者，可防止气道和肺泡的萎陷，增加肺泡内压和功能残气量，增加氧合，改善肺顺应性，降低呼吸功。CPAP过高可增加气道压，减少回心血量，出现低血压、气压伤等表现。

（7）双相气道正压通气（Biphasic Positive Airway Pressure，BiPAP）。双相气道正压通气是指给予两种不同水平的气道正压，高压时间、低压时间、高压水平、低压水平各自可调，高压力水平（Phigh）和低压力水平（Plow）之间定时切换，从Phish转换至Plow时，增加呼出气量，改善肺泡通气。该模式允许患者在两种水平上呼吸，可与PSV合用以减轻患者呼吸功。通气和换气障碍型呼吸衰竭均可使用，如重症肺炎、COPD急性发作等。

2. 机械通气参数的设置与调整

（1）潮气量（Tidal Volume，VT）。在容量控制通气模式下，潮气量的选择应保证足够的气体交换及患者的舒适性，通常依据体重选择5～12 mJ/kg，并结合呼吸系统的顺应性、阻力进行调整，避免气道平台压超过30～35 cmH_2O。在压力控制通气模式时，潮气量主要由预设的压力、吸气时间、呼吸系统的阻力及顺应性决定。最终应根据动脉血气分析进行调整。

（2）吸气压力。使用压力控制模式时，在满足所需潮气量的前提下，吸气压力主要由呼吸系统的阻力及顺应性决定。一般成人先预设15～20 cmH_2O，小儿12～15 cmH_2O，然后根据潮气量进行调整。原则上以最低的吸气压力获得满意的潮气量，避免出现气压伤和影响循环功能。

（3）呼吸频率。呼吸频率的选择根据分钟通气量、目标PCO_2水平进行，一般成人通常设定为12～20次/min。

（4）峰值流速。理想的峰流速应能满足患者吸气峰流速的需要，成人常用的流速设置在40～60 L/min，根据分钟通气量和呼吸系统的阻力和肺的顺应性调整，流速波形在临床常用减速波或方波。

（5）吸呼比（I∶E）的选择是基于患者的自主呼吸水平、氧合状态及血流动力学，适当的设置能保持良好的人-机同步性，机械通气患者通常设置吸气时间为0.8～1.2 s或吸呼比为1∶1.5～2。对于控制通气患者，为抬高平均气道压（Mean Airway Pressure，MAP）改善氧合，可适当延长吸气时间及吸呼比，但应注意患者的舒适度、监测内源性PEEP及对心血管系统的影响。

（6）触发灵敏度。一般情况下，压力触发常为-0.5～-1.5 cmH_2O，流速触发常为2～5 min。若触发敏感度过高，会引起与患者用力无关的误触发，若设置触发敏感度过低，将显著增加患者的吸气负荷，消耗额外呼吸功。

（7）吸入氧浓度（FiO_2）。机械通气初始阶段，可给予高浓度的氧（甚至是纯氧）以迅速纠正严重缺氧，以后依据目标PaO_2、PEEP水平、MAP水平和血流动力学状态，酌情降低FiO_2至50%以下，并设法维持$SpO_2 > 90\%$，若不能达到上述目标，即可加用PEEP、增加MAP，应用镇静剂或肌松剂。若适当PEEP和MAP可以使$SpO_2 > 90\%$，应保持最低的FiO_2。

（8）呼气末正压（PEEP）。设置PEEP的作用是使萎陷的肺泡复张，增加功能残气量，提高肺顺应性，改善通气和换气功能。PEEP常应用于以ARDS为代表的Ⅰ型呼吸衰竭，一般初设在5 cmH_2O，然后根据氧饱和度进行调整，直至获得满意的氧饱和度。PEEP可增加胸内压，设置过高易出现气压伤和低血压等表现。

（9）高压报警限设置。呼吸机高压报警限具有报警和切换功能，一般设置为气道峰值压力（PAP）+10 cmH$_2$O。

（三）常见报警原因及处理

报警功能是呼吸机必备的功能之一，引起呼吸机报警的原因很多，有的报警需要立即处理，否则会危及患者生命，如高压报警、窒息报警等。

（四）机械通气的临床运用

1. 病情观察

患者在机械辅助通气期间，应注意评估机械通气效果，及时发现相关并发症的出现，提高机械通气的安全性。机械通气患者病情观察重点如下。

（1）呼吸功能观察。呼吸节律、呼吸深度，评估有无呼吸困难、人机对抗等。机械通气患者缺氧时可出现脉搏、呼吸增快，需严密观察。注意气道压力、呼出潮气量、SpO$_2$，评估通气和氧合状况。观察患者皮肤黏膜、口唇和甲床。二氧化碳潴留时可出现皮肤潮红、多汗和浅表静脉充盈。口唇和甲床青紫提示低氧血症。当患者病情严重必须给予高浓度氧时，应避免长时间吸入，氧浓度尽量不超过60%，同时密切观察有无氧中毒所致肺损伤出现。加强营养支持可以增强或改善呼吸肌功能。

（2）循环功能。机械通气可使胸腔内压升高，静脉回流减少，心脏前负荷降低和后负荷增加，出现心排出量降低，组织器官灌注不足，表现出低血压、心律失常、末梢循环灌注不良、尿量减少等。

（3）意识。缺氧和（或）二氧化碳潴留所致意识障碍患者，若呼吸机支持适当，患者意识状况应逐渐好转。若意识障碍程度加重应考虑呼吸机支持是否适当或患者病情发生变化。因此应严密观察患者意识状况，出现异常及时通知医生处理。

（4）血气分析。机械通气30分钟后应做动脉血气分析，以评估机械通气的效果和是否需要调整呼吸机模式和参数。若治疗有效，患者血气分析结果应趋于正常。若治疗无效，血气分析结果显示无改善或继续恶化。在机械通气治疗过程中，需根据患者病情严密监测动脉血气状况。

（5）体温。观察气道分泌物量、色、性状和味，评估肺部感染变化情况。患者出现呼吸机相关性肺炎和原有肺部感染恶化时，可出现体温异常改变，应严密监测，及时报告医生。

（6）其他。机械通气的患者上消化道出血发生率为6%～30%。如果原发病为ARDS或MOF，则发生率更高。应注意观察应激性溃疡所致消化道出血和有无腹胀。

2. 心理护理

（1）焦虑与恐惧。机械通气患者常见的心理反应是焦虑与恐惧，主要与对机械通气的不理解、沟通交流障碍和撤机等有关。为缓解患者焦虑与恐惧心理，对于清醒患者，在机械通气前应向患者充分解释机械通气的目的、实施方法、患者可能会出现的感受和配合注意事项等。机械通气患者由于气管插管或切开，影响患者正常的语言沟通，因此必须与患者建立有效的沟通方式，如通过姿势、手势、面部表情和眼神等，也可通过写字板、卡片等与患者交流，增加视觉信息传递。对有书写能力的患者，可鼓励其把自己的感受和要求写出来，以供医护人员参考。撤机前做好患者心理护理，向患者解释撤机目的、方法、注意事项和撤机过程中、撤机后可能出现的反应及应对措施，消除患者顾虑。

（2）缺乏安全感。引起机械通气患者不安全感的因素主要有：①担心呼吸机出现故障；②担心痰液堵塞气道；③担心医护人员不能及时发现病情变化；④担心管道脱落等。为增加患者安全感，在准备呼吸机时，应保证呼吸机性能良好并告知患者；按需要及时吸痰和清除呼吸机管道积水，保持气道通畅；加强床旁监护，让医护人员身影时刻都在患者视线内；关心、体贴患者，加强与患者沟通，及时发现患者不适并予相应处理等。

（五）人工气道护理

机械通气相关人工气道主要包括气管插管和气管切开置管，护理重点包括人工气道固定、湿化和气管内吸引。

1. 人工气道固定

（1）气管插管。气管插管患者应严密观察导管固定情况，每班记录导管深度，及时发现导管移位。妥善固定导管，防止导管随呼吸移动。对使用胶布固定导管的患者要注意保护面部皮肤，防止皮肤撕伤。

（2）气管切开。气管切开患者应妥善固定气管导管，固定松紧度以可通过一根手指为宜。密切观察气管切开口皮肤情况，评估有无炎性红肿和分泌物表现。观察导管固定带与颈项皮肤的接触处，评估有无皮肤损伤。

2. 气管内吸引

（1）吸引原则。吸引是一种具有潜在损害的操作，不应该把吸引作为一个常规，应在有临床指征时进行。尽量鼓励患者把分泌物自行咳出。

（2）吸引指征。包括：在气管导管内看见明显分泌物；患者频繁或持续呛咳；听诊在气管和支气管处有明显痰鸣音；可疑为分泌物引起的SpO_2降低；气道峰值压力升高；患者突发呼吸困难等。

（3）吸引压力。一般适宜的负压为150～200 mmHg。压力过大易损伤气管黏膜引起出血等，过小不易清除气道分泌物。

（4）吸引方式。包括开放式和密闭式吸引方式。开放式吸引为传统气管内吸引方式，吸引前必须先断开患者与呼吸机之间的连接，容易出现气道分泌物和呼吸回路冷凝水外喷污染环境，同时断开呼吸机后PEEP消失，肺容量降低，容易出现肺内负压增加和低氧血症等。密闭式吸引对呼吸和循环影响较小，可减少吸引过程中肺容量损失和环境的污染。

研究证明声门下分泌物吸引可降低VAP发生率，护理时应注意使用负压20~150 mmHg行声门下吸引，定时检查吸引系统，保持吸引通畅。

（5）吸痰注意事项。吸痰前、后高浓度吸氧可避免出现低氧血症。吸痰管的直径不应超过人工气道导管内径的二分之一，以避免气道内较大的负压和尽量减少PaO_2的下降。每次吸痰时间不超过15 s，以降低低氧血症发生率。为颅脑损伤患者吸痰时，吸引的间隔时间应尽量超过10 min，以免引起颅内压累积性升高。

3. 人工气道湿化

对吸入气体进行温化和湿化补充治疗是维持气道黏膜完整、纤毛正常运动及气道分泌物的排出，降低呼吸道感染发生的重要手段之一，常见的温化和湿化方法包括加热湿化器加热湿化、常温水-气接触加湿、雾化加湿、使用热湿交换器（人工鼻）和气管内滴注（或输注）加湿等方法。理想的气道湿化状态是使吸入气体温度达37℃，相对湿度达100%。机械通气时使用加热湿化器对吸入气体进行温化和湿化，湿化器内需加入无菌蒸馏水，不能加入生理盐水或其他药液。

4. 气囊护理

护理重点包括：①推荐使用高容量低张力气囊导管。②采用最小闭合容积法或最小漏气技术进行气囊注气。③气囊压力不超过25~30 cmH_2O。④定时检查气囊压力，及时调整。

（六）常见并发症及处理

使用机械通气得当可改善患者氧合，缓解低氧血症，减少呼吸做功，防止呼吸肌疲劳。使用不当会带来一些并发症，甚至危及患者生命。

1. 人工气道相关并发症

（1）脱管。与导管固定不佳和牵拉等有关，表现为呼吸机低潮气量报警、喉部发声和窒息等。出现脱管应紧急处理，保持气道通畅，应用简易呼吸器通气和供氧，必要时重新气管内插管。

（2）气道堵塞。由痰栓、异物、导管扭曲、气囊脱出嵌顿导管口、导管远端开口嵌顿于气管隆嵴、脱管等引起，表现为不同程度的呼吸困难，严重时出现窒息。出现气道堵塞应针对原因及时处理，如调整人工气道位置、抽出气囊气体、试验性插入吸痰管等。如气道梗阻仍不缓解，则应立即拔除气管导管，重新建立人工气道。

（3）气道损伤。与插管时机械性损伤、气道内吸痰、气道腐蚀、导管压迫气道和气囊压迫气管黏膜有关，表现为出血、肉芽增生、气管食管瘘等。为避免气道损伤，插管前应选择合适的导管，插管时动作轻柔，带管过程中保持导管中立位，合理吸痰，做好气囊护理等。

2. 机械通气本身引起的并发症

（1）呼吸机相关肺损伤（Ventilator Induced Lung Injury，VILI）指机械通气对正常肺组织造成的损伤或使已损伤的肺组织进一步加重，包括气压伤、容积伤、萎陷伤和生物伤，临床表现为肺间质气肿、皮下气肿、纵隔气肿、心包积气、气胸和肺水肿等。为了避免和减少呼吸机相关肺损伤的发生，机械通气应避免高潮气量和高平台压，吸气末平台压不超过 30~35 cmH$_2$O，以避免气压伤、容积伤，同时设定合适 PEEP，以预防萎陷伤。出现张力性气胸应立即行胸腔闭式引流。

（2）呼吸机相关性肺炎（Ventilator Associated Pneumonia，VAP）指机械通气 48 小时后发生的院内获得性肺炎。VAP 与口咽部分泌物和胃肠内容物反流误吸密切相关，高危因素包括高龄、APACHE Ⅱ 评分高、急慢性肺部疾病、Glasgow 评分 < 9 分、长时间机械通气、过度镇静、平卧位等。预防措施主要包括：①半卧位，床头抬高 30°~45°。②避免镇静时间过长和程度过深。③避免口咽部和胃内容物反流入口腔误吸。④进行持续声门下吸引。⑤规范使用呼吸机管道，不同患者之间必须更换呼吸机管道，长期带机患者定期更换。⑥做好口腔护理。⑦尽早撤机等。

（七）呼吸机的撤离

当导致呼吸衰竭的病因好转后，应尽快开始撤机。延迟撤机将增加机械通气的并发症和医疗费用。过早撤离呼吸机又可导致撤机失败，增加再插管率和病死率。

1. 撤机指征

机械通气患者由于疾病的个体化差异，撤机指征也具有一定差异性。根据中华医学会重症医学分会机械通气临床应用指南（2006年），患者达到以下条件可考虑撤机。①导致机械通气的病因好转或祛除。②血流动力学稳定，没有心肌缺血动态变化。③临床上没有显著的低血压［不需要血管活性药的治疗或只需要小剂量的血管活性药物，如多巴胺或多巴酚丁胺 < 5~10 mg/（kg·min）］。④有自主呼吸能力和较强的咳嗽能力。

2. 撤机方法

（1）直接撤机。适用于原心肺功能好，支持时间短的患者。若患者自主呼吸良好，且不耐受气管插管，可直接撤离呼吸机，让其自主呼吸。

（2）呼吸模式过渡。适用于原心肺功能较差，支持时间较长的患者，通过改变呼吸支持模式和参数降低呼吸机支持水平逐步过渡撤机，如使用SIMV、PSV等模式过渡。

（3）间接撤机。在脱机间隙使用射流给氧、T形管给氧等间接支持，逐渐延长脱机时间，宜在白天进行。

3. 撤机实施

选择充分休息后的上午进行撤机，此时患者状态较好，医护人员较多，能保证抢救及时有效。撤机后严密观察患者病情，包括呼吸状况、心率、血压等，及时发现不耐受撤机指征并进行相应处理。

4. 不能耐受撤机的指征

患者出现以下变化应立即恢复机械通气：①呼吸频率>30次/min。②血压升高或降低超过20 mmHg，心率增加或减慢超过20次/min。③PaO_2 < 60 mmHg，$PaCO_2$ > 55 mmHg。④出现烦躁、出汗及尿量进行性减少。

5. 呼吸机依赖及护理

呼吸机依赖是指机械通气患者使用呼吸机通气支持的实际时间超过根据患者病情所预期的通气支持时间的一种状况，患者至少有一次撤机失败。呼吸机依赖的原因包括生理和心理因素两方面，生理因素包括气体交换降低、通气负荷增加、通气需求增加、通气驱动力降低和呼吸肌疲劳等，心理因素包括不能控制呼吸模式、缺乏动机和信心及精神错乱等。

部分机械通气患者从生理指标看可以脱机，但由于怀疑自己的呼吸能力、缺乏信心等原因，担心脱机后出现呼吸困难和窒息等，因而不愿意脱机。对呼吸机心理依赖的患者，应确切告知其生理指标已达到脱机标准，鼓励患者尝试脱机，脱机时做好安全保障措施，床旁严密观察患者，及时向患者反馈其各项生命体征稳定的信息，增强患者对脱机的信心。

（八）呼吸机的维护与消毒

1. 呼吸机的维护

（1）定期保养。定期检查更换氧电池、活瓣、皮垫、过滤器及过滤网等，呼吸机每工作1000小时，应由工程师进行保养及检修，建立保养和维修档案。

（2）使用前检测。

电源检测：检查电源线有无漏电、接触不良，检查蓄电池的蓄电能力。

气密性检测：检查呼吸机的呼吸回路有无漏气，常采用潮气量测定法、压力表检测法和耳听手摸等方法检测。

设置项目检测：检测呼吸机模式和参数能否准确设置。

报警系统检测：使用模拟肺模拟呼吸机的正常工作状态和报警状态，检测报警系统的性能是否完好。

监测系统的检测：检测呼吸机的呼吸频率、气道压力、潮气量、分钟通气量等监测项目能否正常显示。

附加功能检测：检测湿化器、雾化器等功能是否完好。

（3）使用中维护。

管道的气密性：检查呼吸回路有无脱落、漏气等。

管道的通畅性：检查呼吸回路有无扭曲、打折、压闭等。

防水：禁止在主机表面上放置治疗盘、护理盘、液体瓶、水杯等，防止主机进水影响功能。

防止人为暴力损伤：在推动呼吸机时，要稳妥用力，防止摔倒。

主机散热：使用中的呼吸机应放在相对较大的空间，防止主机因散热不好而工作异常，甚至停止工作。

工作状态：观察呼吸机各种设置和监测有无异常变动；各种导线、传感线有无松脱；保持湿化器内湿化液在正常刻度范围内；观察、处理管道内积水，避免其阻塞呼吸回路或反流入患者气道。

2. 呼吸机使用后的消毒

（1）主机消毒包括内部消毒和外部消毒。内部由于具有精密电子元件，建议由专业工程师进行专业消毒。外部可参考呼吸机出厂说明进行，可使用含酒精的消毒液进行擦拭消毒。

（2）呼吸回路消毒。呼吸回路中包括呼吸机管道、过滤器、湿化器等，根据所使用呼吸回路的材质可选择使用浸泡消毒法、高压蒸气灭菌法、环氧乙烷灭菌法等方法进行呼吸回路消毒，有条件的医院可选择使用一次性呼吸回路，如一次性呼吸机管道、一次性过滤器和一次性湿化器等。

> **知识拓展**
>
> **机械通气与自主呼吸协调**
>
> 在机械通气早期，如果考虑有明显呼吸肌疲劳，要去除自主呼吸应用控制通气。自主呼吸可以通过皮囊过渡增加潮气量及频率来完成，也可吸入高浓度氧及应用镇静剂、肌松剂去掉自主呼吸。对于无明显呼吸肌疲劳或自主呼吸比较强不易去掉者，可选用"人机共存"的通气方式如IMV、SIMV、PSV、CPAP、辅助、辅助－控制PRVC、VSV、BIPAP、PAV、MVV等通气方式。常用药物有如下几种：镇静剂，吗啡类，亚冬眠，肌肉松弛剂等。
>
> 治疗过程中，随病情好转，自身呼吸肌疲劳恢复或原发病得到控制，自主呼吸要

> 恢复并逐渐增强，这往往是病情好转的标志，但此时如仍用控制通气即发生人机对抗现象，此时应及时更换通气方式。

（陈晓炜）

学习任务三　急危重症连续血液净化治疗的应用和护理

【任务目标】

（1）掌握急危重症连续血液净化治疗的应用。

（2）掌握连续性血液净化技术的应用。

连续性血液净化（Continuous Blood Purification，CBP）也称为连续性肾脏替代治疗（Continuous Renal Replacement Therapy，CRRT），是指用净化装置通过体外循环方式，连续、缓慢清除体内代谢产物、异常血浆成分以及蓄积在体内的药物或毒物，以纠正机体内环境紊乱的一组治疗技术。

一、概述

CRRT是在间歇性血液透析（Intermittent Hemo Dialysis，IHD）的基础上发展形成的，在临床上最初只是为了提高重症肾衰的救治效果。由于CRRT技术和生物膜的不断发展和成熟，其临床应用范围已经远远超过了肾脏替代领域，扩展到各种临床常见危重病的救治，广泛应用于全身炎症反应综合征（SIRS）、急性呼吸窘迫综合征（ARDS）、多器官功能衰竭综合征（MODS）、急性重症胰腺炎（Acute Severe Pancreatitis，ASP）等危重症患者的救治，并取得明显疗效。目前CRRT一词似乎已不能完全概括此项技术的实际价值，将其称之为连续性血液净化（CBP）更符合临床的实际内容。这一技术在国内外的ICU普遍得到应用，临床疗效评价日益肯定，已经成为了当今危重症患者的主要治疗措施之一，这也是近30年血液净化领域的重要进展。

（一）常见的连续性血液净化技术

连续性血液净化技术包括：连续性动（静）静脉血液滤过、连续性动（静）静脉血液透析、连续性动（静）静脉血液透析滤过、动（静）静脉缓慢连续性超滤、连续性高通量透析、高容量血液滤过、连续性血浆滤过吸附、日间连续性肾脏替代治疗等多项技术。根据溶质和水清除原理为重点参照，常见的连续性血液净化技术见表10-1。

1. 连续性动静脉血液滤过（CAVH）

CAVH的原理是利用人体动静脉压力差，使血液通过一个高效能、低阻力的滤器，从而清除血浆中的水分、电解质，以对流的方式清除中小分子溶质。

2. 连续性静脉-静脉血液滤过（CVVH）

CVVH清除溶质原理与CAVH相同。不同之处是采用深静脉留置单针双腔导管建立血管通路，应用泵驱动进行体外循环。因此有人称之为血泵辅助的连续性静脉-静脉血液滤过（pump assisted continuous veno venous hemofiltration，PA-CVVH）。它克服了CAVH的一些缺点，并且随着静脉留置单针双腔导管和新一代持续治疗血泵的出现，为治疗带来了很多便利。目前CVVH已逐渐取代CAVH，并已成为标准的治疗模式，为广大医务人员所推崇。

表10-1 常见的连续性血液净化技术

中　　文	英　　文	缩　写
连续性动静脉血液滤过	continuous arterio venous hemofiltration	CAVH
连续性静脉-静脉血液滤过	continuous veno venous hemofiltration	CVVH
连续性动静脉血液透析	continuous arterio venous hemo dialysis	CAVHD
连续性静脉-静脉血液透析	continuous veno venous hemo dialysis	CVVHD
连续性动静脉血液透析滤过	continuous arterio venous hemo diafiltration	CAVHDF
连续性静脉-静脉血液透析滤过	continuous veno venous herao dafiltration	CVVHDF
缓慢持续超滤	slow continuous ultra filtration	SCUF
连续性高通量透析	continuous high flux dialysis	CHFD
高容量血液滤过	high volume hemo filtration	HVHF
连续性血浆滤过吸附	continuous plasma filtration adsorption	CPFA
日间连续性肾脏替代治疗	day-time continuous renal replacement therapy	DCRRT

3. 连续性动（静）静脉血液透析（CAVHD及CWHD）

为增加尿素及肌酐清除率，Geronemus等于1984年提出了CAVHD，即在CAVH基础上进行改良，用相对低通量的透析器，不输入置换液而是沿血流相反方向输入透析液，依靠弥散作用清除小分子物质。当血流速度较慢时，尿素和肌酐可以跨膜达到平衡，而清除率与透析液流量呈直线增加。1987年，Uldall将动脉与静脉连接改为静脉与静脉连接，成为CVVHD。

4. 连续性动（静）静脉血液透析滤过（CAVHDF和CWHDF）

CAVHDF也是在CAVH的基础上发展起来的，加做透析以弥补CAVH对氮质清除的不足。CAVHDF溶质转运机制已非单纯对流，而是对流加弥散，不仅增加了小分子物质的清除率，还能有效清除中大分子物质，溶质清除率增加40%。CVVHDF不同之处是采用静脉建立血管通路，应用血泵驱动血液循环。该技术适用于有高分解代谢的患者。

5. 缓慢持续超滤（SCUF）

其主要原理是以对流的方式清除溶质，也是CAVH的一种类型。不同的是不需要补充置换液，也不用透析液，对溶质清除不理想，不能控制肌酐水平，有时需要加用透析治疗。目前临床上主要用于水肿、难治性心衰，特别是心脏直视手术、创伤或大手术复苏后伴有细胞外液容量负荷过重者。

（二）血液净化基本原理

血液净化治疗的主要目的是清除血液中的有害物质。常用的方法有血液透析、血液滤过及血液透析滤过，还有一些特殊的方法，如免疫吸附、血液灌流等。清除溶质的主要方式有三种：弥散（diffusion）、对流（convection）及吸附（adsorption）。①弥散：是指溶质通过半透膜，由浓度高的一侧向浓度低的一侧转运，主要驱动力是浓度差。溶质清除率与分子大小、膜孔通透性及通透膜两侧的离子浓度差有关。这种方式对小分子的清除效果比较好，如钾、肌酐、尿素氮等。②对流：对流的动力来源于半透膜两侧的压力梯度，溶质分子在压力梯度下随着水分进行跨膜移动，对中分子的物质清除效果较好，如部分炎症因子，置换液流量越大，溶质清除越好。③吸附：吸附为溶质吸附到滤器膜的表面，是溶质清除的第三种方式，与溶质浓度关系不大，而与溶质与膜的化学亲和力及膜的吸附面积有关，对中分子、大分子清除效果好。不同治疗模式的清除原理不同：血液透析以弥散清除为主，血液滤过以对流及部分吸附清除为主，而免疫吸附及血液灌流则以吸附清除为主。血液净化治疗时各种溶质的清除机制见表10-2。

表10-2 血液净化治疗时各种溶质的清除机制

溶质分类	代表物质	清除机制
小分子溶质（MW＜300）	尿素氮、肌酐、氨基酸	弥散（CVVHD）对流（CVVH）
中分子溶质（MW500~5000）	维生素B_{12}、万古霉素	对流
小分子蛋白（MW5000~50 000）	炎性介质	对流、吸附
大分子蛋白（MW＞50 000）	白蛋白	对流

（三）连续性血液净化的特点

1977年，Kramer创造了CAVH技术，将连续性血液滤过引入了血液透析领域。这一创举具有划时代意义，因为它首次让人们摆脱了传统的IHD的观念，进入了"连续性"的技术领域。CBP可以连续、缓慢、等渗地清除水分和溶质，不断地调节液体平衡，清除较多的液体量，符合生理状况，较好地维持血流动力学的稳定性，有利于肾功能及其他器官功能的恢复。CBP的特点在危重病的救治中已经和正在发挥其独特的优势。

血流动力学稳定。IHD通常每周2~3次，每次患者体内大量的液体要在短时间内清除，可能造成血流动力学不稳定及低血压，加重肾损害，延长急性肾衰竭（Acute Renal Failure，ARF）的恢复时间，尤其是ICU中血流动力学不稳定的患者更加不能耐受IHD。与IHD相比，CBP可以连续、缓慢、等渗地清除水分和溶质，不断地调节液体平衡，清除更多的液体量，更符合生理状况，较好地维持血流动力学的稳定性，有利于肾功能及其他器官功能的恢复。

纠正酸碱紊乱。由于CBP治疗模式的多样性，以及透析液和置换液的可调性，决定了CBP在纠正酸碱电解质紊乱方面有IHD所不能比拟的优势。

溶质清除率高CBP缓慢、连续性清除溶质，通常采用高通量血滤器，不仅清除中、大分子溶质优于IHD，还能更多地清除小分子物质，更好地控制氮质血症，有利于重症急性肾衰竭或伴有多脏器功能障碍、败血症和心力衰竭患者的治疗。营养支持大多数肾衰、急性危重病患者消化吸收功能差，加之反复感染，极度消耗，一般都伴有营养不良。但由于患者少尿，输液量受限，往往限制了营养液的补充。CBP不仅为营养支持准备"空间"，同时控制代谢产物的水平，最大限度地纠正代谢性酸中毒和高磷血症，这些为营养支持治疗及静脉用药提供了充足的保障。清除炎性介质CBP可以清除炎性介质，其主要机制是通过对流与吸附清除溶质。炎性介质的清除受介质本身因素和CBP方式的影响。滤器中不同的生物膜清除细胞因子的能力也不同。缺点与IHD相比CBP也有不足：连续的治疗使体外循环凝血的风险增加；需要连续抗凝的同时亦增加了出血的风险；滤过可能丢失有益物质，如抗炎性介质、微量元素等；乳酸盐对肝功能衰竭者不利；能清除分子量小或蛋白结合率低的药物，故其剂量需要调整，难以建立每种药物应用指南。

（四）连续性血液净化实施要素

血管通路是指将血液从体内引出，使之进入体外循环装置，再回到体内的途径。CBP的血管通路有静脉-静脉、动脉-静脉两种。

静脉-静脉血管通路临床最常用。目前多使用单针双腔静脉导管作为CBP的血管通路，标准导管是动脉孔（在后）与静脉孔（在前）间相距2~3 cm，血液再循环量不高于10%，置管方向必须与静脉回流方向一致，否则会增加再循环。置管部位包括锁骨下静脉、颈内静脉、股静脉，依靠血泵将血液泵入血液滤过器进行滤过。动脉-静脉血管通路临床少见。将血液滤器置入动静脉环路，依靠动脉静脉压差，使血流经过滤器进行滤过。

血泵实施静脉-静脉血液滤过时，需要应用血泵作为血液流动的动力。

血滤器：目前多采用空心纤维型血滤器，滤过膜的滤过功能接近肾小球基底膜。它具有：①较好的生物相容性、无毒。②截流分子量明确，中、小分子量物质能顺利通过，而蛋白质等大分子量的物质不能通过。③高通透性、高滤过率及抗高压性的物理性能。④血滤器内容积较小，为40～60 mL。

置换液：血液滤过滤液中溶质的浓度几乎与血浆相等，当超滤率为10～20 mL/min时，需补充与细胞外液相似的液体，称"置换液"。目前国内尚无商品化的置换液，临床上可根据需要自行配制，调节钾离子和碱基浓度。血液滤过过程中置换液的补充途径可分为前稀释（从滤器前动脉管输入）和后稀释（从滤器后静脉管输入）两种方法。

抗凝剂在进行血液滤过过程中，适宜的抗凝技术的应用是保证治疗顺利进行的先决条件。CBP抗凝有两个主要目标：一是尽量减轻血滤器的膜和血路对凝血系统的激活作用，长时间维持血滤器和血路的有效性；二是尽量减少全身出血发生率，即抗凝作用局限在体外循环的血滤器和血路内。临床常用的抗凝剂有普通肝素、低分子肝素和枸橼酸等。

液体平衡管理血液滤过时，计算患者的液体平衡时应将所有的入量和所有的出量考虑内。CBP治疗期间，一般每小时计算一次液体出入量，以免患者的血容量出现异常波动。

二、连续性血液净化技术的应用

（一）连续性血液净化技术的应用范围

随着CBP技术日趋成熟，其不再是单纯的肾脏替代治疗，已广泛应用于危重病例的治疗。

1. 在复杂性急性肾衰竭中的应用

用CBP治疗复杂性急性肾衰竭的目的是维持水电解质平衡、酸碱和溶质的稳定，防止肾脏进一步损伤，促进肾脏功能的恢复，为其他支持疗法创造条件。适用于以下情况：①急性肾衰竭合并高钾血症、酸中毒、肺水肿；②急性肾衰竭合并心力衰竭；③急性肾衰竭合并脑水肿；④急性肾衰竭伴高分解代谢；⑤肾移植术后。

2. 在非肾脏疾病中的应用

实现内环境平衡，不仅仅是血液净化而且还要彻底纠正代谢紊乱，以及清除炎性介质。CBP用于非肾脏疾病主要是为了清除炎性介质，从而成为各种危重患者的重要支持疗法，临床上主要用于：

（1）全身炎症反应综合征（SIRS）。SIRS是机体炎性细胞被某种损害因子过度激活后产生的大量炎性介质，最终导致机体对炎性反应失控而引起的一种综合征。CBP可以通过弥散或对流产生的吸附/滤过作用清除促炎、抗炎介质和血管活性物质，减轻组织水肿，改善供氧和器官功能。使用不含乳酸的置换液时，还可以清除乳酸。

（2）多器官功能障碍综合征（MODS）。MODS病死的主要原因是对MODS发病过程中炎症失控认识及处理不足所致，CBP可以有效清除循环中的炎性介质，阻断炎症的级联反应，改善全身炎症反应的过程及患者的预后；通过血浆滤过吸附，可清除血中的内毒素；通过清除间质的水分，改善微循环和细胞摄氧力，从而改善组织的氧利用率。

（3）急性呼吸窘迫综合征（ARDS）。CBP可以清除血管外肺水肿，纠正肺间质和肺泡水肿，改善气体和组织供氧；体外循环所致的低体温可以减少CO_2的产生，降低氧耗；还可以通过清除炎症介质，下调炎症反应，恢复机体内稳状态，从而改善呼吸。

（4）急性重症胰腺炎（ASP）。ASP是胰酶自身消化启动的严重全身炎症反应性疾病。在并发严重细菌感染、内毒素血症加剧时，已处于激发状态的免疫内皮细胞系统会发生更加剧烈的反应，引发瀑布样效应，导致炎症失控，出现SIRS，继而导致MODS。CBP可以明显降低ASP并发症的发生率和病死率，提高治愈率，缩短住院时间，降低住院费用。CBP可以清除血浆中的细胞因子、炎症介质和各种胰酶，明显改善机体免疫调节功能紊乱，减轻全身炎症反应，重建机体免疫系统内环境稳态，清除代谢产物，纠正水、电解质、酸碱失衡，降低患者体温，控制高分解代谢，阻断ASP引起的心血管应激反应。因此，CBP可以阻止ASP患者病情由SIRS向MODS方向发展，是治疗ASP的重要措施。

（5）其他。在酸碱平衡紊乱、药物或毒物中毒、肝功能衰竭、脑水肿、乳酸性酸中毒、心脏病术后多脏器功能衰竭、充血性心力衰竭、妇产科疾病（如重度子痫）、挤压综合征、自身免疫性疾病（如重症肌无力、系统性红斑狼疮、格林巴利综合征）中也有较为广泛的应用。

3. CBP治疗的禁忌证

CBP治疗无绝对禁忌证，但存在以下情况时要慎用：①无法建立合适的血管通路；②严重的凝血功能障碍。

（二）连续性血液净化的并发症及处理

CBP的并发症包括技术并发症及临床并发症，这两种并发症在临床实践中常常同时存在。

1. 技术性并发症

（1）血管通路不畅。血管通路不畅是严重的并发症之一，可导致体外循环中血流量下降。监测循环的压力，采取措施恢复正常的血管通路功能可以克服这一缺陷。

（2）滤器凝血。由于CBP抗凝持续时间比较长，治疗过程中可能会出现血小板滞留；

并且行CBP治疗的患者大多数血流动力学不稳定，常合并低血压或（和）出血倾向，通常需要低血流量、无肝素或小剂量肝素透析，因此凝血发生率较高。此外管道内径减小或扭曲，也会使血流停止导致体外循环凝血。血泵的应用使此类并发症的发生大为减少。

（3）管道连接不良。CBP血流量高达50～250 mL/min，一旦血路中任何部位突发连接不良，或者管道破裂，都可立即危及生命，因此整个管道必须在可视范围，确保整个管道连接密闭完好。

（4）空气栓塞。当静脉通路连接不良时，吸气相负压可以将气体吸入静脉系统形成空气栓塞。现代化泵辅助的CBP，由于有特殊的监测和报警系统，可以预防空气栓塞的发生。

（5）水、电解质平衡紊乱。CBP的另一危险因素是容量负荷突然增多，电解质紊乱。现在机器一般都有液体平衡系统，精确调控容量负荷，此并发症的发生率正在逐渐降低。另外要避免配制大量置换液时出现差错导致的容量和电解质失衡。

2. 临床并发症

（1）出血。出血为常见的并发症，包括留置静脉插管出血和体外抗凝引起的出血。在CBP过程中，抗凝剂的剂量应能立即达到最大的体外抗凝作用，而对循环系统无作用或作用较小；对有出血倾向的重症患者，可采取特殊疗法以维持体外循环中的抗凝作用，如采用局部肝素化、前列环素、低分子肝素、枸橼酸盐、前稀释及其他抗凝技术，以减少出血的风险。

（2）血栓。血栓形成后有时可影响腿部的血液灌注，并有可能扩展至腔静脉。

应常规用多普勒超声监测血管灌注情况，持续监测体外循环中静脉压力，有助于早期发现血栓并发症的出现。留置静脉插管相关的血栓与插管时的损伤和留置的时间有关。

（3）感染。局部感染是严重的并发症。体外循环可成为细菌感染源，管道连接、取样处和管道外露部分成为细菌侵入的部位。因此，操作时需高度谨慎，严格无菌技术，避免打开管道留取血标本，避免出血和血肿，防止导管相关的血流感染。

（4）低温。适当降低温度有利于保持心血管功能的稳定，但大量液体交换及体外循环可致患者体温不升，加温装置可纠正此并发症。

（5）过敏反应。血液透析时血液长期与人工膜及塑料导管接触，可产生血膜反应。另外塑料碎裂及残存的消毒液也可以激活多种细胞因子和补体，引起过敏反应。使用高生物相容性的生物膜，能最大限度地避免这种并发症的出现。

（6）其他。营养物质丢失、血液净化不充分、生物相容性不良相关并发症等。

（三）连续性血液净化的监测和护理

连续性血液净化（CBP）是一种体外循环技术。保证体外循环的安全及连续运转是完成此项治疗的必要条件。

1. CBP机器的监测

（1）压力监测。现代化CBP机器都具有完善的压力监测装置，通过这些压力的动态变化，反映体外循环的运行状况，因此，CBP治疗护理监测工作中连续观察和记录这些压力值的变化是有一定意义的。通常直接监测的压力包括：动脉压（PA）、滤器前压（PBF）、静脉压（PV）、超滤液侧压（PF）等。通过直接测量的值计算的压力参数，包括跨膜压（TMP）、滤器压力降（PFD）。

PA：又称输入压力，此压力为血泵前的压力，由血泵转动后抽吸产生，通常为负压。此压力值主要反映血管通路所提供的血流量和血泵转速的关系，血流量不足时负压值增大，正常情况下大于-200 mmHg，低于此值则需要干预。采用中心静脉导管作血管通路时出现正值，则提示测量错误。

PBF：滤器前压是体外循环压力最高处。压力大小与血流流速、滤器阻力及血管通路静脉端阻力相关，血流量过大、滤器凝血及空心纤维堵塞、回输静脉端堵塞都可导致压力过大。PBF不仅是压力检测指标，还是安全性检测指标。各种原因导致的PBF极度升高，易造成循环管路接头处崩裂、失血及导致滤器破膜。

PV：又称回输压力，指血液流回体内的压力，是反映静脉入口是否通畅的良好指标，通常为正值。

PF：滤出压又称废液压。此处压力由两部分组成：一是滤器中血流的小部分压力通过超滤液传导产生，这一部分为正压；另一部分是超滤液泵所产生，这一部分为负压。当滤器通透性良好时通过超滤液传导的正压较大，且超滤液泵转速较慢，即设定超滤率较小时，所产生的负压较小，此时PF可能为正值；超滤率增大，或滤器部分凝血，通透性下降后，传导的正压力降低，而超滤液泵所产生的负压增大，PF值为负值，滤器凝血越严重，或设定超滤率越大，负值越大。

PFD：是PBF与PV之差，是计算值，压力高低与滤器阻力及血流量有关。在血流量不变的情况下，PFD的变化反映了滤器的凝血情况。

TMP：TMP为计算值，反映滤器要完成目前设定超滤率所需要的压力，此压力为血泵对血流的挤压作用及超滤液泵的抽吸作用之和。TMP过大，既可反映滤器凝血，也可反映设定的超滤率过大。

（2）安全性监测。压力监测是保证体外循环安全的重要方面。它一方面可防止体外循环出现压力过高现象，避免由此导致的管路连接处崩开、脱落；另一方面当体外循环压力过低，如管路破裂、连接处崩开时，报警引起血泵停止，避免进一步失血。除了压力监测外，CBP机器最重要的三个安全性监测，即空气监测、漏血监测及容量平衡监测。

空气监测：一般采用超声方法探测血液中的气泡。由于体外循环并非完全封闭，加之置换液在加热过程中产生气体，因而体外循环中本身存在较多空气，

血液在回到体内时须经空气捕获器消除空气，同时须经过空气探测器，保证血液中不含空气才能回到体内。

漏血监测：滤器由多个空心纤维组成，只要有一根纤维破裂，血细胞即可持续进入超滤液中，导致机体失血。CBP机器在超滤液回路上设置有探测器，可监测超滤液中的血细胞含量。探测器通过测定超滤液的透明度或颜色改变实现漏血监测。

容量平衡监测：自动容量平衡系统一般采用两级控制，即泵和精确的电子秤系统来控制容量平衡。

其他监测：还包括温度监测和漏电保护装置。

2. CBP治疗中的护理

（1）严密观察生命体征。使用心电监护仪持续监测患者的血压、心率、呼吸、血氧饱和度，密切观察患者意识变化。在CBP治疗中体温的监测不容忽视。CBP用于非肾脏疾病治疗主要是为了清除炎性介质，有助于患者降低体温；但一些体温不升或体温正常的患者由于治疗中大量置换液的输入以及体外循环丢失热量常出现寒战或畏寒，尤其在环境温度较低的情况下，应提高室内温度并保持在22~25℃，

有自动加温装置的机器需及时调整加温挡，使用简易CBP装置时可将置换液放入恒温箱加温后输入，并为患者加盖棉被，采取保暖措施。对于感染的患者要避免CBP导致的低体温对病情的掩盖。

（2）液体的管理。准确记录出入液量，在CBP治疗中保持出入液量动态平衡至关重要。根据患者的心、肺、肾的功能和状态制订相应的计划，正确设置血流量、每小时脱水量、置换液速率等，每小时统计出入总量，根据病情及血流动力学监测指标及时调节各流速，达到良好的治疗效果。

（3）血电解质和血气的监测。由于大多数患者均存在少尿或无尿症状和水、电解质、酸碱平衡失调，因此，肾功能、电解质、酸碱平衡的监测尤为重要，应严密监测患者的血生化、血气分析等指标。对于病情稍稳定的患者在开始4小时内必须检测一次，如果无明显异常，可适当延长检测时间。

（4）出血的预防和监测。体外循环中抗凝剂的应用可增加出血危险。因此，密切观察患者各种引流液、大便颜色、伤口渗血、术后肢体血运、皮肤温度和颜色等情况，及严密的监测凝血指标，如活化凝血时间（ACT）或部分凝血活酶时间（APTT）等，及早发现

出血并发症，调整抗凝剂的用量或改用其他抗凝方法，避免引起的严重出血并发症。

（5）预防感染。严格无菌操作是预防感染的重要措施。血液的体外循环本身可成为细菌的感染源，管路、滤器的连接均是细菌入侵的部位，置换液的不断更换，也是引起感染的重要途径，处理这些接口应严格无菌操作。感染又是留置双腔导管的主要并发症，可发生在出口部位，引起脓毒症，应加强留置导管的护理，每日更换导管出口处敷料，用0.5%碘伏以导管出口处为中心环形消毒，直径10 cm，防止细菌沿导管旁窦侵入机体，当敷料潮湿或被污染时应及时更换。

（6）血管通路的护理。在CBP治疗期间，妥善固定血管通路，防止脱管。每次治疗结束后严格消毒接口处，用管腔容量的100%～120%的封管液对动、静脉管封管，依患者出凝血情况选择合适的肝素浓度，妥善封管，用无菌敷料覆盖，妥善固定，防止扭曲、污染、漏血。对凝血机制障碍、穿刺部位有渗血者，及时调节抗凝方式及补充凝血因子等，延长压迫止血的时间。

（7）其他。疼痛、焦虑、隔离和各种机器的噪声是危重患者每天面临的心理应激源，加之患者将较长时间卧床接受治疗，所以护士应特别加强患者的心理护理、压疮的预防及护理。

总之，CBP作为一种新技术是治疗学的一项突破性进展，它是近30年来血液净化领域最新成就之一，具有良好的应用前景。但是由于CBP机器复杂，价格昂贵，限制了其在临床的推广应用。今后仍需要大规模、多中心、前瞻性的临床研究，探讨CBP对疾病生理、病理及预后等的影响。

血液灌流（hemoperfusion）是现今广泛应用于ICU的另一种血液净化技术，主要用于治疗急性药物和毒物中毒。它是利用体外循环灌流器中吸附剂的吸附作用清除外源性和内源性毒物、药物以及代谢废产物等，从而达到净化血液的目的。HP装置主要由灌流器、吸附剂和血泵组成。目前临床上最为常用的血液灌流的吸附剂有活性炭和树脂。同CBP一样，在血液灌流过程中可能发生发热、出血、血栓、空气栓塞、失血等并发症，但血液灌流有其相关的特殊并发症，使用未包裹的活性炭进行灌流，可能会出现血小板减少和微粒栓塞。每次灌流治疗时间取决于所用吸附材料的吸附能力和饱和速度。活性炭吸附剂对大多数溶质的吸附，在2～3小时接近饱和；对于吸附能力不强的树脂，灌流2小时后许多被吸附的物质开始解析，因此，若有必要继续HP治疗，则可在2～3小时后更换灌流器。HP结束后，最好用空气回血，尽量避免使用生理盐水，以免被吸附的物质重新释放入血。由于在HP治疗过程中所用的肝素量较大，为防止出血，在治疗结束时可缓慢推注鱼精蛋白25～50 mg。

【实践评析】

实践内容：

患者女性，56岁，胃癌根治术后需静脉营养及输注化疗药物，因长期住院患者四肢静脉穿刺困难，现拟行颈内静脉穿刺置管术建立静脉通路，以便进一步治疗。①进行颈内静脉穿刺时有哪几种进路？请具体阐述。②该操作有哪些并发症？

评析：

依照穿刺点与胸锁骨组成的三角形称胸锁骨乳突肌三角。①中路：由胸锁乳突肌的锁骨头、胸骨头和锁骨组成的三角形称胸锁乳突肌三角，在其顶端处（距锁骨上缘2~3横指）进针，针身与皮面（冠状面）呈30℃。与中线平行针尖指向同侧乳头（或指向骶尾），一般刺入2~3 cm即入颈内静脉。②前路：在胸锁乳突肌前缘中点（距中线约3 cm），术者用左手示指、中指向内推开颈总动脉后进针，针身与皮面呈30°~50°，针尖指向锁骨中、内1/3交界处或同侧乳头。③后路：在胸锁乳突肌外缘中、下1/3交界处进针，针身水平位，在胸锁乳突肌深部向胸骨柄上窝方向穿刺。针尖勿向内侧过深刺入，以防损伤颈总动脉。

该操作：①有感染、静脉炎和血肿形成的危险，与使用的导管类型、置管次数和患者的相关因素有关；②插管可能引起空气栓塞，还有可能引起血管损伤、血气胸等并发症，所以导管放置期间应严密观察，一旦发现可疑征象，及时通知医生处理。

实践模拟

如果你是她的主治医生，你会怎样进行静脉穿刺置管术？

（陈晓炜）

【考评自测】

一、名词解释

（1）人工气道

（2）气管切开

（3）除颤

二、单项选择

（1）解除舌根后坠堵塞气道的简便方法是（　　）。

  A. 环甲膜穿刺术　　B. 口咽管放置术

  C. 经鼻腔气管插管术　D. 经口腔气管插管术

E. 气管切开术

（2）需较长时期人工通气时可通过以下（　　）方法建立人工气道。

A. 环甲膜穿刺术　　B. 口咽管放置术

C. 经鼻腔气管插管术　D. 经口腔气管插管术

E. 气管切开术

（3）一般成人使用喉罩时，套囊容量为（　　）。

A. 10 mL　　B. 14 mL　　C. 20 mL　　D. 30 mL

E. 40 mL

（4）使用球囊面罩通气术时，氧流量为（　　）。

A. 4～6 L/min　　B. 6～8 L/min　　C. 8～10 L/min　　D. 10～12 L/min

E. 10～15 L/min

（5）非同步电复律适用于心律失常的类型（　　）。

A. 房颤　　B. 房扑　　C. 室颤　　D. 阵发性室上速

E. 单行性室速

（6）动脉穿刺置管术首选穿刺部位（　　）。

A. 桡动脉　　B. 肱动脉　　C. 股动脉　　D. 颈外动脉

E. 颈内动脉

（7）股静脉穿刺点位于（　　）。

A. 腹股沟韧带内、中2/3的交界外下方二横指（约3 cm）处

B. 腹股沟韧带内、中1/3的交界外下方二横指（约2 cm）处

C. 股动脉搏动点内侧约2 cm处

D. 股动脉搏动点内侧约1 cm处

E. 股动脉搏动点外侧约1 cm处

（8）指压止血法适用于（　　）。

A. 中等或较大动脉出血　　B. 小动脉出血

C. 大静脉出血　　　　　　D. 中、小静脉出血

E. 毛细血管出血

（9）绷带包扎的基本方法不包括（　　）。

A. 蛇形包扎法　　B. 圆形包扎法

C. 螺旋反折包扎法　D. 回反式包扎法

E. 8字形包扎法

（10）超关节固定原则指（　　）。

  A. 上股骨折夹板长度必须超过骨折上、下两个关节

  B. 下股骨折夹板长度不必超过骨折上、下两个关节

  C. 下股骨折夹板长度必须超过骨折上、下两个关节

  D. 下股骨折夹板长度必须短过骨折上、下两个关节

  E. 下股骨折夹板长度只需超过骨折上、下两个其中一个关节

学习单元十一 急性中毒

急性中毒（acute poisoning）是指有毒的化学物质短时间内或一次超量进入人体而造成组织、器官器质性或功能性损害。急性中毒发病急骤、症状凶险、变化迅速，如不及时救治，常危及生命。

【导入案例】

患者，男性，25岁，早晨被家属发现卧床不起。追问家属，患者房间内使用煤炉，能闻到煤烟味。入院时查体，神志不清，口唇黏膜樱桃红色，骶尾部压疮，皮肤破溃，双肺呼吸音粗，可闻及痰鸣音及湿啰音，心率96次/min，律齐，腹软，查体欠合作。脑膜刺激征（−），病理特征（−）。

（1）若护士到患者家中现场急救，应采取哪些救护措施？
（2）医生诊断为"一氧化碳中毒"，若患者出现哪些情况将提示病情危重？
（3）入院后，接诊护士应采取哪些护理措施？

学习任务一 概述

【任务目标】
(1) 熟悉导致中毒的病因及机制。
(2) 掌握对中毒病情的评估和治疗。

一、病因与中毒机制

（一）病因

职业性中毒是在工作过程中，不注意劳动保护或违反安全防护制度，密切接触有毒原料、中间产物或成品而发生的中毒。

生活性中毒由于误食或意外接触有毒物质、用药过量、自杀或故意投毒谋害等原因使过量毒物进入人体内而引起中毒。

（二）毒物的吸收、代谢和排出

毒物主要经呼吸道、消化道、皮肤黏膜、血管等途径进入人体。气态、烟雾态和气溶胶态的物质大多经呼吸道进入人体，如一氧化碳、硫化氢等。这是毒物进入人体最方便、最迅速，也是毒性作用发挥最快的一种途径。液态、固态毒物多经消化道进入人体，如有机磷杀虫药、乙醇、毒蕈等，胃和小肠是主要的吸收部位。胃肠道内pH值、毒物的脂溶性及其电离的难易程度是影响吸收的主要因素。另外，胃内容物的量、胃排空时间、肠蠕动等也影响其吸收。部分毒品亦可经静脉直接进入人体。

多数毒物不能经健康的皮肤吸收，但以下几种情况除外：脂溶性毒物，如有机磷、苯类，可穿透皮肤的脂质层吸收。腐蚀性毒物，如强酸、强碱，造成皮肤直接损伤。局部皮肤有损伤。环境高温、高湿、皮肤多汗等情况下。

毒物吸收后主要在肝脏通过氧化、还原、水解、结合等作用进行代谢。大多数毒物经代谢后毒性降低，但也有少数毒物在代谢后毒性反而增强，如对硫磷氧化为对氧磷后，毒性较原来增加约300倍。

体内毒物主要经肾脏排出。气体和易挥发的毒物吸收后，部分可以原形经呼吸道排出。很多重金属如铅、汞、砷等以及生物碱可由消化道排出。有些毒物可经皮肤、汗腺、唾液腺、乳腺、胆道等排出。毒物从体内排出的速度视毒物的溶解度、挥发度、与组织的结合程度以及排泄器官的功能状态而异，并与血液循环的状态有关。

（三）中毒机制

局部腐蚀刺激强酸、强碱可吸收组织中的水分，并与蛋白质或脂肪结合，使细胞变性、坏死。

缺氧刺激性气体可引起喉头水肿、喉痉挛、支气管炎、肺炎或肺水肿，妨碍氧气吸入或影响肺泡的气体交换而引起缺氧。窒息性气体如一氧化碳、硫化氢、氰化物等可阻碍氧的吸收、转运或利用。

麻醉作用脑组织和细胞膜内脂质含量高，有机溶剂和吸入性麻醉剂有较强亲脂性，可通过血-脑脊液屏障，进入脑内而抑制脑功能。

抑制酶的活力部分毒物或其代谢产物可通过抑制酶的活力而产生毒性作用，如有机磷杀虫药、氰化物、重金属等可分别抑制胆碱酯酶、细胞色素氧化酶、含巯基酶等活力。

干扰细胞膜或细胞器的生理功能四氯化碳在体内经代谢产生的三氯甲烷自由基可作用于肝细胞膜中的不饱和脂肪酸，引起脂质过氧化，导致线粒体和内质网变性，肝细胞死亡。

竞争受体阿托品通过竞争性阻断毒蕈碱受体而产生毒性作用。

二、病情评估与判断

（一）病情评估

1. 病史

急性中毒临床表现复杂，多数症状缺乏特异性，因此接触史对于确诊具有重要意义。①神志清楚者可询问患者本人，神志不清或企图自杀者应向患者的家属、同事、亲友或现场目击者了解情况。②对怀疑生活性中毒者，应详细了解患者的居住环境、既往病史、精神状态、长期服用药物种类、家中药品有无缺失、发病时身边有无药瓶、药袋等。③怀疑食物中毒时，应调查进餐地点、餐饮种类、同餐进食者有无类似症状发生，注意查看剩余食物、呕吐物或胃内食物的气味、性状、是否有药物残渣等并及时送检。④怀疑一氧化碳中毒时，需查问室内炉火、烟囱、通风情况、有无煤气泄漏、当时同室其他人员是否也有中毒表现。⑤对于职业性中毒，应详细询问职业史，包括工种、工龄、接触毒物种类和时间、环境条件、防护措施、先前是否发生过类似事故以及在相同的工作条件下，其他人员有无发病等。总之，对任何中毒都要了解发病现场情况，查明接触毒物证据。

2. 临床表现

（1）皮肤黏膜。①皮肤灼伤：主要见于强酸、强碱、甲醛、苯酚、来苏儿等引起的腐蚀性损害，如糜烂、溃疡、痂皮等，但不同毒物呈现不同特征，如皮肤在硫酸灼伤后呈黑色、硝酸灼伤后呈黄色、盐酸灼伤后呈棕色、过氧乙酸灼伤后呈无色等。②发绀：引起血液氧合血红蛋白不足的毒物中毒可出现发绀，如亚硝酸盐、苯胺、麻醉药等中毒。③樱桃红色：见于一氧化碳、氰化物中毒。④黄疸：四氯化碳、鱼胆、毒蕈中毒损害肝脏可出现黄疸。⑤大汗、潮湿：常见于有机磷中毒。

（2）眼。①瞳孔缩小：见于有机磷、毒扁豆碱、毒蕈、吗啡等中毒。②瞳孔扩大：见于阿托品、曼陀罗等中毒。③视力障碍：见于甲醇、有机磷、苯丙胺等中毒。

（3）呼吸系统。①刺激症状：各种刺激性及腐蚀性气体，如强酸雾、甲醛溶液等，可直接引起呼吸道黏膜严重刺激症状，表现为咳嗽、胸痛、呼吸困难，重者可出现喉痉挛、喉头水肿、肺水肿、急性呼吸窘迫，甚至呼吸衰竭等。②呼吸气味：有机溶剂挥发性强常伴特殊气味，如乙醇中毒呼出气有酒味，有机磷杀虫药有大蒜味，氢化物有苦杏仁味。③呼吸加快：引起酸中毒的化学物质如水杨酸、甲醇等可兴奋呼吸中枢，中毒后呼吸加快。毒物引起脑水肿、肺水肿时，亦可表现为呼吸加快。④呼吸减慢：镇静催眠药、吗啡等中毒，可过度抑制呼吸中枢，使呼吸减慢。

（4）循环系统。①心律失常：洋地黄、夹竹桃等中毒时兴奋迷走神经，拟肾上腺素类、三环类抗抑郁药等中毒时兴奋交感神经，以及氨茶碱中毒时都可引起心律失常。②休克：强酸、强碱引起严重化学灼伤后可致血浆渗出，发生低血容量性休克；严重巴比妥类中毒可抑制血管中枢，引起外周血管扩张，发生休克。③心搏骤停：洋地黄、奎尼丁、锑剂等中毒可致心肌毒性作用而心搏骤停；可溶性钡盐、棉酚中毒可致严重低钾血症而心搏骤停。

（5）消化系统。几乎所有毒物均可引起呕吐、腹泻等症状，重者可致胃肠穿孔及出血坏死性肠炎。①呕吐物的颜色和气味：如高锰酸钾呈红或紫色，有机磷中毒有大蒜味等。②口腔炎：腐蚀性毒物如汞蒸气、有机汞化合物等可引起口腔黏膜糜烂、齿龈肿胀和出血等。③肝脏受损：毒蕈、四氯化碳中毒可损害肝脏引起黄疸、转氨酶升高、腹水等。

（6）神经系统。①中毒性脑病：有机磷杀虫药中毒可直接作用于中枢神经系统，引起各种神经系统症状及脑实质的损害。一氧化碳中毒引起的缺氧及血液循环障碍可导致程度不等的意识障碍、抽搐、精神症状等，严重者出现颅内压增高综合征。②中毒性周围神经病：如铅中毒所致脑神经麻痹，砷中毒所致多发性神经炎。

（7）泌尿系统。①肾缺血：引起休克的毒物可致肾缺血。②肾小管坏死：见于升汞、四氯化碳、氨基苷类抗生素、毒蕈等中毒。③肾小管堵塞：砷化氢中毒可引起血管内溶血，砷-血红蛋白复合物、砷氧化物、破碎红细胞及血红蛋白管型等可堵塞肾小管，磺胺结晶也可堵塞肾小管，最终均可导致急性肾衰竭。

（8）血液系统。①白细胞减少和再生障碍性贫血：见于氯霉素、抗肿瘤药、苯等中毒。②溶血性贫血：见于砷化氢、苯胺、硝基苯等中毒。③出血：阿司匹林、氯霉素、氢氯噻嗪、抗肿瘤药物中毒可引起血小板异常，肝素、双香豆素、水杨酸类、蛇毒等中毒可导致凝血障碍。

（9）发热：见于抗胆碱药、二硝基酚、棉酚等中毒，常见毒物中毒的临床表现见表

11-1。

表11-1 常见毒物中毒的临床表现

受累系统	临床表现	毒　物
皮肤黏膜	灼伤	强酸、强碱、甲醛、苯酚、百草枯
	发绀	亚硝酸盐、硝基苯、氰化物、麻醉药、有机溶剂、刺激性气体、苯胺
	颜面潮红	阿托品、颠茄、乙醇、硝酸甘油、CO
	皮肤湿润	有机磷杀虫药、酒精、水杨酸、拟胆碱药、吗啡类
	樱桃红色	CO、氰化物
	黄疸	毒蕈、鱼胆、四氯化碳、百草枯
眼	瞳孔缩小	有机磷杀虫药、阿片类、镇静催眠药、氨基甲酸酯、毒蕈
	瞳孔扩大	阿托品、莨菪碱、肉毒、甲醇、乙醇、大麻、苯、氰化物
	视神经炎	甲醇、CO
神经系统	昏迷	麻醉药、镇静催眠药、有机磷杀虫药、有机溶剂、CO、硫化氢、氰化物、有机汞、拟除虫菊酯、乙醇、阿托品
	谵妄	有机磷杀虫药、有机汞、拟胆碱药、醇、苯、铅
	肌纤维颤动	有机磷杀虫药、有机汞、有机氯、汽油、乙醇、硫化氢
	惊厥	毒鼠强、窒息性毒物、有机氯杀虫剂、拟除虫菊酯、异烟肼
	瘫痪	可溶性钡盐、CO、三氧化二砷、蛇毒、河豚毒素、箭毒
	精神异常	二硫化碳、CO、有机溶剂、乙醇、阿托品、蛇毒、抗组胺药
呼吸系统	呼吸气味	氰化物苦杏仁味；有机磷杀虫药、黄磷、铊等大蒜味；苯酚和甲酚皂溶液苯酚味
	呼吸加快或加大	二氧化碳、呼吸兴奋剂、甲醇、水杨酸类、抗胆碱药、可卡因、樟脑
	呼吸减慢	镇静催眠药、吗啡、海洛因、氰化物
	肺水肿	刺激性气体、磷化锌、氢化物、有机磷杀虫药、百草枯
消化系统	胃肠症状	有机磷杀虫药、铅、锑、砷、强酸、强碱、磷化锌
	肝损害	磷、硝基苯、毒蕈、氰化物、蛇毒
循环系统	心动过速	阿托品、颠茄、氯丙嗪、拟肾上腺素、可卡因
	心动过缓	洋地黄类、毒蕈、拟胆碱药、钙离子拮抗剂、β受体阻滞剂
	心脏毒性	洋地黄、奎尼丁、氨茶碱、吐根碱
	缺氧	窒息性毒物
泌尿系统	低钾血症	可溶性钡盐、棉酚、排钾性利尿剂
	肾小管坏死	升汞、四氯化碳、毒蕈、蛇毒、生鱼胆、斑蝥、氨基糖苷类
	肾小管堵塞	砷化氢、蛇毒、磺胺结晶
血液系统	溶血性贫血	砷化氢、苯胺、硝基苯
	再生障碍性贫血	氯霉素、抗肿瘤药、苯
	出血	阿司匹林、氯霉素、氢氯噻嗪、抗肿瘤药
	凝血障碍	肝素、香豆素类、水杨酸类、敌鼠、蛇毒

3. 辅助检查

（1）血液检查。

①外观。褐色：见于高铁血红蛋白血症，如亚硝酸盐、苯胺、硝基苯等中毒。粉红

色：见于急性溶血，如砷化氢、苯胺、硝基苯等中毒。

②生化检查。肝功能异常：见于四氯化碳、硝基苯、毒蕈、氰化物、蛇毒、乙酰氨基酚、重金属等中毒。肾功能异常：见于氨基糖苷类抗生素、蛇毒、生鱼胆、毒蕈、重金属等中毒。低钾血症：见于可溶性钡盐、排钾利尿药、氨茶碱、棉酚等中毒。

③凝血功能检查。凝血功能异常多见于抗凝血类灭鼠药、水杨酸类、肝素、蛇毒、毒蕈等中毒。

④动脉血气分析。低氧血症见于刺激性气体、窒息性毒物等中毒；酸中毒见于水杨酸类、甲醇等中毒。

⑤异常血红蛋白检测。碳氧血红蛋白浓度增高见于CO中毒；高铁血红蛋白血症见于亚硝酸盐、苯胺、硝基苯等中毒。

⑥酶学检查。全血胆碱酯酶活力下降见于有机磷杀虫药、氨基甲酸酯类杀虫药等中毒。

（2）尿液检查。①肉眼血尿：见于影响凝血功能的毒物中毒。②蓝色尿：见于含亚甲蓝的药物中毒。③绿色尿：见于麝香草酚中毒。④橘黄色尿：见于氨基比林等中毒。⑤灰色尿：见于酚或甲酚中毒。⑥结晶尿：见于扑痫酮、磺胺等中毒。⑦镜下血尿或蛋白尿：见于升汞、生鱼胆等中毒。

（3）毒物检测。毒物检测理论上是诊断中毒最为客观的方法，其特异性强，应采集患者的血、尿、粪、呕吐物、剩余食物、首次抽吸的胃内容物、遗留毒物、药物和容器等送检，检验标本尽量不放防腐剂，并尽早送检。但因毒物检测敏感性较低，加之技术条件的限制和毒物理化性质的差异，很多中毒患者体内并不能检测到毒物。因此，诊断中毒时不能过分依赖毒物检测。

（二）病情判断

在进行诊断的同时，应对患者中毒的严重程度做出判断，以便指导治疗和评价预后。一般情况包括神志、体温、脉搏、呼吸、血压、血氧饱和度、皮肤色泽、瞳孔、心率、心律、尿量、尿性状等。生命体征的变化与病情严重程度基本吻合。

毒物的种类、剂量、中毒时间、院前处置情况等。

有无严重并发症病情危重的信号：深度昏迷、癫痫发作、高热或体温过低、高血压或休克、严重心律失常、肺水肿、吸入性肺炎、呼吸功能衰竭、肝功能衰竭、少尿或肾衰竭。

三、救治与护理

急性中毒的特点是发病急骤、来势凶猛、进展迅速，且病情多变。因此，医护人员必须争分夺秒地进行有效救治。

（一）立即终止接触毒物

迅速脱离有毒环境在评估环境安全的情况下，对吸入性中毒者，应迅速将患者搬离有毒环境，移至空气清新的安全地方，并解开衣扣。对接触性中毒者，立即将患者撤离中毒现场，除去污染衣物和肉眼可见的毒物。

维持基本生命体征若患者出现心搏、呼吸骤停，应立即进行心肺复苏，迅速建立静脉通道，尽快采取相应的救治措施，条件许可时尽早采用气管插管、呼吸机辅助治疗。

（二）清除尚未吸收的毒物

吸入性中毒的急救将患者搬离有毒环境后，移至上风或侧风方向，使其呼吸新鲜空气。保持呼吸道通畅，及时清除呼吸道分泌物，防止舌后坠。尽快吸氧，必要时可使用呼吸机或采用高压氧治疗。

接触性中毒的急救用大量清水（特殊毒物也可选用酒精、肥皂水、碳酸氢钠、醋酸等）冲洗接触部位的皮肤、毛发、指甲。清洗时切忌用热水或用少量水擦洗，以防止促进局部血液循环，加速毒物的吸收。若眼部接触到毒物，不应试图用药物中和，以免发生化学反应造成角膜、结膜的损伤，应选用大量清水或等渗盐水冲洗。皮肤接触腐蚀性毒物时，冲洗时间应达到 15~30 min，并可选择相应的中和剂或解毒剂冲洗。

食入性中毒的急救常用催吐、洗胃、导泻、灌肠、使用吸附剂等方法清除胃肠道尚未吸收的毒物。毒物清除越早、越彻底，病情改善越明显，预后越好。

1. 催吐（emesis）

（1）适应证：口服毒物的患者，只要神志清楚，且没有催吐的禁忌证，均应做催吐处理，可尽早将胃内大部分的毒物排出，达到减少毒素吸收的目的。

（2）禁忌证：昏迷、惊厥；腐蚀性毒物中毒；食管胃底静脉曲张、主动脉瘤、消化性溃疡病者；年老体弱、妊娠、高血压、冠心病、休克者。

（3）方法：用压舌板、匙柄或指甲不长的手指等刺激咽后壁或舌根以催吐，注意动作要轻柔，避免损伤咽部。如果胃内容物过于黏稠，不易吐出，可让患者先喝适量微温清水（不可用热水）、盐水或选用其他解毒液体，然后再进行催吐。如此反复，直至吐出液体变清为止。

（4）体位：呕吐时，患者应采取左侧卧位，头部放低，面向左侧，臀部略抬高；幼儿则应俯卧，头向下，臀部略抬高，以防止呕吐物被吸入气管发生窒息或吸入性肺炎。

（5）注意事项：空腹服毒者应先饮水500 mL，以利催吐。注意体位，以防误吸。严格掌握禁忌证。

2. 洗胃（gastriclavage）

（1）适应证：一般在服毒后6 h内洗胃效果最好。但当服毒量大、所服毒物吸收后可经胃排出、服用吸收缓慢的毒物、胃蠕动功能减弱或消失时，由于部分毒物仍残留于胃内，即使超过6 h，多数情况下仍需洗胃。对昏迷、惊厥患者洗胃时应注意保护呼吸道，避免发生误吸。

（2）禁忌证：吞服强腐蚀性毒物；正在抽搐、大量呕血者；原有食管胃底静脉曲张或上消化道大出血病史者。

（3）洗胃液的选择：可根据毒物的种类不同，选用适当的洗胃液。①胃黏膜保护剂：对吞服腐蚀性毒物者，可用牛奶、蛋清、米汤、植物油等保护胃肠黏膜。②溶剂：脂溶性毒物（如汽油、煤油等）中毒时，可先口服或胃管内注入液体石蜡150～200 mL，使其溶解而不被吸收，然后进行洗胃。③吸附剂：可吸附毒物以减少毒物吸收，其主要作用为氧化、中和或沉淀毒物。药用炭是强力吸附剂，可吸附多种毒物，其效用有时间依赖性，应在摄毒60分钟内给予。一般首次1～2 g/kg，加水200 mL，由胃管注入，2～4小时重复应用0.5～1.0 g/kg，直至症状改善。④解毒剂：可通过与体内存留的毒物发生中和、氧化、沉淀等化学反应，改变毒物的理化性质，使毒物失去毒性。⑤中和剂：对吞服强腐蚀性毒物的患者，洗胃可引起消化道穿孔，一般不宜采用，但可服用中和剂中和，如吞服强酸时可用弱碱（如镁乳、氢氧化铝凝胶等）中和，强碱可用弱酸类物质（如食醋、果汁等）中和。⑥沉淀剂：有些化合物可与毒物作用，生成溶解度低、毒性小的物质，因而可用作洗胃剂。乳酸钙或葡萄糖酸钙与氟化物或草酸盐作用，可生成氟化钙或草酸钙沉淀；生理盐水与硝酸银作用生成氯化银沉淀；2%～5%硫酸钠可与可溶性钡盐生成不溶性硫酸钡沉淀。

（4）导泻（catharsis）：洗胃后，拔胃管前可由胃管内注入导泻药以清除进入肠道内的毒物。导泻常用硫酸钠或硫酸镁，一般15 g溶于水，口服或经胃管注入。一般不用油脂类泻药，以免促进脂溶性毒物的吸收。严重脱水及口服强腐蚀性毒物的患者禁止导泻。镁离子若吸收过多，对中枢神经系统有抑制作用，严重肾功能不全、呼吸衰竭、昏迷、磷化锌或有机磷杀虫药中毒晚期者不宜使用。

（5）灌肠（enema）：除腐蚀性毒物中毒外，适用于口服中毒超过6 h、导泻无效者及抑制肠蠕动的毒物（如巴比妥类、颠茄类、阿片类等）中毒患者。一般应用温盐水、清水或1%温肥皂水连续多次灌肠，以达到有效清除肠道内毒物的目的。

（三）促进已吸收毒物的排出

利尿主要用于以原形由肾脏排泄的毒物，加强利尿可促进毒物排出，措施包括以下几种。①补液：大量快速输入液体，速度为200～400 mL/h，一般以5%葡萄糖生理盐水或5%～10%葡萄糖溶液为宜，补液内加适量氯化钾。②利尿剂：静脉注射或滴注呋塞米等强利尿剂，或20%甘露醇等渗透性利尿剂，后者尤适用于伴有脑水肿或肺水肿的中毒患者。③碱化尿液：碳酸氢钠可碱化尿液，使有些化合物（如巴比妥类、水杨酸类及异烟肼等）离子化而减少其在肾小管的重吸收。④酸化尿液：碱性毒物（如苯丙胺、士的宁等）中毒时，静脉输注维生素C或氯化铵，可使体液酸化，促进毒物排出。

供氧—一氧化碳中毒时，吸氧可促进碳氧血红蛋白解离，加速一氧化碳排出。高压氧治疗是一氧化碳中毒的特效疗法。

血液净化常用方法包括血液透析、血液灌注和血浆置换。

（1）血液透析（hemo dialysis）：用于清除血液中分子量较小、水溶性强、蛋白结合率低的毒物，如水杨酸类、氨茶碱类、醇类、苯巴比妥、锂等。短效巴比妥类、有机磷杀虫药、格鲁米特（导眠能）等具有脂溶性，一般不进行血液透析。氯酸盐、重铬酸盐中毒易引起急性肾衰竭，应首选血液透析。血液透析一般应在中毒12 h内进行，如中毒时间过长，毒物与血浆蛋白结合后则不易透出。

（2）血液灌流（hemo perfusion）：对水溶性、脂溶性毒物均有吸附作用，能清除血液中的镇静催眠药、解热镇痛药、洋地黄、有机磷杀虫药、巴比妥类（短效、长效）、百草枯、毒鼠强等，是目前最常用的中毒抢救措施。血液灌流时，血液中的正常成分如白细胞、血小板、凝血因子、葡萄糖、钙离子等也能被吸附排出，应注意监测和必要时补充。

（3）血浆置换（plasma pheresis）：是将患者的血液引入特制的血浆交换装置，将分离出的血浆弃去并补充新鲜血浆或代用液，借以清除患者血浆中的有害物质，减轻脏器的损害。主要用于清除蛋白结合率高、分布容积小的大分子物质，特别是蛇毒、毒蕈等生物毒及砷化氢等溶血性毒物中毒。

（四）特效解毒剂的应用

对于部分毒物中毒，在清除毒物的同时，可尽快使用有效拮抗剂和特效解毒剂（antidote）进行解毒。

金属中毒解毒药，此类药物多属于螯合剂。依地酸钙钠：最常用的氨羧螯合剂，可与多种金属形成稳定而可溶的螯合物而排出体外，主要用于治疗铅中毒。二巯丙醇：其活性巯基可与某些金属形成无毒、难解离、可溶的螯合物由尿排出。此外，还能夺取已与酶结合的重金属，使该酶恢复活力，达到解毒目的，主要用于治疗砷、汞、金、锑等中毒。二疏丙磺钠：作用与二巯丙醇相似，疗效较好，不良反应少，用于治疗砷、汞、铜、锑等中毒。二巯丁二钠：用于治疗锑、铅、汞、砷、铜等中毒。

高铁血红蛋白血症解毒药小剂量亚甲蓝（美蓝）可使高铁血红蛋白还原为正常血红蛋白，用于治疗亚硝酸盐、苯胺、硝基苯等中毒引起的高铁血红蛋白血症。需注意药液外渗时易引起组织坏死，且大剂量亚甲蓝的效果相反，可引起高铁血红蛋白血症。

氰化物中毒解毒药一般采用亚硝酸盐-硫代硫酸钠疗法。中毒后，立即给予亚硝酸盐。适量的亚硝酸盐可使血红蛋白氧化，产生一定量的高铁血红蛋白。高铁血红蛋白除了能与血液中的氰化物形成氰化高铁血红蛋白外，还能夺取已与氧化型细胞色素氧化酶结合的氰离子。氰离子与硫代硫酸钠形成毒性低的硫氰酸盐而排出体外。用法：立即吸入亚硝酸异戊酯，继而3%亚硝酸钠溶液缓慢静脉注射，随即用50%硫代硫酸钠缓慢静脉注射。

有机磷杀虫药中毒解毒药如阿托品、碘解磷定、氯解磷定、双复磷等。

中枢神经抑制剂中毒解毒药纳洛酮是阿片受体拮抗剂，对麻醉镇痛药引起的呼吸抑制有特异性拮抗作用，对急性酒精中毒、镇静催眠药中毒引起的意识障碍亦有较好的疗效。氟马西尼：为苯二氮䓬类中毒的拮抗药。

（五）对症治疗

很多毒物迄今尚无特异性解毒剂或有效拮抗剂。急性中毒时，积极地对症支持治疗，是帮助患者渡过难关、维持重要脏器功能的另一重要抢救措施。

高压氧治疗主要适应证：①急性一氧化碳中毒；②急性硫化氢、氰化物中毒；③急性中毒性脑病；④急性刺激性气体中毒所致肺水肿。

保持呼吸道通畅并给予必要的营养支持。

预防感染选用适当抗生素防治感染。

对症治疗应用巴比妥类、地西泮等药物抗惊厥治疗。对心搏骤停、高热、脑水肿、肺水肿、休克、心律失常、心力衰竭、呼吸衰竭、肝肾衰竭、电解质及酸碱平衡紊乱等情况均应给予积极救治。

（六）护理措施

（1）即刻护理措施。保持呼吸道通畅，及时清除呼吸道分泌物，根据病情给予氧气吸入，必要时气管插管。

（2）洗胃。严格掌握洗胃的适应证、禁忌证。洗胃前做好各项准备工作。①洗胃时严格规范操作，插胃管动作要轻柔、快捷，插管深度要适宜。②严密观察病情，首次抽吸物应留取标本做毒物鉴定。③拔胃管时，要先将胃管尾部夹住，以免拔管过程中管内液体反流入气管。拔管后，立即嘱患者用力咳嗽，或用吸引器抽吸出患者口咽部或气管内的分泌物、胃内容物。④洗胃后整理用物，观察并记录洗胃液的量、颜色及患者的反应，同时记录患者的基本生命体征。严格清洗和消毒洗胃机。⑤防治洗胃并发症，如心搏骤停、窒息、胃穿孔、上消化道出血、吸入性肺炎、急性胰腺炎、急性胃扩张、咽喉食管黏膜损伤及水肿、低钾血症、急性水中毒、胃肠道感染、虚脱及寒冷反应、中毒加剧等。

（3）病情观察。①及时发现患者是否新出现烦躁、惊厥、昏迷等神志改变以及昏迷程度是否发生变化。及时发现瞳孔大小及对光反应的变化，早期甄别脑水肿、酸碱失衡等。②密切观察患者神志、瞳孔、体温、脉搏、呼吸、血压、心率、血氧饱和度等生命体征的变化，及时发现呼吸频率、节律、幅度变化，及时发现并处理各种心律失常。③密切观察皮肤色泽、湿润度、弹性的变化，如有皮肤溃疡、破损应及时处理，防止感染。④详细记录出入量，密切观察患者的尿量、尿液的性状、每日进食进水量、口渴情况及皮肤色泽、弹性、出汗情况，注意血压与尿量的关系，及时给予适量补液。⑤严重呕吐、腹泻者应详细记录呕吐物及排泄物的颜色和量，必要时留标本送检。⑥注意追查血电解质、血糖、肝肾功能、血气分析等结果，以便及时对症处理。

1. 一般护理

（1）休息及饮食：急性中毒者应卧床休息、保暖。病情许可时，尽量鼓励患者进食。急性中毒患者应进食高蛋白、高碳水化合物、高维生素的无渣饮食；腐蚀性毒物中毒者应早期给予乳类等流质饮食。

（2）口腔护理：吞服腐蚀性毒物者应特别注意其口腔护理，密切观察患者口腔黏膜的变化。

（3）对症护理：昏迷者尤其须注意使其呼吸道保持通畅，维持其呼吸循环功能，做好皮肤护理，定时翻身，防止褥疮发生。惊厥时应保护患者避免受伤，应用抗惊厥药物。高热者给予降温。尿潴留者给予导尿等。

（4）心理护理：细致评估患者的心理状况，尤其对服毒自杀者，要做好患者的心理护理，防范患者再次自杀。

2. 健康教育

（1）加强防毒宣传：在厂矿、农村、城市居民中结合实际情况，向群众介绍有关中毒的预防和急救知识。

（2）不吃有毒或变质的食品：如无法辨别有无毒性的蕈类、怀疑为有机磷杀虫药毒死的家禽、河豚、棉籽油、新鲜腌制咸菜或变质韭菜、菠菜等，均不可食用。

（3）加强毒物管理：严格遵守有关毒物的防护和管理制度，加强毒物保管。厂矿中有毒物质的生产设备应密闭化，防止化学物质跑、冒、滴、漏。生产车间和岗位应加强通风，防止毒物聚积导致中毒。农药中杀虫剂和杀鼠剂毒性很大，要加强保管，标记清楚，防止误食。

> **知识拓展**
>
> **发芽土豆中毒**
>
> 症状数分钟至数小时发病，开始上腹部灼感和痛感，继而喉干、恶心、呕吐、腹痛腹泻。重者发烧、呼吸困难、抽风、昏迷，可因呼吸中枢麻痹而死亡。当马铃薯贮藏不当，至马铃薯发芽或部分变绿时，其中的龙葵碱大量增加，烹调时又未能去除或破坏掉龙葵碱，食后发生中毒。尤其是春末夏初季节多发。

（汪 晶）

学习任务二　有机磷中毒

有机磷杀虫药是当今生产和使用最多的农药，品种达百余种，大多属于剧毒或高毒类。其性状多呈油状或结晶状，色泽呈淡黄色至棕色，稍有挥发性，且有蒜味。一般难溶于水，不易溶于多种有机溶剂，在酸性环境中稳定，在碱性条件下易分解失效。但甲拌磷和三硫磷耐碱，敌百虫遇碱则变成毒性更强的敌敌畏。

一、毒物分类

有机磷杀虫药的毒性根据大鼠急性经口进入体内的半数致死量（LD_{50}），将我国生产的有机磷杀虫药分为四类：

（1）剧毒类，$LD_{50} < 10$ mg/kg，如甲拌磷（3911）、内吸磷（1059）、对硫磷（1605）、丙氟磷（DFP）、速灭磷等。

（2）高毒类，LD_{50} 10～100 mg/kg，如甲基对硫磷、甲胺磷、氧化乐果、敌敌畏、久效磷、亚砜磷等。

（3）中度毒类，LD_{50} 100～1000 mg/kg，如乐果、乙硫磷、敌百虫、倍硫磷等。

（4）低毒类，LDM 1000～5000 mg/kg，如马拉硫磷、辛硫磷、碘硫磷等。

二、病因及中毒机制

（一）病因

生产或使用不当在农药生产、包装、保管、运输、销售、配制、喷洒过程中，由于防护措施不当、生产设备密闭不严、泄漏、使用不慎、进入刚喷药的农田作业或用手直接接触杀虫药原液等，可造成农药由皮肤或呼吸道吸收而中毒。毒物与眼的接触量虽不大，但饮酒、发热、出汗等可以促进毒物吸收而致中毒。

生活性中毒主要由于误服或自服杀虫药，饮用被杀虫药污染的水源或食用污染的食物所致。此种中毒途径一般要比由呼吸道吸入或从皮肤吸收中毒发病急、症状重。滥用有机磷杀虫药治疗皮肤病或驱虫也可发生中毒。

（二）毒物的吸收、代谢及排出

有机磷杀虫药主要经胃肠道、呼吸道、皮肤和黏膜吸收。吸收后迅速分布于全身各器官，其中以肝脏浓度最高，其次为肾、肺、脾等，肌肉和脑内最少。主要在肝脏代谢，进行多种形式的生物转化。经氧化后一般毒性增强，而后经水解毒性降低。如对硫磷、内吸磷经氧化后分别生成对氧磷、亚砜，其毒性分别增加300倍和5倍，然后通过水解反应降低毒性。敌百虫代谢时，先转化为敌敌畏，使毒性成倍增加，然后经降解反应失去毒性。有机磷杀虫药代谢产物主要通过肾脏排泄，少量经肺排出。

（三）中毒机制

有机磷杀虫药的中毒机制主要是抑制体内胆碱酯酶的活性。正常情况下，胆碱能神经兴奋所释放的递质-乙酰胆碱不断被胆碱酯酶水解为乙酸及胆碱而失去活性。有机磷杀虫药进入人体后能与体内胆碱酯酶迅速结合形成磷酰化胆碱酯酶，后者化学性质比较稳定，且无分解乙酰胆碱的能力，从而使体内乙酰胆碱大量蓄积，引起胆碱能神经先兴奋后抑制的一系列毒蕈碱样、烟碱样和中枢神经系统症状，严重者可昏迷甚至因呼吸衰竭而死亡。长期接触有机磷杀虫药的人群，可耐受体内逐渐增高的乙酰胆碱，虽然胆碱酯酶活力显著降低，但临床症状却可能较轻。

三、病情评估与判断

（一）病情评估

1. 病史

有口服、喷洒或其他方式有机磷杀虫药接触史，应了解毒物种类、剂量、中毒途径、中毒时间和中毒经过。患者身体污染部位或呼出气、呕吐物中闻及有机磷杀虫药所特有的大蒜臭味更有助于诊断。

2. 临床表现

急性中毒发病时间与毒物种类、剂量和侵入途径密切相关。口服中毒者多在10 min至2 h内发病；吸入中毒者可在30 min内发病；皮肤吸收中毒者常在接触后2～6 h发病。

（1）毒蕈碱样症状：又称M样症状，出现最早，主要是副交感神经末梢兴奋所致，表现为平滑肌痉挛和腺体分泌增加。临床表现有恶心、呕吐、腹痛、腹泻、多汗、全身湿冷、流泪、流涎、流涕、尿频、大小便失禁、心跳减慢、瞳孔缩小（严重时呈针尖样缩小）、支气管痉挛和分泌物增加、咳嗽、气促，严重患者可出现肺水肿。此类症状可用阿托品对抗。

（2）烟碱样症状：又称N样症状，是由于乙酰胆碱在横纹肌神经肌肉接头处过度蓄积，持续刺激突触后膜上烟碱受体所致。临床表现有颜面、眼睑、舌、四肢和全身横纹肌发生肌纤维颤动，甚至强直性痉挛。患者常有肌束颤动、牙关紧闭、抽搐、全身紧束压迫感，后期可出现肌力减退和瘫痪，甚至呼吸肌麻痹，引起周围性呼吸衰竭。乙酰胆碱还可刺激交感神经节，促使节后神经纤维末梢释放儿茶酚胺，引起血压增高、心跳加快和心律失常。此类症状不能用阿托品对抗。

（3）中枢神经系统症状：中枢神经系统受乙酰胆碱刺激后可有头痛、头晕、疲乏、共济失调、烦躁不安、谵妄、抽搐和昏迷等表现，部分发生呼吸、循环衰竭而死亡。

3. 辅助检查

（1）全血胆碱酯酶活力测定：是诊断有机磷杀虫药中毒的特异性实验指标，对判断中毒程度、疗效和预后均极为重要。一般以正常人的CHE活力值为100%，降至70%以下即有意义，但需注意的是CHE活性下降程度并不与病情轻重完全平行。

（2）尿中有机磷杀虫药分解产物测定：如对硫磷和甲基对硫磷在体内氧化分解生成对硝基酚，敌百虫分解转化为三氯乙醇，检测尿中的对硝基酚或三氯乙醇有助于中毒的诊断。

(二)病情判断

轻度中毒以毒蕈碱样症状为主,血胆碱酯酶活力降为50%~70%。

中度中毒出现典型毒蕈碱样症状和烟碱样症状,血胆碱酯酶活力为30%~50%。

重度中毒除毒蕈碱样症状和烟碱样症状外,出现脑水肿、肺水肿、呼吸衰竭、抽搐、昏迷等,血胆碱酯酶活力降至30%以下。

四、救治与护理

(一)救治原则

1. 迅速清除毒物

立即将患者撤离中毒现场。彻底清除未被机体吸收的毒物,如迅速脱去污染衣物,用肥皂水彻底清洗污染的皮肤、毛发、外耳道、手部、指甲,然后用微温水冲洗干净。眼部污染时,除敌百虫污染必须用清水冲洗外,其他均可先用2%碳酸氢钠溶液冲洗,再用生理盐水彻底冲洗,至少持续10 min,洗后滴入1%阿托品1~2滴。口服中毒者,用清水反复洗胃,直至洗出液清亮为止,然后用硫酸钠导泻。

2. 紧急复苏

急性有机磷杀虫药中毒常因肺水肿、呼吸肌麻痹、呼吸衰竭而死亡。一旦发生上述情况,应紧急采取复苏措施:清除呼吸道分泌物,保持呼吸道通畅并给氧,必要时应用机械通气。心搏骤停时,立即行心肺复苏等抢救措施。

3. 解毒剂的应用

应用原则为早期、足量、联合、重复用药。

(1)抗胆碱药:代表性药物为阿托品,近年来又出现一类长效药物。

(2)阿托品:可与乙酰胆碱争夺胆碱能受体,阻断乙酰胆碱作用,能有效解除或减轻毒蕈碱样症状和中枢神经系统症状,改善呼吸中枢抑制。其对烟碱样症状和呼吸肌麻痹所致的周围性呼吸衰竭无效,对胆碱酯酶复活亦无帮助。抢救治疗中阿托品应早期、足量、反复给药,根据病情每10~30 min或1~2 h给药一次,直至毒蕈碱样症状消失或患者出现"阿托品化"表现,再逐渐减量或延长间隔时间。阿托品化的表现包括:①瞳孔较前扩大;②颜面潮红;③皮肤干燥、腺体分泌物减少、无汗、口干;④肺部湿啰音消失;⑤心率增快。

(3)盐酸戊乙奎醚(penehyclidine hydrochloride):是一种新型抗胆碱药,主要选择性作用于脑、腺体、平滑肌等部位M_1、M_3型受体,而对心脏和神经元突触前膜M_2型受体无明显作用，因此对心率影响小。一般采用肌内注射，首次剂量依中毒程度而定：轻度中毒1～2 mg，必要时合用氯解磷定0.5～0.75 g；中度中毒2～4 mg，同时合用氯解磷定0.5～0.75 g；重度中毒4～6 mg，合用氯解磷定1.5～2.0 g。如无氯解磷定可用碘解磷定代替。首剂45 min后，若仍有M样症状，追加1～2 mg；若同时存在M、N样症状，应追加首剂半量1～2次。达阿托品化后，以1～2 mg维持，每8～12小时一次。

（4）胆碱酯酶复能剂：能使被抑制的胆碱酯酶恢复活力，常用药物有碘解磷定、氯解磷定等。

胆碱酯酶复能剂对解除烟碱样症状明显，但对毒蕈碱样症状作用较差，也不能对抗呼吸中枢的抑制，所以选择一种复能剂与阿托品合用，可取得协同效果。

中毒后如果不及时应用复能剂治疗，被抑制的胆碱酯酶将在数小时至2～3天内变为不可逆性，即所谓"老化酶"，最后被破坏。复能剂对"老化酶"无效，故须早期、足量应用。

（5）解磷注射液：为含有抗胆碱剂和复能剂的复方注射液，起效快，作用时间较长。因有多种配方，其用法不同。

对症治疗重度有机磷杀虫药中毒患者常伴有多种并发症，如酸中毒、低钾血症、严重心律失常、休克、消化道出血、肺内感染、DIC、MODS等，应及时予以对症治疗。

（二）护理措施

即刻护理措施要维持有效通气功能，如及时有效地清除呼吸道分泌物、正确维护气管插管和气管切开、正确应用机械通气等。

洗胃护理要及早、彻底和反复进行，直到洗出的胃液无农药味并澄清为止。若不能确定有机磷杀虫药种类，则用清水或0.45%盐水彻底洗胃。

敌百虫中毒时应选用清水洗胃，忌用碳酸氢钠溶液和肥皂水洗胃。洗胃过程中应密切观察患者生命体征的变化，若发生呼吸、心搏骤停，应立即停止洗胃并进行抢救。

1. 用药护理

（1）阿托品："阿托品化"和阿托品中毒的剂量接近，因此使用过程中应严密观察病情变化，区别"阿托品化"与阿托品中毒（表11-2）。

阿托品中毒时可导致室颤，应予以预防，给予充分吸氧，使血氧饱和度保持在正常水平。

注意观察并遵医嘱及时纠正酸中毒，因胆碱酯酶在酸性环境中作用减弱。大量使用低浓度阿托品输液时，可发生血液低渗，致红细胞破坏，发生溶血性黄疸。

表11-2　阿托品化与阿托品中毒的主要区别

观察要点	阿托品化	阿托品中毒
神经系统	意识清楚或模糊	谵妄、躁动、幻觉、双手抓空、抽搐、昏迷
皮肤	颜面潮红、干燥	紫红、干燥
瞳孔	由小扩大后不再缩小	极度散大
体温	正常或轻度升高	高热，>40℃
心率	120次/分，脉搏快而有力	心动过速，甚至有室颤发生

（2）盐酸戊乙奎醚：在抢救急性有机磷杀虫药中毒时，与阿托品区别如下。拮抗腺体分泌、平滑肌痉挛等M样症状的效应更强。除拮抗M受体外，还有较强的拮抗N受体作用。中枢和外周双重抗胆碱效应，且其中枢作用强于外周。不引起心动过速，可避免药物诱发或加重心肌缺血。半衰期长，无需频繁给药。每次所用剂量较小，中毒发生率低。应用时也要求达到阿托品化，其判定标准与阿托品治疗时相似，但不包括心率增快。

（3）胆碱酯酶复能剂：早期用药，边洗胃边应用特效解毒剂，首次应足量给药。轻度中毒可用复能剂，中度以上中毒必须复能剂与阿托品并用。两种解毒药合用时，阿托品的剂量应减少，以免发生阿托品中毒。

复能剂若应用过量、注射过快或未经稀释，可发生中毒，抑制胆碱酯酶，发生呼吸抑制。用药时应稀释后缓慢静推或静滴为宜。复能剂在碱性溶液中不稳定，易水解成有剧毒的氰化物，所以禁与碱性药物配伍使用。

碘解磷定药液刺激性强，漏于皮下可引起剧痛及麻木感，应确定针头在血管内方可注射给药，不宜肌内注射用药。

2. 病情观察

（1）生命体征：有机磷杀虫药中毒所致呼吸困难较常见，在抢救过程中应严密观察患者的体温、脉搏、呼吸、血压，即使在"阿托品化"后亦不应忽视。

（2）神志、瞳孔变化：多数患者中毒后即出现意识障碍，有些患者入院时神志清楚，但随着毒物的吸收很快陷入昏迷。瞳孔缩小为有机磷杀虫药中毒的体征之一，瞳孔扩大则为达到"阿托品化"的判断指标之一。严密观察神志、瞳孔的变化，有助于准确判断病情。

（3）中毒后"反跳"：某些有机磷杀虫药如乐果和马拉硫磷口服中毒，经急救临床症状好转后，可在数日至1周后，病情突然急剧恶化，再次出现有机磷农药急性中毒症状，甚至发生昏迷、肺水肿或突然死亡，此为中毒后"反跳"现象，其死亡率占急性有机磷杀虫药中毒者的7%~8%。因此，应严密观察反跳的先兆症状，如胸闷、流涎、出汗、言语不清、吞咽困难等，若出现上述症状，应迅速通知医生进行处理，立即静脉补充阿托品，再次迅速达"阿托品化"。

（4）迟发性、多发性神经病：少数患者（如甲胺磷、敌敌畏、乐果、敌百虫中毒）在急性中度或重度中毒症状消失后2～3周，可出现感觉型和运动型多发性神经病变，主要表现为肢体末端烧灼、疼痛、麻木以及下肢无力、瘫痪、四肢肌肉萎缩等，称为迟发性多发性神经病。

（5）中间型综合征：指急性重度有机磷杀虫药（如甲胺磷、敌敌畏、乐果、久效磷等）中毒所引起的一组以肌无力为突出表现的综合征。

因其发生时间介于急性症状缓解后与迟发性多发神经病之间，故被称为中间综合征。常发生于急性中毒后1～4天，主要表现为屈颈肌、四肢近端肌肉以及第3～7对和第9～12对脑神经所支配的部分肌肉肌力减退，出现眼睑下垂、眼外展障碍和面瘫。

病变累及呼吸肌时，常引起呼吸肌麻痹，并迅速进展为呼吸衰竭，甚至死亡。

心理护理护士应了解患者服毒或染毒的原因，根据不同的心理特点予以心理疏导，以诚恳的态度为患者提供情感上的支持，并认真做好家属的思想工作。

知识拓展

检测意义

在农业生产中，会在很长的一段时间内使用化学性农药，如果不按规定的用药量、次数、方法或安全间隔期施药，或施用了不该使用的农药，就会引起农药超标或农药中毒。

以往引发中毒的农药多为有机磷和氨基甲酸酯类农药，制定出有机磷和氨基甲酸酯类农药的快速检测方法，使其不受时间、地点、场合等条件限制，甚至普通消费者也能够操作使用，有利于及时发现问题、采取措施，控制高残留农药的摄入，降低农药中毒发生率。

食物中毒发生后，快速筛查出是否是有机磷或氨基甲酸酯类农药所致，对于及时抢救伤者具有重要意义。

（汪 晶）

学习任务三　百草枯中毒

百草枯（paraquat，paraquation）是目前应用的除草剂之一，又名克芜踪、对草快，接触土壤后迅速失活。

一、病因与中毒机制

百草枯属中等毒类，在酸性环境下性质稳定，在碱性环境分解，进入人体后，迅速分布到全身各器官组织，以肺和骨骼中浓度最高，大部分5天内经肾由尿排出。百草枯对人体的毒性作用机制尚未完全阐明。目前一般认为，百草枯作为一种电子受体，作用于细胞内的氧化-还原过程，导致细胞膜脂质过氧化，引起以肺部病变类似于氧中毒损害为主的多脏器损害。病理改变：早期肺泡充血、水肿、炎症细胞浸润，晚期为肺间质纤维化。百草枯对皮肤、黏膜亦有刺激性和腐蚀性。人类百草枯中毒死亡率高。

二、病情评估与判断

百草枯中毒绝大多数系口服所致，且常表现为多器官功能损伤或衰竭。

（一）临床表现

最常见的受累脏器是肺、肝和肾。

1. 局部刺激反应

（1）皮肤接触部位发生接触性皮炎、皮肤灼伤，表现为暗红斑、水疱、溃疡等。

（2）高浓度药物污染指甲，指甲可出现脱色、断裂甚至脱落。

（3）眼睛接触药物则引起结膜、角膜灼伤，并可形成溃疡。

（4）经呼吸道吸入后，产生鼻、喉刺激症状和鼻出血等。

2. 呼吸系统

肺损伤是最严重和最突出的病变。小剂量中毒者早期可无呼吸系统症状，少数表现为咳嗽、咳痰、胸闷、胸痛、呼吸困难、发绀，双肺可闻及干、湿啰音。大剂量服毒者可在24～48小时内出现呼吸困难、发绀、肺水肿、肺出血，常在1～3天内因急性呼吸窘迫综合征（ARDS）死亡。部分患者急性中毒控制后1～2周内可发生肺间质进行性纤维化，再次出现呼吸窘迫，并进行性加重，以致呼吸衰竭死亡。

3. 消化系统

口服中毒者有口腔、咽喉部烧灼感，舌、咽、食管及胃黏膜糜烂、溃疡，吞咽困难、恶心、呕吐、腹痛、腹泻，甚至出现呕血、便血、胃肠穿孔。部分患者于中毒后 2~3 天出现中毒性肝病，表现为肝脏大、肝区疼痛、黄疸、肝功能异常等。

4. 泌尿系统

中毒后 2~3 天可出现尿频、尿急、尿痛等膀胱刺激症状，尿常规、血肌酐和尿素氮异常，严重者发生急性肾衰竭。

5. 中枢神经系统

表现为头痛、头晕、幻觉、抽搐、昏迷等。

6. 其他

可有发热、心肌损害、纵隔及皮下气肿、贫血等。

（二）严重程度分型

1. 轻型

摄入量 < 20 mg/kg，无临床症状或仅有口腔黏膜糜烂、溃疡，可出现呕吐、腹泻。

2. 中-重型

摄入量 > 20 mg/kg，部分患者可存活，但多数患者 2~3 周内死于肺功能衰竭。服后立即呕吐，数小时内出现口腔和喉部溃疡、腹痛、腹泻，1~4 天内出现心动过速、低血压、肝损害、肾衰竭，1~2 周内出现咳嗽、咯血、胸腔积液，随着肺纤维化出现，肺功能进行性恶化。

3. 暴发型

摄入量 > 40 mg/kg，多数在中毒 1~4 天内死于多器官功能衰竭。

口服后立即呕吐，数小时到数天内出现口腔咽喉部溃疡、腹痛、腹泻、胰腺炎、中毒性心肌炎、肝肾衰竭、抽搐、昏迷甚至死亡。

（三）辅助检查

1. 血清百草枯检测

有助于判断病情的严重程度和预后，所采样本必须是患者摄入百草枯 4 小时后的血样，样本保存在塑料试管内，不能用玻璃试管。

2. 尿液检测（碱性和硫代硫酸钠）

阴性时可于摄入百草枯 6 小时后再次检测。

三、救治与护理

(一) 救治原则

急性百草枯中毒目前尚无特效解毒剂,治疗以减少毒物吸收、促进体内毒物清除和对症支持治疗为主。

(二) 护理措施

(1) 现场急救一经发现,即给予催吐并口服白陶土悬液,或者就地取材用泥浆水 100~200 mL 口服。

(2) 减少毒物吸收尽快脱去污染的衣物,用肥皂水彻底清洗被污染的皮肤、毛发。眼部受污染时立即用流动清水冲洗,时间 > 15 分钟。用白陶土洗胃后口服吸附剂(药用炭或 15% 的漂白土)以减少毒物的吸收,继之用 20% 甘露醇(250 mL 加等量水稀释)或 33% 硫酸镁溶液 100 mL 口服导泻。由于百草枯有腐蚀性,洗胃时应避免动作过大导致食管或胃穿孔。

(3) 促进毒物排泄除常规输液、应用利尿剂外,最好在患者服毒后 6~12 小时内进行血液灌流或血液透析,血液灌流对毒物的清除率是血液透析的 5~7 倍。如果患者血中百草枯浓度超过 30 mg/L,则预后极差。

(4) 防治肺损伤和肺纤维化及早按医嘱给予自由基清除剂,如维生素 C、维生素 E、还原型谷胱甘肽、茶多酚等。早期大剂量应用肾上腺糖皮质激素,可延缓肺纤维化的发生,降低百草枯中毒的死亡率。中到重度中毒患者可使用环磷酰胺。

(5) 高浓度氧气吸入,会加重肺损伤,故仅在氧分压 < 40 mmHg 或出现 ARDS 时才使用 > 21% 浓度的氧气吸入,或使用呼气末正压通气给氧。肺损伤早期给予正压机械通气联合使用激素对百草枯中毒引起的难治性低氧血症患者具有重要意义。

(6) 对症与支持疗法加强对口腔溃疡、炎症的护理,可应用冰硼散、珍珠粉等喷洒于口腔创面,促进愈合,减少感染机会。除早期有消化道穿孔的患者外,均应给予流质饮食,保护消化道黏膜,防止食管粘连、缩窄。应用质子泵抑制剂保护消化道黏膜。保护肝、肾、心脏功能,防治肺水肿,积极控制感染。出现中毒性肝病、肾衰竭时提示预后差,应积极给予相应的治疗措施。

> **知识拓展**
>
> **胸部 CT**
>
> 视中毒程度不同而表现各异,极重度中毒以渗出为主,数天内即可侵犯全肺野;轻度中毒者仅表现为肺纹理增多、散发局灶性肺纤维化、少量胸腔积液等,随时间迁

移,病灶可完全吸收;中重度中毒呈渐进性改变,中毒早期(1周内)表现为肺纹理增粗、叶间裂增宽,渗出性改变或实变以肺底及外带为主,可有胸腔积液,中毒后1~2周为快速进展期,呈向心性进展,肺渗出样改变或毛玻璃样改变范围迅速扩大,如不能终止,可侵犯全肺,最终死于严重缺氧。存活者往往在中毒10天左右肺部病灶进展自动终止,以后肺部病变逐渐吸收,数月后可完全吸收,不留任何后遗症。

(林艺珍)

学习任务四 一氧化碳中毒

一氧化碳为含碳物质不完全燃烧所产生的一种无色、无臭、无味、无刺激性的气体。吸入过量CO引起的中毒称一氧化碳中毒,俗称煤气中毒。

一、病因与中毒机制

(一)病因

(1)生活中毒。当通风不良时,家庭用煤炉、燃气热水器所产生的CO以及煤气泄漏或在密闭空调车内滞留时间过长等均可引起CO中毒,失火现场空气中CO浓度可高达10%,也可引起CO中毒。

(2)工业中毒。炼钢、炼焦、烧窑、矿井放炮等过程中均可产生大量CO,由于炉门关闭不严、管道泄漏或通风不良,便可发生CO中毒。煤矿瓦斯爆炸时亦有大量CO产生,容易发生CO中毒。

(二)中毒机制

一氧化碳经呼吸道吸入后,立即与血红蛋白(Hb)结合形成稳定的碳氧血红蛋白(COHb)。CO与Hb的亲和力比氧与Hb的亲和力大200~300倍,而COHb的解离速度仅为氧合血红蛋白的1/3600。COHb不仅不能携带氧,而且还影响氧合血红蛋白的解离,阻碍氧的释放和传递,导致低氧血症,引起组织缺氧。CO还可影响细胞内氧的弥散,抑制细胞呼吸。急性CO中毒导致脑缺氧后,脑血管迅即麻痹扩张,脑容积增大。脑内三磷酸腺苷(ATP)在无氧情况下迅速耗尽,钠钾泵不能正常运转,钠离子蓄积于细胞内,导致细胞内水肿。血管内皮细胞肿胀，又造成脑血液循环障碍，进一步加剧了脑组织缺血缺氧。随着酸性代谢产物增多及血-脑脊液屏障通透性增高，发生细胞间质水肿。缺氧和脑血液循环障碍，可促使血栓形成、缺血性软化灶或广泛的脱髓鞘病变，致使一部分急性CO中毒患者经假愈期后，又出现迟发性脑病。

二、病情评估与判断

（一）病情评估

1. 病史

病史一般均有一氧化碳接触史。注意了解中毒时所处的环境、停留时间以及突发昏迷情况。

2. 临床表现

临床表现与空气中CO浓度、血中COHb浓度以及CO接触时间长短有关，也与患者中毒前的健康状况以及中毒时的体力活动有关。

（1）轻度中毒：血液COHb浓度为10%~20%。患者表现为不同程度头痛、头晕、乏力、恶心、呕吐、心悸、四肢无力甚至晕厥等。原有冠心病患者可再次出现心绞痛。患者如能及时脱离中毒环境，吸入新鲜空气或氧疗，症状一般很快消失。

（2）中度中毒：血液COHb浓度为30%~40%。患者除上述症状外，可出现胸闷、呼吸困难、脉速、多汗、烦躁、谵妄、视物不清、运动失调、腱反射减弱、嗜睡、浅昏迷等，口唇黏膜可呈樱桃红色，瞳孔对光反射、角膜反射可迟钝。患者经积极治疗可以恢复正常，且无明显并发症。

（3）重度中毒：血液COHb浓度大于50%。患者迅速出现昏迷、呼吸抑制、肺水肿、心律失常、心力衰竭，各种反射消失，可呈去大脑皮质状态。还可发生脑水肿伴惊厥、上消化道出血、吸入性肺炎等。部分患者出现压迫性肌肉坏死（横纹肌溶解症），坏死肌肉释放的肌球蛋白可引起急性肾小管坏死和肾衰竭。患者死亡率高，抢救存活者多有不同程度后遗症。

中毒后迟发性脑病急性一氧化碳中毒患者意识障碍恢复后，经过2~60天的"假愈期"，可出现下列临床表现之一。①精神意识障碍：呈痴呆、谵妄、木僵或去大脑皮质状态。一般行为紊乱为首发表现，还可能有精神错乱。②锥体外系神经障碍：出现震颤麻痹综合征，表现为表情淡漠、四肢肌张力增强、静止性震颤、前冲步态等。③锥体系神经损害：如偏瘫、病理征阳性或大小便失禁等。④大脑皮质局灶性功能障碍：表现为失明、失语、不能站立或继发性癫痫。此为中毒性迟发性脑病，约占重度中毒患者的50%左右，多在急性中毒后1~2周内发生。80%患者的发病过程是中毒昏迷-中间清醒-迟发性脑病，20%左右无中间清醒期。与继发性脑血管病变及皮质或基底节的局灶性软化或坏死有关。部分有可逆性。⑤脑神经及周围神经损害：如视神经萎缩、听神经损害及周围神经病变等。

3. 辅助检查

脑电图检查：可见弥漫性低波幅慢波，与缺氧性脑病进展相平行。头部CT检查：可发现大脑皮层下白质，包括半卵圆形中心与脑室周围白质密度减低或苍白球对称性密度减低。

（二）病情判断

重度一氧化碳中毒患者若出现以下情况提示病情危重：①持续抽搐、昏迷达8 h以上。②$PaO_2 < 36$ mmHg，$PaCO_2 > 50$ mmHg。③昏迷，伴严重的心律失常或心力衰竭，并发肺水肿。④预后轻度中毒可完全恢复。⑤重症患者昏迷时间过长者，多提示预后严重，但也有不少患者仍能恢复。⑥迟发性脑病恢复较慢，有少数可留有持久性症状。

三、救治与护理

（一）救治原则

现场急救迅速脱离中毒环境，保持呼吸道通畅，如发生心搏、呼吸骤停，应立即进行心肺脑复苏。

1. 氧疗吸氧

清醒患者应用面罩或鼻导管吸氧，氧流量5~10 L/min。高压氧治疗：可以降低病死率，缩短昏迷时间和病程，减少神经、精神后遗症，防治肺水肿。

2. 防治脑水肿

严重中毒时，在积极纠正缺氧同时应给予脱水疗法。

3. 对症支持治疗

如有频繁抽搐，可应用地西泮、苯妥英钠等药物。

4. 昏迷、呼吸障碍患者

保持呼吸道通畅，必要时可将气管插管或气管切开，进行机械通气。

5. 其他

积极防治继发感染，纠正休克，维持水、电解质及酸碱代谢平衡。

6. 应用促进脑细胞代谢药物

严防神经系统和心脏并发症的发生。

（二）护理措施

即刻护理措施保持呼吸道通畅。昏迷并高热和抽搐患者，降温和解痉的同时应注意保暖，防止自伤和坠伤。开放静脉通路，按医嘱给予输液和药物治疗。

1. 氧气吸入的护理

患者脱离中毒现场后应立即给氧，持续给氧时间一般不应超过24小时，以防发生氧中毒和二氧化碳潴留。

2. 高压氧护理

重症患者应及早采用高压氧治疗。

进舱前护理：认真观察患者生命体征，了解患者的中毒情况及病史。给患者更换全棉衣服，注意保暖，严禁火种、易燃、易爆物品进入氧舱。对轻度中毒患者，教会其在加压阶段进行吞咽、咀嚼等动作，保持咽鼓管通畅，避免中耳、鼓膜气压伤，并介绍进舱须知、一般性能、治疗效果、治疗过程中可能出现的不良反应及预防方法、注意事项等，以取得患者合作。

陪舱护理：需要医护人员陪舱的重症患者，进入氧舱后，如带有输液，开始加压时，要将液体平面调低，并注意输液速度的变化。保持呼吸道通畅，患者平卧，头偏向一侧，及时清除呼吸道分泌物。密切观察患者神志、瞳孔、呼吸、心率、血压变化。观察有无氧中毒情况。注意翻身，防止局部受压形成破溃或发生压疮，烦躁患者要防止受伤。减压时，舱内温度会降低，注意保暖，并将输液的液平面调高，以免减压时液平面降低使空气进入体内。

3. 病情观察

注意观察患者：基本生命体征，尤其是呼吸和体温。高热和抽搐患者更应密切观察，防止坠床和自伤。瞳孔大小、液体出入量及滴速等，防止脑水肿、肺水肿及水、电解质代谢紊乱等并发症发生。神经系统的表现及皮肤、肢体受压部位损害情况，如有无急性痴呆性木僵、癫痫、失语、惊厥、肢体瘫痪、压疮、皮肤水疱及破溃，防止受伤和皮肤损害。

4. 健康教育

加强预防一氧化碳中毒的宣传。居室内火炉要安装管道、烟囱，其室内结构要严密，防止泄漏，室外结构要通风良好。厂矿使用煤气或产生煤气的车间、厂房要加强通风，配备一氧化碳浓度监测、报警设施。进入高浓度一氧化碳环境内执行紧急任务时，要戴好特制的一氧化碳防毒面具，系好安全带，出院时留有后遗症的患者，应鼓励其继续治疗；痴呆或智力障碍患者，应嘱其家属悉心照顾，并教会家属对患者进行语言和肢体锻炼的方法。

> **知识拓展**
>
> **一氧化碳中毒饮食原则**
>
> 饮食保健：
>
> （1）供给高碳水化合物、低脂肪和含有适量优质蛋白质的膳食。大米白糖粥是本病初期的较理想膳食，既易消化，又可抑制恶心呕吐，较面食为好。
>
> （2）适量补充维生素A、B、C等，并可进食富含上述维生素的食物。
>
> （3）昏迷患者易服用流食，如稀饭等。
>
> 食疗方：
>
> （1）取香醇100 g，兑白开水100 g，令患者徐徐饮用。适用于早期症状较轻的中毒患者。
>
> （2）取芥菜、白菜等泡成的酸菜，从中取出菜汁10碗，一次服下，有效。
>
> （3）将鲜白萝卜捣碎取汁，约100 g，一次灌下，1小时后即愈。适用于煤气中毒早昏迷状态者。

（林艺珍）

学习任务五　急性酒精中毒

酒精，又称乙醇，是无色、易燃、易挥发的液体，具有醇香气味，能与水或其他有机溶剂混溶。一次过量饮入酒精或酒类饮料，引起兴奋继而抑制的状态称急性酒精中毒或急性乙醇中毒。

一、病因与中毒机制

（一）病因

急性中毒主要是因过量饮酒所致。

乙醇吸收后迅速分布于全身，10%以原形从肺、肾排出，90%在肝脏代谢、分解。在肝脏内先后被转化为乙醛、乙酸，最终代谢为二氧化碳和水。当过量酒精进入人体时，超过了肝脏的氧化代谢能力，即在体内蓄积并进入大脑。

(二)中毒机制

①抑制中枢神经系统功能:乙醇具有脂溶性,可透过大脑神经细胞膜并作用于细胞膜上的某些酶,影响细胞功能。乙醇对中枢神经系统的作用呈剂量依赖性。小剂量可产生兴奋效应。随着剂量增加,可依次抑制小脑、网状结构和延髓,引起共济失调、昏睡、昏迷、呼吸或循环衰竭。②干扰代谢:乙醇在肝脏代谢生成的代谢产物可影响体内多种代谢过程,使乳酸增多、酮体蓄积,导致代谢性酸中毒以及糖异生受阻,引起低血糖症。

二、病情评估与判断

急性酒精中毒临床表现与饮酒量及个人耐受性有关,分为三期。

1. 兴奋期

血乙醇浓度 > 500 mg/L,有欣快感、兴奋、多语、情绪不稳、喜怒无常,可有粗鲁行为或攻击行为,也可沉默、孤僻,颜面潮红或苍白,呼出气带酒味。

2. 共济失调期

血乙醇浓度 > 1500 mg/L,表现为肌肉运动不协调,行动笨拙、步态不稳,言语含糊不清、眼球震颤、视物模糊、复视、恶心、呕吐、嗜睡等。

3. 昏迷期

血乙醇浓度 > 2500 mg/L,患者进入昏迷状态,颜面苍白、皮肤湿冷、体温降低、心率快、血压下降、瞳孔散大、口唇微绀,呼吸慢而有鼾声,严重者可发生呼吸、循环衰竭而危及生命。也可因咽部反射减弱,饱餐后呕吐,导致吸入性肺炎或窒息而死亡。

急性中毒患者苏醒后常有头痛、头晕、乏力、恶心、食欲缺乏、震颤等症状,少数可出现低血糖症、肺炎、急性肌病等并发症。偶见患者在酒醒后发现肌肉突然肿胀、疼痛,可伴有肌球蛋白尿,甚至出现急性肾衰竭。

三、救治与护理

(一)救治原则

1. 对症支持

一般轻症患者无需特效治疗,卧床休息,注意保暖,可自行恢复。兴奋躁动患者应予适当约束,共济失调者应严格限制其活动,以免摔伤或撞伤。对烦躁不安或过度兴奋者,可用小剂量地西泮,禁用吗啡、氯丙嗪苯巴比妥类镇静药。

2. 清除毒物

催吐、洗胃、导泻等对清除胃肠道内残留乙醇可有一定作用。应用葡萄糖溶液、维生素B_6等，以促进乙醇氧化为醋酸，达到解毒目的。血乙醇浓度 > 5000 mg/L，伴有酸中毒或同时服用其他可疑药物者，应及早行血液透析或腹膜透析治疗。

3. 保护大脑功能

应用纳洛酮0.4～0.8 mg缓慢静脉注射，有助于缩短昏迷时间，必要时可重复给药。

（二）护理措施

1. 即刻护理措施

①保暖，维持正常体温。②维持循环功能，心电血压监护，监测心律失常和心肌损害。③维持水、电解质、酸碱平衡。④昏迷患者应注意维持气道通畅、供氧充足，必要时配合给予气管插管、机械通气。

2. 病情观察

观察患者基本生命体征，尤其是神志、呼吸和呕吐物性状。昏迷患者防止坠床。

3. 健康教育

开展反对酗酒的宣传教育。创造替代条件，加强文娱体育活动。早期发现嗜酒者，早期戒酒，进行相关并发症的治疗和康复治疗。

（陈蓝蓝）

学习任务六　急性镇静催眠药中毒

镇静催眠药是中枢神经系统抑制药，具有镇静和催眠作用，小剂量时可使人处于安静或嗜睡状态，大剂量可麻醉全身，包括延脑中枢。一次大剂量服用可引起急性镇静催眠药中毒。

一、病因与中毒机制

（一）病因

过量服用是镇静催眠药中毒的主要病因。

（二）中毒机制

1. 苯二氮䓬类

目前研究认为，苯二氮䓬类与苯二氮䓬受体结合后，可加强γ-氨基丁酸（GABA）与GABA受体结合的亲和力，使与GABA受体偶联的氯离子通道开放，增强GABA对突触后的抑制功能。

2. 巴比妥类

与苯二氮䓬类作用机制相似，但两者的作用部位不同。苯二氮䓬类主要选择性作用于边缘系统，影响情绪和记忆力。巴比妥类主要作用于网状结构上行激活系统而引起意识障碍。巴比妥类对中枢神经系统的抑制有剂量-效应关系，随着剂量的增加，其作用逐步表现为镇静、催眠、麻醉，以至延脑中枢麻醉。

3. 非巴比妥非苯二氮䓬类

其对中枢神经系统的作用机制与巴比妥类药物相似。

4. 吩噻嗪类

其主要作用于网状结构，抑制中枢神经系统多巴胺受体，抑制脑干血管运动和呕吐反射，阻断α肾上腺素能受体，抗组胺，抗胆碱能等。

二、病情评估与判断

（一）病情评估

1. 病史

有可靠的应用镇静催眠药史，了解用药种类、剂量、服用时间，是否经常服用该药，服药前后是否有饮酒史以及病前有无情绪激动等。

2. 临床表现

（1）巴比妥类中毒：轻度中毒，表现为嗜睡、注意力不集中、记忆力减退、言语不清，可唤醒，有判断力和定向力障碍、步态不稳、各种反射存在，体温、脉搏、呼吸、血压一般正常。中度中毒，表现为昏睡或浅昏迷，腱反射消失、呼吸浅而慢、眼球震颤，血压仍可正常，角膜反射、咽反射仍存在。重度中毒，表现为进行性中枢神经系统抑制，由嗜睡到深昏迷。呼吸浅慢甚至停止，血压下降甚至休克，体温不升，腱反射消失，肌张力下降，胃肠蠕动减慢，皮肤可起大疱。可并发肺炎、肺水肿、脑水肿、急性肾衰竭而威胁生命。

（2）苯二氮䓬类中毒：中枢神经系统抑制较轻，主要表现为嗜睡、头晕、言语不清、意识模糊、共济失调。很少出现长时间深度昏迷、呼吸抑制、休克等严重症状。如果出现严重症状，应考虑是否同时合并其他药物中毒。

（3）非巴比妥非苯二氮䓬类中毒：临床表现与巴比妥类中毒相似，但各有其特点。水合氯醛中毒：心、肝、肾损害，可有心律失常，局部刺激性，口服时胃部烧灼感。格鲁米特中毒：意识障碍有周期性波动。有抗胆碱能神经症状，如瞳孔散大等。甲喹酮中毒：可有明显的呼吸抑制，出现锥体束征，如腱反射亢进、肌张力增强、抽搐等。甲丙氨酯中毒：常有血压下降。

（4）吩噻嗪类中毒：最常见表现为锥体外系反应，如震颤麻痹综合征。

（5）不能静坐。急性肌张力障碍反应，如斜颈、吞咽困难、牙关紧闭、喉痉挛等。

（6）其他可表现为嗜睡、低血压、休克、心律失常、瞳孔散大、口干、尿潴留、肠蠕动减慢，甚至出现昏迷、呼吸抑制等，全身抽搐少见。

（二）病情判断

1. 病情危重指标

昏迷，气道阻塞、呼吸衰竭，休克、急性肾衰竭，合并感染，如肺炎等。

2. 预后

轻度中毒无需治疗即可恢复。中度中毒经精心护理和适当治疗，在24～48 h内大多可恢复。重度中毒患者可能需要3～5天才能恢复意识。其病死率低于5%。

三、救治与护理

（一）救治原则

1. 维持昏迷患者重要器官功能

（1）保持呼吸道通畅：深昏迷患者应酌情予气管插管，呼吸机辅助通气。

（2）维持正常血压：输液补充血容量，若无效，可考虑给予血管活性药物。

（3）心电监护：及时发现心律失常并酌情应用抗心律失常药。

（4）密切监测血氧饱和度，以及时发现低氧血症并予相应处理。

（5）促进意识恢复：给予葡萄糖、维生素B_6和纳洛酮。纳洛酮0.4～0.8 mg静脉注射，可根据病情间隔15 min重复一次。

2. 迅速清除毒物洗胃

口服中毒者早期用清水洗胃，服药量大者即使服药超过6小时仍须洗胃。

3. 药用炭及导泻

药用炭对吸附各种镇静催眠药均有效，应用药用炭同时常给予硫酸钠导泻，一般不用硫酸镁导泻。

4. 碱化尿液、利尿

碱化尿液、利尿以减少毒物在肾小管中的重吸收，可使长效巴比妥类镇静催眠药的肾排泄量提高5~9倍。

5. 对吩噻嗪类中毒无效

血液透析、血液灌流对苯巴比妥和吩噻嗪类药物中毒有效，危重患者可考虑应用。

6. 特效解毒剂

巴比妥类及吩噻嗪类中毒目前尚无特效解毒剂。氟马西尼是苯二氮䓬类特异性拮抗剂，能通过竞争性抑制苯二氮䓬类受体而阻断苯二氮䓬类药物的中枢神经系统作用。

7. 对症治疗

主要针对吩噻嗪类中毒，如呼吸抑制、昏迷、震颤麻痹综合征、肌肉痉挛及肌张力障碍、心律失常以及血流动力学不稳定状况等。

8. 治疗并发症

如肺炎、肝功能损害、急性肾衰竭等。

（二）护理措施

1. 即刻护理措施

（1）保持呼吸道通畅，仰卧位时头偏向一侧，可防止呕吐物或痰液阻塞气道。

（2）及时吸出痰液，并给予持续氧气吸入，防止脑组织因缺氧而加重脑水肿。

（3）给予心电血压监护，并尽快建立静脉通路等。

2. 严密观察病情意识状态和生命体征的观察

（1）监测生命体征，观察患者意识状态、瞳孔大小、对光反应、角膜反射。若瞳孔散大、血压下降、呼吸变浅或不规则，常提示病情恶化，应及时向医生报告，采取紧急处理措施。

（2）药物治疗的观察：遵医嘱静脉输液，并密切观察药物作用、不良反应及患者的反应，监测脏器功能变化，尽早防治各种并发症和脏器功能衰竭。

3. 饮食护理

昏迷时间超过3~5天，营养不易维持的患者，可由鼻饲补充营养及水分。应给予高热量、高蛋白易消化的流质饮食。

【实践评析】

实践内容：

女性，48岁，因昏迷2小时入院。家属诉之前患者曾情绪激动；在患者床头发现药瓶，残留液有大蒜味。既往体健。查体：T 37.5℃，P 64次/min，R 6次/min，BP 85/40 mmHg，昏迷，口吐白沫，双侧瞳孔针尖样大小，四肢湿冷多汗，口唇发绀。呼吸浅慢，双肺呼吸音粗，可闻及布满湿啰音，少许痰鸣音。腹软，查体欠合作，脑膜刺激征（-），病理征（-）。血胆碱酯酶活力为参考值的25%。

（1）医生初步诊断为：有机磷杀虫药中毒，试述其诊断依据有哪些？

（2）试述针对该患者的救治原则及护理措施。

评析：

（1）诊断依据。①病史：患者曾情绪激动；在患者床头发现药瓶，残留液有大蒜味。②体征：昏迷、口吐白沫、双侧瞳孔针尖样大小、四肢湿冷多汗、呼吸浅慢、双肺呼吸音粗，可闻及满布湿啰音。③检查：血胆碱脂酶活力为参考值的25%。

（2）救治原则和护理措施。①立即终止接触毒物：迅速脱去污染衣物，彻底清洗污染的皮肤、毛发、外耳道、手部、指甲。②清除尚未吸收的毒物：用清水反复洗胃，直至洗出液清亮为止，然后用硫酸钠导泻。③促进已吸收毒物的排出：血液净化治疗。④特效解毒剂的应用：早期、足量、联合、重复应用解毒剂，如阿托品/盐酸戊乙奎醚、胆碱酯酶复能剂等。⑤及时对症治疗酸中毒、低钾血症、严重心律失常、休克、消化道出血、肺内感染、DIC、MODS等，防治中间型综合征、中毒后"反跳"、迟发性多发性神经病。⑥护理措施：清除呼吸道分泌物，保持呼吸道通畅并给氧，必要时应用机械通气；阿托品/盐酸戊乙奎醚、胆碱酯酶复能剂等用药护理；严密观察生命体征，即使在"阿托品化"后亦不应忽视；心理护理。

实践模拟：

如果你是此患者的急诊护士，你会从哪些方面对其护理？

（陈蓝蓝）

【考评自测】

一、名词解释

（1）急性中毒

（2）中毒后"反跳"

（3）迟发型多发性神经病

二、选择题

(1) 一氧化碳一般经（   ）途径进入人体致中毒。

A. 消化道   B. 皮肤黏膜   C. 血管   D. 呼吸道

E. 毛发

(2) 毒蕈一般经（   ）途径进入人体致中毒。

A. 消化道   B. 皮肤黏膜   C. 血管   D. 呼吸道

E. 毛发

(3) 体内毒物主要经（   ）器官排出。

A. 皮肤   B. 唾液腺   C. 肾脏   D. 乳腺

E. 汗腺

(4) 阿托品中毒的机制（   ）。

A. 局部腐蚀刺激   B. 麻醉作用

C. 竞争受体   D. 干扰细胞膜或细胞器的生理功能

E. 缺氧

(5) 毒物吸收后主要在（   ）脏器通过氧化、还原、水解、结合等作用进行代谢。

A. 脾脏   B. 肾脏   C. 肺   D. 肝脏

E. 心脏

(6) 中毒或被强酸灼伤后皮肤黏膜颜色改变不正确的是（   ）。

A. 一氧化碳、氰化物中毒口唇可呈樱桃红

B. 硝酸灼伤皮肤后呈黄色

C. 硫酸灼伤皮肤后呈白色

D. 过氧乙酸灼伤皮肤后呈无色

E. 盐酸灼伤皮肤后呈棕色

(7) 有机磷杀虫药的中毒机制主要是抑制下列（   ）酶的活性。

A. 过氧化氢酶   B. 肌酸激酶   C. 谷丙转氨酶   D. 胆碱酯酶

E. 乳酸脱氢酶

(8) 有机磷杀虫剂职业性中毒的原因多是（   ）。

A. 误服   B. 误用   C. 违反操作规定   D. 生产设备密闭

E. 防护完善

(9) 下列有关一氧化碳中毒正确的是（   ）。

A. 氧与Hb的亲和力比CO与Hb的亲和力大200~300倍

B. 一氧化碳是一种无色、无刺激、有煤烟味的气体

C. COHb不仅不能携带氧，而且影响氧合血红蛋白的解离

D. 一氧化碳中毒时会刺激呼吸造成过度通气

E. CO可促进细胞内氧的弥散，促进细胞呼吸

（10）急性毒物中毒时，目前尚无特效解毒剂的毒物是（　　）。

A. 有机磷杀虫剂　　B. 铅中毒

C. 百草枯　　　　　D. 亚硝酸盐

E. 砷中毒

学习单元十二　环境及理化因素损伤

人类所处的自然环境、生活环境和生产环境中，存在许多危害身心健康的因素，包括物理、化学和生物的损伤因素。环境及理化因素损伤是院前急救和临床急诊中的常见病和多发病。环境及理化因素损伤所涉及的疾病种类多。本章仅简要介绍中暑、淹溺和电击伤这三种常见的环境及理化因素损伤，其发病的共同特点是致病因子均为外界环境中的物理因子，既往健康的人遭遇此类损伤也会很快出现危及生命的病理生理变化，因此这三种损伤均属于环境性急诊（environmental emergency）。

【导入案例】

患者，男性，15岁，在江里游泳时意外溺水，被他人发现后救起。当时患者剧烈咳嗽、呼吸急促，咳出粉红色泡沫痰，全身皮肤发绀，腹部膨隆。

(1) 该患者可能发生什么并发症？
(2) 如何对该患者进行现场救护？
(3) 医院内救护的主要措施有哪些？
(4) 该患者的护理要点是什么？

学习任务一　中暑

【任务目标】

(1) 掌握中暑的病因和发病机制。
(2) 掌握中暑的治疗和护理。

中暑（heat illness）是指在暑热天气、湿度大和无风的高温环境下，由于体温调节中枢功能障碍、汗腺功能衰竭和水电解质丧失过多而引起的以中枢神经和（或）心血管功能障碍为主要表现的急性疾病，又称急性热致疾患（acute heat illness，heat emergency，heat injury）。临床上依照症状轻、重分为先兆中暑、轻度中暑和重度中暑。根据发病机制和临床表现不同，重度中暑可分为热痉挛（heat cramp）、热衰竭（heat exhaustion）和热射病（heat stoke），但临床上常难以严格区分，可多种类型混合存在。

一、病因与发病机制

（一）病因

（1）机体产热增加。在高温或在强热辐射下从事长时间劳动，机体产热增加，容易发生热蓄积，如果没有足够的防暑降温措施，就容易发生中暑。

（2）机体散热减少。在湿度较高和通风不良的环境下从事重体力劳动也可发生中暑。

（3）机体热适应能力下降。热负荷增加时，机体会产生应激反应，通过神经内分泌的各种反射调节来适应环境变化，维持正常的生命活动，当机体这种调节能力下降时，对热的适应能力下降，机体容易发生代谢紊乱而发生中暑。

中暑的常见诱因包括年老、体弱、营养不良、疲劳、肥胖、饮酒、饥饿、失水、失盐、最近有过发热、穿紧身不透气衣裤、水土不服、甲状腺功能亢进、糖尿病、帕金森病、心血管病、广泛皮肤损害、先天性汗腺缺乏症、应用阿托品等。

（二）发病机制

正常人体在下丘脑体温调节中枢的控制下，体内产热与散热处于动态平衡，体温维持在37℃左右。当环境温度在35℃以下时，通过辐射、传导与对流途径散发的热量约占人体总散热量的70%。当空气干燥、气温超过35℃时，蒸发散热几乎成为机体最重要也是唯一的散热方式。当机体产热大于散热或散热受阻，则体内就有过量热蓄积，产生高热，引起组织损害和器官功能障碍。

当外界环境温度增高时，机体大量出汗，引起失水、失盐。当机体以失盐为主或仅补充大量水而补盐不足造成低钠、低氯血症，导致肌肉痉挛，发生热痉挛；大量液体丧失会导致失水、血液浓缩、血容量不足，若同时发生血管舒缩功能障碍，则易发生外周循环衰竭。当外界环境增高，机体散热绝对或相对不足，汗腺疲劳，引起体温调节中枢功能障碍，致体温急剧增高，产生严重的生理和生化异常而发生热射病。实验证明，体温达42℃以上可使蛋白质变性，体温超过50℃数分钟细胞即死亡。

二、病情评估与判断

（一）病情评估

1. 病史

重点询问患者有无引起机体产热增加、散热减少或热适应不良的原因存在，如有无在高温环境中长时间工作、未补充水分等病因存在。

2. 临床表现

（1）先兆中暑：在高温环境下工作一段时间后，出现大汗、口渴、头晕、头痛、注意力不集中、眼花、耳鸣、胸闷、心悸、恶心、四肢无力、体温正常或略升高。如及时将患者转移到阴凉通风处安静休息，补充水、盐，短时间即可恢复。

（2）轻度中暑：除上述先兆中暑症状加重外，体温至38℃以上，出现面色潮红，大量出汗，皮肤灼热等表现；或出现面色苍白、皮肤四肢湿冷、血压下降、脉搏增快等虚脱表现。如进行及时有效处理，常常于数小时内恢复。

（3）重度中暑：包括热痉挛、热衰竭和热射病三型。

①热痉挛：多见于健康青壮年人。在高温环境下进行剧烈劳动，大量出汗后出现肌肉痉挛性、对称性和阵发性疼痛，持续约3分钟后缓解，常在活动停止后发生。多发生在四肢肌肉、咀嚼肌、腹直肌，最常见于腓肠肌，也可发生于肠道平滑肌，无明显体温升高症状的出现可能与严重体钠缺失和过度通气有关。热痉挛也可为热射病早期表现。

②热衰竭：此型最常见，多见于老年、儿童和慢性疾病患者。在严重热应激时，由于体液和体钠丢失过多、补充不足所致。表现为多汗、疲乏、无力、眩晕、恶心、呕吐、头痛等。可有明显脱水征，如心动过速、直立性低血压或晕厥。可出现呼吸增快、肌痉挛。体温可轻度升高，无明显中枢神经系统损害表现。热衰竭可以是热痉挛和热射病的中间过程，如不治疗可发展为热射病。

③热射病：是一种致命性急症，主要表现为高热（直肠温度为41℃）和神志障碍。早期受影响的器官依次为脑、肝、肾和心脏。临床上根据发病时患者所处的状态和发病机制分为劳力型热射病和非劳力型热射病。非劳力型热射病常发生在小孩、老年人和有基础疾病的人群，表现为皮肤干热和发红，84%～100%患者无汗，直肠温度常在41℃以上，最高可达46.5℃。劳力型热射病多在高温、湿度大和无风天气进行重体力劳动或剧烈体育运动时发病，多为平素健康的年轻人，由于机体产热过多，多因散热能力而引起。严重者可出现休克、心力衰竭、肺水肿、脑水肿、急性肾衰竭、急性肝衰竭、DIC、多脏器功能衰竭，甚至死亡。热射病是中暑最严重的类型，其病死率与温度的上升相关，老年人和有基础疾病的患者病死率高于普通人群。

辅助检查中暑时，应紧急行血生化检查、动脉血气分析及尿常规检查。血尿素氮、血肌酐可升高。血清电解质检查可有高钾、低钠、低氯血症。尿常规可有不同程度的蛋白尿、血尿、管型尿改变。严重病例常出现肝、肾、胰和横纹肌损害的实验室改变。有凝血功能异常时，应考虑DIC。尿液分析有助于发现横纹肌溶解和急性肾衰竭。

（二）病情判断

根据病史和临床表现可判断患者是否发生中暑。但重度中暑应与脑炎、脑膜炎、脑血管意外、脓毒血症、甲状腺危象、伤寒及中毒性痢疾等疾病相鉴别。

三、救治与护理

急救原则为尽快使患者脱离高温环境、迅速降温和保护重要脏器功能。

（一）现场救护

（1）脱离高温环境迅速将患者转移到通风良好的阴凉处或房间内平卧休息，帮助患者松解或脱去外衣。

（2）降温轻症患者可反复用冷水擦拭全身，直至体温低于38℃可应用扇子、电风扇或空调帮助降温。口服含盐清凉饮料或淡盐水。体温持续在38.5℃以上者可口服水杨酸类解热药物。降温以患者感到凉爽舒适为宜。

一般先兆中暑和轻度中暑的患者经现场救护后均可恢复正常，但对疑为重度中暑者，应立即转送医院。

（二）医院内救护

1. 降温

迅速降温是抢救重度中暑的关键。降温速度决定患者预后。通常应在1 h内使直肠温度降至38℃左右。

（1）物理降温：物理降温可采用环境降温、体表降温（头部降温和全身降温）和体内降温。

（2）药物降温：药物降温必须与物理降温同时使用。药物降温可防止肌肉震颤，减少机体分解代谢，减少机体产热，扩张周围血管，以利散热。

2. 对症及支持治疗

（1）纠正水、电解质紊乱：发生早期循环衰竭的患者，可酌情输入5%葡萄糖盐水，但速度不宜过快，并加强观察，以防发生心力衰竭。

（2）及时发现和防治器官功能不全：防治急性肾功能不全、肝功能不全、心脏功能不全、脑水肿、DIC等并发症。

适当应用抗生素预防感染。

（3）中暑的急救处理流程见图12-1。

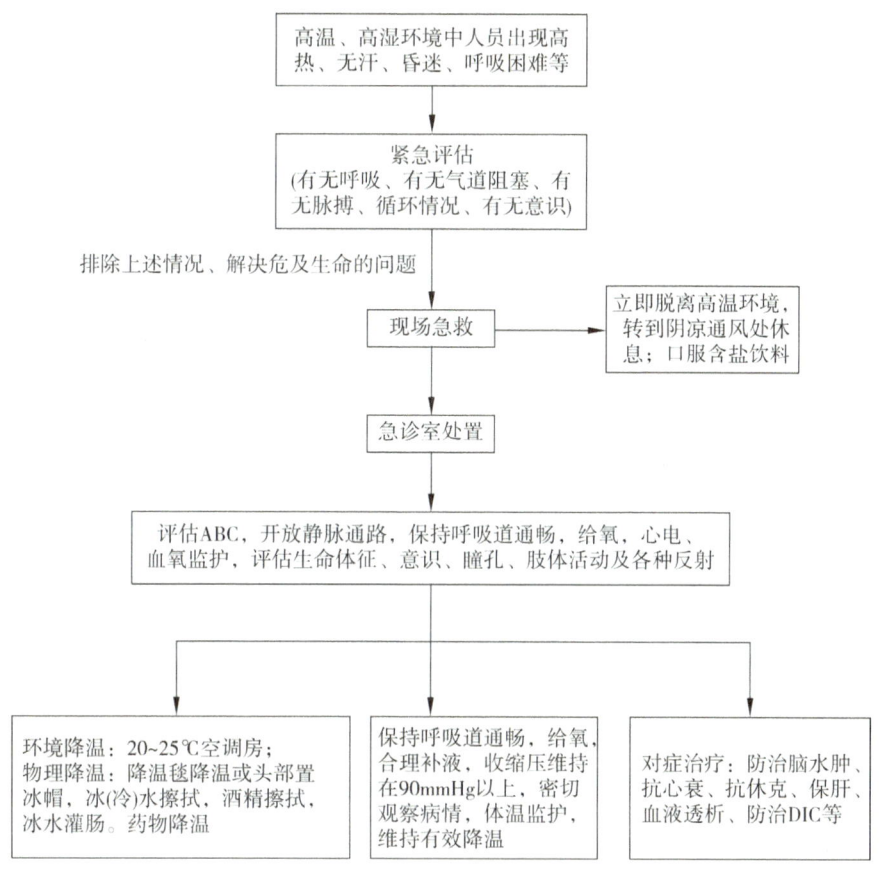

图12-1 中暑的急救处理流程图

（三）护理措施

1. 即刻护理措施

心力衰竭患者要给予半卧位，血压过低患者取平卧位。昏迷患者要保持气道通畅，及时清除鼻咽分泌物，充分供氧，必要时准备机械通气治疗。

2. 保持有效降温

（1）环境降温：将患者安置在20～25℃空调房间内，以增加辐射散热。

（2）体表降温：采用冰帽、冰槽进行头部降温，可在腹股沟、颈动脉、腋窝等处放置冰袋，但注意避免局部冻伤。全身降温可采用冰毯、冰（冷）水或酒精擦拭、冰（冷）水浴等方法。

（3）体内中心降温：适用于重度中暑、体外降温无效者。用冰盐水 200 mL 注入胃内或灌肠；或用 4%～5% 葡萄糖盐水 1000～2000 mL 静脉滴注，开始滴注速度应稍慢，30～40 滴/分，患者适应低温后再增快速度，但应密切观察，以免发生急性肺水肿。有条件者可用低温透析液（10T）进行血液透析。

降温时应注意：①冰袋放置位置准确，注意及时更换，尽量避免同一部位长时间直接接触皮肤，以防冻伤。冰（冷）水、酒精擦浴时，擦拭应顺着动脉走行方向进行，大动脉处应适当延长时间，以提高降温效果。禁擦拭胸部、腹部及阴囊处。②冰（冷）水擦拭和冰（冷）水浴者，在降温过程中，必须用力按摩患者四肢及躯干，以防止周围血管收缩，导致皮肤血流瘀滞。③老年人、新生儿、昏迷、休克、心力衰竭、体弱或伴心血管基础疾病者，不能耐受冰浴，应禁用。必要时可选用 15℃ 冷水浴或凉水淋浴。④应用冰帽、冰槽行头部降温时，应及时放水和添加冰块。

3. 密切观察病情变化

降温效果的观察：①降温过程中应密切监测肛温，每 15～30 分钟测量一次，根据肛温变化调整降温措施。②观察末梢循环情况，以确定降温效果。如患者高热而四肢末梢厥冷、发绀，提示病情加重；经治疗后体温下降、四肢末梢转暖、发绀减轻或消失，则提示治疗有效。无论何种降温方法，只要体温降至肛温 38℃ 左右即可考虑终止降温，防止体温再度回升。③如有呼吸抑制、深昏迷、血压下降则停用药物降温。

并发症的监测：①监测尿量、尿色、尿比重，以观察肾功能状况，深茶色尿和肌肉触痛往往提示横纹肌溶解。②密切监测血压、心率，有条件者可测量中心静脉压、肺动脉楔压、心排血量以及体外循环阻力指数等，防治休克，并且指导合适补液以防止补液过量而引起肺水肿。降温时，血压应维持收缩压在 90 mmHg 以上，注意有无心律失常出现，必要时应及时处理。③监测动脉血气、神志、瞳孔、脉搏、呼吸的变化。中暑高热患者，动脉血气结果应予校正。④严密监测凝血酶原时间、凝血活酶时间、血小板计数和纤维蛋白原，以防 DIC。⑤监测水、电解质失衡。

观察与高热同时存在的其他症状：如是否伴有寒战、大汗、咳嗽、呕吐、腹泻、出血等，以协助明确诊断。

对症护理。①口腔护理：高热患者应加强口腔护理，以防感染与溃疡。②皮肤护理：高热大汗者应及时更换衣裤及被褥，注意皮肤清洁卫生，定时翻身，防止压疮。③高热惊厥护理：应置患者于保护床内，防止坠床和碰伤，惊厥时注意防止舌咬伤。

> **知识拓展**
>
> **热失神（heat syncope）**
>
> 在直射日光长时间照射的情况下睡醒。由于流汗引致的脱水和末端血管的扩张，全身的血液循环降低而导致。症状：意识在突然之间消失。体温比平常的高，明显地流汗，脉搏呈现徐脉。治疗方法：进行输液及冷却疗法。

（陈晓炜）

学习任务二　淹溺

【任务目标】

（1）掌握溺水的发病机制和病因。

（2）掌握溺水后的救治和护理。

淹溺（drowning）又称溺水，是人淹没于水或其他液体中，由于液体、污泥、杂草等物堵塞呼吸道和肺泡，或因咽喉、气管发生反射性痉挛，引起窒息和缺氧，肺泡失去通气、换气功能，使机体处于危急状态。淹溺后窒息合并心脏停搏者称为溺死（drown），如心脏未停搏则称近乎溺死（near drowning）。淹溺是意外死亡的常见原因之一，约90%淹溺者发生于淡水，其中50%发生在游泳池。

一、病因与发病机制

（一）病因

淹溺常见的原因有误落水、意外事故如遇洪水灾害等，偶有投水自杀者。

人淹没于水中后，本能地出现反射性屏气和挣扎，避免水进入呼吸道。但由于缺氧，被迫深呼吸，从而使大量水进入呼吸道和肺泡，阻滞气体交换，加重缺氧和二氧化碳潴留，造成严重缺氧、高碳酸血症和代谢性酸中毒。

（二）发病机制

1. 根据发生机制分类

湿性淹溺和干性淹溺。①湿性淹溺是指人入水后，喉部肌肉松弛，吸入大量水分，充塞呼吸道和肺泡发生窒息。水大量进入呼吸道数秒钟后神志丧失，发生呼吸停止和心搏停止。湿性淹溺占淹溺者的80%~90%。②干性淹溺是指人入水后，因受强烈刺激（惊慌、恐惧、骤然寒冷等），引起喉痉挛导致窒息，呼吸道和肺泡很少或无水吸入，占淹溺者的10%~20%。

2. 根据浸没的介质不同，分为淡水淹溺和海水淹溺两种类型（表12-1）

（1）淡水淹溺。一般江、河、湖、池中的水渗透压较血浆或其他体液渗透压低，属于淡水。浸没淡水后，通过呼吸道和胃肠道进入体内的淡水迅速进入血液循环，血容量剧增可引起肺水肿和心力衰竭，并可稀释血液，引起低钠、低氯和低蛋白血症。低渗液体使红细胞肿胀、破裂，发生溶血，出现高钾血症和血红蛋白尿。过量的血红蛋白堵塞肾小管引起急性肾衰竭。高钾血症可使心搏骤停。淡水吸入最重要的临床意义是肺损伤，低渗性液体经肺组织渗透迅速渗入肺毛细血管，损伤气管、支气管和肺泡壁的上皮细胞，使肺泡表面活性物质灭活，肺顺应性下降，肺泡表面张力增加，肺泡容积急剧减少，肺泡塌陷萎缩，进一步阻滞气体交换，造成全身严重缺氧。

（2）海水淹溺。海水含钠量约是血浆的3倍以上，还有大量的钙盐和镁盐。因此，吸入海水其高渗压使血管内的液体或血浆大量进入肺泡内，引起急性肺水肿、血容量降低、血液浓缩、低蛋白血症、高钠血症，发生低氧血症。此外，海水对肺泡上皮细胞和肺毛细血管内皮细胞的化学损伤作用更易促使肺水肿的发生。高钙血症可导致心律失常，甚至心脏停搏。高镁血症可抑制中枢和周围神经，导致横纹肌无力、扩张血管和降低血压。

（3）其他。如不慎跌入粪池、污水池和化学物贮槽时，可附加腐生物和化学物的刺激、中毒作用，引起皮肤和黏膜损伤、肺部感染以及全身中毒。

表12-1 海水淹溺与淡水淹溺的病理改变特点比较

类目	海水淹溺	淡水淹溺
血容量	减少	增加
血液性状	血液浓缩	血液稀释
红细胞损害	很少	大量
血浆电解质变化	高血钠、高血镁、高血钙	低钠血症、低氯血症和低蛋白血高钾血症
心室颤动	极少发生	常见
主要致死原因	急性肺水肿、急性脑水肿、心力衰竭	急性肺水肿、急性脑水肿、心力衰竭、心室颤动

二、病情评估与判断

1. 病史

应向淹溺者的陪同人员详细了解淹溺发生的时间、地点和水源性质以及现场施救情况，以指导急救。

2. 临床表现

淹溺患者表现为神志丧失、呼吸停止及大动脉搏动消失、处于临床死亡状态。近乎淹溺患者的临床表现个体差异较大，与溺水持续时间长短、吸入水量、吸入水的性质及器官损害范围有关。

（1）症状：近乎淹溺者可有头痛或视觉障碍、剧烈咳嗽、胸痛、呼吸困难、咳粉红色泡沫样痰。海水淹溺者口渴感明显，最初数小时可有寒战、发热。

（2）体征：皮肤发绀，颜面肿胀，球结膜充血，口鼻充满泡沫或泥污。近乎淹溺者常出现精神状态改变，烦躁不安，抽搐、昏迷和肌张力增加。呼吸表浅、急促或停止。肺部可闻及干湿性啰音，偶尔有喘鸣音。心律失常、心音微弱或消失。腹部膨隆，四肢厥冷。有时可伴头、颈部损伤。

3. 辅助检查

（1）血、尿检查：淹溺者常有白细胞轻度增高，淡水淹溺者可出现血液稀释或红细胞溶解，出现低钠、低氯血症，血钾升高，血和尿中出现游离血红蛋白。海水淹溺者出现血液浓缩，轻度高钠血症或高氯血症，可伴血钙、血镁增高。重者出现DIC的实验室检测指标。

（2）心电图检查：常有窦性心动过速、非特异性ST段和T波改变，病情严重时出现室性心律失常、完全性心脏传导阻滞。

（3）动脉血气分析：约75%病例有明显混合型酸中毒，几乎所有患者都有不同程度低氧血症。

（4）X线检查：胸片常显示斑片状浸润，有时出现典型肺水肿征象。约20%病例胸片无异常发现。疑有颈椎损伤时，应进行颈椎X线检查。

三、救治与护理

（一）现场救护

1. 缺氧时间和程度

缺氧时间和程度是决定淹溺预后最重要的因素。如果现场无有效的复苏，由于组织缺氧将导致心搏呼吸骤停和多器官功能障碍。因此，快速、有效的现场救护，尽快对淹溺者进行通气和供氧是最重要的紧急抢救措施。

2. 迅速将淹溺者救出水面

施救者应镇静，尽可能脱去衣裤，尤其要脱去鞋靴，迅速游到淹溺者附近。抢救者应从淹溺者背后接近，一手托着他的头颈，将面部托出水面，或抓住腋窝仰游，将淹溺者救上岸。救护时应防止被淹溺者紧紧抱住。

3. 畅通气道

一旦从水中救出，对无反应和无呼吸的淹溺者应立即实施心肺复苏，特别是呼吸支持。

①倒水处理。可选用下列方法迅速倒出淹溺者呼吸道、胃内积水。

②膝顶法：急救者一腿跪地，另一腿屈膝，将淹溺者腹部横置于急救者屈膝的大腿上，使头低位，然后用手平压背部，将水倒出（图12-2）。

③肩顶法：急救者抱起淹溺者的腰、腹部，使背部朝上，头部下垂以倒出水（图12-3）。

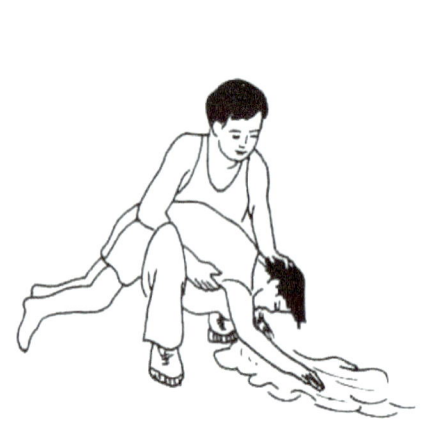

图12-2 膝顶法

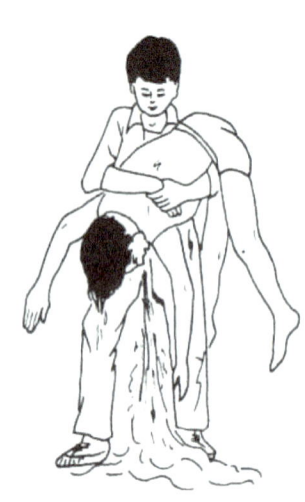

图12-3 肩顶法

④抱腹法：急救者从淹溺者背后，双手抱住其腰腹部，使背部在上，头胸部下垂，抖动淹溺者，以倒出水（图12-4）。

注意事项：①应尽量避免因倒水时间过长而延误心肺复苏等措施的进行。②倒水时注意使淹溺者头胸部保持下垂位置，以利积水流出。

4. 迅速清除异物

迅速清除口、鼻腔中的污水、污物、分泌物及其他异物，有义齿者取出义齿，并将舌拉出，对牙关紧闭者，可先捏住两侧颊肌然后再用力将口启开，松解领口和紧裹的内衣和腰带，保持呼吸道通畅。

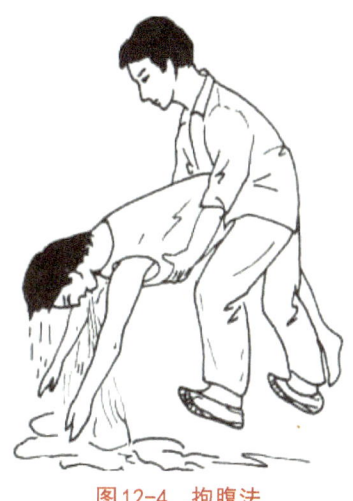

图12-4 抱腹法

5. 心肺复苏

心肺复苏是淹溺抢救工作中最重要的措施，清理呼吸道后应尽快实施。

6. 迅速转运

迅速转送医院，途中不中断救护。搬运患者过程中注意有无头、颈部损伤和其他严重创伤，怀疑有颈部损伤者要给予颈托保护。

（二）医院内救护

1. 维持呼吸功能

给予高流量吸氧，根据情况行气管插管并予机械通气，必要时行气管切开。

2. 维持循环功能

患者心跳恢复后，常有血压不稳定或低血压状态，应注意监测有无低血容量，掌握输液的量和速度。

3. 防治低体温

对于冷水淹溺者及时复温对预后非常重要。可酌情采用体外或体内复温措施。

4. 纠正低血容量、水电解质和酸碱失衡

淡水淹溺者，应适当限制入水量，及时应用脱水剂防治脑水肿，适量补充氯化钠溶液、浓缩血浆和白蛋白。海水淹溺者，由于大量体液渗入肺组织，血容量偏低，需及时补充液体，可用葡萄糖溶液、低分子右旋糖酐、血浆，严格控制氯化钠溶液，注意纠正高钾血症及酸中毒。

5. 对症处理

积极防治脑水肿、感染、急性肾衰竭等并发症的发生。

淹溺的急救处理流程见图12-5。

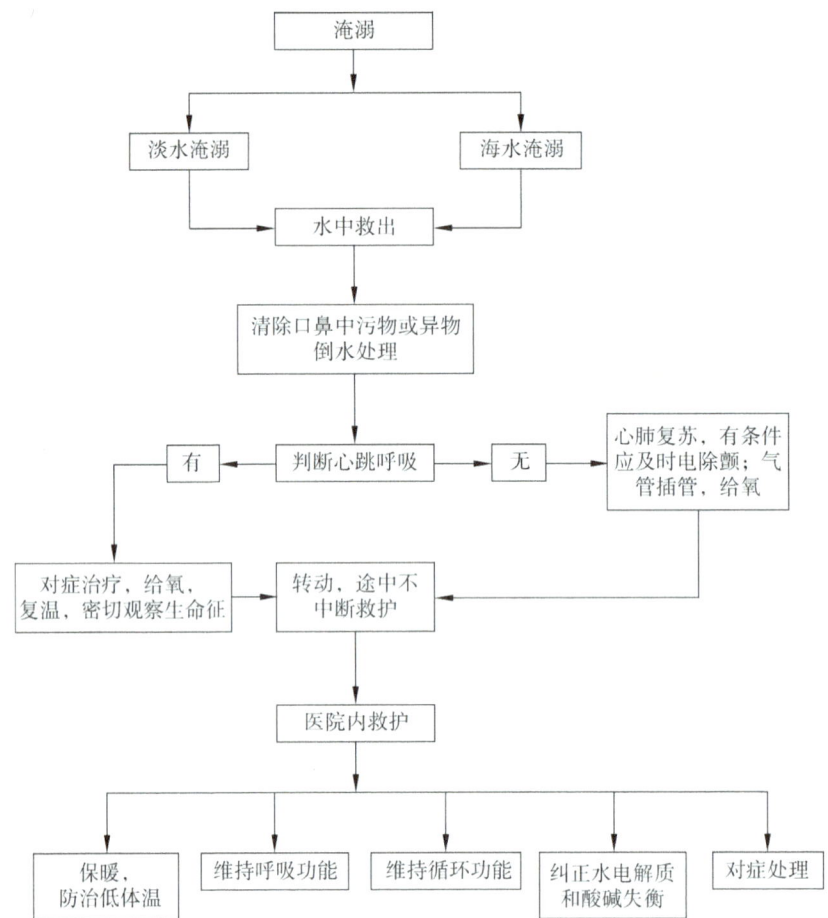

图 12-5 淹溺的急救处理流程图

（三）护理措施

（1）即刻护理措施。①迅速将患者安置于抢救室内，换下湿衣裤，注意保暖。②保持呼吸道通畅，给予高流量吸氧，根据情况配合气管插管并做好机械通气准备。③建立静脉通路。

（2）输液护理。对淡水淹溺者，应严格控制输液速度，从小剂量、低速度开始，防止短时间内进入大量液体，加重血液稀释和肺水肿。对海水淹溺者出现血液浓缩症状的应及时按医嘱输入5%葡萄糖和血浆液体等，切忌输入生理盐水。

（3）复温护理。复温方式有两种。①被动复温：覆盖保暖毯或将患者置于温暖环境。②主动复温：应用加热装置如热水袋、热辐射等方法进行体外复温，有条件者可采用体内复温法，如采用加温加湿给氧、加温静脉输液等方法。复温速度要求稳定、安全，重度低温患者复温速度应加快。

（4）密切观察病情变化密切。观察血压、心率（律）、脉搏、呼吸、意识和尿液的变化。观察有无咳痰，痰的颜色、性质，听诊肺部啰音及心率、心律情况。有条件者行中心静脉压（CVP）监测，将CVP、动脉压和尿量三者结合起来分析，指导输液治疗。

（5）做好心理护理。消除患者的焦虑与恐惧心理，解释治疗措施及目的，使其能积极配合。对自杀淹溺的患者应尊重其隐私，注意引导他们正确对待人生、事业、他人等，提高其心理承受能力。同时做好其家属的思想工作，协同帮助患者消除自杀念头。

（陈晓炜）

学习任务三　电击伤

【任务目标】

（1）掌握电击伤的主要类型。

（2）掌握电击伤的发病机制及其救治措施。

电击伤（electrica linjury），俗称触电，是指一定量的电流通过人体引起全身或局部的组织损伤和功能障碍，甚至发生心搏呼吸骤停。电击伤可以分为超高压电伤或雷击、高压电伤和低压电伤三种类型。

一、病因与发病机制

电击伤常见的原因是人体直接接触电源，或在高压电和超高压电场中，电流或静电电荷经空气或其他介质电击人体。

人体作为导电体，在接触电流时，即成为电路中的一部分。电击通过产热和电化学作用引起人体器官生理功能障碍（如抽搐、心室颤动、呼吸中枢麻痹或呼吸停止等）和组织损伤。电击伤对人体的危害与接触电压高低、电流强弱、电流类型、频率高低、通电时间、接触部位、电流方向和所在环境的气象条件都有密切关系。

1. 电流类型

交流电能使肌肉持续抽搐，能"牵引住"接触者，使其脱离不开电流，因而危害性较直流电大。家用低频（50~60 Hz）交流电较高频电流危险，人体对交流电敏感性为直流电的3~4倍。小于250 V的直流电很少引起死亡，而交流电在50 V以上即可产生危险。同样500 V以下的电流，交流电比直流电危险性大3倍。50~60 Hz低压交流电最易产生致命性的心室颤动。

2. 电流强度

不同强度的交流电，可产生不同的生理效应。一般而论，通过人体的电流越强，对人体造成的损害越重，危险也越大。

3. 电压高低

电压越高，流经人体的电流量越大，机体受到的损害也越严重。低压电击伤伴心搏呼吸停止的情况大多不能有效地复苏，没有到达医院，患者多数已经死亡。高电压电流易引起深部灼伤，而低电压则易导致接触肢体被"固定"于电路。电压在220 V可造成心室颤动，1000 V以上电流可使呼吸中枢麻痹而致死，220～1000 V的致死原因两者兼有。

4. 电阻

在一定电压下，皮肤电阻越低，通过的电流越大，造成的损伤越大。人体不同组织的电阻不同，由大到小依次为骨、皮肤、脂肪、肌肉、血管和神经。皮肤电阻冬季干燥时高，出汗、潮湿时降低。电流在体内一般沿电阻小的组织前行，引起损伤。

5. 通电时间

电流对人体的损害程度与通电时间（接触电源时间）的长短有关。通电时间越长，机体造成的损害也越重。

6. 通电途径

电流通过人体的途径不同，对人体造成的伤害也不同。例如电流从头顶或上肢流入体内，纵贯身体由下肢流出，或由一手进入，另一手流出，可致室颤或心搏骤停，危险性较大。如电流从一侧下肢进入，由另一侧下肢流出，则危险性较小。

二、病情评估与判断

1. 病史

具有直接或间接接触带电物体的病史。

2. 临床表现

轻者仅有瞬间感觉异常，重者可致死亡。

（1）全身表现。触电后，轻者表现为痛性肌肉收缩、惊恐、面色苍白、四肢软弱、表情呆滞，呼吸及心跳加速，头痛、头晕、心悸等，皮肤灼伤处疼痛。高压电击时，常发生神志丧失，心搏呼吸骤停。有些患者可转入"假死"状态：心跳、呼吸极其微弱或暂停，心电图可呈心室颤动状态，经积极治疗，一般可恢复。昏迷或心搏呼吸骤停，如不及时复苏则会发生死亡。幸存者可有定向力丧失和癫痫发作。心室颤动是低压电电击后常见的表现，也是伤者致死的主要原因。组织损伤区或体表烧伤处丢失大量液体时，可出现低血容量性休克。低血压、体液、电解质紊乱和严重的肌球蛋白尿可引起急性肾衰竭。电击时因肌肉剧烈收缩的机械暴力,可致关节脱位和骨折。

(2) 局部表现。高压电引起电烧伤的典型特点:①烧伤面积不大,但可深达肌肉、血管、神经和骨骼,有"口小底大,外浅内深"的特征;②有一处进口和多处出口;③肌肉组织常呈夹心性坏死;④电流可造成血管壁变性、坏死或血管栓塞,从而引起继发性出血或组织的继发性坏死。

低压电引起的烧伤常见于电流进入点与流出点,伤口小,呈椭圆形或圆形,焦黄或灰白色,干燥,边缘整齐,与正常皮肤分界清楚,一般不损伤内脏。如有衣服点燃,可出现与触电部位无关的大面积烧伤。

(3) 并发症。可有短期精神异常、心律失常、肢体瘫痪、继发性出血或血供障碍、局部组织坏死并继发感染、弥散性血管内凝血、急性肾功能障碍、内脏破裂或穿孔、永久性失明或耳聋等。孕妇电击后常发生死胎、流产。

(4) 辅助检查。早期可出现肌酸磷酸激酶(CPK)及其同工酶(CK-MB)、乳酸脱氢酶(LDH)、丙氨酸转氨酶(ACT)的活性增高。尿液检查可见血红蛋白尿或肌红蛋白尿。心电图检查可出现传导阻滞或房性、室性期前收缩等心律失常。

三、救治与护理

救护原则为迅速脱离电源,分秒必争地实施有效的心肺复苏及心电监护。

(一) 现场救护

1. 迅速脱离电源

根据触电现场情况,采用最安全、最迅速的办法脱离电源。

2. 切断电源

拔除电源插头或拉开电源闸刀。

3. 挑开电线

应用绝缘物或干燥的木棒、竹竿、扁担等将电线挑开。

4. 拉开触电者

急救者可穿胶鞋,站在木凳上,用干燥的绳子、围巾或干衣服等拧成条状套在触电者身上拉开触电者。

5. 切断电线

如在野外或远离电源闸以及存在电磁场效应的触电现场,施救者不能接近触电者,不便将电线挑开时,可用干燥绝缘的木柄刀、斧或锄头等物将电线斩断,中断电流,并妥善处理残端。

在使触电者脱离电源的抢救过程中，应注意：①避免给触电者造成其他伤害如人在高处触电时，应采取适当的安全措施，防止脱离电源后，从高处坠下骨折或死亡。②抢救者必须注意自身安全，严格保持自己与触电者的绝缘，未断离电源前绝不能用手牵拉触电者。脚下垫放干燥的木块、厚塑料块等绝缘物品，使自己与地面绝缘防止感染保护好烧伤创面，防止感染。

轻型触电者就地观察及休息1~2小时，以减轻心脏负荷，促进恢复。

重型触电者对心搏骤停或呼吸停止者，应立即行心肺复苏术，不能轻易终止复苏。

（二）医院内救护

（1）维持有效呼吸。呼吸停止者应立即气管插管，给予呼吸机辅助通气。纠正心律失常电击伤常引起心肌损害和发生心律失常。最严重的心律失常是心室颤动。心室颤动者应尽早给予除颤。

（2）补液。低血容量性休克和组织严重电烧伤的患者，应迅速予以静脉补液，补液量较同等面积烧伤者要多。

（3）创面处理。局部电烧伤与烧伤创面的处理相同。积极清除电击烧伤创面的坏死组织，有助于预防感染和创面污染。由于深部组织的损伤、坏死，伤口常需开放治疗。

筋膜松解术和截肢肢体受高压电热灼伤，大块软组织灼伤引起的局部水肿和小血管内血栓形成，可使电热灼伤远端肢体发生缺血性坏死。因而有时需要进行筋膜松解术，减轻灼伤部位周围压力，改善肢体远端血液循环。严重时可能需要截肢处理。

（4）其他对症处理。抗休克，预防感染，纠正水和电解质紊乱，防治脑水肿、急性肾衰竭、应激性溃疡等。

电击伤的急救处理流程见图12-6。

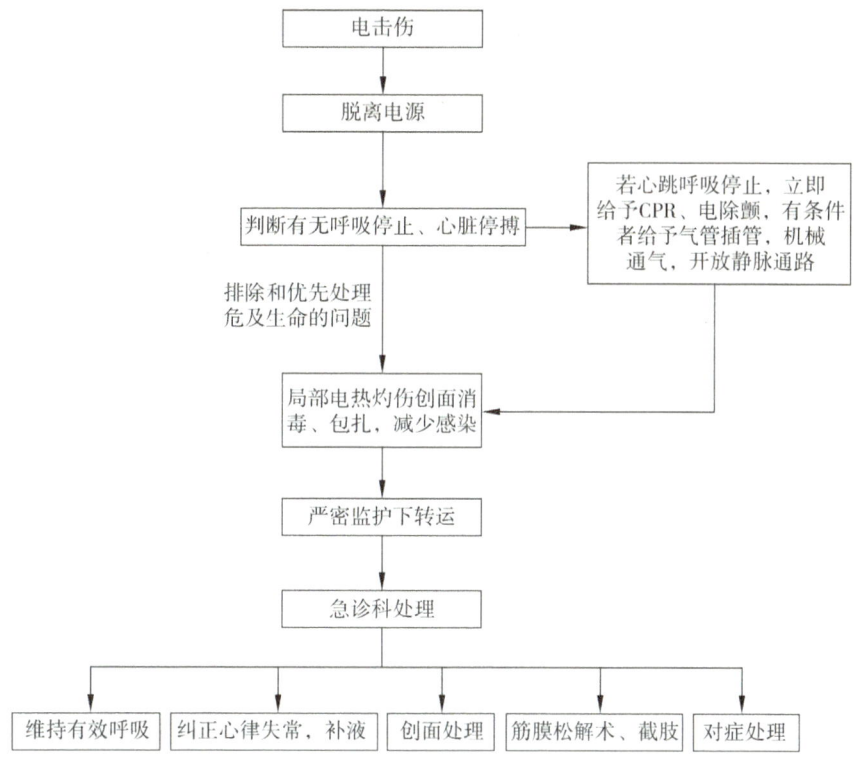

图 12-6　电击伤的急救处理流程

（三）护理措施

（1）即刻护理措施。心搏骤停或呼吸停止者按心肺复苏指南的流程进行复苏，应尽早尽快建立人工气道和机械通气，充分供氧，配合医生做好抢救。

（2）用药护理。尽快建立静脉通路，按医嘱给予输液，恢复循环容量。应用抗生素预防和控制电击伤损害深部组织后所造成的厌氧菌感染，注射破伤风抗毒素预防破伤风发生。

（3）合并伤的护理。因触电后弹离电源或自高空跌下，常伴有颅脑伤、气胸、血胸、内脏破裂、四肢与骨盆骨折等，应注意患者有无其他合并伤存在。搬运患者过程中应注意有无头、颈部损伤和其他严重创伤，颈部损伤者要给予颈托保护，可疑脊柱骨折患者应注意保护脊柱，使用硬板床。

（4）严密观察病情变化。①定时监测生命体征：测量呼吸、脉搏、血压及体温，注意判断有无呼吸抑制及窒息发生；注意患者神志变化，对清醒患者应给予心理安慰，消除其恐惧心理。②心律失常的监测：动态观察心电图变化，做好心电监护，及时发现心律失常。③心肌损伤的监测：根据心肌酶学检查、肌钙蛋白测定来评估判断有无心肌损伤，尤其肌钙蛋白对心肌损伤有极高的特异性和敏感性。一旦明确，应按医嘱给予高浓度吸氧、降低心肌氧耗、控制输液的速度和输液量、应用心肌保护和营养类药物等。④肾功能监测：观察尿的颜色和量的变化，准确记录尿量。加强基础护理，病情严重者注意口腔护理、皮肤护理，预防口腔炎和压疮的发生。保持患者局部伤口敷料的清洁、干燥、防止脱落。

（5）急性放射性损伤。是由于核放射物泄漏、核爆炸时电离辐射作用造成人体组织和功能的损伤，又称为急性放射病。人体进行全身照射或全淋巴照射等放射治疗时，也可能造成医源性急性放射性损伤。急性放射性损伤根据受照射剂量、临床特点和受损器官病变不同分为骨髓型（骨髓造血组织损伤为主）、肠型（胃肠道损伤为主）、脑型（脑组织损伤为主）。典型病程呈阶段性发展，可分为初期、假愈期、极期和恢复期。对轻度患者可采取对症处理，加强营养、休息、严密观察。骨髓型中、重度和极重度急性放射病应采取严格的防感染隔离措施，如入住层流洁净病房。

（6）核辐射。是指来自原子核的辐射，它是原子核从一种结构转变为另一种结构或一种能量状态转换为另一种状态时释放出的微观粒子流，存在于所有物质之中。人类日常活动均可受到微量辐射。但微量辐射不会对人体造成伤害。人体接受的辐射有两个途径：内照射和外照射。核辐射形成放射病的症状有疲劳、失眠、头昏、皮肤发红、溃疡、出血、脱发、呕吐、腹泻等。重度急性放射病时，人体的造血、免疫、消化和生殖系统均可受到严重损伤，未经及时治疗可出现死亡。

【实践评析】

实践内容：

患者，男，15岁，在游泳池溺水，被他人救起，8分钟120医护人员赶到现场。如何进行分析？

评析：

（1）①倒水处理。②迅速清除异物，清除口、鼻腔中的污水、污物、分泌物及其他异物，有义齿者取出义齿，松解领口和紧裹的内衣和腰带。

（2）应立即进行人工呼吸和心脏按压。

（3）应严格控制输液速度，从小剂量、低速度开始。防止短时间内进入大量液体，加重血液稀释和肺水肿。

实践模拟：

如果你是赶到现场的医务人员，你会如何对其进行救治？

（陈晓炜）

【考评自测】

一、名词解释

（1）中暑
（2）热痉挛
（3）热射病

二、选择题

（1）以下（　　）不是中暑的常见诱因。
　　A. 年老、疲劳　　B. 体弱　　C. 营养不良　　D. 糖尿病
　　E. 骨质疏松

（2）以下关于淡水淹溺的描述，不正确的是（　　）。
　　A. 可稀释血液，引起低钠、低氯和低蛋白血症
　　B. 可引起高钾血症
　　C. 心室颤动多发
　　D. 很少发生红细胞损伤
　　E. 可引起急性肺水肿、急性脑水肿

（3）以下关于海水淹溺的描述，不正确的是（　　）。
　　A. 血容量增加
　　B. 血液浓缩
　　C. 可引起高血钠、高血钙和高血镁
　　D. 极少发生心室颤动
　　E. 可引起急性肺水肿、急性脑水肿

（4）下列关于电击伤说法错误的是（　　）。
　　A. 交流电电击伤危害性较直流电电击伤大
　　B. 通电时间越长，机体造成的损害也越重
　　C. 50～60 Hz低压交流电最易产生致命性的心室颤动
　　D. 雷击伤可造成鼓膜穿孔，视网膜剥离
　　E. 高压电电流易使接触肢体"固定"于电路

（5）热射病的典型表现是（　　）。
　　A. 高热（41℃以上）、无汗、意识障碍
　　B. 高热（41℃以上）、抽搐、意识障碍

C. 高热（41℃以上）、无汗、抽搐

D. 头痛、晕厥、无汗

E. 头痛、发热、昏迷

(6) 当空气干燥、气温超过35℃时，（　　）方式成为机体散热的主要途径。

　　A. 蒸发　　B. 辐射　　C. 传导　　D. 对流

　　E. 冷却

(7) 中暑时最容易发生肌肉痉挛的是（　　）。

　　A. 腹直肌　　B. 腓肠肌　　C. 胸大肌　　D. 咀嚼肌

　　E. 咬肌

(8) 中暑降温通常是在最短的时间内使直肠温度降至（　　）℃左右。

　　A. 32　　B. 35　　C. 37　　D. 38

　　E. 39

(9) 患者，男，50岁，某日在烈日下劳动4小时后感到头晕乏力，随后昏倒在地，神志不清，急送医院，头颅CT检查未见异常。查体：体温41℃，心率135次/分，律齐，血压90/60 mmHg深昏迷，双下肢阵发性抽搐，大小便失禁。该患者属于中暑中的（　　）类型。

　　A. 热辐射　　B. 热痉挛　　C. 热衰竭　　D. 先兆中暑

　　E. 轻度中暑

(10) 患者，女，60岁，诊断为热射病，患者神志不清处于昏迷状态。遵医嘱给予降温处理，以下（　　）护理措施是错误的。

　　A. 应密切监测肛温，每15～30分钟测量一次

　　B. 安置在22℃空调房

　　C. 大血管走行处放置冰袋

　　D. 在最短的时间内使肛温降至35℃

　　E. 遵医嘱给予氯丙嗪25 mg稀释于4℃葡萄糖盐水500 mL静脉滴注

考评自测答案

学习单元一 急危重症护理学概述

一、名词解释

（1）急危重症护理学：是研究如何对各类急性病、创伤、慢性病急性发作及危重症患者实施抢救和护理的一门应用学科。是以挽救患者生命，提高抢救成功率，减少伤残率和死亡率为目的，以现代医学科学和护理学专业理论为基础的新兴综合性学科。

（2）急诊医疗体系：急诊医疗体系由院前急救、医院急诊室和重症监护病房三部分组成。在抢救急危重患者中发挥重要作用。

（3）急危重症护士资格认证：急危重症护士资质认证是对急诊和危重症护士的从业资格进行的认证制度，即要求注册护士在经过专门培训获得证书后方可成为急危重症专科护士。

二、选择题

（1）-（5）CACDD　（6）-（10）BDBCE

学习单元二 急救医疗服务体系

一、名词解释

（1）急救医疗服务体系：是集院前急救、院内急救科诊治、重症监护病房（ICU）救治和各专科的"生命绿色通道"为一体的急救网络，院前急救负责现场急救和途中救护，急诊科和ICU负责院内救护，它既适合于平时的急诊医疗工作，也适合于大型灾害或意外事故的急救。

（2）院前急救：是指在医院之外的环境中对各种危及生命的急症、创伤、中毒、灾害事故等伤病者进行现场救护、转运及途中监护的统称，即在患者发病或受伤开始到医院就医之前这一阶段的救护。

（3）医院急诊科：是EMSS体系中最重要的中间环节，是院前急救医疗的继续，又是医院内急救的第一线，24小时不间断地对来自院前的各类伤、病员按照病情轻重缓急实施急诊或急救。

二、选择题

（1）-（5）BDCAA　（6）-（10）DCDCE

学习单元三　灾难护理

一、名词解释

（1）灾难：灾难是对一个社区或社会功能的严重破坏，包括人员、物资、经济或环境的损失和影响，这些影响超过了受灾社区或社会应用本身资源应对的能力。

（2）急性应激障碍：是一种创伤性事件的强烈刺激引发的一过性精神障碍。

（3）创伤后应激障碍：是一种由异乎寻常的威胁性或灾难性心理创伤，导致延迟出现和长期持续的精神障碍。

二、选择题

（1）-（5）BEBDD　（6）-（10）CEACE

学习单元四　急诊

一、名词解释

（1）急诊分诊（trage）是指对病情种类和严重程度进行简单、快速地评估与分类，确定就诊的优先次序，使患者因为恰当的原因在恰当的时间、恰当的治疗区获得恰当的治疗与护理的过程，亦称分流（Stream）。

（2）初级评估包括从患者家属、警察消防员或专业救护人员处获得的信息，是为了快速、准确地决策，发现致命性的问题并加以处理，以维持稳定的生命体征为目的，进行急救复苏之后，进行详细的次级评估，以确定救护方案。初级评估在于发现致命性问题并加以处理，具体内容为：A. 呼吸道及颈椎；B. 呼吸及换气功能；C. 循环功能（包括出血情况）；D. 神志情况。

（3）次级评估也称为从头到脚的评估，是由上到下、由外到内的评估，目的在于发现患者所有的异常或者外伤，评估时需要去除衣物依次检查。

二、选择题

(1) – (5) BEABD (6) – (10) BCEBA

学习单元五 心搏骤停与心肺脑复苏

一、名词解释

(1) 基础生命支持（Basic Life Support，BLS）又称初期复苏处理或现场急救，是复苏中抢救生命的重要阶段，如果现场心肺复苏不及时，抢救措施不当甚至失误则将导致整个复苏的失败，BLS包括：呼吸停止的判定，呼吸道通畅（A），人工呼吸（B），胸外心脏按压（C）和转运等环节，即心肺复苏（CPR）的ABC步骤。

(2) 心搏骤停，是指心脏泵血功能的突然停止。最常见的病因为室性快速性心律失常心室颤动和室上性心动过速，其次为缓慢性心律失常或心室停顿，较少见的是无脉性电活动，也称电-机械分离。心搏骤停发生后，由于脑血流突然中断，10秒左右患者即可出现意识丧失，经及时救治者可存活，否则发生生物学死亡，罕见自发逆转者。心搏骤停是心源性猝死的直接原因和最常见的形式。慢性病和癌症终末期都会出现心脏停搏，但并非是心搏骤停。

(3) 心肺复苏：针对心脏、呼吸停止所采取的抢救措施，即用传统徒手心脏按压方法或机械装置替代方法形成暂时的人工循环，并力求恢复心脏自主搏动和血液循环，用人工呼吸代替自主呼吸，并力求恢复自主呼吸，以达到苏醒和挽救生命的目的。

二、选择题

(1) – (5) CBAAA (6) – (10) CACAD

学习单元六 严重创伤

一、名词解释

(1) 创伤可分为广义和狭义两种。广义的创伤是指人体受外界某些物理性、化学性或生物性致伤因素作用后所出现的组织结构的破坏和（或）功能障碍。狭义的创伤是指机械致伤因素作用于机体造成结构完整性的破坏和（或）功能障碍。

(2) 创伤严重程度评分，简称创伤评分，是以记分的形式来估算创伤的严重程度，即应用量化和权重处理的患者生理指标或诊断名称等作为参数，经数学计算以显示伤情严重程度及预后的方法。

（3）多发伤是指在同一致伤因素作用下，人体同时或相继有两个以上的解剖部位或器官收到创伤，且其中至少有一处是可能危及生命的严重创伤，或并发创伤性休克者。

二、选择题

（1）-（5）DBAEE　（6）-（10）CECBA

学习单元七　常见各系统急症

一、名词解释

（1）胸痛：是主观感觉胸部刺痛、锐痛、钝痛、闷痛或压迫感，常伴有精神紧张、焦虑、恐惧感，是急诊科常见的症状之一。

（2）急性冠状动脉综合征：是在冠心病发展过程中以冠状动脉粥样硬化为病理基础，以粥样硬化斑块不稳定为基本病理生理特点，以急性心肌缺血为共同特征的一组疾病，包括不稳定型心绞痛、非ST段抬高型心肌梗死和ST段抬高型心肌梗死。

（3）急性心力衰竭：是指由于短时间内心肌收缩功能障碍和（或）舒张功能障碍，使心脏泵血功能降低而导致心排出量减少，不能满足机体组织代谢需要的一种病理过程或临床综合征。

二、选择题

（1）-（5）EAADC　（6）-（10）CAACAD

学习单元八　常用抢救药物

一、名词解释

（1）肾上腺素（Adrenaline，Epinephrine，英文大写缩写为A或E）是肾上腺髓质的主要激素，其生物合成主要是在髓质铬细胞中首先形成去甲肾上腺素，然后进一步经苯乙胺-N-甲基转移酶（Phenylethanolamine N-methyl Transferase，PNMT）的作用，使去甲肾上腺素甲基化形成肾上腺素。

（2）阿托品（atropine）是从植物颠茄、洋金花或莨菪等提出的生物碱，也可人工合成。天然存在于植物中的左旋莨菪碱很不稳定；在提取过程中经化学处理得到稳定的消旋莨菪碱，即阿托品，其硫酸盐为无色结晶或白色结晶性粉末，易溶于水。

（3）胺碘酮（amiodarone）属ID类抗心律失常药。具有轻度非竞争性的α及β肾上腺素受体阻滞作用。且具有轻度Ⅰ类及Ⅳ类抗心律失常药的性质。可延长各部心肌组织的动作电位及有效不应期，有利于消除折返激动；减慢心房及心肌传导速度；降低窦房结自律性；延长Q-T间期及T波改变；影响甲状腺素代谢。

二、单项选择

（1）-（5）CDEAD　　（6）-（10）EEECC

学习单元九　危重症护理

一、名词解释

（1）血流动力学监测：是根据物理学定律，结合病理和生理学概念，对循环系统中血液运动的规律进行定量、动态、连续地测量和分析，得到的数据不仅为危重患者提供诊断资料，而且能及时反映患者的治疗效果，从而使患者得到及时、正确而合理的救治。

（2）心排出量：是指一侧心室每分钟射出的血液总量。正常人左右心室的射血量基本相等。

（3）中心静脉压：是指胸腔上、下腔静脉的压力，严格地说是指腔静脉与右心房交界处的压力，是反映右心前负荷的指标，主要适于各种严重创伤、休克、急性循环衰竭等危重患者的监测。

二、单项选择

（1）-（5）CACCD　　（6）-（10）DADBB

学习单元十　常用救护技术

一、名词解释

（1）人工气道是指运用各种辅助设备及特殊技术在生理气道与空气或其他气源之间建立的有效连接，以保证气道通畅，维持有效通气。

（2）气管切开是指切开颈段气管前壁，插入气管套管，建立新的通道进行呼吸的一种技术。它可以维持气道通畅，减少气道阻力，有利于减少呼吸道解剖无效腔，保证有效通气量。

（3）除颤是电能（非同步电复律）来治疗异位性心律失常，使之转身为窦性心律的方法。

二、单项选择

（1）-（5）BECEC　（6）-（10）BDABC

学习单元十一　急性中毒

一、名词解释

（1）急性中毒是指有毒的化学物质短时间内或一次超量进入人体而造成组织、器官器质性或功能性损害。

（2）中毒后"反跳"某些有机磷杀虫药如乐果和马拉硫磷口服中毒，经急救临床症状好转后，可在数日至一周后，病情突然急剧恶化，再次出现有机磷农药急性中毒症状，甚至发生昏迷、肺水肿或突然死亡，此为中毒后"反跳"现象。

（3）迟发型多发性神经病少数患者（甲胺磷、敌敌畏、乐果、敌百虫中毒）在急性中度或重度中毒症状消失后2~3周，可出现感觉型和运动型多发性神经病变，主要表现为肢体末端烧灼、疼痛、麻木以及下肢无力、瘫痪、四肢肌肉萎缩等，称为迟发型多发性神经病。

二、单项选择

（1）-（5）DACCD　（6）-（10）CDCCC

学习单元十二　环境及理化因素损伤

一、名词解释

（1）中暑指在暑热天气、湿度大和无风的高温条件下，由于体温调节中枢功能障碍、汗腺功能衰竭和水电解质丧失过多而引起的以中枢神经和（或）心血管功能障碍为主要表现的急性疾病，又称急性热致疾患。

（2）当机体以失盐为主或仅补充大量水而补盐不足造成低钠、低氯血症，导致肌肉痉挛，发生热痉挛，表现为肌肉阵发性痉挛伴收缩痛。

（3）当外界环境升高，机体散热绝对或相对不足，汗腺疲劳，引起体温调节中枢功能障碍，致体温急剧升高，产生严重的生理和生化异常而发生热射病，是一种致命性急症，主要表现为高热（直肠温度≥41℃）和神志障碍。

二、单项选择

（1）-（5）EDAEA （6）-（10）ABDAD

参 考 文 献

［1］张波. 急危重症护理学［M］. 上海：上海科学技术出版社，2010.

［2］杨丽丽，陈小杭. 急重症护理学［M］. 北京：人民卫生出版社，2009.

［3］钟清玲. 急危重症护理学：双语教材［M］. 北京：人民卫生出版社，2009.

［4］许虹. 急危重症护理学［M］. 北京：人民卫生出版社，2010.

［5］尤黎明. 内科护理学［M］. 4版. 北京：人民卫生出版社，2008.

［6］吴在德，吴肇汉. 外科学［M］. 7版. 北京：人民卫生出版社，2008.

［7］陈灏珠，林果为. 实用内科学：上、下册［M］. 13版. 北京：人民卫生出版社，2009.

［8］陈孝平. 外科学［M］. 2版. 北京：人民卫生出版社，2010.

［9］沈洪. 急诊医学［M］. 北京：人民卫生出版社，2011.

［10］李春盛. 急诊医学［M］. 北京：高等教育出版社，2011.

［11］李春盛. 急诊医学高级教程［M］. 北京：人民军医出版社，2010.